의약품기기분석학 제3판

| 집필자 |

소속	성명	소속	성명	소속	성명
가천대학교	이후근	삼육대학교	박일호	이화여자대학교	장선복
가톨릭대학교	이혜숙	서울대학교	강윤표	인제대학교	박유미
강원대학교	이슬지	서울대학교	권성원	전남대학교	문규호
경북대학교	류광현	서울대학교	송준명	전북대학교	조황의
경상국립대학교	이규리	성균관대학교	이정미	제주대학교	김도희
경성대학교	표재성	숙명여자대학교	류재하	조선대학교	이원재
경희대학교	홍종기	숙명여자대학교	조정환	중앙대학교	이동규
계명대학교	이수연	순천대학교	백만정	중앙대학교	한상범
고려대학교	이기호	아주대학교	백승훈	차의과학대학교	이기영
단국대학교	최용석	영남대학교	김주현	충남대학교	강종성
대구가톨릭대학교	최두형	영남대학교	정병선	충남대학교	김형민
덕성여자대학교	윤혜란	우석대학교	이원웅	충북대학교	김지훈
동국대학교	김영우	원광대학교	신소영	충북대학교	이용문
동국대학교	안희철	원광대학교	오현철	한양대학교	유혜현
목포대학교	김남아	이화여자대학교	권영주		
부산대학교	문전옥	이화여자대학교	송은주		

| 편집위원회 |

편집위원장 권영주

편집위원 강윤표, 강종성, 권영주, 김남아, 김도희, 김주현, 김지훈, 김형민, 류광현, 박일호, 백승훈, 송은주, 유혜현, 이규리, 이기영, 이수연, 이원웅, 장선복, 최두형, 표재성

의약품기기분석학 제3판

초판 발행 2017년 2월 27일
제3판 발행 2023년 8월 22일
제3판 2쇄 2024년 9월 19일

지은이 약품분석학분과회
펴낸이 최국주
펴낸곳 동명사
출판등록 1950년 11월 1일(제1-76호)
주소 (우 10881) 경기도 파주시 회동길 50(문발동)
전화 031-955-7200(대표)~2, 7203(편집부), 7204(물류)
팩스 031-955-7205
전자우편 webmaster@dmsbook.com
홈페이지 www.dmsbook.com

ISBN 978-89-411-8232-0 93510
값 35,000원

제3판 머리말

의약품기기분석학 책은 신약 개발, 원료의약품의 제조 및 품질관리, 제제 의약품의 품질관리, 약물의 정확한 투약 및 약물에 대한 반응 모니터링에 이르기까지 의약품분석에 활용되는 다양한 기기분석 방법에 대한 기본적인 지식과 기술에 대해 다루고 있다. 기기분석 분야는 그 발전의 속도가 매우 빠른 분야이고 고전적인 화학적 분석방법을 대체하는 등 적용 영역이 점차 확대되고 있고, 활용되는 기기장비의 기술적 진보와 다양성도 아주 빠른 속도로 발전하는 추세임으로 이를 반영하여 의약품기기분석학 책을 시기적절하게 업데이트하는 것이 필요하다고 생각된다.

이번 제3판에 중점적으로 수정 및 보완된 내용은 다음과 같다.

첫째, 각각의 기기분석법 관련 실제 시료를 분석한 데이터를 더 보강하여 기본 이론에 대한 지식을 습득한 후, 실제 분석 결과에 대한 해석 및 응용이 가능하도록 하는 것에 중점을 두었다.

둘째, 공정분석기술에 관한 내용을 새롭게 추가함으로써, 완제의약품 품질보증을 목적으로 원료, 공정 중 물질, 공정의 핵심 품질 특성을 공정 중 적시에 평가하여 제조 공정을 설계, 분석 관리하는 시스템 전반에 대한 기본적인 이론과 분석기기 장비를 활용한 공정분석기술 모델 개발 실례를 다루어 이해도를 높이도록 하였다.

셋째, 현재 바이오시밀러를 포함한 바이오의약품 개발이 급격히 증가하는 추세이고, 바이오의약품 신약의 품질관리 및 바이오시밀러와 원개발 의약품 간에 동등성을 규명하는 데에 필수적인 분석기술을 확보하고, 그 기술을 활용하는 인재를 확보하는 것이 대한민국 제약산업의 발전에 매우 중요함을 고려하려, 바이오의약품 분석에 관한 내용을 신규로 추가하였다.

넷째, 의약품기기분석학 책에서 다루는 다양한 기기분석 방법이 '대한민국약전'에서 규정하는 요건에 부합되도록 그동안 약품분석분과회 소속 교수들이 지속적으로 노력하여 오류를 수정하거나, 빠르게 변화하고 있는 분석기술에 대한 내용을 계속 업데이트하는 노력을 꾸준히 해 온 것에 감사드리고 그의 연장으로 이 책을 수정 보완하였다.

이 책의 완성을 위해 많은 노력을 아끼지 않은 편집위원 및 이 책을 발행하게 해 준 동명사에 감사드린다. 앞으로도 집필진 뿐만아니라 제약산업 전반에 종사하는 연구자들이 면밀한 지적을 해 주시길 부탁드리고, 지적 사항을 반영하여 의약품기기분석학 책의 완성도를 계속해서 개선하도록 노력할 것이다.

2023년 7월

편집위원장

차례

제2장

분리분석법

제5장 원료의약품의 분석법

제6장 약물제제 분석

제1장 분광분석법

1.1 분광학의 기초

분광광도법(spectrophotometry)은 빛을 이용하여 화합물의 성질과 그 농도를 측정하는 방법이다. 분광광도법에서 주로 사용하는 빛은 가시광선, 적외선, X선, 마이크로파, 라디오파 등의 전자기복사선(electromagnetic radiation)의 영역으로 그 범위를 넓혀 가고 있다. 더구나 빛과 상관없는 질량분석법, 광음파분석법(acoustic analysis), 전자현미경(electron microscope) 등에 대해서도 분광분석법(spectrometry)이란 용어를 사용하고 있다.

1.1.1 빛의 성질

빛은 파동과 입자로서의 성질을 동시에 가지고 있다. 빛의 파동은 서로 수직방향으로 진동하는 전기장(electric field)과 자기장(magnetic field)으로 이루어져 있으며, 빛의 파동은 파장(wavelength, λ), 주파수(frequency, ν), 속도(velocity) 및 진폭(amplitude) 등의 특성을 지닌다(그림 1-1). 파장은 파동의 꼭지점과 꼭지점 사이의 거리이며 주파수는 파동이 매초 당 일으키는 진동의 횟수이며 단위는 s^{-1}이다. 또한 1초당 한 번 진동하는 것을 1헤르츠(hertz, Hz)라고 한다. 따라서 주파수, $10^6\ s^{-1}$는 10^6 Hz 또는 1 MHz라고 한다. 주파수와 파장 사이의 관계는 다음과 같다.

$$\lambda\nu = c \tag{1-1}$$

여기서 c는 진공에서의 광속도(2.997 924 58 $\times 10^8$ m/s), λ는 파장, ν는 진동수이다. 진공이 아닌 다른 매질에서의 광속도는 c/n인데 여기서 n은 그 매질의 굴절률(refractive index)이다. n은 항상 1보다 크기 때문에 빛은 진공 속에서보다 느리게 다른 매질을 통과한다. 빛의 주파수는 항상 일정하므로 빛은 굴절률이 큰 매질 속으로 들어가면 파장이 감소한다. 복사선의 평행한 빛살이 날카로운 가로막기를 지나거나 좁은 구멍을 통과할 때 구부러지게 되는 과정을 회절(diffraction)현상이라고

하고 간섭현상의 결과로 모든 형태의 전자기복사선에서 나타난다. 또한 물질의 굴절률이 파장이나 진동수에 따라 변하는 것을 분산(dispersion)이라고 한다.

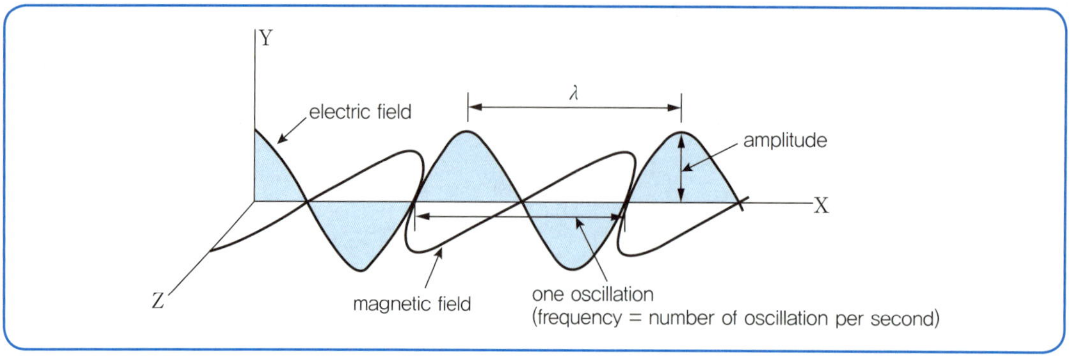

그림 1-1 빛의 파동성

빛을 에너지와 관련하여 설명하기 위해서는 광자(photon)라고 하는 불연속적인 에너지를 가진 입자로서 이해하면 더욱 편리하다. 각각의 광자는 다음과 같이 나타낼 수 있는 에너지 E를 가진다.

$$E = h\nu \qquad (1-2)$$

여기서 h는 Planck 상수($6.626\ 070\ 15 \times 10^{-34}$ J · S)이다. 1몰의 광자를 1 아인슈타인(Einstein)이라고 한다. 식 (1-1)과 (1-2)를 합하면 다음과 같이 나타낼 수 있다.

$$E = \frac{hc}{\lambda} = hc\bar{\nu} \qquad (1-3)$$

여기서 $\bar{\nu}$은 $1/\lambda$과 같으며 파수(wavenumber)라고 한다. 식 (1-3)에 의하면 에너지의 세기는 빛의 파장에 반비례하고, 파수에 정비례하는 것을 알 수 있다. 즉 보라색 빛의 파장은 붉은색에 비하여 짧으며 에너지는 더 센 것을 알 수 있다.

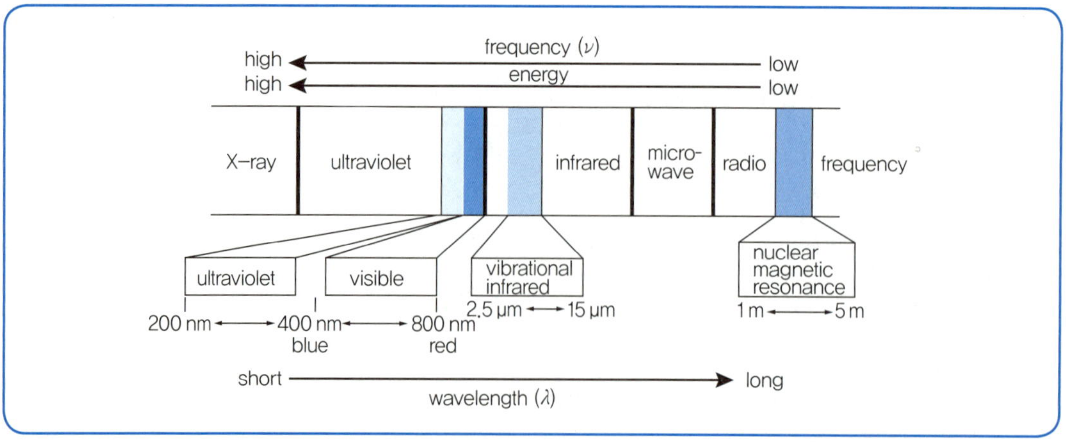

그림 1-2 전자기 스펙트럼의 명칭과 영역 구분

전자기 스펙트럼(electromagnetic spectrum)은 그림 1-2에서 보는 바와 같이 대단히 넓은 파장, 진동수 또는 에너지 범위에서 나타난다. 실제로 그 범위가 매우 넓기 때문에 종종 log 눈금으로 나타낸다. 또한 주요한 스펙트럼의 영역을 그림에서 정성적으로 보여주고 있다. 이 구분은 복사선을 발생시키고 검출하는데 필요한 여러 종류의 방법에 바탕을 두는 것인데 이 중의 몇 개는 겹친다. 사람의 눈으로 볼 수 있는 가시광선은 다른 스펙트럼 영역과 비교할 때 극히 제한되어 있는 범위임을 보여준다.

어떤 특정 파장을 가진 빛 입자가 물질계에 쪼여지면 그 물질과 빛은 서로 상호작용을 하게 되는데 이때에 빛의 에너지와 물질의 특성에 따라 상호작용의 결과도 양상을 달리할 수 있다. 이를테면 상대적으로 높은 에너지를 가진 X선은 일반적으로 물질의 내부 전자(core electron)의 전이(transition)를 일으키지만, 그보다 작은 에너지인 자외선은 원자가전자(valence electron)의 전이에 관여한다. 또한 적외선은 물질계의 전자구조에는 영향을 미치지 못하고 단지 분자의 진동 상태만을 변화시킬 수 있다. 표 1-1은 각종 전자파와 에너지, 그리고 상호작용의 특성 및 이를 이용한 분광학들을 몇 가지 열거하였다.

표 1-1 분광학에 이용되는 전자파의 특성과 응용 영역

전자파의 종류	파장 λ[a]	진동수 ν (Hz: s^{-1})	에너지(eV)[b]		상호작용	응용
X선	0.1–100 Å	3.0×10^{19} –3.0×10^{16}	1.24×10^{5} –1.24×10^{2}	1.20×10^{7} –1.20×10^{4}	내부 전자 (core electron)의 전이	X-ray 분광법
자외선	180–400 nm	1.66×10^{15} –7.48×10^{14}	6.87–3.10	663.0 –299.2	최외각 전자 (valence electron)의 전이	UV/Vis 분광법 형광광도법 선광분석법 ORD/CD 원자분광법
가시광선	400 –780 nm	7.48×10^{14} –3.74×10^{14}	3.10–1.55	299.2 –149.6		
적외선 (근적외선)	2.5–25 μm (800 –2500 nm)	1.2×10^{14} –1.2×10^{13}	4.97×10^{-1} –4.97×10^{-2}	47.96 –4.80	분자진동운동	적외부스펙트럼 측정법
마이크로파	0.01–10 cm	7.48×10^{11} –1.20×10^{9}	3.10×10^{-3} –4.97×10^{-6}	2.99×10^{-1} –4.80×10^{-4}	분자회전운동	전자레인지
라디오파	>10 cm	$<3\times10^{9}$	2.48×10^{-6} –1.24×10^{-7}	1.99×10^{-4} –1.20×10^{-5}	자기장에서 전자스핀	전자스핀 공명분광학(ESR)
					자기장에서 핵스핀	핵자기공명분광학 (NMR)

a) 단위는 각 분광학에서의 상용 단위로 표기하였다. 1 Å = 10^{-10} m, 1 nm = 10^{-9} m, 1 μm = 10^{-6} m
b) 1 eV = $1.602 \cdot 10^{-19}$ J/photon = 96.5 kJ/mole photon

1.1.2 빛의 흡수

분광학에서 빛의 흡수(absorption)라고 하는 말은 물질이 빛과의 상호작용에 의해 빛의 세기가 감소되는 현상을 말한다. 양자역학에 의하면 모든 입자들(원자, 이온, 분자)은 독특한 에너지 준위를 가지며 가장 낮은 상태를 바닥상태(ground state: 기저 상태)라고 하는데 실온에서는 대부분의 입자들은 바닥상태로 존재한다. 입자 부근을 광자들이 지나갈 때 만일 광자의 에너지가 입자의 들뜬상태와 바닥상태의 에너지 차이와 일치할 경우에는 빛의 흡수가 일어난다. 이때 흡수된 에너지는 원자, 이온, 분자들에 전이되어 높은 에너지 상태로 되는데 이것을 들뜬상태(excited state: 여기 상태)라고 한다. 빛을 흡수하는 성질을 가진 분자나 이온에 자외 가시광선을 쬐어 주면 에너지 상태가 높아져 들뜬상태가 되며, 곧 에너지를 방출하고 원래의 바닥상태로 되돌아간다.

$$M + h\nu \rightarrow M^*$$

이러한 들뜬상태에서 10^{-6} 내지 10^{-9}초 정도로 매우 짧게 머무른 후, 곧 들뜬상태의 분자들은 이완(relaxation)되어 원래의 상태인 바닥상태로 되돌아가며 이때 여분의 에너지를 열 또는 빛에너지의 형태로 방출하게 된다. 그러나 그 에너지의 일부는 열 등으로 변하므로 흡수한 전자파와 똑같은 파장의 전자파가 그대로 방출되는 것은 아니다.

$$M^* \rightarrow M + \text{energy}$$

적외선이나 마이크로파는 분자나 이온을 구성하는 원자간의 진동상태나 회전상태가 변화할 때에 흡수된다. 분자나 이온이 자외·가시영역의 빛을 흡수할 때에 얻어지는 흡수 스펙트럼은 주로 분자나 이온 중의 전자의 존재상태의 변화에 기인하는 것으로 전자 스펙트럼이라고 한다. 1개의 분자나 이온이 진동수 ν의 전자파를 흡수하면, $h\nu$의 에너지를 얻는 것이 된다. 그와 함께 분자나 이온은 바닥상태로부터 한층 높은 들뜬상태로 된다. 운동 에너지를 제외하면 분자나 이온이 갖는 총에너지 E는

$$E = E_{el} + E_{vib} + E_{rot}$$

와 같이 전자상태에 의해 결정되는 에너지 E_{el}, 진동상태에 의해 결정되는 에너지 E_{vib} 및 회전상태에 의해 결정되는 에너지 E_{rot}의 합으로 표현된다(그림 1-3). 각각의 에너지는 연속된 것이 아니고, 각 분자나 이온에 고유한 불연속적인 양을 갖는다[양자화(量子化)되었다고 한다]. 바닥상태와 들뜬상태의 에너지 차는 E_{el}이 수백 kJ/mol, E_{vib}가 −10~20 kJ/mol, E_{rot}가 수십 J/mol이다. 일반적으로 자외선이나 가시광선을 흡수하면, 분자나 이온은 대개 그 전자 에너지 상태의 들뜸이 일어나는데, 하나의 전자상태에는 다수의 진동상태가 포함되고, 각 진동상태에는 또 다수의 회전상태가 있으므로, 회전상태까지 포함하면 수많은 전이양식이 존재하여 폭넓은 흡수대가 이루어진다.

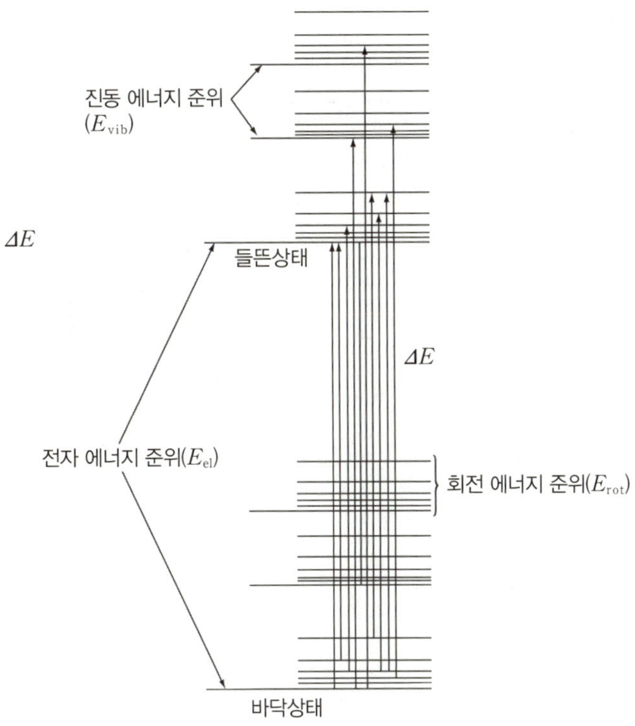

그림 1-3 **에너지 흡수의 개념도**

이 흡수 에너지는 특정한 파장을 가진 빛의 흡수에 대해 일어나는 물질고유의 현상이다. 따라서, 흡광하는 정도를 입사하는 빛의 파장에 대해 측정하면, 물질의 종류나 그 존재량을 알 수가 있다. 정량하고자 하는 분자나 이온자체가 빛을 흡수하는 성질이 없더라도, 광흡수 물질을 생성하는 시약(발색시약)으로 화학반응을 일으키면 정량할 수가 있다.

흡광광도법의 장점은 매우 소량의 성분을 간편하고 신속하게 정량할 수 있다는 것이다. 즉, 0.1% 이하의 성분에 대해서 보통의 용량 및 중량 분석법에서는 조작이 곤란하고 큰 오차를 수반하기 쉬우나, 이 방법은 오히려 $1-10^{-4}$%의 성분을 정량하는데 적합하며, 조건만 알맞으면 측정조작은 몇 분 내로 끝나는 경우가 대부분이고, 상대오차가 1–2% 정도의 높은 정밀도로 분석할 수 있다. 따라서 이 방법은 각종의 기기 분석법 중에서 이용빈도가 높으며, 장치 또는 측정방법의 개량과 함께 고감도, 고선택성을 갖는 발색시약의 개발도 활발히 진행되고 있다.

1.1.2.1 원자 흡수(Atomic absorption)

만일 다색광(polychromatic)의 자외선이나 적외선이 가스상태의 원자들로 이루어진 매질을 통과하게 되면 특정 파장의 빛은 흡수되어 빛의 세기가 감소하게 되고 이 선들은 매우 좁은 선폭

(0.005 nm)을 가지는 스펙트럼을 나타낸다. 그림 1-4는 나트륨의 최외각전자가 바닥상태인 3*s* 궤도에서 3*p*, 4*p*, 5*p* 궤도로 전이될 때의 에너지 변화와 흡수 스펙트럼을 나타낸 것이다.

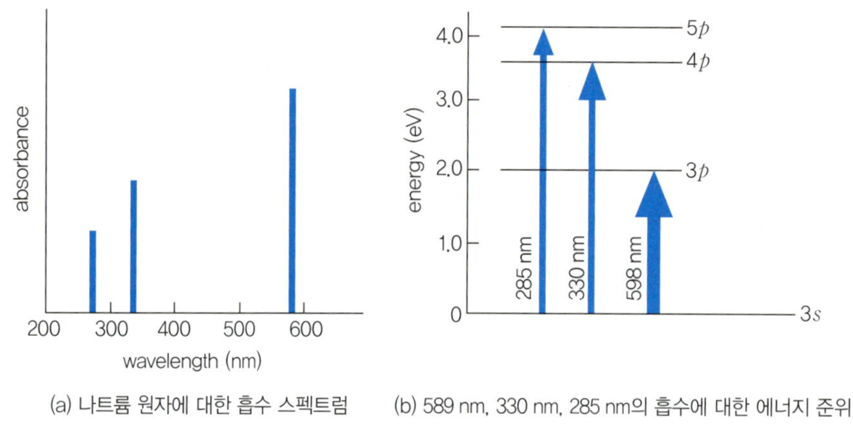

그림 1-4 나트륨의 흡수 스펙트럼과 각각의 흡수에 대한 에너지 준위

1.1.2.2 분자 흡수(Molecular absorption)

분자는 자외·가시광선 및 적외선에 의하여 여기되면 3가지 형태로 낮은 에너지(궤도) 상태에서 높은 에너지(궤도)로 양자전이를 한다. 분자는 두 궤도 사이의 전자전이(electronic transition) 외에도 진동전이(vibration transition)와 회전전이(rotation transition)를 한다. 분자는 각각의 전자 에너지 상태에서 몇 가지의 가능한 진동상태를 취할 수 있고, 또한 이들의 각 진동상태에서도 여러 가지 회전상태를 취할 수 있다. 그 결과 한 분자의 가능한 에너지 준위 수는 원자 입자의 경우보다 훨씬 다양하다. 따라서 분자흡수 스펙트럼은 선 스펙트럼을 보이는 원자와는 다른 폭이 넓은 흡수대를

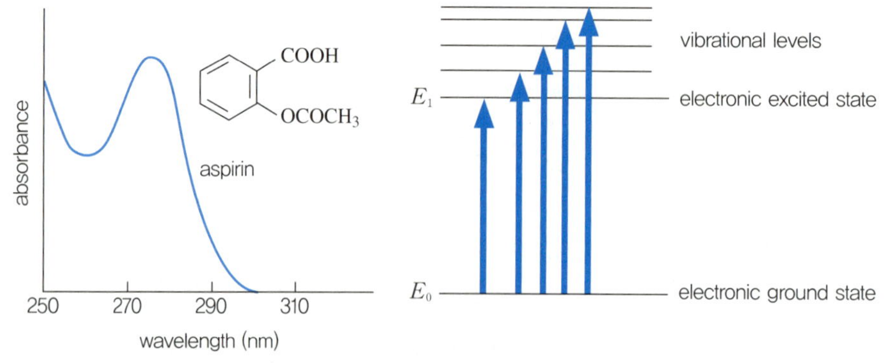

그림 1-5 유기분자의 흡수에 대한 에너지 준위도 및 아스피린의 흡수 스펙트럼

보인다. 그림 1-5는 분자들이 자외선, 가시광선, 적외선을 흡수하였을 때 일어나는 과정과 전형적인 스펙트럼을 보여준다. E_0는 바닥상태를 E_1은 들뜬상태의 에너지 준위를 말한다.

1.1.3 전자기복사선의 방출

전자기복사선은 들뜬입자(이온, 원자 또는 분자)가 보다 낮은 에너지 준위로 이완할 때 이들은 과량의 에너지를 광자로서 방출하는 것이다. 입자를 들뜨게 하는 방법으로는 X선 방출을 일으키기 위해 전자 또는 다른 소립자로 충격을 주는 법, 자외선, 가시광선 또는 적외선을 얻기 위해 교류 전류 스파크, 불꽃, 아아크 또는 흑연로의 열에 노출시키는 법, 형광복사선을 생성하기 위해 전자기 복사선을 쪼여주는 방법 및 화학 발광복사선을 생성하기 위해 발열화학반응을 이용하는 방법 등이 있다.

기체상태에서처럼 서로 잘 분리되어 있는 소립자가 복사선을 방출할 때는 독립적으로 행동하므로 비교적 적은 수의 고유 파장만을 포함하는 복사선을 종종 방출한다. 이때 얻은 스펙트럼은 불연속적이며, 이를 선스펙트럼(line spectrum)이라고 한다. 한편 연속스펙트럼은 어떤 상당히 넓은 범위의 모든 파장이 나타나거나 또는 각 파장이 대단히 조밀하게 나타나서 보통의 방법으로는 분해되지 않는 경우를 말한다. 연속스펙트럼은 원자가 서로 조밀하게 충전되어 있어 독립된 행동을 할 수 없는 고체나 액체 또는 수많은 에너지상태를 조밀하게 가지고 있는 복잡한 분자들이 들뜨는 경우에 생긴다. 연속스펙트럼은 비양자화된 운동에너지를 갖는 입자가 에너지 변화를 할 때도 나타난다.

연속스펙트럼과 선스펙트럼 둘 모두 분석화학에서 매우 중요하다. 연속스펙트럼은 분광광도법에서 복사선을 시료물질과 상호작용을 시키는 경우에 광원으로 주로 사용된다. 반면에 선스펙트럼은 이것을 측정함으로써 방출하는 화학종을 확인하고 정량하는데 이용되기 때문에 중요하다.

1.2 자외가시부흡광도측정법

물질과 자외 및 가시선의 상호작용을 이용한 분석법을 자외가시부흡광도측정법(UV/Vis, UV/visible spectroscopy)이라고 한다. 흡광광도법(absorptiometry)은 시료 중의 분석성분 또는 흡광물질로 변화시킨 성분을 흡수되는 광의 강도로부터 정량하는 방법이다. 흡광광도법은 미량성분을 신속하게 분석할 수 있고, 정확도와 재현성이 뛰어나며, 기기조작이 간단하여 가장 보편적으로 사용되는 대표적 기기분석방법이다. 흡광광도법은 분광광도계(spectrophotometer)를 이용하여 스펙트럼을 측정하고 이를 해석함으로써 물질에 대한 다양한 정보를 제공한다. 자외가시부 스펙트럼은 파장에 따라서 변하는 흡광도의 변화를 나타낸 그래프이다. 물질의 종류와 성질에 따라 흡수하는 광의 파장과 흡광도가 다르므로 흡수스펙트럼은 각종 화합물의 정성, 정량, 화학구조의 추정, 검체의 조성결정, 검체의 안정도상수 측정 및 산염기의 평형상수 측정 등 광범위한 분야에서 응용되고 있다.

1.2.1 광흡수의 법칙

1.2.1.1 광흡수의 법칙

빛이나 복사선(輻射線)이 물질층을 통과하면 시료에 의하여 그 중 일부 빛이 흡수되어 빛의 복사세기(radiant power)는 감소한다. 복사세기 I는 복사선의 단위 면적당, 초당 에너지를 의미한다. 기본적인 분광광도계의 모식도를 그림 1-6에 나타내었다. 빛은 단일 파장이 얻어지도록 단색화 장치(monochromator: 프리즘, 회절발 또는 필터)를 통과한다. 복사 세기가 I_0인 일정한 파장의 입사광이 길이가 b인 시료를 통과하여 나온 투과광의 복사세기는 I이다.

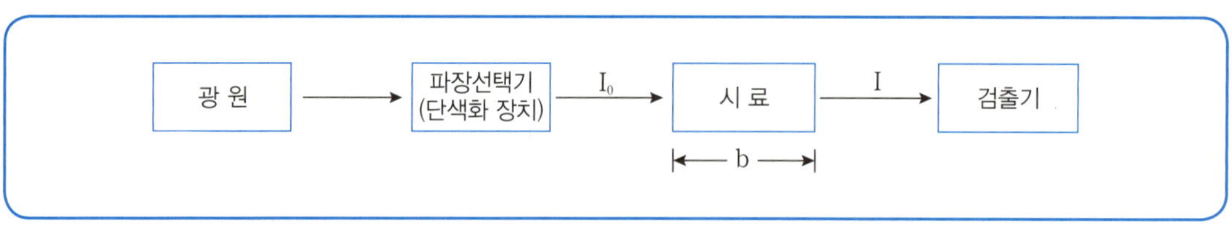

그림 1-6 분광광도계의 모식도

흡광도(A, absorbance)는 다음과 같이 정의한다.

$$A = -\log \frac{I}{I_0} = -\log T \qquad (1-4)$$

여기서 I_0는 입사광의 강도, I는 투과광의 강도이며, 투광도(transmittance) T는 원래의 쪼여준 빛과 시료를 통과한 빛의 분율(I/I_0 = T)로서 정의되며, 100T = %T를 투과율(percent transmittance)라 한다. 흡광도는 투광도의 역수의 대수이며 무단위로 나타낸다. 전혀 빛이 흡수되지 않았을 때 $I = I_0$이며, A = 0이다. 만약 90%의 빛이 흡수되었다면, 10%가 투과되었으므로 $I = I_0/10$이다. 따라서 A = 1이 된다. 만약 단지 1%의 빛만 투과되었다면 A = 2이다. 때로는 흡광도를 광도(optical density)라고 하는데, 줄여서 OD 또는 흔히 E라고도 한다. 흡광도가 중요한 이유는 이것이 시료 중에 함유되어 있는 빛을 흡수하는 화학종의 농도에 정비례하기 때문이다.

강도가 I_0인 단색광(monochromatic light)이 매체 중을 통과할 때, 농도(c)가 일정하면 투과광(I)의 강도는 투과하는 매체의 두께 b의 증가에 따라 지수 함수적으로 감소된다. 따라서 흡광도 A는 b에 비례한다.

$$\therefore A \propto b \tag{1-5}$$

이 관계를 Lambert의 법칙이라고 말한다.

또한 두께가 일정할 때 투과광의 강도는 흡수물질의 농도(c)의 증가와 더불어 지수 함수적으로 감소된다. 따라서 흡광 A는 c에 비례한다.

$$\therefore A \propto c \tag{1-6}$$

위의 관계를 Beer의 법칙이라고 한다.

분광광도법을 분석화학에 응용함에 있어서 가장 중요한 핵심이 되는 식을 Lambert–Beer 법칙이라고 한다. I_0라는 강도의 단색광이 성분농도 c인 액층 b를 통과했을 때, 투과광의 강도가 I로 되었다면 다음과 같은 식이 성립한다.

$$I = I_0 \cdot 10^{-abc}, \quad \therefore \log \frac{I_0}{I} = abc = A \tag{1-7}$$

이 a를 흡광계수(extinction coefficient, K)라고 하며, 이 관계식을 Lambert–Beer의 법칙이라 한다. 또한 특정 파장의 빛(단색광)에 대해서 각 물질은 고유의 흡광계수를 가지는데 이것을 Bouguer의 법칙이라고 한다.

위 식에 의하면 액층의 두께 b가 일정하면 흡광도 $\log(I_0/I)$는 농도에 비례하는 것을 알 수 있다.

$$A = \log \frac{1}{T} = \log \frac{I_0}{I} = abc, \quad a = \frac{A}{bc} \tag{1-8}$$

$$E^{1\%}_{1cm} = \frac{A}{c\% \times b}, \quad \varepsilon = \frac{A}{c\,mol/L \times b}$$

특히, 검액의 농도가 1% (w/v), 액층의 두께(b)가 1 cm일 때의 흡광계수를 비흡광도 또는 E값이라고 하고, $E^{1\%}_{1cm}$로 표시하며, 농도를 몰농도로 표시하였을 경우에는 몰흡광계수(molar extinction coefficient)라고 하며 ε으로 표시한다.

지금 두 용액에 각각 입사하는 광의 강도를 I_0라 하고, 두 용액으로부터 나오는 광의 강도를 다같이 I가 되도록 용액의 농도 및 액층의 두께를 조절하면

$$c_1b_1 = c_2b_2 \tag{1-9}$$

이때 b_1, b_2는 측정할 수 있으므로 c_1을 표준액 농도라고 하면, 시료 중의 성분농도 c_2는 식 (1-9)에 의하여 다음과 같이 구할 수 있다.

$$c_2 = c_1 \times \frac{b_1}{b_2} \tag{1-10}$$

또, 흡광계수(K)의 값을 알면 식 (1-8)에 의하여 $c = A/Kb$로부터 성분농도를 구할 수 있다.

최적의 분석조건을 얻기 위해서는 흡광도 A가 대략 1 정도가 되도록 시료의 농도를 조절하는 것이 좋으며, 빛의 통과 거리 $b = 1.0$ cm일 때 농도 c는 ε과 역수의 관계가 된다.

$$A = -\log T \fallingdotseq 1, \qquad \varepsilon c \fallingdotseq 1, \qquad c \fallingdotseq \frac{b_1}{b_2} \tag{1-11}$$

예를 들어 $\varepsilon_{max} = 10{,}000$인 피크를 가지는 화합물의 경우, 농도가 $c = 1.0 \times 10^{-4}$ mol/L 정도일 때 분광기의 측정 감도가 가장 좋다는 것이다. 일반적으로 분석에 사용되는 흡광도 범위는 0.3–1.5 정도의 범위가 가장 적당하다.

예제 1–1 어떤 용액을 층장 1 cm의 셀을 사용하여 측정하였더니 투과율이 90%였다. 이 용액을 층장 2 cm, 5 cm의 셀을 써서 측정하면 투과율은 얼마가 되겠는가?

| 풀이 | Lambert의 법칙에 따라, 흡광도는 빛이 물질을 통과한 거리에 비례한다. 층장 1 cm일 때의 흡광도는 $A = \log(1/T) = -\log T = -\log 0.9 = 0.0458$이므로 층장 2 cm일 때는 0.0915, 5 cm일 때는 0.229가 된다. 따라서, 투과율은 각각 81.0, 59.0%이다.

예제 1–2 크롬산칼륨(분자량 194) 0.0194 g을 달아 0.05 mol/L 수산화칼륨 수용액에 녹여 1 L로 만들었다. 이 용액을 층장 1 cm의 셀에 가하여, 0.05 mol/L 수산화칼륨 수용액을 대조로 하여 측정하였더니, 흡수극대 파장 372 nm에서의 투과율이 32.9%였다.

(a) 크롬산이온의 372 nm에서의 몰흡광계수를 계산하라.

(b) 농도를 모르는 크롬산칼륨용액에 대해 투과율을 2 cm 셀로 측정하였더니 68.8%의 투과도를 보였다. 이 용액 중에 들어 있는 크롬산칼륨의 농도를 구하라.

| 풀이 | (a) 크롬산이온으로서 1.00×10^{-4} mol/L의 용액의 흡광도 A = −log 0.329 = 0.483이므로 몰흡광계수는 4.83×10^3이다.

(b) A = −log 0.688 = 0.162이므로 $0.162/(4.83 \times 10^3 \times 2) = 1.68 \times 10^{-5}$ mol/L이다.

1.2.1.2 광흡수 법칙에서 벗어나는 경우

빛의 광흡수 법칙 'A = abc'는 흡광도가 흡수 화학종의 농도에 비례하며, 농도에 대한 흡광도의 관계식은 0을 통과하는 기울기 ab의 직선임을 의미한다. 그러나 다수의 원인으로 이 관계식은 선형이 아닌 경우가 많다. 광흡수 법칙에서 벗어나는 편차는 크게 기본적 편차, 화학적 편차, 기기적 편차의 세 가지 종류로 구분할 수 있다.

(1) 기본적 편차

광흡수 법칙은 매우 묽은 용액(≤0.01 mol/L)에만 잘 적용된다. 시료의 농도가 높거나 이온세기가 큰 용액일 경우 시료 용액 중에서의 시료분자들 간 각종 상호 작용은 용질분자들의 근접 존재로 인하여 독립적인 거동이 없고 상대방 분자의 전자구름에 서로 영향을 미친다. 분석성분의 분자간 상호작용 결과로 농도에 따라 몰흡광계수 ε값이 변화하여, 농도 대 흡광도의 그래프가 더 이상 직선을 이루지 않는다. 또한 흡광계수 a와 ε값이 시료의 굴절률에 의해 영향을 받고, 굴절률은 분석성분의 농도에 따라 변하므로 a와 ε값은 농도에 따라 변한다. 다만 대단히 묽은 분석성분 농도의 굴절률은 일정하게 남아있어, 농도 대 흡광도의 관계식은 선형이다.

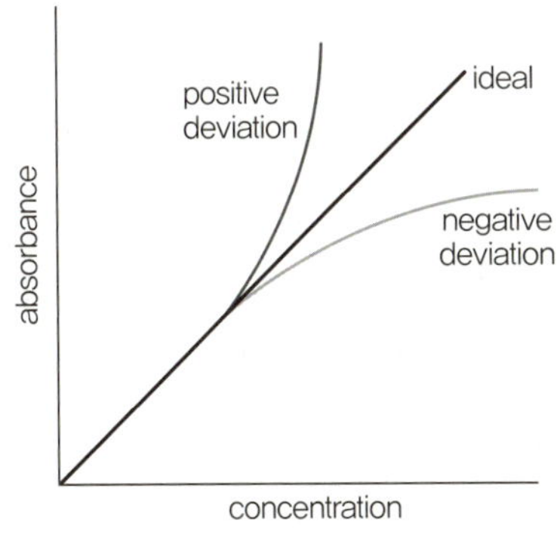

그림 1-7 농도에 따른 광흡수 법칙의 직선성과 비직선성(non-linearity)

(2) 화학적 편차

화학적 원인에 의해 비직선성이 생기는 경우는 평형반응에서 광흡수 화학종이 존재할 때이다. 예를 들면, 약산 HA가 특정 파장의 빛을 흡수하지만, 해리된 음이온 A^-는 흡수를 하지 않는 경우이다.

$$\underset{(\text{흡광})}{HA} \rightleftarrows H^+ + \underset{(\text{투명})}{A^-}$$

완충되지 않은 용액에서 이온화 정도는 산이 희석될수록 증가한다. 즉 위의 평형이 우측으로 이동한다. 높은 농도에서는 해리된 부분이 상대적으로 적어지며, 결론적으로 직선성이 양의 편차를 나타내게 된다. HA는 약산이므로 해리되는 정도는 pH에 의해 영향을 많이 받는다. 그러므로 직선성을 유지하기 위해 일정하게 해리되는 조건을 만들어야 하고, 이를 위해서 각 용액을 동일한 pH의 완충용액에서 측정할 필요가 있다.

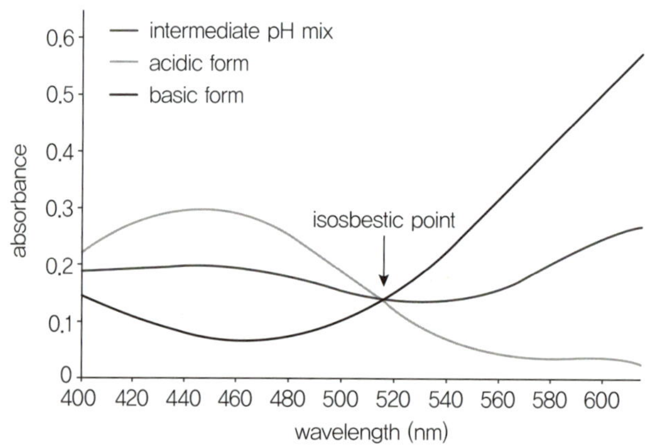

그림 1-8 산염기 지시약인 브로모크레졸 그린의 등흡광점(isosbestic point)

화학반응에서 시료의 총 흡광도가 변하지 않는 특정 파장(화학평형에 있는 두 화학종의 흡수곡선이 겹치는 파장)을 등흡광점(isosbestic point)이라고 부르며, 이 점에서 두 화학종의 몰흡광도는 동일하다. 따라서 등흡광점을 선택하여 농도 대 흡광도의 그래프를 작성하면 직선성을 확보할 수 있다.

광흡수 법칙으로부터 화학적 편차를 최소화하는 기타 방법들로 pH의 적절한 조절, 이온강도 조절, 시료 농도와 유사한 농도범위에서의 검량선 작성 등이 있으며, 대부분의 편차를 제거하는 가장 좋은 방법이다.

(3) 기기적 편차

광흡수 법칙이 적용되는 것은 기본적으로 단색광을 사용한다고 가정했을 때이다. 실제로 특정 단일 파장만을 입사광으로 사용하는 것은 현실적으로 매우 어렵고, 대개의 경우는 기기의 분광기 슬릿 폭에 따라서 어느 정도의 파장 범위를 가진 빛이 입사광이 된다. 스펙트럼 최대 흡수에 해당하는 파장에서는 파장의 띠는 거의 같은 정도로 흡수된다. 하지만 스펙트럼이 급경사를 이룬 부분

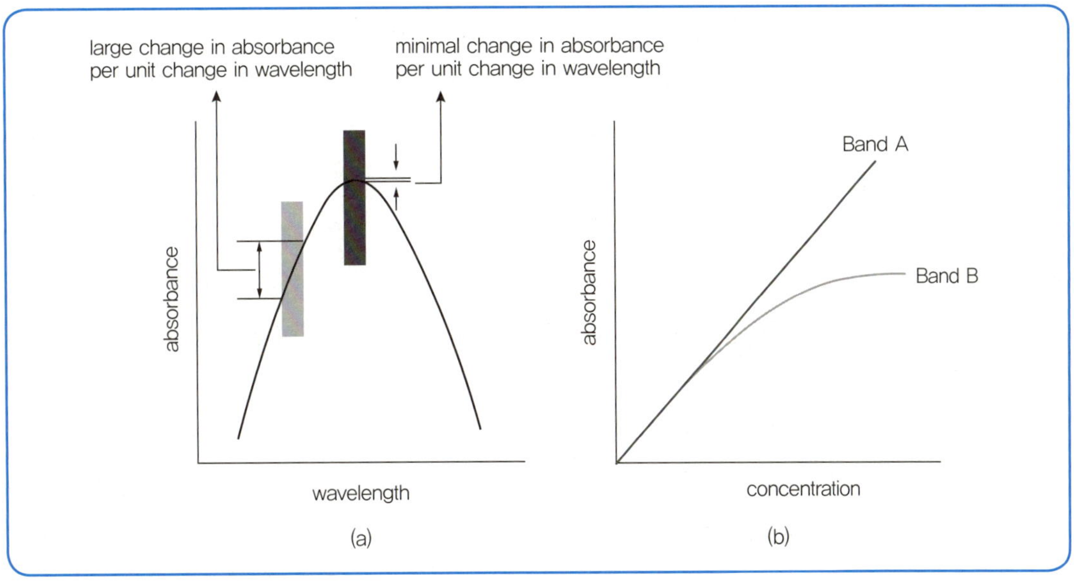

그림 1-9 흡수파장 위치에 따른 흡광도의 차이

에서는 서로 다른 정도로 흡수된다. 스펙트럼의 기울기는 농도가 증가함에 따라 증가하므로 농도 대 흡광도의 그래프는 음의 편차가 일어난다. 따라서 직선성을 확보하기 위해서는 흡수봉우리에서 흡광도를 측정하는 것이 유리하다.

Stray광이 있는 경우에는 파장선택기에서 선택되는 파장 이외의 빛이 시료를 통과하여 검출기에 도달한다. 대개 stray광은 시료에 의한 흡수가 적어서 측정된 흡광도는 실제흡광도보다 작은 것으로 나타나게 된다. 분석성분의 농도가 낮을 때에는 stray광이 매우 작아 흡광도에 거의 영향을 주지 않으나, 농도가 진해지면 흡광도에 영향을 주어 농도 대 흡광도의 그래프에서 음의 편차가 일어난다.

콜로이드 용액의 경우 콜로이드 입자에 의한 빛의 산란으로 검출기에 도달하는 빛의 양이 변하며 이러한 현상은 특히 자외부 영역에서 콜로이드의 농도가 증가할수록 심각하다. 형광이 있는 물질의 경우, 발생한 형광은 검출기에 전달되어 투과광의 강도가 증가하는 효과를 가져 온다. 기타 기기에서의 다른 요인들도 여러 가지가 있다. 예를 들어 검출기의 감도가 직선적이지 않은 경우, 출구 슬릿의 영향, 시료용기(cell) 표면에서의 빛의 굴절, 빛의 이동선이 시료 용기의 위치와 평행하지 못한 경우, 기기 내에서의 빛의 굴절, 광원에 공급되는 전원의 불안정 등이 있을 수 있다.

1.2.2 측정장치

자외부 및 가시부의 빛을 이용하는 분석용 기기는 실제 형태는 매우 다양하나 기본적인 구성 요소들은 비슷하다. 자외가시부 분광광도계는 광원, 파장선택부, 시료실, 검출기, 지시부 순으로 구성되어 있다.

광원에서 나온 빛은 자외–가시광의 모든 파장 성분을 포함하는 백색광(white light)으로 렌즈와 거울장치를 지나 분광기(monochromator)에 도달한다. 회절격자 혹은 프리즘으로 이루어진 분광기는 백색광을 낱낱의 파장으로 나누는 역할을 하며 일정 시간의 간격으로 단파장에서 장파장으로 또는 그와 반대로 연속적으로 바꾸어 준다.

여기서 얻어진 단색광은 반투과성 거울에 의하여 같은 세기의 빛으로 이등분되어 하나는 용매만을 포함하는 대조용기로 다른 하나는 시료 용액을 포함하는 시료용기로 각각 보내지며, 대조용기와 시료용기를 통과하여 나온 빛의 세기를 각각 입사광 I_0와 투과광 I로 간주하게 된다. 이제 I_0와 I는 검출기내의 광–전 변환기(transducer)에 의하여 전압의 높낮이로 바꾸어진 다음 전자장치에 입력되고, 이를 각각의 파장에 대한 흡광도로 재구성한 것이 흡수스펙트럼으로 되어 기록기에 출력된다.

분광광도계는 기본적으로 광학계가 다른 단일형(single beam)과 겹살형(double beam)이 있으며 대부분 겹살형(double beam)의 형태를 가진다(그림 1–10). 단일형은 먼저 셔터를 닫은 상태에서 투과율이 0을 가리키도록 조정하고, 셔터를 열고 측정하고자 하는 파장의 빛에 대해 대조셀을 써서 I_0가 100%가 되도록 조정한다. 그 다음에 셀 홀더를 이동시켜 시료셀을 광로에 놓고 미터의 눈금 또는 수치를 직접 읽는다. 측정하는 동안에 광원의 밝기가 변동되면 안 되므로 측정할 때마다 이 조작을 반복한다. 특정파장에 고정해서 흡광도를 측정하여 분석하는 정량분석에 적합하다. 겹살형은 분광기로 분광한 단색광을 섹터거울을 써서 시간적으로 둘로 나누어, 시료셀과 대조셀에 번갈아 가며 입사시켜 양쪽의 투과도의 차이를 측정해서 시료의 흡수를 측정한다. 이 방식으로 측정하면 안정한 base line을 얻을 수 있다. 측정은 투과율 0을 맞추는 것은 싱글 빔 방식과 마찬가지지만, 100%를 조정할 때는 2개의 셀에 blank 용액을 넣고 실시한다. 다음에 한쪽의 셀에 시료를 넣고 측정을 하는데, 광원에서 나온 빛을 2방향으로 나누어 거의 동시에 시료셀과 대조셀에 빛이 입사하도록 설계되어 있으므로, 광원의 밝기가 일정하지 않아 생기는 변동은 상쇄된다.

광원(light source)의 역할은 적절한 파장의 빛이 시료 물질을 투과한 후에도 측정이 가능할 만큼

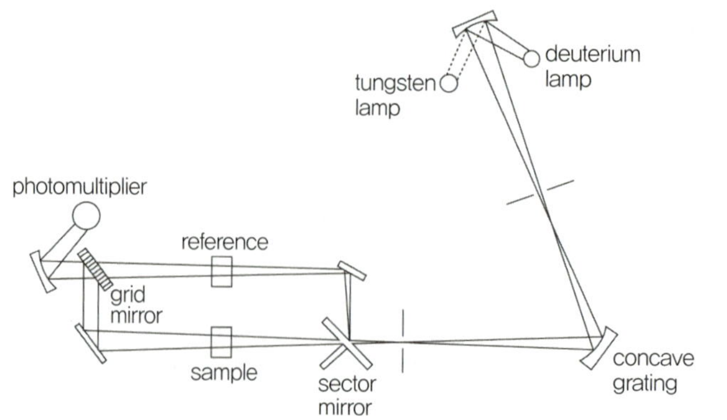

그림 1–10 겹살형 분광광도계의 일반적인 구성

충분한 강도로 발생시키는데 있다. 보통 자외부의 광원은 중수소등(deuterium lamp)을 주로 사용하며, 드물게 수은등(mercury lamp) 또는 제논 아크등(xenon arc lamp)을 사용하기도 한다. 가시부의 광원은 텅스텐등(tungsten lamp)이 일반적이다. 레이저 기술의 발전으로 285–400 nm 범위에서 연속된 스펙트럼을 발생시킬 수 있는 색소 레이저(dye laser)도 광원으로 활용되고 있다.

광원으로부터 나오는 연속광은 여러 파장의 빛이 섞여 있기 때문에 광원으로부터의 광선을 각 파장에 따라서 공간적으로 분리하는 분광기(monochromator)를 사용한다. 보통 프리즘(prism)이나 회절격자(diffraction grating)를 이용하여 빛을 분리하며 주로 회절격자를 쓰고 있다. 또한 분광기의 입구나 출구에 슬릿(slit), 렌즈, 거울 등을 보조적으로 사용하여 특정 파장의 빛을 선택한다. 일부 기기에서는 특정 파장의 빛만을 통과시키는 필터를 사용하여 빛을 선택하기도 한다.

시료실(sample compartment)은 시료를 빛의 통로에 놓아 흡광도를 측정할 수 있도록 하는 부위이다. 시료가 기체인지 액체인지에 따라서 적절한 시료 용기(cell) 또는 액세서리가 사용되고 있으며 시료 용기의 재질은 측정하고자 하는 파장의 빛을 흡수하지 않아야 한다. 가시부를 측정할 때는 주로 경질유리를 사용하고, 자외–가시광에 대하여 투명한 석영으로 만든 용기(cuvette)가 가장 널리 사용되며, 필요한 경우에는 온도 조절기나 자동 시료 교환 장치 등을 시료실에 설치하기도 한다.

빛이 시료를 통과하기 전과 후의 빛의 강도를 측정함으로서 시료가 흡수한 빛의 양을 측정하는 부위가 검출기(detector)이다. 대부분의 기기에서는 빛의 강도에 따라 정량적으로 전기신호를 발생하는 장치인 광전증배관(photomultiplier tube) 또는 광전관(phototube)을 사용하고 있으며, 광전자발생관(photoemissive tube) 및 PbS cell과 같은 광전장치(photoconductive device) 등도 사용한다. 최근에는 그림 1–11과 같은 광다이오드 어레이(photodiode array detector)를 사용하여 자외가시부 전체 스펙트럼 영역을 수 ms의 짧은 시간에 측정할 수 있는 장치도 사용하고 있다. 지시부는 측정된 결과를 나타내는 것으로 미터 또는 기록계를 쓰기도 하고, 또는 데이터 시스템을 사용하여 측정 전반에 걸친 내용을 프린터에 출력하기도 한다.

광학부(optical components)는 광원에서 나온 빛이 분광기와 시료를 거쳐 마지막으로 검출기까지

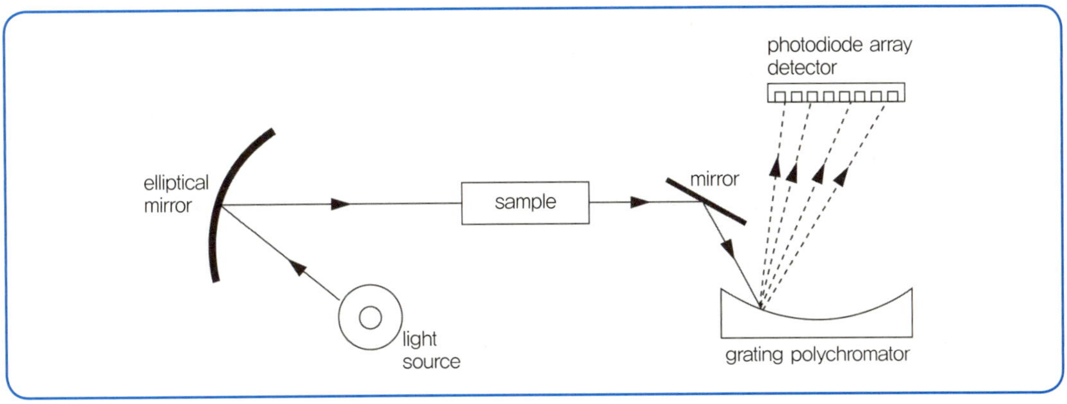

그림 1–11 광다이오드 어레이를 이용한 분광광도계의 구조

이를 수 있도록 하는 역할을 하는 부위이다. 여기에는 렌즈, 거울, 광분배기(beam splitter, chopper), 슬릿(slit), 창(windows) 등의 광학 장치들이 사용되는데, 빛이 광원으로부터 분광기, 시료를 거쳐 검출기에 이르게 될 때까지 가능한 한 많은 양이 공간적으로 좁은 부위에 집중적으로 전달될 수 있도록 한다. 얻어진 결과를 필요에 따라 적절한 형태로 시각적으로 표시할 수 있는 장치 및 부가적인 연산을 위한 컴퓨터 자료 처리 시스템, 프린터도 분광광도계의 중요한 구성 요소이다.

1.2.3 자외가시부 스펙트럼과 발색단

자외선 및 가시광선 영역의 전자파 에너지와 공명하는 작용기는 주로 공유결합성 유기화합물의 최외각 전자가 연관된 σ, π 및 n 결합들로서 이들은 그림 1-12의 (a)와 같이 도식적으로 표현할 수 있다. 이 에너지 준위 간에 이론적으로 가능한 분광학적 전이(spectral transition)는 (b)와 같이 여러 가지이지만 현실적으로는 그 중 세 가지 만이 중요한 의미를 가진다.

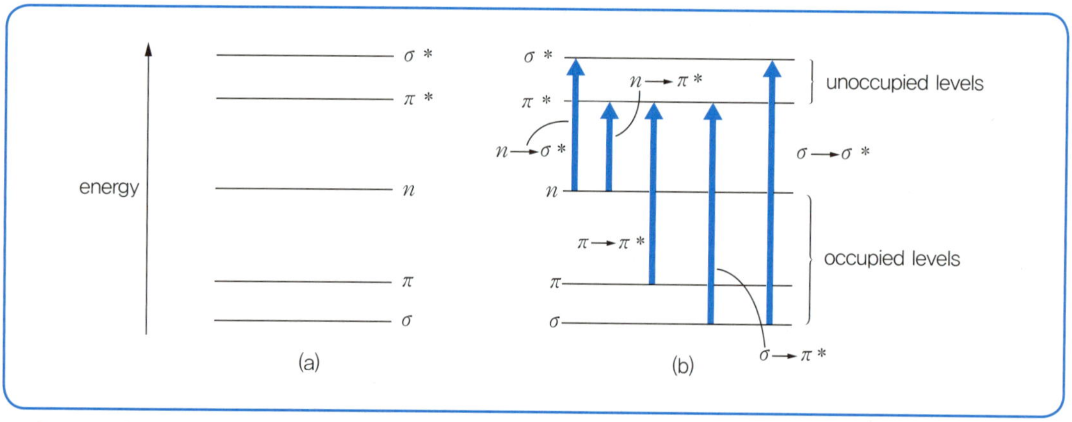

그림 1-12 전자에너지 준위와 전자전이 양상

우선 분광학적 선택규칙(selection rule)에 의하면 전자들의 이동은 같은 종류의 오비탈 간에서 가장 확률이 높으며 이종간의 전이는 주로 관찰되지 않는다. 즉, $\sigma \rightarrow \sigma^*$ 전이와 $\pi \rightarrow \pi^*$ 전이가 전이 확률이 높아서 강한 흡수를 보이지만 $\sigma \rightarrow \pi^*$와 $\pi \rightarrow \sigma^*$ 전이는 거의 관찰되지 않는다. 또한 n전자는 오비탈의 형태가 σ와 π 어느 것과도 정확히 일치하지는 않으므로 $n \rightarrow \sigma^*$ 전이와 $n \rightarrow \pi^*$ 전이는 $\sigma \rightarrow \sigma^*$ 전이와 $\pi \rightarrow \pi^*$ 전이에 비하여 낮은 흡광도로 측정된다.

또한 σ결합이 연관된 전이는 흡수파장이 상대적으로 짧아서 일반적으로 이용되는 자외선-가시광선 영역(200-800 nm)의 단파장 영역 밖으로 벗어나고, $\sigma \rightarrow \sigma^*$ 전이는 모든 화합물에서 많은 전이가 존재하므로 분석적 변별가치가 없으므로 실질적으로 중요한 전이는 따라서 $\pi \rightarrow \pi^*$ 전이와 $n \rightarrow \pi^*$ 전이가 남게 된다. 이 두 가지는 각각 K-band ($\pi \rightarrow \pi^*$)와 R-band ($n \rightarrow \pi^*$)라고 구별하여 부르기도 한다.

전형적인 자외가시부 스펙트럼이 그림 1-13에 재현되었다. K-band와 R-band를 가지는 두 가지 유기화합물의 스펙트럼이 200-400 nm 범위의 자외선 영역에 대하여 측정되었다. 그림 1-5에서 언급하였듯이 자외가시부 스펙트럼은 전자에너지 준위의 하부 진동 및 회전준위의 존재로 인하여 연속스펙트럼(띠스펙트럼: band spectrum)의 모양을 보인다. 이렇게 띠스펙트럼을 보이는 자외가시부 스펙트럼은 전체스펙트럼을 언급하는 대신 주요 띠의 대푯값을 (x, y)좌표의 수로 대변하여 표현한다. 이 스펙트럼에서 *로 표시한 부분의 x와 y좌푯값을 각각 λ_{max} 및 ε_{max}로 제시함으로써 스펙트럼을 표현한다. 즉, 위의 cholestenone의 스펙트럼은 두 개의 (λ_{max} = 245 nm, ε_{max} = ~10,000)와 (305 nm, ε_{max} = ~100)로 대변되고 아래 mesityl oxide의 스펙트럼은 (λ_{max} = 241 nm, ε_{max} = ~10,000)와 (308 nm, ε_{max} = ~100)로서 표시하면 구조적 특성의 중요요소를 빠짐없이 기록하는 것이다.

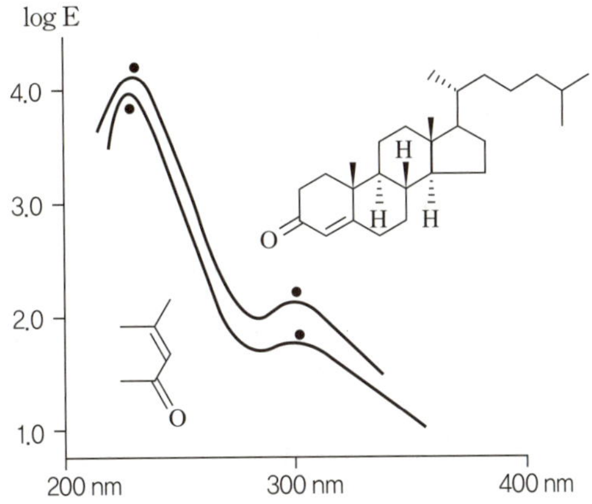

그림 1-13 Cholestenone과 mesityl oxide의 자외선 영역 스펙트럼

이 그림에서 두 화합물의 평면구조와 공간구조 모두 전혀 판이한 구조를 가지고 있음에도 스펙트럼의 전체적 구조가 동일하고 몰흡광계수 또한 거의 같은 ε = 10,000 정도의 K-band와 ε = 100 정도의 R-band를 나타내고 있는데 이것은 두 화합물의 일부분, 즉, α, β-불포화카르보닐기 부분이 동일한 구조를 보이며 바로 이 부분이 자외선분광스펙트럼의 주요 시그날을 나타내게 하는 부분임을 말해 준다.

이와 같이 분자내 자외선-가시광을 직접 흡수하는 기능을 하는 관능기를 발색단(chromophore)라고 하며 위에서 언급하였듯이 자외선-가시광에서 주요 시그날을 보이는 발색단은 π전자를 가진 이중결합과 n전자쌍을 제공하는 N 또는 O 원자를 포함하는 관능기가 발색단이 되는 것으로 대부분의 화합물에서 특정 부분에 한정되어 있으며 분자 전체의 구조를 직접적으로 보여주지는 않는다. 표 1-2에는 몇 가지 대표적인 화합물 군과 발색단의 분광학적 전이 근거, 그리고 λ_{max} 및 log ε_{max}를 나열하였다.

표 1-2 독립된 발색단에 의한 전형적인 흡수양식

Class	Transition	λ_{max} (nm)	log ε	Class	Transition	λ_{max} (nm)	log ε
R−OH	$n\rightarrow\sigma^*$	180	2.5	$R-NO_2$	$n\rightarrow\pi^*$	271	〈1.0
R−O−R	$n\rightarrow\sigma^*$	180	3.5	R−CHO	$\pi\rightarrow\pi^*$	190	2.0
$R-NH_2$	$n\rightarrow\sigma^*$	190	3.0		$n\rightarrow\pi^*$	290	1.0
R−SH	$n\rightarrow\sigma^*$	210	3.0	R_2CO	$\pi\rightarrow\pi^*$	180	3.0
$R_2C=CR_2$	$\pi\rightarrow\pi^*$	175	3.0		$n\rightarrow\pi^*$	280	1.5
R−C≡C−R	$\pi\rightarrow\pi^*$	170	3.0	RCOOH	$n\rightarrow\pi^*$	205	1.5
R−C≡N	$n\rightarrow\pi^*$	160	〈1.0	RCOOR′	$n\rightarrow\pi^*$	205	1.5
R−N=N−R	$n\rightarrow\pi^*$	340	〈1.0	$RCONH_2$	$n\rightarrow\pi^*$	210	1.5

분자내에는 발색단 이외에도 자신은 빛을 흡수하지 못하지만 발색단의 흡수파장과 흡광도에 영향을 미칠 수 있는 관능기를 조색단(auxochrome)이라고 한다. 위의 cholestenone과 mesityl oxide의 자외선 분광스펙트럼은 거의 같은 log ε_{max}를 보이지만 λ_{max}에 있어서는 약간의 차이를 보인다. 이것은 바로 두 화합물에서 발색단은 같아도 조색단의 배치가 다른데 에서 기인하는 것이다.

이러한 변화를 표현하는 용어 중에 파장의 이동을 표현하는 용어는 시그날의 장파장이동(bathochromic shift, red shift)과 단파장이동(hypsochromic shift, blue shift)이 있으며 빛의 흡광량의 변화는 흡광증가(hyperchromic shift), 그리고 흡광감소(hypochromic shift)라는 용어로 정리된다. 이러한 조색단에 의한 변화를 면밀히 분석함으로써 발색단 이외의 전체적 분자구조에 대한 정보를 얻을 수 있는 것이다.

1.2.4 흡수파장과 색

물질에 연속 스펙트럼의 빛을 쬐어 주면 그 중의 일부분을 흡수하여 연속 스펙트럼에 어두운 부분이 생긴다. 이 흡수가 마침 가시부에서 일어나면 우리들의 눈에는 착색되어 보이게 된다. 그리고 이 가시부의 흡수가 강하면 강할수록 착색은 진하게 되며, 물질에 따라서 흡수가 일어나는 파장이 다르므로 그 색상도 다르게 마련이다. 흡수되는 빛의 파장범위와 색깔과의 관계는 표 1-3과 같다.

시료용액의 색은 그것에 태양광선과 같은 백색광을 투과시켰을 때 용액에 흡수되는 빛의 여색이다. 예를 들면, $KMnO_4$ 용액은 녹색(525 nm)을 가장 많이 흡수하므로 용액은 그 여색인 적자색을 나타낸다. 이와 같은 가시광의 파장은 400−800 nm이며, 이 범위 내에서는 색을 비교하여 농도를 측정할 수 있다. 그러나 가시광선뿐만 아니라 자외선, 적외부 또는 각종 전자파에 있어서 일어나는 흡수도 각종 기기를 사용하여 측정할 수 있으므로, 넓은 의미에서 이들 방법도 비색 분석법이라 할 수 있다.

표 1-3 파장범위와 색과의 관계

파장(nm)	색	여색	파장(nm)	색	여색
400-435	자	황록	560-580	황록	자
435-480	청	황	580-595	황	청
480-490	녹청	주황	595-610	주황	녹청
490-500	청록	적	610-750	적	청록
500-560	녹	적자	750-800	적자	녹

1.2.5 시료 용매의 선택

자외가시부 스펙트럼은 보통 시료를 용매에 녹여서 측정한다. 용매는 정제하여 사용하고 특히 클로로포름은 분해하기 쉬우므로 주의를 요한다. 용매는 측정하려는 물질을 투명하게 잘 녹일 수 있어야 할 뿐 아니라, 용질분자와 반응하거나 반응하는 불순물을 함유해서는 안 되며, 동시에 측정파장 영역에서 흡수하지 않는 것이어야 하고, 고순도로 쉽게 구할 수 있는 것이 좋다. 휘발성이 큰 용매를 사용하는 경우에는 취급 중에 용매가 휘발하면 시료 용액의 농도가 변화할 수 있으므로 유의해야 한다. 또한 용매의 종류나 극성에 따라 흡수 파장이나 흡광도가 변화하는 경우도 있는데 이러한 현상은 구조의 해석이나 정량분석에 유용하게 활용할 수도 있다. 특히 용액의 pH의 변화는 시료의 해리 정도를 변화시켜서 스펙트럼상의 상당한 변화가 있을 수 있다. 따라서 표준 스펙트럼과 시료 스펙트럼의 비교를 시도하는 경우라면, 용매의 조성, pH, 이온의 농도 등이 동일하도록 조절해야 한다.

모든 용매는 일반적으로 단파장쪽에서 강한 흡수를 나타내나 장파장쪽으로 이동함에 따라 차차 흡수는 약해지고, 나중에는 전혀 흡수를 나타내지 않는다. 단파장쪽으로 측정할 수 있는 하한선의 파장을 그 용매의 흡수한계파장(cutoff)이라고 하고, 표 1-4에 표시하였다.

표 1-4 여러 가지 용매의 흡수한계파장(cutoff)

용매	흡수한계파장(nm)	용매	흡수한계파장(nm)
H_2O	200	Benzyl alcohol	250
96% H_2SO_4	210	Amyl acetate	250
Isopropanol	210	Ethyl acetete	255
Ethanol	210	Methyl formate	260
Methanol	205	Carbon tetrachloride	265
Cyclohexane	210	Acetic acid	265
Dioxane	215	Benzene	280
Ethyl ether	215	Toluene	280
n-Butanol	220	Xylene	290
Acetonitrile	190	Acetone	330
Glycerin	220	Allyl alcohol	330
Chloroform	220	Carbon disulfide	380

1.2.6 의약품 분석에의 응용

1.2.6.1 흡광광도측정법을 이용한 의약품 확인시험

UV 흡광광도법은 대한민국약전에서 의약품의 확인시험에 널리 사용된다. 다음 예에서 보는 바와 같이 흡수극대파장(λ_{max})과 극소파장(λ_{min}), 여러 흡수극대파장에서의 흡광도의 비는 의약품의 확인에 중요하게 이용된다.

(1) Riboflavin의 확인시험

이 약 및 리보플라빈표준품의 pH 7.0 인산염완충액용액(1→100000)을 가지고 자외가시부흡광도측정법에 따라 흡수스펙트럼을 측정할 때 같은 파장에서 같은 강도의 흡수를 나타낸다(KP).

(2) Fluorouracil의 확인시험

이 약 및 플루오로우라실표준품의 0.1mol/L 염산시액용액(1→100000)을 가지고 자외가시부흡광도측정법에 따라 흡수스펙트럼을 측정할 때 같은 파장에서 같은 강도의 흡수를 나타낸다(KP).

1.2.6.2 의약품 정량분석에 응용

흡광광도법을 써서 한 성분의 정량을 하는 방법에는 다음과 같은 것이 있다.

(1) 비흡광도를 쓰는 방법

시료용액(x mg/L)의 흡광도 A를 층장 1cm에서 측정하여 순물질의 비흡광도 $E^{1\%}_{1cm}$를 기준으로 한 시료 중의 순물질의 양(x mg)을 다음 식을 이용하여 구한다.

$$x = \frac{A}{E^{1\%}_{1cm}} \times 10^4 \qquad (1-12)$$

(2) 표준품을 쓰는 방법

일반적으로 많이 사용하는 표준곡선법에서는 시료 내의 여러 가지 방해물질 때문에 표준시료용액의 매트릭스가 시료용액과 같거나 비슷하게 만들어야 할 필요가 있다. 이때 표준물첨가법이 유용하다. 2개 이상의 시료 용액을 일정량 취하여 메스플라스크에 옮기고, 그 중의 하나는 물 또는 용매로써 눈금까지 묽히고, 나머지에는 일정량의 표준시료가 함유된 표준용액을 가한 다음 묽힌다. 이렇게 만든 용액의 흡광도를 측정하고, 다음 식에 따라 시료의 농도를 계산하면 된다. 이 방법은 발색반응이나 추출 등 처리조건의 영향이 큰 경우에 적합하다.

$$C_X = C_S \cdot \frac{A_X}{(A_T - A_X)} \tag{1-13}$$

여기서, C_X는 시료 용액의 농도, C_S는 첨가한 표준물질의 농도, A_X와 A_T는 묽힌 시료용액과 표준물질 첨가용액의 흡광도이다.

한편, 식 (1-10)과 같은 방법으로 계산하지 않고 일정량의 시료용액에 표준물질의 농도를 0에서부터 단계적으로 변화시키면서 가한 용액의 흡광도를 각각 측정한다. 그런 다음, 측정한 흡광도를 첨가한 표준물질의 농도와 도시하여 그림 1-14와 같은 표준 곡선을 작성하고 이것으로부터 시료의 농도를 구하는 방법도 많이 이용되고 있다.

그림에서, 직선이 흡광도가 0인 가로축과 만나는 점(C_1)이 시료의 농도가 된다. 그러나 이 방법에서는 바탕 보정이 제대로 안되면 많은 오차가 생길 우려가 있기 때문에 바탕 보정을 철저히 해야 하는 어려운 점이 있기도 하다.

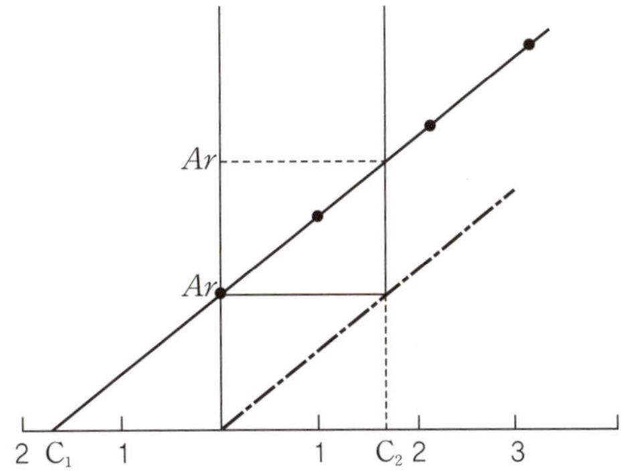

그림 1-14 **표준물 첨가법에 의한 검량선**

(3) 검량선을 쓰는 방법

검량선(calibration curve)이란 표준액의 농도 또는 양과 측정치의 상관관계를 도시한 것으로 시료의 농도를 추정하는데 사용된다. 보통 6개의 서로 다른 농도로 만든 표준품의 흡광도를 측정하여 농도에 대한 흡광도를 도시하여 그림 1-15와 같은 검량선을 작성한다.

보통 검량선의 그림을 제시하는 것은 불필요하나 사용된 모델식은 제시하는 것은 필요하다. 예를 들면 다음의 식을 제시한다.

$$y = ax+b \tag{1-14}$$

위 식에서 y는 흡광도, a는 흡광계수인데 농도를 $\mu g \cdot mL^{-1}$로 하면 그 단위는 $cm^{-1} \cdot \mu g^{-1} \cdot mL$가 된다. b는 흡광도 blank이고, x는 용액의 농도이다. 기기로부터 얻어진 흡광도와 준비한 표준품의 농도로부터 식 (1-14)과 같은 직선식을 얻는 것은 최소자승법을 적용함으로써 가능하며 다음의 식을 이용한다.

$$\text{기울기 : } a = \frac{n\sum(x_i y_i) - \sum x_i \sum y_i}{n(x_i^2) - (\sum x_i)^2} \tag{1-15}$$

$$y\text{절편 : } a = \frac{\sum(x_i)^2 \sum y_i - \sum(x_i y_i)\sum x_i}{n(x_i^2) - (\sum x_i)^2} \tag{1-16}$$

일상적인 분석에서는 검량선의 직선 부분 내에서는 시료의 농도, c_x를 하나의 아는 농도의 표준품을 이용하여 추정할 수도 있다.

$$c_x = \frac{c_s A_X}{A_s} \quad \text{또는} \quad c_x = \frac{c_s \Delta A_X}{\Delta A_s} \tag{1-17}$$

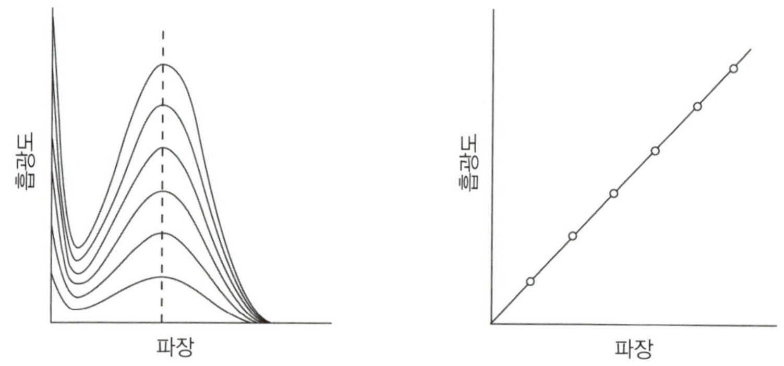

그림 1-15 검량선의 한 예

1.2.6.3 정량분석에 이용할 때의 유의할 점

흡광광도법에 의해 정량을 할 경우, 대상이 되는 시료에 따라 다음과 같은 수단을 강구한다.

① 시료자신이 지니고 있는 흡수를 이용하여 정량한다.

② 발색시약과 반응시켜 얻어진 것의 흡수를 이용하여 정량한다.

③ 시료자신이 지니고 있는 흡수를 화학반응으로 소실시키고, 그 비율을 가지고 정량한다.

④ 시약의 흡수를 시료와의 반응에 의해 소실시키고, 그 비율을 가지고 정량한다.

가장 일반적으로 이용되는 것은 ①의 수단이다. ②의 수단을 사용할 경우에는 적당한 발색반응을 찾아내야 되는데 획일적인 것은 생각하기 어렵고, 다만 여러 가지 시약과 반응시켜 보아 선택하지 않으면 안 된다. 이때 유기 화합물이 갖고 있는 관능기의 반응성을 이용하는 것이 일반적이다. 주요반응으로서는 염의 형성, 산화환원, 축합, 부가, 디아조화, 커플링, 킬레이트 생성 등의 각 반응이 있다. 발색반응에 어떤 반응을 이용할 것인지의 여부는 다음의 조건을 고려하여 결정한다.

① 시약과 목적성분이 정량적으로 반응하든지, 또는 일정량만이 재현성이 양호하게 반응한다.

② 반응이 예민하고 목적성분과 선택적으로 반응한다.

③ 발색된 것이 장시간 안정하다.

④ 시약자신의 흡수가 측정을 방해하지 않는다.

⑤ Lambert−Beer의 법칙이 성립한다.

⑥ 시약이 안정하고 조제가 용이하다.

따라서, 발색반응을 이용한 정량법을 작성하는 경우는, 가능한 한 위의 조건을 되도록 많이 갖춘 것을 택하는 것이 바람직하다. 교과서나 공정서 등에 기재되어 있는 정량법을 이용하여 실험을 할 경우는, 반응에 필요한 조건(반응의 온도나 시간, 시약의 조제법이나 첨가순서 등) 및 측정조건(측정할 때까지의 방치시간이나 시료의 농도범위, 흡수셀의 길이 등)을 지시대로 실시하지 않으면 안 된다. 그리고 측정할 때의 온도에 대해서는 성분의 회합이라든가 평형 등이 크게 변화하지 않는 한 거의 영향이 없으며, 특별히 일정한 온도로 할 필요는 없다.

기타 문헌 등에 기재된 정량법을 이용하는 경우에, 반드시 감도가 높은 것이 좋다고는 할 수 없다. 목적성분의 양이 비교적 다량 들어 있는 경우에는 감도는 별로 좋지 않더라도 방해물질의 영향이 적고, 전처리라든가 반응조작이 간단한 방법이 바람직하며, 목적에 상응하는 선택을 하는 것이 좋겠다.

1.2.6.4 대한민국약전 수재 의약품의 분석 실례

(1) 아세트아미노펜(Acetaminophen, $C_8H_9NO_2$, 분자량 151.16)

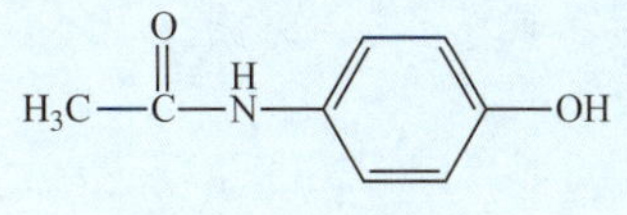

이 약을 건조한 것은 정량할 때 아세트아미노펜($C_8H_9NO_2$) 98.0−101.0%를 함유한다.

조작 이 약 및 아세트아미노펜표준품을 건조(105℃, 2시간)하여 약 20 mg씩을 정밀하게 달아 메탄올 2 mL에 녹이고 물을 넣어 정확하게 100 mL로 한다. 이들 액 3 mL씩을 정확하게 취하여 물을 넣어 정확하게 100 mL로 하여 검액 및 표준액으로 한다. 검액 및 표준액을 가지고 물을 대조로 하여 자외가시부흡광도측정법에 따라 시험하여 파장 244 nm에서의 흡광도 A_T 및 A_S를 측정한다.

$$\text{아세트아미노펜}(C_8H_9NO_2)\text{의 양(mg)} = \text{아세트아미노펜표준품의 양(mg)} \times \frac{A_T}{A_S}$$

(2) 메틸도파정(Methyldopa tablets, $C_{10}H_{13}NO_4$, 분자량 211.21)

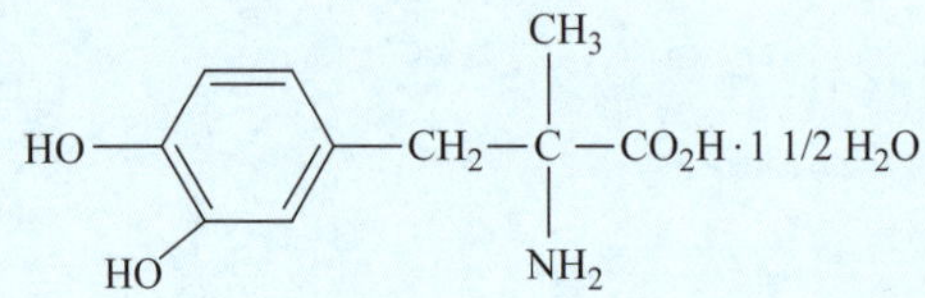

대한민국약전 수재 메틸도파정 약 20정 이상을 취하여 그 중량을 정밀하게 달아 가루로 한다. 메틸도파($C_{10}H_{13}NO_4$) 약 0.1 g에 해당하는 양을 정밀하게 달아 0.05 mol/L 황산시액 50 mL를 넣어 15분간 흔들어 섞고 다시 0.05 mol/L 황산시액을 넣어 정확하게 100 mL로 하고 건조여과지를 써서 여과한다. 처음 여액 20 mL는 버리고 다음 여액을 검액으로 한다.

따로 메틸도파 표준품(미리 125℃에서 2시간 건조하여 그 감량을 측정하여 둔다) 약 0.11 g을 정밀하게 달아 0.05 mol/L 황산시액에 녹이고 정확하게 100 mL로 하여 표준액으로 한다. 검액 및 표준액 5 mL씩을 정확하게 취하여 각각에 타르타르산철(II)시액 5 mL를 정확하게 넣고 다시 pH 8.5 암모니아·아세트산암모늄완충액을 넣어 정확하게 100 mL로 한다. 이들 액을 가지고 0.05 mol/L 황산시액 5 mL를 써서 같은 방법으로 조작하여 얻은 액을 대조로 하여 흡광도측정법에 따라 시험한다. 검액 및 표준액에서 얻은 각각의 액의 파장 520 nm에서의 흡광도 A_T 및 A_S를 측정한다.

$$\text{메틸토파정 중 메틸도파}(C_{10}H_{13}NO_4)\text{의 양(mg)} = \text{건조물로 환산한 메틸도파 표준품의 양(mg)} \times \frac{A_T}{A_S}$$

1.3 형광광도법

1.3.1 발광현상

물질은 빛을 흡수하여 들뜬상태가 된 후 과잉의 에너지를 외부로 방출하고 다시 바닥상태로 되돌아오게 되는데 두 가지 방법에 의하여 에너지를 방출(relaxation: 완화)한다. 하나는 주변에 열로 방출하는 방법으로 대부분의 물질이 이에 해당하며 다른 방법은 빛 에너지로 방출하는 방법으로 일부 화합물의 경우 이와 같은 발광(luminescence)현상을 나타내며 형광(fluorescence), 인광(phosphorescence) 및 화학발광(chemiluminescence) 등으로 나눈다.

그림 1-16에서 보여주는 바에 의하면, 형광은 바닥상태에 있는 일중항(singlet) 전자스핀을 가지는 전자가 빛을 흡수하여 들뜨게 되면 들뜬 일중항(excited singlet) 상태의 여러 에너지 준위로 전이

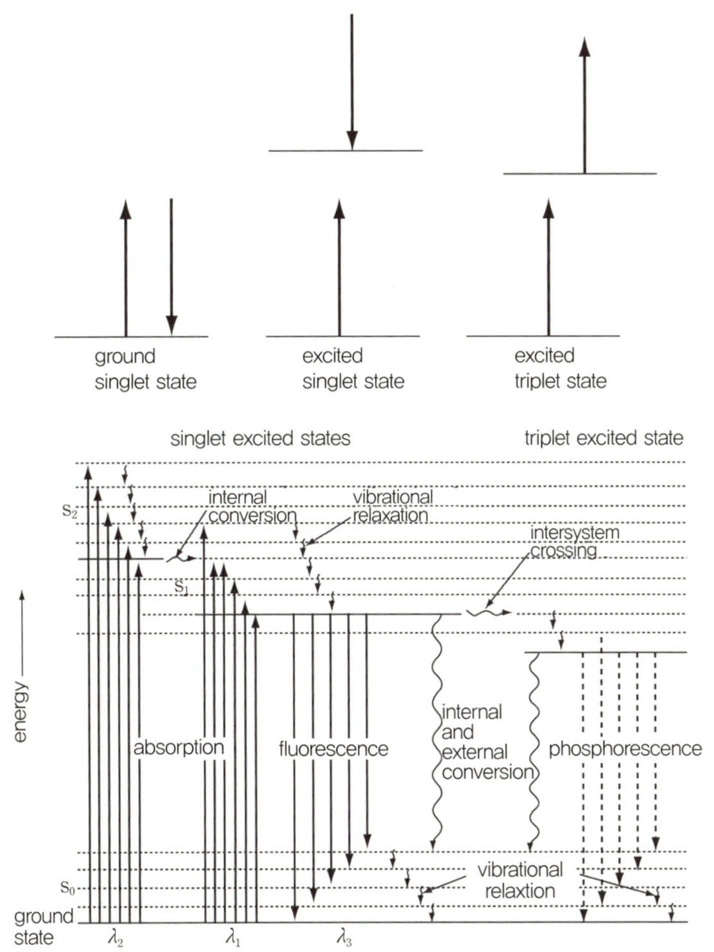

그림 1-16 형광 및 인광 방사 및 전자스핀의 변화

한 후 들뜬상태의 최저 에너지 준위로 전이하여 약간의 에너지를 방출한 다음 다시 빛을 방출하면서 스핀 변화가 없이 바닥 일중항(ground singlet) 상태로 돌아오게 되는데 이와 같은 발광을 말한다. 일부화합물에서는 들뜬 일중항 상태로부터 에너지 준위 차이가 별로 없는 들뜬 삼중항(triplet) 전자스핀 상태가 있으면 계간전이(intersystem crossing)에 의하여 들뜬 삼중항 전자스핀 상태로 전이한 후에 바닥 일중항 상태로 되돌아오면서 발광하는데 이 현상을 인광이라고 한다. 일반적으로 형광은 10^{-4}–10^{-8}초 정도로 매우 짧은 시간에 발생하나 인광은 10^{-4}–10^{2}초 정도로 형광에 비하여 반감기가 매우 길다. 그 외에도 화학반응으로 생성된 들뜬상태의 화학종이 바닥상태로 되돌아오면서 발광이 나타나는데 이를 화학발광이라고 한다. 형광분석법은 여러 중요한 극미량 무기 및 유기 화학종을 정량하는데 이용하며 특히 인광이나 화학발광에 비하여 형광이 응용되는 정도가 높다.

형광분광법의 장점을 보면 흡광광도법에 비하여 좋은 감도를 가지고 있으며 검출한계는 흡수법보다 10^{1}–10^{3} 정도 더 작아 수 ppb정도의 검출한계를 갖는다. 또한 흡광광도법보다 상당히 넓은 농도에서 직선성을 나타낸다. 그 외에도 특정 물질만 형광을 내므로 높은 선택성을 갖는다. 그러나 감도가 매우 좋기 때문에 정량분석할 때 시료 매트릭스로부터 심각한 방해를 가끔 받는 단점도 지닌다. 정량분석응용에서는 발광법보다 흡수법을 주로 사용하는데 자외/가시선을 방출하는 화학종보다 흡수하는 화학종이 더 많기 때문이다.

1.3.2 형광광도계

형광광도계는 광원으로 비교적 광도가 크고 안정성이 좋은 연속스펙트럼을 나타내는 제논 아크등(xenon arc lamp)이 주로 사용된다(그림 1-17). 들뜸광 분광부와 형광분광부 각각 파장선택기가 있어 들뜸광 분광부에서는 광원의 빛을 단색광으로 시료에 조사하고 들뜬 시료로부터 직각 방향으로 방출된 형광은 형광분광부에서 분광되어 검출된다. 시료셀은 UV/Vis 분광광도법과 다르게 사방이 투명한 석영 재질의 사각형 용기를 사용하여 광원에 대한 직각방향에서의 형광검출을 가능하게 한다. 형광광도계는 UV/Vis 분광광도계와 비슷하나 다른 것은 시료를 통과하기 전과 후에 각각 하나씩 파장선택기가 있고, 입사광과 직각방향에 검출기가 있는 점이다.

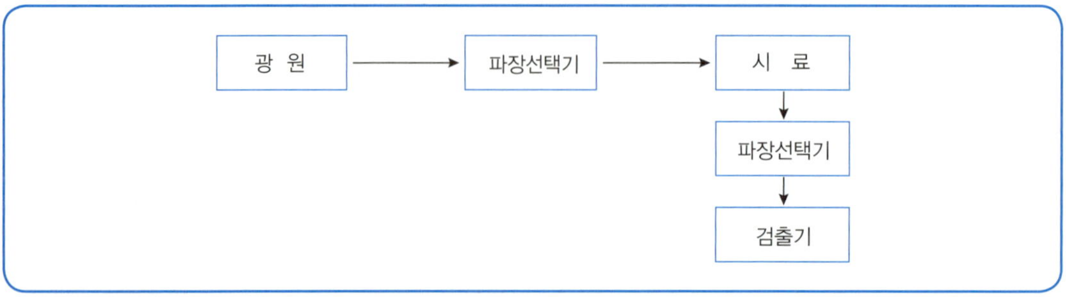

그림 1-17 형광광도계의 모식도

1.3.3 형광양자수율과 형광세기

분자 구조와 화학적 환경은 형광의 발생 여부 및 형광의 세기에 영향을 준다. 형광 또는 인광의 양자 수득률(quantum yield) 또는 양자 효율(efficiency) ϕ는 발광 분자수 대 들뜬 분자의 전체수의 비를 나타내며 물질에 따라 고유의 값을 나타낸다.

형광세기와 형광물질의 농도와의 관계를 Lambert-Beer의 법칙으로부터 유도할 수 있다. 형광물질의 농도를 c, 용액층을 통과하는 길이를 l, 입사광의 세기 P_0, 투과광의 세기 P 몰흡광계수를 ε이라 하고 측정시료의 농도가 희박하여 흡광도가 0.05이하라면 다음의 식으로 표시될 수 있다.

형광복사선의 세기, F는 계에 흡수되는 들뜸 복사선의 세기에 비례한다.

$$F = \phi K' \varepsilon l c P_0$$

이 식으로부터 형광의 세기는 입사광의 세기 P_0와 용액농도 c에 비례함을 알 수 있다. 따라서 형광의 세기로부터 용액의 농도에 관한 정보를 얻을 수 있고 입사광이 강할수록 형광강도가 강해지기 때문에 강한 광원을 사용하여 미량분석을 가능하게 한다.

1.3.4 형광의 전이형태와 분자구조

형광은 250 nm 이하의 자외선을 흡수하였을 때 거의 발생하지 않는데 이는 에너지가 너무 커서 유발분해 또는 분해가 일어나기 때문이다. 따라서 $\sigma \rightarrow \sigma^*$ 전이에 의한 형광은 거의 나타나지 않으며 대신, 에너지가 적은 $\pi \rightarrow \pi^*$ 및 $\pi \rightarrow n^*$ 과정에 의해 형광이 발생한다. 대부분의 형광 화합물인 경우, $n \rightarrow \pi^*$ 또는 $\pi \rightarrow \pi^*$ 전이로 형광이 발생되며 두 전이중 에너지가 작은 것이 형광을 발한다. 가장 작은 에너지 전이가 $n \rightarrow \pi^*$형 보다 $\pi \rightarrow \pi^*$형인 화합물에서 형광을 더 잘 발하는데 이는 양자효율이 $\pi \rightarrow \pi^*$ 전이가 더 크기 때문이다.

형광이 강하게 나타나는 화합물은 일반적으로 낮은 에너지준위의 $\pi \rightarrow \pi^*$ 전이를 하는 방향족 작용기를 가지고 있는 화합물로 분자구조가 단단한 판상화합물일수록, 방향족환의 수가 증가할수록 형광강도가 강해진다. 지방족과 지방족 고리화합물의 카르보닐 구조 또는 많은 공액 이중결합을 갖는 화합물은 방향족 화합물보다 형광발생이 적다. 치환기를 갖고 있지 않은 대부분 방향족 탄화수소는 용액에서 형광을 나타내며, 간단한 헤테로고리 분자는 쉽게 삼중항 전자스핀 상태로의 전이가 이루어져서 형광이 억제된다.

질소가 포함된 방향족 고리의 경우는 헤테로고리 화합물에서 $n \rightarrow \pi^*$ 시스템의 경우 아주 낮은 전자천이 에너지를 가져서 쉽게 삼중항 전자스핀 상태로의 전이가 이루어져서 형광이 억제된다. 이원고리가 벤젠고리와 결합된 헤테로고리 분자는 흡광피크의 흡광계수가 증가하고 들뜬상태에서의 시간이 짧아져서 형광이 발생하는데 이런 화합물로는 quinolone, isoquinoline 및 indole 등이 있다.

벤젠고리에의 치환은 흡수극대의 변화를 가져오고 이는 그대로 형광극대 위치의 변화로 반영되며 또한 형광효율에도 영향을 준다. 할로겐족이 치환되는 경우 할로겐의 원자량이 클수록 형광이 감소하는데 이는 계간교차에 의한 것으로 중원소 효과(heavy atom effect)라고 한다. 방향족 고리에의 카르복실산이나 카보닐기의 치환은 일반적으로 형광을 저해하는데 이는 $n\rightarrow\pi^*$가 $\pi\rightarrow\pi^*$ 보다 낮은 에너지준위를 가지는데 $n\rightarrow\pi^*$가 형광효율이 떨어지기 때문이다.

구조적 견고성도 형광에 매우 중요한데 구조적으로 단단한 화합물일수록 형광의 강도가 커지는데 구조적 유연성은 빛의 발생이 없는 형태의 전자천이를 가져올 가능성이 크기 때문이다. 예를 들면 유기 킬레이트제가 금속이온과 착물을 형성하여 형광세기가 증가한다.

1.3.5 형광에 영향을 주는 인자

형광분석 시 형광의 세기가 줄어드는 현상을 소광(quenching)이라고 한다. 소광의 원인으로는 다음과 같다.

(1) 온도와 용매의 영향

형광의 양자효율은 온도가 증가함에 따라 감소하는데 이는 분자간의 충돌 횟수 증가에 의해 빛의 발생이 없는 형태의 전자전이 즉 외부전환의 가능성이 증가하기 때문이다. 용매의 점도가 감소함에 따라 용매 분자간의 충돌 횟수가 증가하여 외부전환 가능성 증가로 온도와 마찬가지 효과를 가져올 수 있다.

(2) pH의 영향

산성 또는 염기성 고리 치환체를 갖는 방향족 화합물의 형광은 보통 pH에 의해 영향을 받으며 형광 파장과 세기는 이온화된 형태와 이온화되지 않은 형태에 따라 다르다. 따라서 형광법으로 분석하려고 할 때 pH를 매우 정확하게 조절해야 한다.

(3) 농도 영향

시료용액의 농도가 너무 높을 경우로 이를 농도 소광이라고 한다. 이에는 두 가지 경우가 있는데 첫째는 자가소광(self-quenching)이라고 해서 들뜬상태의 분자들간의 충돌에 의한 것이며 농도가 증가할수록 증가하는데 이는 충돌할 기회가 더 많아지기 때문이다. 둘째는 자기흡수(self-absorption)라고 해서 흡수봉우리와 형광 방출파장이 겹칠 때 다른 형광 분자에 의해 다시 흡수되면서 나타난다.

(4) 용존산소의 영향

용존산소도 종종 형광의 강도를 감소하는데 이는 형광물질의 광화학적인 산화에 의한 것이거나 분자 산소의 상자기성이 삼중항 상태로의 계간전이가 증가하여 삼중항 전자스핀 상태로의 변화를 가속하기 때문이다.

(5) 상자성 이온의 영향

상자성(paramagnetism) 이온과의 상호작용으로 인한 계간전이가 증가하여 삼중항 전자스핀 상태로의 변화되는 현상이다.

1.3.6 형광 스펙트럼

들뜸(excitation) 스펙트럼은 시료로 들어가는 빛인 들뜸 파장을 변화시키면서 일정파장에서 광발광 세기 측정한 것으로 기본적으로 똑같은 조건에서 얻은 UV/Vis 흡수 스펙트럼과 같은 형태의 스펙트럼이 얻어진다.

방출(emission) 스펙트럼은 들뜸 파장을 고정시키고 시료로부터 나오는 빛인 방출되는 빛을 파장을

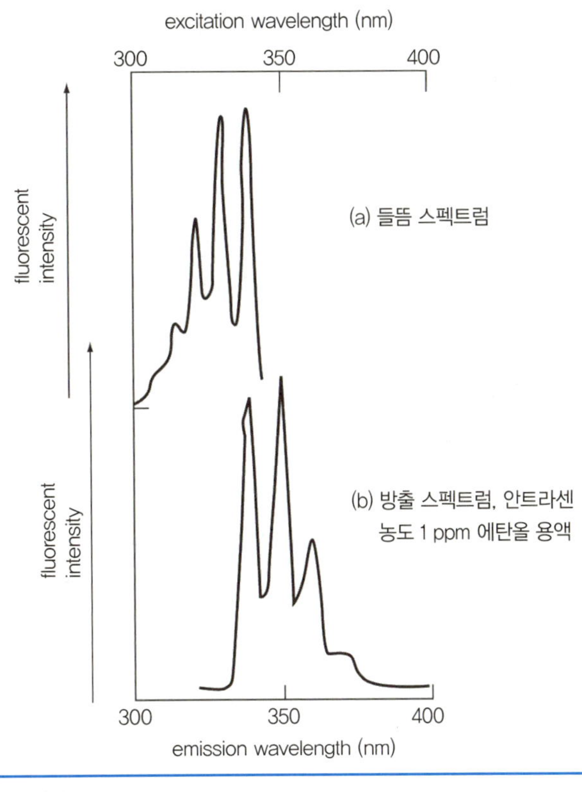

그림 1-18 안트라센의 형광 스펙트럼

변화시키면서 방출세기 측정한 것으로 광발광 파장이 들뜸 파장보다 길고, 인광 파장이 형광 파장보다 길다.

들뜸 스펙트럼은 UV/Vis 흡광스펙트럼과 유사하며 방출 스펙트럼은 들뜸 스펙트럼과 선대칭의 관계를 가지며 형광방출은 흡광보다 장파장 쪽에서 나타난다(그림 1-18).

1.3.7 광발광법의 응용

형광법과 인광법은 분광광도법보다 더 묽은 농도범위에서도 이용이 가능한 가장 감도가 좋은 방법 중의 하나이다. 감도가 높은 이유는 형광법에서는 형광 세기, F는 광원의 세기 P_0에 의해서만 영향 받는다. 이는 형광법의 감도를 증가시키기 위해서 P_0를 증가시킴으로서 형광신호가 더 증폭되기 때문이다($F = 2.3K' \varepsilon IcP_0$). 그러나 분광광도법에서는 흡광도, A가 P_0와 P 모두에 의해 영향을 받아 흡광도는 두 값의 비, 즉 $\log(P_0/P)$로 얻어져서 분광광도법에서, P_0를 증가시키면 P도 비례하여 증가하여 A값에 영향을 주지 못하기 때문이다. 따라서 형광법은 흡수법보다 보통 감도가 10^1–10^3 정도 더 크다.

(1) 무기물의 형광법 분석

무기물의 형광법 분석은 두 종류로 직접법으로는 형광 킬레이트를 만들어 이의 형광세기를 측정하며, 또 다른 하나는 정량하려는 물질의 소광작용에 의한 형광세기의 감소 정도를 측정하는 방법으로 주로 음이온 분석에 널리 이용되고 있다.

(2) 유기물 형광법 분석

형광법은 주로 유기물 및 생화학 물질을 분석하는데 널리 이용되고 있으며 대표적으로 Weissler와 White에 의해 200개 이상의 물질에 대해 정량하는 방법이 기록되어 있는데 즉 다양한 유기물, 효소 및 보조효소, 의약품, 스테로이드, 비타민 등이 있다. 가장 중요한 형광법 응용으로는 식품, 의약품, 임상 시료, 그리고 천연물 등의 분석으로 형광법은 감도와 선택성이 좋기 때문에 이 분야에서 특히 유용하다.

인광법은 다양한 유기 및 생화학 물질을 정량하는데 이용되는데 핵산, 아미노산, purine와 pyrimidine, 효소, 석유 탄화수소, 및 살충제 등이 있다. 그러나 인광은 선택성이 매우 큰 장점을 지니나 낮은 온도를 사용해야 하고, 보통 인광의 정밀도가 낮기 때문에 형광법만큼 널리 이용되지 않고 있다.

분석화학에 화학발광(chemiluminescence)은 비교적 최근에 응용되고 있는데 화학발광을 하는 화학반응의 수가 적어 비교적 적은 화학종에만 화학발광법이 응용되고 있다. 그러나, 화학발광을 하는 화합물들은 우리 주위의 중요한 물질들로 높은 선택성, 단순성, 및 매우 큰 감도로 인해 최근 이용이 급증하고 있다.

(3) 최신 약물 개발에 있어서 사용되는 다양한 형광법 분석

감도가 높은 형광법 분석은 다양한 약물 개발에 응용되고 있으며 대표적으로 FRET(Förster resonance energy transfer)방법을 이용하여 각종 생명현상의 근간이 되는 질병 관련 단백질간의 상호작용, 질병 관련 단백질과 약물과의 상호작용 등을 정량화 하는데 응용되고 있다. 주로 형광방출 수명이 긴 lanthanide계열의 fluorophore을 donor로 사용하여 형광 방출 수명이 적은 background 신호를 줄임으로써, 생체 분자간(단백질-단백질, 단백질-저분자 화합물 등)의 거리가 가까워 지면서 발생 되는 특정 파장대의 형광신호의 발생을 측정함으로써 분자간의 상호작용 정도를 측정할 수 있게 된다. 또한 생물학적 시스템에서 발광특성을 가진 것으로 알려진 luciferase를 이용한 약물 타겟 검색은 약물개발의 중요한 단계 중 하나이다. luciferase를 질병 타겟 단백질과 결합시켜 약물이 타겟 단백질에 결합하면서 luciferase의 형광광도에 변화가 생기는 것을 측정할 수 있으며, 이를 통해 약물의 타겟 단백질과의 결합 강도를 평가할 수 있게 된다.

이 기술은 많은 약물 후보 중에서 가장 효과적인 약물을 선택하는데 도움이 되며 새로운 약물 개발의 효율성을 높일 수 있게 된다. 또한 형광탐지 항체(antibody)를 이용해서 생체 샘플의 특정 분자에 대한 형광 라벨링이 수행되고 confocal 또는 bio-imaging 기술을 이용해서 형광 라벨링 부분이 어떤 부분에서 얼마나 발현되는지를 관찰할 수 있게 되며 이를 통해서 질병관련 샘플에 대한 생물학적 구조와 기능에 대해서 연구할 수 있게 해 준다.

1.4 선광도

1.4.1 기본 원리

보통 광선은 파동으로 움직이며, 광선의 전기장은 파동의 진행하는 방향에 대하여 수직이다(1.1.1 빛의 성질 참조). 일반적인 광선은 비편광된(unpolarized) 것으로 모든 평면에서 전기장 성분을 가지지만 평면편광 광선(plane−polarized light)은 한 평면으로만 진동하는 광선이다. 평면편광은 한 쌍의 방해석결정이나 Nicol prism같은 편광렌즈를 통과시킴으로 얻을 수 있다. 평면편광이 광학 활성(optically active) 물질을 통과할 때 그 편광면이 회전하는 성질을 선광성이라 하며, 이때 회전하는 각도를 선광도(optical rotation)라고 한다. 평면편광은 진폭이 같은 좌우 원편광(circularly polarized light)이 겹쳐서 이루어지며, 이 두 원편광은 광학 활성물질 안에서 굴절율, 즉 속도가 다르게 되므로 통과 중에 위상차가 생겨 편광면의 회전이 일어나는 선광성질을 나타낸다.

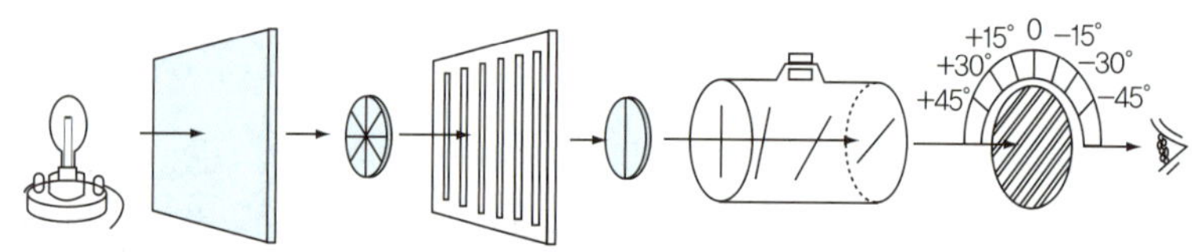

그림 1−19 **선광도 측정 다이어그램**

편광계(polarimeter)는 고정된 파장 하에서(보통 sodium−D line인 589 nm을 광원으로 사용) 편광광선이 광학 활성 물질에 의해 편광된 편광면의 회전각도, 즉 선광도를 측정하는 기기이다. 선광도는 농도, 통과 시료길이에 비례하고 광학 활성 물질의 구조, 온도, 용매 및 파장에 따라 달라진다. 광학 활성 물질가운데 물질의 거울상이 서로 겹쳐지지 않는 성질을 가진 물질을 거울상 이성질체(enantiomer)라고 한다. 한 거울상 이성질체 중에서 평면편광을 오른쪽(시계방향: clockwise)으로 회전시키는 거울상 이성질체를 우선성(dextrorotatory: 라틴어 dexious는 "오른쪽"이라는 뜻)이라 하며 선광도의 부호는 (+)로 표시한다. 평면편광을 왼쪽(시계반대방향: counterclockwise)으로 회전시키는 거울상 이성질체를 좌선성(levorotatory: 라틴어 laevus는 "왼쪽"이라는 뜻)이라 하며 선광도의 부호는 (−)로 표시한다. 문헌에 따라서 선광도의 부호인 (+)와 (−)대신 우선성을 *d*, 좌선성을 *l*로 사용하기도 한다.(광학 활성 물질의 선광성을 나타내는 *d*, *l*은 탄수화물의 상대적 입체배열을 위해 표시하는 D, L과 아무런 관계가 없으므로 혼돈하지 않도록 한다.)

거울상 이성질체인 광학이성질체는 선광도의 절댓값이 같고 부호만 반대이다. 또한 한 쌍의 거울상 이성질체가 같은 양(50 : 50)으로 존재하는 혼합물을 라세미 혼합물(racemic mixture, racemate)이라 한다. 라세미 혼합물을 표시하기 위해 화합물 이름 앞에 접두어로 (±)나 *dl*을 표시하여 사용하기도 한다. 라세미 혼합물은 두개의 거울상 이성질체가 같은 양만큼 존재함으로 각 거울상 이성질체에 의한 회전이 서로 반대방향이 되어 서로 상쇄됨으로 편광면을 회전시키지 못한다. 라세미 혼합물과 거울상 이성질체가 아닌 물질은 편광면을 회전시키지 못하는 원인은 각각 다르지만 모두 광학적 비활성(optically inactive)이다.

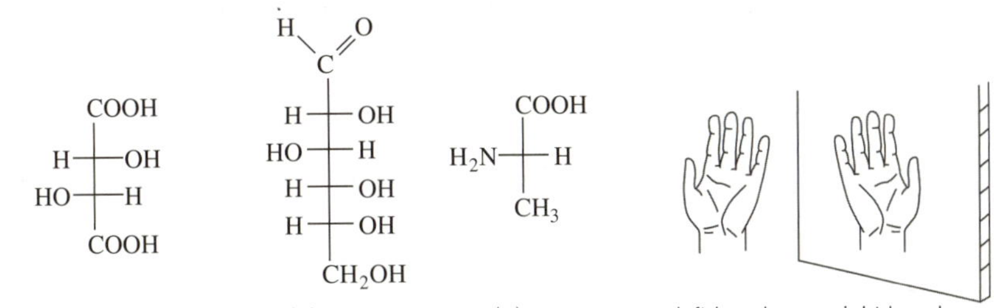

그림 1-20 거울상 이성질체의 좌선성과 우선성

1.4.2 편광계(선광광도계, Polarimeter)

(1) **광원:** Na lamp(단색 광원), Hg lamp(휘선 스펙트럼을 나타내는 광원), Xe lamp, halogen을 넣은 W lamp(고휘도 연속 광원) 등의 광원을 단색광기 또는 간섭 필터와 조합하여 사용한다.

(2) **편광판(polarizer):** 평면편광을 만들며 Nicol, Rochon, Glan–Thomson–Tayler 등의 prism 또는 polaroid가 사용된다.

(3) **광검출기:** 이전에는 육안으로 검광자의 회전에 따른 광량 변화를 관측하였으나 최근에는 광전자 증배관에 의한 광검출기를 쓰고 있다.

(4) **셀:** 일반 자외가시부 분광광도계에 사용되는 셀과 같은 석영 셀을 주로 사용한다.

(5) **용매 선택 기준:** 자외가시부 스펙트럼을 측정할 때와 같다. 선광도는 분자의 3차원적인 공간 구조에 따라 영향을 많이 받게 되는데 특히 용매가 달라지면 분자의 공간 구조가 달라지는 경우가 많으므로, 측정한 자료에는 반드시 용매와 측정 농도를 표시하여야 한다. 측정 시 농도는 자외가시부 분광광도계를 사용하여 흡광도를 측정할 때와 비슷한 농도면 된다.

1.4.3 비선광도

비선광도(specific rotation)는 특정한 온도, 파장 그리고 특정한 용매에서 1 dm (10 cm)인 시료관에서 1 g/mL의 시료용액에 의하여 평면편광을 회전시킨 이론적인 선광도를 의미한다. 용액 중에 녹아 있는 어떤 광학 활성 물질의 비선광도 $[\alpha]$는 편광계를 사용하여 측정한 선광도 α값으로부터 아래 식에 의해 계산될 수 있다. 비선광도 외에 1 mm인 시료관에서 1 mol/mL의 시료용액에 의하여 평면편광을 회전시킨 이론적인 선광도를 의미하는 몰선광도(molecular rotation 또는 분자선광도) $[M]_\lambda^T$도 사용된다.

예를 들어, 이펜프로딜타르트타르산염의 비선광도가 대한민국약전에는 다음과 같이 표기되어 있다.

$[\alpha]_D^{20}$: +11−+15°(무수물로 환산한 것 1.0 g, 에탄올, 20 mL, 100 mm)

이펜프로딜타르트타르산염 무수물로 환산하여 1.0 g을 취하여 에탄올 20 mL에 녹인 후 20℃에서 100 mm 길이의 시료관 및 나트륨 D선(589.3 nm)을 사용하여 선광도를 측정하여 구한 비선광도 값이 +11−+15°이어야 한다는 의미이다.

$$[\alpha]_\lambda^T = \frac{100\times\alpha}{l\times c} \tag{1-18}$$

α : 편광계를 사용하여 측정한 선광도 값

l : 측정 cell의 길이(mm 단위)

c : 용액 1 mL 중의 시료 g수

T : 측정온도(℃)

λ : 측정파장

$$[M]_\lambda^T = \frac{[\alpha]_\lambda^T\times \mathrm{MW}}{100} = \frac{\alpha}{l\times c''} \tag{1-19}$$

$$[\alpha]_\lambda^T = \frac{100\times\alpha}{l\times\rho} \quad \text{(순액체일 경우)} \tag{1-20}$$

c'' : 농도(mol/mL)

MW : 분자량

ρ : 밀도($g\cdot cm^{-3}$)

1.4.4 선광분산(ORD) 및 원편광이색성(CD)

광학 활성체의 선광도가 파장에 따라 변화하는 현상을 선광분산(optical rotatory dispersion, ORD)이라고 한다. 광학 활성 흡수대의 파장 부근에서는 선광도의 변화에 이상분산이 일어나며 극대점과 극소점을 가지는 곡선이 나타난다. 이 경우 좌우의 원편광의 흡수율이 달라지는데 이것을 원편광이색성(circular dichroism, CD)이라고 한다.

1.4.4.1 선광분산(ORD) 스펙트럼

선광분산 스펙트럼은 카이랄 센터를 가진 물질의 특성을 규명하기 위한 분석 방법이다. 카이랄 분자는 좌원형 편광(left circular polarized, LCP) 및 우원형 편광(right circular polarized, RCP)된 두 빛과 서로 다른 상호작용을 한다. 다시 말해, 서로 다른 광 감응 계수($\chi_{L,R}$)를 갖는다. 이 감응 계수의 차이를 광학 활성 감응 계수($\Delta\chi = \chi_L - \chi_R$)라 하는데 이것의 실수부와 허수부는 각각 LCP와 RCP 두 빛의 속도와 흡수에 미세한 차이를 발생시킨다. 이 중 속도 차이로부터 선광분산 스펙트럼을 얻을 수 있다. 선편광이 카이랄 물질을 통과하면 편광 평면이 회전을 하며 회전 각도 측정을 통하여 물질의 특성 연구를 한다. 그리고 광회전 각도는 일반적으로 다음과 같이 표현된다.

$$\phi = \frac{\pi(\mathrm{nL}-\mathrm{nR})l}{\lambda}$$

nL−nR : 좌원편광과 우원편광의 굴절률 차이

l : 통과 길이

λ : 빛의 파장

1.4.4.2 원편광이색성 스펙트럼

원편광이색성 스펙트럼은 구조적 비대칭성을 가진 물질은 좌우 원형 단편광이 조사되었을 때 각각의 편광을 흡수할 때 차이를 보인다는 점에 기반하고 있다. 단백질 CD의 경우 190−250 nm 범위에서 데이터를 모으는 far UV CD와 250−300 nm 범위에서 데이터를 모으는 near UV CD로

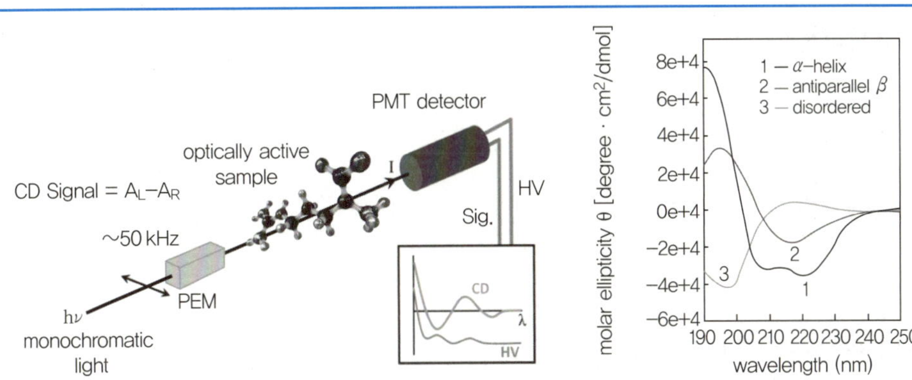

(a) 단색광은 photo elastic modulator (PEM)을 통과하며 왼쪽 혹은 오른쪽 방향성을 가지는 2개의 단편광으로 변환됨. 변환된 2개의 단편광은 샘플을 통과하며 다른 흡수율을 보여주며, 이는 photo multiplier tube (PMT)에서 관측됨. HV: high voltage.

(b) α-helix(1번), antiparallel β-strand (2번), disordered (3번) CD 스펙트럼

그림 1-21 CD 스펙트럼의 원리와 응용

구분할 수 있다. Far UV CD인 경우 좌우 단편광의 흡수 차이를 측정하여 단백질의 α-helix와 β-strand와 같은 2차 구조가 차지하는 비율을 계산할 수 있다. 예를 들어 α-helix는 222 nm와 208 nm에서 음의 피크와 193 nm에서 양의 피크를 보여주며, β-strand는 218 nm에서 음의 피크를, 193 nm에서 양의 피크를 보여준다. 그리고 비구조형 구조는 210 nm 근처에서 낮은 피크값과 195 nm에서 음의 피크를 보여준다(그림 1-21). Near UV CD인 경우 아미노산의 side chain에서 유래하는 aromatic 구조에 영향을 받으며 이를 통하여 단백질 접힘(folding)을 연구할 수 있다.

1.4.5 선광도 분석 예시

의약품 또는 첨가제 중에는 편광면을 우측 또는 좌측으로 회전시키는 성질을 가진 것이 있다. 이러한 성질은 물질이 갖는 고유의 3차원 화학구조와 관계가 있다. 대학민국약전에는 성상에 의약품 또는 첨가제의 선광성 유무를 표기하고, 선광성이 있는 경우 순도를 측정하거나 정량하기 위해 선광도 분석법을 포함하는 경우가 있다.

(1) 시클로덱스트린(Cyclodextrin)

이 약은 α-시클로덱스트린, β-시클로덱스트린, γ-시클로덱스트린이 있다. 전분에 시클로덱스트린 생성효소를 작용시켜 얻어지는 것으로 6, 7 및 8개의 포도당이 각각 α-1, 4 글리코시드결합을 한 환상의 올리고당으로 각각을 α-시클로덱스트린, β-시클로덱스트린, γ-시클로덱스트린이라 한다. 이 약을 건조한 것은 정량할 때 α-시클로덱스트린[$(C_6H_{10}O_5)_6$]은 98.0-101.0%, β-시클로덱스트린[$(C_6H_{10}O_5)_7$]은 98.0-101.0%, γ-시클로덱스트린[$(C_6H_{10}O_5)_8$]은 98.0-101.0%를 각각 함유한다.

■ 순도시험-비선광도 측정

- α-시클로덱스트린: +147.0~+152.0°
- β-시클로덱스트린: +160.0~+164.4°
- γ-시클로덱스트린: +173.0~+178.0°

(건조한 다음 1g, 물 100 mL, 100 mm)

(2) 분말백당(Powdered sucrose)

이 약은 백당을 덩어리지지 않도록 옥수수전분을 첨가하여 분쇄하여 가루로 한 것이다. 이 약을 건조한 것은 정량할 때 백당($C_{12}H_{22}O_{11}$ 분자량 342.30) 96.0-99.0% 및 옥수수전분 1.0-4.0%를 함유한다.

■ 정량법

- 백당: 이 약을 건조하여 약 13 g을 정밀하게 달아 물 50 mL를 넣고 30분간 흔들어 섞는다. 이 액을 유리여과기(G4)로 여과하고 물 30 mL로 씻은 다음 여액 및 씻은 액을 합하여 물을 넣어 정확하게 200 mL로 한다. 이 액을 가지고 선광도측정법에 따라 20±1℃, 층장 100 mm로 선광도를 측정한다.

$$\text{백당}(C_{12}H_{22}O_{11})\text{의 양}(\%) = (\text{검액의 선광도}/66.5)\times 100$$

예제 1-3 소염진통제로 유용하게 처방되는 (*S*)−naproxen 250 mg을 $CHCl_3$에 녹여 총 20 mL를 만든 후 200 mm 편광계 cell을 사용하여 sodium−D line(589 nm), 온도 20℃에서 선광도 값 +1.65°를 얻었을 경우 이 물질의 비선광도 값과 몰선광도를 계산하라.(Naproxen의 분자량: 230.27)

| 풀이 | 0.25 g/20 mL = 0.00125 g/mL, l = 200 mm이다.

$$[\alpha]_{\lambda}^{T} = \frac{100\times\alpha}{l\times c} = \frac{100\times(+1.65)}{200\times 0.00125}$$

이므로 $[\alpha]_{D}^{20} = +66.0^{\circ}(c = 1.25,\ CHCl_3)$, naproxen의 분자량이 230.27이므로 위 식에서 분자선광도 $[M]_{\lambda}^{T} = +152.0^{\circ}$이다.

예제 1-4 대한민국약전에는 *d*−장뇌(camphor)의 비선광도는 $[\alpha]_{D}^{20} = +41.0\sim+43.0^{\circ}$(5 g, 에탄올, 50 mL, 100 mm)와 같이 표현되어 있다. 이 문장의 의미는?

| 풀이 | 장뇌 5 g을 정밀하게 달아 에탄올에 녹여 50 mL로 만든 용액을 온도 20℃에서, 빛이 통과하는 길이가 100 mm인 셀에 넣고 나트륨 D선(589 nm)을 사용하여 측정하였을 때 비선광도의 값이 +41.0~+43.0°임을 뜻한다. 실제 *d*−장뇌(5→50) 용액은 c = 0.1 g/mL이고 그 선광도는 +4.1~+4.3 범위에 들어야 한다.

예제 1-5 *dl*−장뇌(camphor)의 비선광도 $[\alpha]_{D}^{20}$: −1.5~+1.5°(5 g, 에탄올, 50 mL, 100 mm)의미는?

| 풀이 | 실제 *d*−camphor 이성질체와 *l*−camphor 이성질체의 완전한 1:1 혼합물의 선광도는 0이 될 것이다.

예제 1-6 온도 20℃에서 sodium−D line(589 nm) 및 1 dm cell을 사용하여 선광도를 측정한 결과가 다음과 같다. 비선광도 $[\alpha]_{D}^{20}$를 계산하고, 대한민국약전에서의 표기 방법과 같이 표기하라.

(a) Phenylephedrine HCl 2.6% w/v in 0.1 mol/L HCl: −0.98°

(b) Timolol maleate 9.8% w/v in 1 mol/L HCl: −0.59°

1.5 원자분광법

원자 분광법(atomic spectrophotometry)은 혈액, 뇨 등의 생체시료, 음용수, 폐수 등의 환경시료, 그리고 철강 등과 같은 다양한 종류의 시료들에 함유되어 있는 금속 원소들의 종류와 그 양을 분석하는 방법이다. 복잡한 매질(matrix)속에 포함된 금속 원소들을 분석하기 위해서는, 시료 중의 분석 대상 원소들이 가스 상태의 원자들로 바뀌는 원자화 과정(atomization step)이 일차적으로 중요한데 이 과정에는 불꽃, 전기열, 플라즈마, 전기 아크, 전기 스파크, 레이저 등이 이용된다. 그 중 불꽃 또는 전기열을 이용하는 원자흡광/발광법(atomic absorption/emission spectroscopy, AAS/AES) 및 플라즈마의 고온을 이용하는 유도결합플라즈마법(inductively coupled plasma spectroscopy, ICP) 등이 많이 응용되고 있다.

원자흡광법(atomic absorption spectroscopy, AAS)은 금속 원자를 불꽃, 전기로 등에 의하여 높은 온도로 가열함으로써 만들어진 기체 상태의 중성 원자가 자외선 또는 가시광선 영역의 빛 에너지를 흡수하는 것을 원리로 한 방법이다. 한편 원자발광법(atomic emission spectroscopy, AES)은 빛에너지나 열에너지를 흡수한 원자가 발생시키는 고유의 방출 광선을 검출하는 분석법이다(그림 1-22). 유도결합플라즈마법(ICP)은 플라즈마에 의한 고온 중에서 발생하는 원자의 고유 스펙트럼을 이용하는 방법이며, 일종의 AES이라 할 수 있다.

AES는 물질 중 sodim, potassium과 lithium을 측정하는데 유용한 측정법이다. 특히 많이 응용되고 있는 AAS의 중요한 특징은 선택성이 좋고 감도가 높으며, 반복하는 유사 분석을 단시간에 할 수 있고, 방해 물질이 비교적 적은 경우에 시료를 용해시킨 후 다른 화학적인 처리 없이 직접 측정이 가능하다는 것이다. AAS로 분석이 가능한 원소는 알칼리 금속 및 알칼리 토금속 등 약 65 종류의 원소인데, 몇 가지 원소에 대한 검출 한계는 화염방식으로는 10^{-6}–10^{-9} g, 전기가열방식으로는 10^{-10}–10^{-12} g 정도이며, 오차 범위가 1%이다. AAS를 이용하여 미량 성분의 분석이 가능해짐으로써 농학, 미생물학, 의학, 식품 화학, 금속 공학, 석유 화학, 순도 결정, 법 화학, 지구 화학, 요업 등의 여러 분야에서 널리 활용되고 있다.

1.5.1 기본 원리: 원자에 의한 빛의 흡수와 방출

단일 중성 원자에 빛이 도달하면, 원자는 빛 에너지를 흡수하여 바닥상태에 있는 전자가 전이하여 들뜬상태로 된다. 반대로, 들뜬 원자는 흡수하였던 에너지를 방출하면서 원래의 바닥상태로 되돌아가는데, 이와 같은 빛과 관련한 전자의 전이 현상을 원자 흡수(atomic absorption) 및 원자 발광(atomic emission)이라 한다. 원자에 의한 빛에너지 흡수는 다음과 같이 표현될 수 있다.

$$\underset{\text{(중성원자)}}{M} + \underset{\text{(광자)}}{h\nu} \rightarrow \underset{\text{(들뜬상태)}}{M^*}$$

원자 방출이란 빛에너지 또는 열에너지를 흡수한 들뜬 원자가 빛 에너지를 방출하면서 낮은 에너지 상태로 돌아오는 것인데, 열에너지가 불꽃에서 제공되는 경우 불꽃 발광(flame emission)이라 한다. 이러한 과정은 다음과 같이 표현될 수 있다.

$$\underset{\text{(중성원자)}}{M} + \underset{\text{(광자)}}{h\nu} \text{ 또는 열에너지} \rightarrow \underset{\text{(들뜬상태)}}{M^*} \rightarrow \underset{\text{(중성원자)}}{M} + \underset{\text{(광자)}}{h\nu}$$

원자 분광법과 분자 분광법에는 몇 가지 차이가 있는데 원자 분광법은 원자들의 결합 상태를 분석하기보다는 시료 중의 원자들의 양과 종류를 분석하며, 분자 분광법은 시료 중의 분자들에 대한 정성 및 정량 분석을 한다. 원자 분광법에서는 빛의 파장을 UV, Vis 또는 X선 등으로 국한하여 사용하는데, 그 이유는 이들 파장만이 전자전이(electronic transition)를 일으킬 수 있을 정도로 강하기 때문이다. 반면에 분자 분광법은 전자 전이와 더불어 원자들 간의 결합에서 나타나는 진동(vibration), 회전(rotation) 전이도 중요한 정보를 제공하므로 자외선, 가시광선, 마이크로파 및 라디오파 영역의 파장이 사용된다.

1.5.2 원자발광/흡광광도계 기기

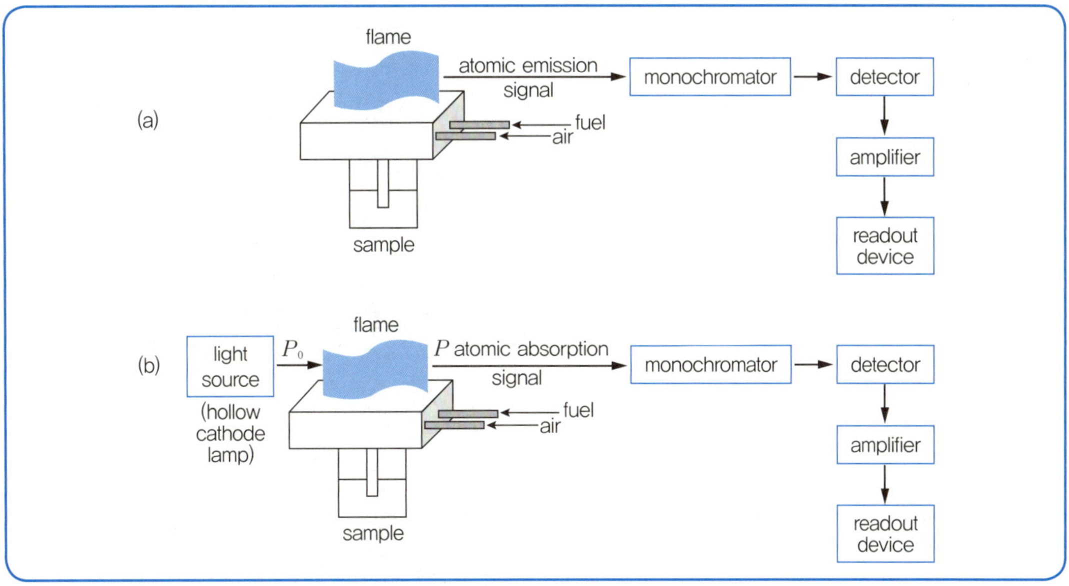

그림 1-22 원자발광광도계(a) 및 원자흡광광도계(b)의 모식도. 원자발광광도계에서는 불꽃에서 원자가 흡수한 광에너지만큼 방출되는 복사선을 검출기로 관측하는 반면에, 원자흡광광도계에서는 원자가 광원을 흡수한 후, 흡수되지 않은 복사선이 검출기에서 관측됨

1.5.2.1 광원

원자 흡수선의 폭이 대단히 좁기 때문에(0.002−0.005 nm), 광원으로부터 방출되는 에너지에 대한 원자들의 선택성을 위해서는 연속적인 파장의 빛을 방출하는 광원(continuous source)은 사용할 수 없고, 각 원자마다 들뜨기에 알맞은 폭이 좁은 복사선, 즉 공명선을 방출하는 특수한 장치의 광원이 필요하다. 이러한 조건을 만족하는 몇 가지 광원이 고안되기는 했지만, AAS에서는 주로 저압 음극 방전 장치로 된 중공음극램프(hollow cathode lamp, HCL)를 광원으로 사용한다.

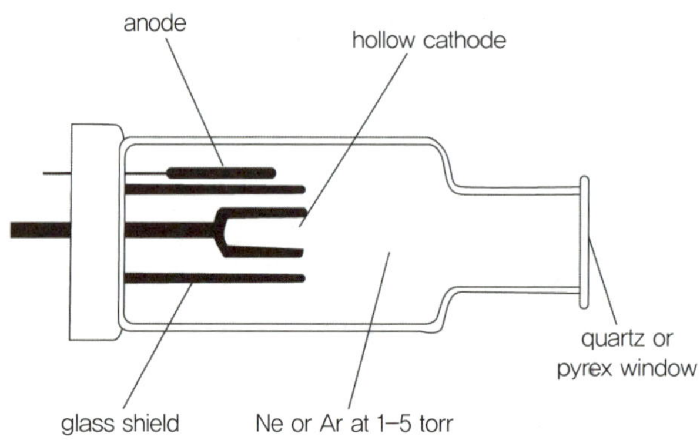

그림 1-23 중공음극램프(hollow cathode lamp)의 구조

1.5.2.2 원자화 장치

원자흡수분광광도법에서 감도에 영향을 주는 가장 중요한 요인은 중성 원자를 만드는 원자화 과정이다. 원자화 과정은 이온이나 분자 상태의 시료로부터 효율적인 방법으로 중성 원자 증기를 만들고, 이를 재현성 있게 광로(optical path)에 분무시켜야 된다. 원자화 방법은 주로 열 에너지원에 따라서 구분하는데, 불꽃을 이용하는 화염방식(flame method)과 전기열과 같이 불꽃이 아닌 다른 에너지원이나 전혀 열에너지를 이용하지 않고 화학적인 방법으로 원자 증기를 만드는 비화염방식(nonflame or flameless method)이 있다.

(1) 화염방식

불꽃에 의한 원자화는, 첫째 시료 용액을 가능한 작고 고른 방울로 분무(nebulization)시키고, 둘째 적당한 온도의 불꽃으로 용매를 증발, 화합물을 열분해하고, 셋째 증기 상태의 중성 원자를 만드는 세 가지 과정을 거친다. AAS에서 주로 많이 사용하는 원자화 장치는 사전 혼합식(premix burner)으로, 시료를 작은 방울로 분무시키는 분무기(nebulizer), 분무된 시료 방울과 연료 및 보조

기체를 섞이도록 하는 분무실(spray chamber), 그리고 불꽃을 만드는 버너(burner head)의 세 가지 부분으로 되어 있다. 버너 슬랏(slot)의 길이는 산화 기체와 연료 기체의 종류에 따라 달라지는데, 일반적으로 C_2H_2–air 불꽃일 경우에는 10 cm, C_2H_2–N_2O 불꽃일 경우에는 5 cm의 것을 사용한다. 원자화 효율에 영향을 주는 인자 가운데 중요한 것은 시료의 방울 크기(drop size)와 흡입 속도(uptake or aspiration rate), 불꽃의 온도 및 불꽃에서 만들어지는 화합물의 열안정성(thermostability) 등이다.

(2) 전기가열방식

전기가열방식은 흑연로에 시료를 넣고 전류를 흘려 가온하여 원자화하는 것이다. 고온 전기로(high temperature furnace)법은 온도를 3단계로 조절하여 원자화시키는데, 첫째 100℃ 이하의 온도에서 시료 용매를 증발시키는 건조 단계(dry stage), 둘째 증발 건조된 무기 또는 유기 화합물을 열분해시키는 회화 단계(ash stage, 1500℃ 이상), 셋째 회화된 시료를 2500℃ 정도의 고온으로 처리하여 중성 원자를 만드는 원자화 단계(atomized stage)로 나눌 수 있다. 특히, 흑연로에 도입하는 시료의 양은 5–100 μL 정도로 대단히 적은 양이기 때문에, 그 부피가 일정하지 않으면 분석에 오차를 수반하게 되고 재현성이 나빠지므로 정밀한 마이크로피펫 등을 사용한다.

(3) 냉증기방식

냉증기방식(cold vapor generation method)은 Hg 등과 같은 몇 가지 금속의 분석법으로 널리 이용되고 있는데, 이들 금속은 휘발성이 비교적 크기 때문에 화염방식이나 전기가열방식 등에 의한 방법으로 중성 원자를 만드는 과정에서는 상당한 양이 소실될 가능성이 많아서 정량적인 조작을 할 수 없다. 따라서 적당한 시약을 시료에 가하여 화학적 방법으로 중성 원자를 만드는데, 이 경우 원자의 생성 효율이 대단히 좋아 감도가 높다. Hg를 분석할 때 원자 증기를 만드는 과정을 보면, 시료 용액에 $SnCl_2$나 히드록실아민 등과 같은 환원제를 가하여 중성 상태의 Hg 원자를 만들고, 공기를 용액에 불어 Hg 원자 증기를 광로에 내보낸다. 이 방법으로 ppb 또는 그 이하의 Hg를 분석할 수 있으므로, 현재 환경 오염 시료의 분석에 널리 이용되고 있다.

1.5.2.3 파장선택기

원자흡광법에서 주로 많이 사용하는 단색화 장치는 회절발을 이용한 것이다. 이 장치에는 홑빛살 및 겹빛살형이 있는데, 최근에는 겹빛살형이 많이 채택되고 있으며, 아울러 바탕 보정기를 장치한 기기도 시판되고 있다. 회절발은 mm당 500–3000개의 홈(groove)을 가진 것을 주로 사용한다. 또, 슬릿도 중요한 부분인데, 슬릿 나비가 좁으면 스펙트럼의 분해능이 커지는 대신 흡수선의 세기가 감소하므로, 적당한 슬릿의 폭을 선택해야 한다.

1.5.3 원자분광법의 응용

AAS는 정량 분석에 주로 많이 이용된다. 원자흡수 스펙트럼이 매우 예민하여 단순하고 감도와 검출 한계가 좋기 때문에, 시료 중의 미지 원소의 존재 여부를 확인하는데 있어 다른 방법들에 비해서 매우 정확하다. 그러나, 광원을 원소마다 계속 바꿔 끼워야 하는 등 조작이 번거롭기 때문에, 정성 분석에는 효율적으로 이용되지 못하고 있다. AAS에 의한 정량은 다른 분석법과 마찬가지로, 주로 표준 곡선법(또는 검량선법)과 표준물 첨가법(standard addition method)에 의한다.

AAS에서 감도는 원자 증기에 쬐어 주는 입사선의 1%(흡광도로 0.0044에 해당함)를 흡수하는 시료의 농도(mg/L 또는 ppm)로 정의한다. 한편, 검출 한계는 흡수 신호 대 노이즈와의 비(signal to noise ratio, S/N)가 3이 되는 시료의 농도를 의미한다.

AAS에 의한 분석이 유리한 원소들은 Ag, As, Au, B, Be, Bi, Cd, Co, Fe, Hg, Ir, Mg, Ni, Pb, Pt, Sb, Se, Si, Sn, Te, Zn 등이고, AES에 의한 분석이 유리한 원소들은 Al, Ba, Ca, Eu, Ga, Ho, In, K, La, Li, Lu, Na, Nd, Pr, Rb, Re, Ru, Sm, Sr, Tb, Tl, Tm, W, Yb 등이며 거의 비슷한 것은 Cr, Cu, Dy, Er, Gd, Ge, Mn, Mo, Nb, Pd, Rh, Sc, Ta, Ti, V, Y, Zr 등이다.

1.5.4 원자분광법에서의 방해인자

(1) 스펙트럼 방해인자(Spectral interference)

원자화과정에서 분자성 물질이 생겨나 넓은 흡수대나 방출대를 보이는 분자 스펙트럼이 형성되거나 빛을 산란시키는 입자가 생성되는 경우 나타난다. 알칼리 금속이나 희토류 금속이 있는 경우 이들의 휘발성 산화물(oxide)이나 수산화물(hydroxide)이 형성되거나 Ti, Zr, W 등이 존재하는 경우 빛을 잘 반사하는 산화물의 형성이 문제가 된다. 이와 같은 공존 물질에 의한 방해는 화염방식의 경우에는 온도나 연료-산화제 비율 등을 조절함으로써 어느 정도 해결이 가능하지만 전기가열방식의 경우에는 짧은 시간 동안의 가열에서 제대로 분해되지 못하는 공존물질로 인한 방해가 심하게 나타나기도 한다. 스펙트럼 방해는 서로 다른 파장을 사용하는 보정법이나 연속 광원을 사용한 보정법 등으로 어느 정도 해결이 가능하다.

(2) 화학적 방해인자(Chemical interference)

흔히 나타나는 문제인데 이는 적절한 분석조건의 선택으로 최소화하는 것이 가능하다. 이의 중요한 요인들로는 휘발성이 낮은 화합물이 형성되는 경우, 분해반응의 평형이 형성되는 경우, 화염 중에서의 이온화 등이다. 휘발성이 낮은 화합물이 형성되는 경우에는 온도를 높이거나 방해 물질과 반응해서 분석대상 원소와의 반응을 막는 시약을 사용하여 해결할 수 있다. 또는 EDTA와 같이 분석대상 원소와 안정하고 휘발성인 화합물을 형성하게 하는 시약을 사용하기도 한다.

(3) 이온화 방해인자(Ionization interference)

알칼리금속의 이온화 전위(inoniaztion potential)는 아주 낮으므로 중성 원자화시키는 것이 어렵다. Potassium을 분석하고자 할 때 ionization suppressor인 CsCl 1 mg/mL을 가하여 주면 이온화 방해인자를 제거할 수 있다.

1.5.5 유도결합플라즈마법(ICP)

유도결합플라즈마법[inductively coupled plasma (ICP) spectroscopy]은 통상적인 연소 불꽃보다 훨씬 높은 온도를 낼 수 있는 플라즈마를 이용하여 주로 방출 분광법이나 질량분석법으로 원소들을 분석하는 방법이다. 플라즈마는 제4의 물질이라고 일컫는 일종의 이온화된 가스를 말하며, 높은 온도와 안정성으로 기존의 불꽃을 이용한 분광 분석법을 대체하고 있다. 플라즈마의 주요 단점은 기기 구입과 작동 시 비용이 많이 드는 점이다. 유도결합플라즈마의 버너를 그림 1-24에 나타내었다.

두 가닥의 라디오 주파수 유도 코일은 열린 석영 장치의 윗부분 주위를 둘러싸고 있다. 고순도 아르곤 가스를 플라즈마 기체 도입부를 통하여 공급한다. 테슬라 코일(tesla coil)로부터 생성된 전자들이 중성 아르곤 가스들을 이온화시킨다. 이때 생성된 아르곤 이온들은 13.56 MHz 또는 그의 배수가 되는 주파수(27, 40.12)로 부하 코일 주변에서 발진된 강한 라디오 주파수의 장에 의하여 유도 자장이 형성되고 이때 이러한 유도 자장의 역방향으로 이온이나 전자들은 가속된다. 가속된 이온은 원자들과의 충돌에 의하여 모든 기체에 에너지를 전이시킨다. 한번 이 과정이 시작되면 이온들은 6,000에서 10,000 K의 온도가 유지된다. 이 기기 개발의 어려운 점 중의 하나는 플라즈마가

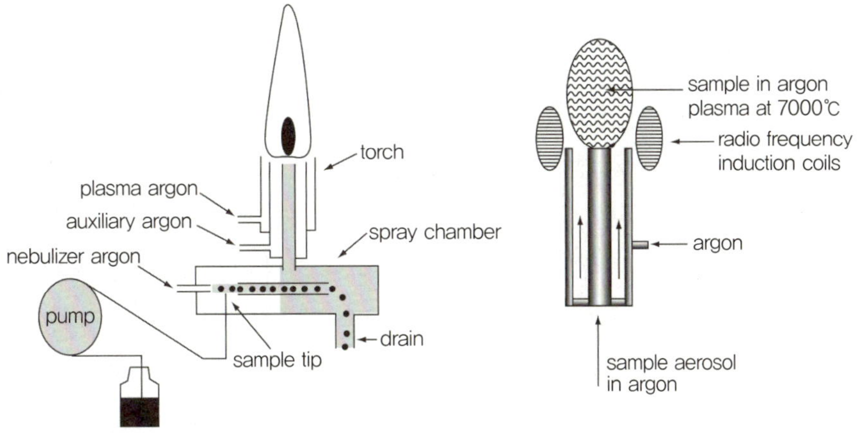

그림 1-24 유도결합플라즈마 버너(burner) 및 토치(torch)의 모식도

워낙 고온이어서 석영으로 만든 토치(torch)가 녹아 버린다는 것이었다. 이를 해결하는 방법으로 냉각 기체를 나선형으로 주입시켜 플라즈마와 토치가 직접 맞닿지 않도록 하였다.

대부분의 원소들은 플라즈마 안에서 +1가 상태의 이온으로 존재하며 따라서 이들 이온으로부터 나오는 방출선이 분석 신호가 된다. 수용액 시료인 경우 플라즈마 안에서 주로 관찰되는 바탕선들은 Ar^+, O^+, ArH^+ 및 H_2O^+이다. 최근에는 질량분석법과 연결하여 원소들을 분석할 수 있는데 이러한 방법은 ppb이하의 검출 한계를 보이며, 동위원소에 관한 정보도 얻을 수 있으므로 생체 시료의 극미량 원소 분석이나 해양, 토질, 공해 시료 등의 분석에 많이 사용되고 있다. 특히 인체에 존재하는 극미량 원소들의 양과 질병과의 관계에 관한 연구나 유해 중금속의 영향에 관한 연구가 많이 이루어지고 있다.

ICP에서 시료는 대개 용액 상태로 분무되어 aerosol 상태로 플라즈마에 도입되는데 이상적으로 플라즈마에 도입되는 시료는 10 μm 이하의 입자크기로 미세하게 분무되어야 한다. 그러나 시료 분무에 사용할 수 있는 아르곤 가스의 유량은 1 L/min로 거의 고정되어 있기 때문에 매우 정교하고 분무능이 좋은 압축기체 분무기(pneumatic nebulizer)가 사용된다. 또한 최근에는 시료 용액을 약 1 MHz의 주파수로 진동하는 압전기 결정 속으로 도입시키는 초음파분무기(ultrasonic nebulizer)를 사용하면 약 10−20배 정도 감도를 좋게 할 수 있다. 분무기에서 생기는 입자크기가 큰 시료 방울은 분무실(spray chamber)에서 제거되므로 흡입된 시료 중 실제로 플라즈마에 도입되는 양은 약 2%이다. 시료를 일정한 양으로 주입하기 위해서는 적절한 펌프를 사용해야 한다.

ICP 광원의 특징은 첫째 불꽃의 온도가 매우 높고, 둘째 플라즈마가 도너츠 모양을 하고 있다는 점이다. 이러한 특징 외에 검출 감도가 높으며, 분석 가능한 농도 범위(dynamic range)가 넓고, 공존하는 다른 물질들에 의한 매질 효과(matrix effect)가 적으며, 동일 조건에서 여러 원소의 동시 분석이 가능하다는 장점을 갖고 있다. 또한 비활성의 아르곤 가스를 사용하기 때문에 안전하며, 다른 광원에서는 분석하기 어려운 원소들의 분석이 가능하다.

1.5.6 ICP의 응용

ICP로 분석할 수 있는 원소의 범위는 매우 넓어 이론적으로 아르곤을 제외한 주기율표의 모든 원소를 분석할 수 있다. 그러나 실제로는 F, Cl, Br 등은 보통 직접 분석이 안 되며 산소, 질소 등은 감도가 낮아서 분석이 곤란하다. 이러한 몇몇 원소를 제외하면 거의 모든 원소가 ICP로 분석이 가능한데 특히 다른 방법으로는 분석이 곤란한 희토류 원소나 Li, Be, B 등의 원소도 분석이 가능하다. ICP로 분석 가능한 농도 범위(dynamic range)는 매우 넓은데 특히 한 원소가 여러 파장의 빛을 발광하고 각 파장마다 그 강도가 다르기 때문에 적당한 파장으로 바꾸어 가면서 사용하게 되면 고농도에서 저농도까지 광범위한 농도 범위에서 분석이 가능하다. 대부분의 원소에

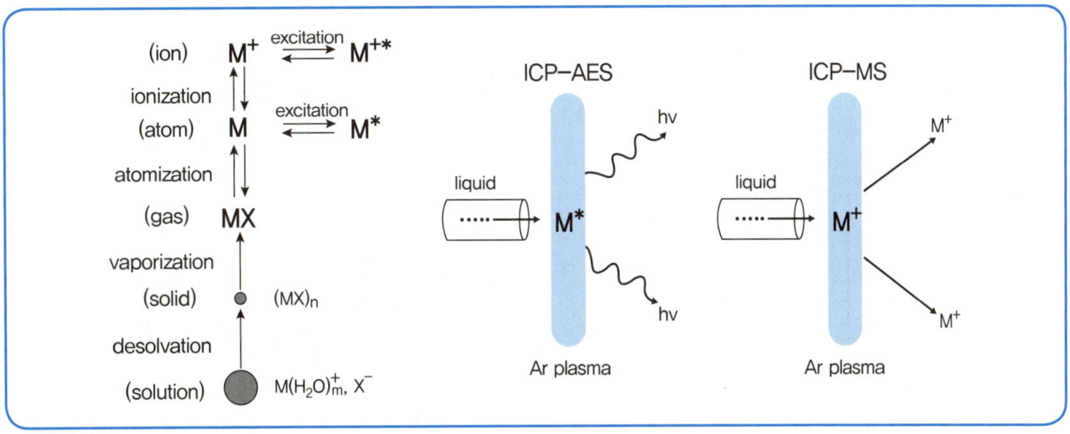

그림 1-25 ICP에서 금속 원자의 원자화 · 이온화 과정 및 검출 원리

대하여 ICP의 검출 한계는 1−100 μg (ppb)이다.

일반적으로는 극미량 분석이지만 ICP에 의해서 손쉽게 정량될 수 있는 원소들로는 Li, Sr, Ba, Sc, Y, La, Zr, V, Nb, Cr, Co, Ni, Cu, Zn 등이 있다. Mo, Ag, Cd, Hg, Pb 등의 경우에는 바탕 신호 근처에서 정량되고 있다. Sn, W, U, Th 등의 경우에는 검출한계가 별로 좋지 않다.

한편, ICP를 원소의 이온화원으로 사용함으로써, 질량분석법에 이용할 수 있다. 질량분석계를 검출계로 사용하고, 유도결합플라즈마에 의해 이온화된 원소에 따라 각각의 m/z값을 얻어서 이온의 피크강도를 측정함으로써 정성분석 또는 정량분석을 실시하는 방법을 유도결합플라즈마 질량분석법(ICP−MS)이라 한다. 유도결합플라즈마 질량분석법은 원자흡광광도법, 유도결합플라즈마 발광분광분석법 등의 광학적인 분석법을 대체할 수 있는 원소분석법이다. 플라즈마에 의해 원소를 이온화시킨 후에 m/z값에 따라 분리· 측정하며, 유도결합플라즈마 발광분광분석법과 비교하여 감도가 높고 동위원소 분석도 가능하다는 장점이 있다. 정량분석을 위해서는 검량선법, 내부표준법, 표준첨가법 및 동위원소 희석법을 이용할 수 있다. 동위원소 희석법은 특정한 동위원소 조성을 갖는 농축 동위원소를 검액에 첨가함으로써 측정대상 원소의 동위원소 조성비의 변화로부터 농도를 산출하는 방법으로 자연에 두가지 이상의 안정 동위원소가 존재하는 원소에 적용할 수 있다. 농축 동위원소의 첨가량과 농축 동위원소 혼합 검액의 동위원소 비율의 측정만으로 정량이 가능하므로, 분석정밀도가 높고 비분광간섭의 영향을 받지 않는 것이 장점이다.

유도결합플라즈마 발광분광분석법 및 유도결합플라즈마 질량분석법은 원료의약품 또는 제제 중의 무기 불순물 또는 공존원소에 대한 특이적인 미량분석법으로 사용할 수 있으며, 알칼리 금속· 알칼리 토금속, 중금속류뿐만 아니라 의약품의 안전성을 확보하기 위하여 적절한 관리가 필요한 원소의 정성· 정량분석이 가능하다. 또한, 무기원소 및 여러 가지 원소의 동시분석이 가능하다.

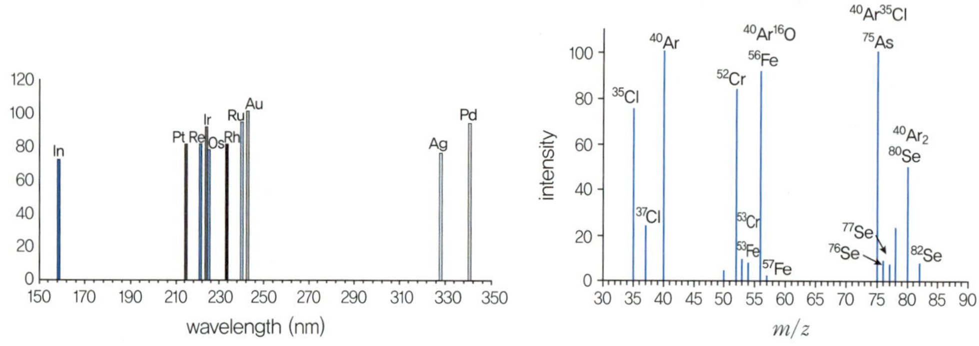

그림 1-26 ICP-AES spectrum(좌) 및 ICP-MS spectrum(우)

1.5.7 ICP에서의 방해인자

1.5.7.1 유도결합플라즈마 발광분광분석법에서의 방해인자

(1) 물리간섭

검액과 검량선용 표준용액의 점성, 밀도, 표면장력 등의 물리적 성상이 다른 경우 발광부에 대한 검액의 분무효율에 차이가 생겨 측정결과에 영향을 미치는 것을 말한다. 이러한 간섭의 영향을 배제 또는 경감하기 위해서는, 간섭이 생기지 않는 정도까지 검액을 희석하는 방법, 검액과 검량선용 표준용액의 액성을 가능한 한 일치시키는 방법 이외에, 정량법으로서 내부표준법 또는 표준첨가법을 적용하여 보정할 수 있다.

(2) 이온화간섭

검액 중에 고농도의 공존원소가 존재할 경우에 원소의 이온화로 발생하는 전자에 의해 플라즈마 내 전자밀도가 증가하여 이온화율이 변화되는 것에 의한 영향을 말한다. 이온화간섭에 대한 억제법 또는 보정법은 기본적으로는 물리간섭의 경우와 같다. 다른 방법으로 빛의 관측방식, 관측 높이, 고주파 출력, 운반가스 유량 등을 선택 및 조절하여 이온화간섭이 적은 측정조건을 확보할 수 있다.

(3) 분광간섭

분석대상 원소의 분석선에 여러 가지의 발광선이나 연속 스펙트럼이 겹쳐 분석결과에 영향을 미치는 것을 말한다. 이 간섭을 배제하기 위해서는, 분광간섭을 받지 않는 다른 분석선을 선택할 필요가 있고, 적절한 분석선이 없는 경우에는 분광간섭을 보정할 필요가 있다. 유기물 검체의 전처리가 불충분한 경우에는, 검액 중의 탄소에 기인하는 분자 스펙트럼(CO, CH, CN 등)이 분석대상 원소의 분석선에 가깝게 나와 간섭을 일으킬 수 있다.

1.5.7.2 유도결합플라즈마 질량분석법에서의 간섭

(1) 분광간섭

동중원소간섭 및 다원자 이온과 2가 이온의 질량 스펙트럼의 겹침에 의한 간섭이 있다. "동중원소간섭"이란 측정대상 원소와 원자량이 가까운 동중원소 이온에 의한 간섭을 말한다. 예로서는, ^{40}Ca에 대한 ^{40}Ar, ^{204}Pb에 대한 ^{204}Hg의 겹침이 있다. 다원자 이온은 이온원으로서 아르곤 가스를 사용하므로, 예를 들면, Ar에 기인한 $^{40}Ar^{16}O$, $^{40}Ar^{16}O^{1}H$, $^{40}Ar_2$ 등의 다원자 이온이 형성되어 각각 ^{56}Fe, ^{57}Fe, ^{80}Se의 측정에 간섭한다. "2가 이온"이란 해당 1가 이온의 1/2의 m/z값에 피크를 갖는 이온을 말하고, 측정대상 원소의 2배의 질량수를 갖는 동위원소가 있는 원소가 검액 중에 공존할 경우에 간섭이 생긴다.

(2) 비분광간섭

유도결합플라즈마 발광분광분석법의 경우와 마찬가지의 물리간섭 및 이온화간섭 이외에, 유도결합플라즈마 질량분석법이 특징적으로 나타내는 매트릭스 간섭이 있다. 매트릭스 간섭은 다량의 공존원소가 존재하면 측정대상 원소의 이온 검출개수가 일반적으로 감소하는 현상이다. 이 경향은 공존원소의 질량수가 크며 그 농도가 높을수록, 측정원소의 질량수가 작을수록 현저하게 나타난다. 비분광간섭은 분량을 알고 있는 측정대상 원소를 미지검체에 첨가하고 그 회수율을 측정함으로써 간섭의 정도를 확인할 수 있다. 회수율이 낮아 분석의 신뢰성이 확보되지 않는다고 판단될 경우에는, 내부표준법 또는 표준첨가법에 따라 보정한다. 유도결합플라즈마 질량분석법에서는 특히 동위원소 희석법을 이용하면 비분광간섭의 영향을 저감할 수 있다.

1.6 적외부스펙트럼측정법

1.6.1 서론

분자 내에서 원자는 진동이나 회전을 하고 있는데 이러한 원자의 움직임에 의해 분자는 적외선 영역의 특정 파장의 빛을 흡수한다. 흡수되는 빛의 파장은 분자의 크기나 다른 부분의 구조와는 거의 관계없이 분자 내의 원자간 결합에 특징적인 것으로 이것을 해석하면 원자 결합의 종류나 분자 내의 작용기(관능기) 등에 대한 정보를 얻을 수 있다. 이러한 특성을 이용한 방법을 적외부스펙트럼측정법(IR, infrared spectroscopy)이라고 한다.

적외선의 영역은 파장이 0.75 μm에서부터 약 2 mm까지로, 그 중에서 분광 분석에 가장 일반적으로 사용되는 부분은 2.5–15 μm로 진동적외부(vibrational infrared)라고도 한다. 통상 적외선 영역이라고 하면 2.5–25 μm (4000–400 cm^{-1})의 범위를 일컬으며, 0.8–2.5 μm (12,500–4000 cm^{-1})의 영역을 근적외(near infrared)라 하고, 25–200 μm (400–50 cm^{-1})의 영역을 원적외(far infrared)라고 부른다. 원적외선 영역에서는 주로 무거운 원자의 결합에 대한 정보를 얻는다. 다음 그림 1–27은 적외선의 영역과 그에 해당하는 분광기의 종류를 나타낸 것이다.

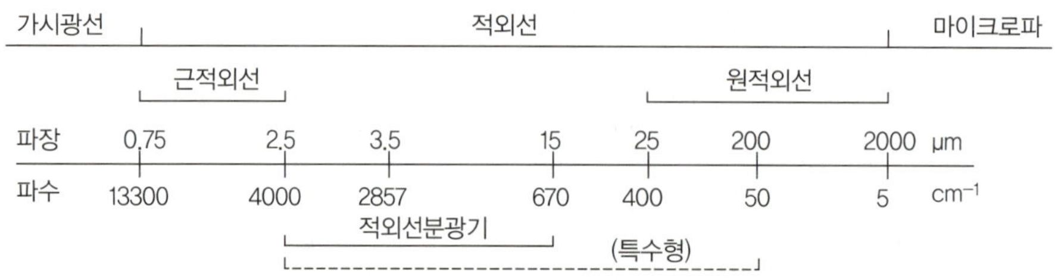

그림 1–27 **적외선의 영역과 분광기의 종류**

1.6.2 분자의 기본진동방식

분자는 원자가 움직일 수 없게 서로 결박된 것이라기보다는 분자를 이루고 있는 원자에 상당하는 다양한 질량의 공과, 분자의 화학결합에 상당하는 다양한 강도의 용수철로 이루어진 체계와 닮았다고 말할 수 있다. 분자에는 2종류의 기본적 진동, 즉 신축진동(stretching vibration)과 변각진동(bending vibration)이 있다. 전자는 항상 동일 결합축 상에 있는 2개의 원자의 거리가 증가하거나 감소하는 진동이고, 후자는 3개 이상의 원자가 형성하는 결합각도가 변화하는 진동이다. 어떤 하나의 결합의 신축진동 및 변각진동은 각각 양자화(量子化)된 일정한 진동수로 진동한다. 이들과 똑같은 진동수의 적외선이 분자에 조사(照射)되면, 그 빛의 에너지가 흡수되어 분자의 진동의 진폭이 커지게 된다. 흡수된 에너지는 분자가 들뜬상태에서 바닥상태로 되돌아갈 때 열로서 다시 외부로 방출된다. 일반적으로 신축진동이 변각진동보다 높은 에너지를 필요로 하므로 높은 진동수를 갖는다.

신축진동은 결합의 축 방향으로 일어나며 결합 거리의 변화를 수반한다. 대칭 신축진동(symmetrical stretching vibration, v_s)과 비대칭 신축진동(asymmetrical stretching vibration, v_{as})이 있는데 일반적으로 비대칭 신축진동이 대칭 신축진동보다 높은 진동수에서 일어난다.

변각진동은 한 개의 원자에 공통으로 결합된 두 원자의 결합 각도가 변화되는 진동이다. 동일 평면 내에서 변각(면내 변각진동, in-plane bending)하는 경우와 평면을 떠나서 변각(면외 변각진동, out-of-plane bending)하는 경우가 있다. 이것은 또한 진동의 방향이 같은가 다른가에 따라 면내 변각 진동은 좌우흔듦진동(rocking, ρ)과 가위질진동(scissoring, δ)으로 면외 변각진동은 앞뒤흔듦진동(wagging, ω)과 꼬임진동(twisting, τ) 등으로 구분할 수 있다. 그림 1-28는 원자단의 신축진동과 변각진동을 보여주고 있으며 +, −는 지면에 수직방향의 진동을 가리킨다.

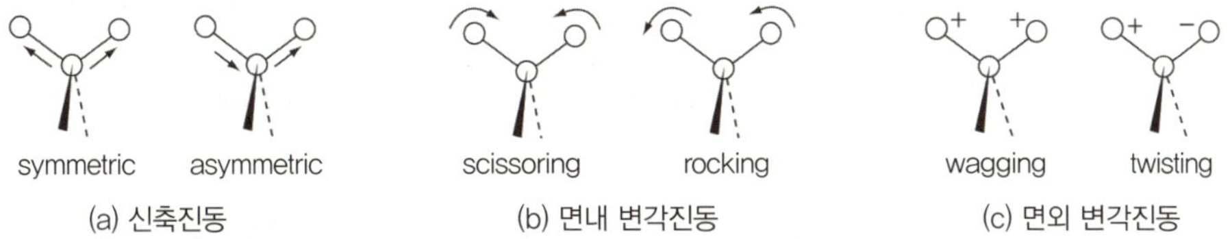

그림 1-28 **원자단의 신축진동과 변각진동**

이러한 여러 가지 진동 중에서도 분자의 쌍극자 모멘트(dipole moment)를 변화시키는 것이 적외선의 흡수를 보인다. 이것은 분자 내부 전하분포의 변화로 인하여 전기장이 변화되고 이것이 전자기파를 흡수하기 때문이다. 쌍극자 모멘트의 변화가 클수록 흡수가 강하게 일어난다. 따라서 탄소와 수소로만 이루어진 탄화수소의 흡수대는 약하나, 전기음성도가 큰 원자를 연결하는 결합과 관련된 흡수대는 매우 강하다(예 : C−N, C−O, C=O, C≡N 등).

한편 직선형 분자인 CO_2의 경우 2개의 신축진동과 2개의 변각진동 등 4개의 기본 진동을 갖는다. 이 중에서 대칭 신축진동 CO_2는 쌍극자 모멘트의 변화가 없으므로 적외선-비활성(infrared-inactive)이다.

실제로 유기화합물에 의한 적외선의 흡수대의 수는 이론적인 기본 진동의 수와 일치하는 경우가 드문데 다음과 같이 실제 흡수대의 수가 감소될 때도 있고 증가될 때도 있기 때문이다. 흡수대의 수가 감소되는 경우는 ① 기본 진동이 측정되는 적외선 영역을 벗어나 있거나, ② 흡수대의 강도가 너무 약해서 관찰이 불가능한 경우, ③ 흡수대가 겹치거나 너무 가까이 있어서 분리가 안될 때, 또는 ④ 쌍극자 모멘트의 변화가 없을 때 등이다. 이와는 반대로 흡수대의 수가 증가하는 경우는 ① 기본

진동의 진동수의 두 배가 되는 곳(배진동, overtone)에서 약한 흡수대가 나타나거나, ② 두 개의 흡수대가 서로 작용하여 새로운 흡수대(조합 흡수대, combination band)가 나타나는 경우, ③ 짝지음 작용 또는 ④ Fermi 공명을 할 때 등이다.

짝지음 작용(coupled interaction)은 분자 내에 대칭인 두개의 결합이 가까이 위치하고 있을 때 일어나며, 흡수대가 고유 진동수로부터 하나는 높은 진동수로, 다른 하나는 낮은 진동수로 이동한다. Fermi공명은 기본 진동이 배진동이나 조합 흡수대와 결합되어 흡수대의 강도가 이례적으로 증가하거나 흡수대가 분리되는 현상을 일컫는다.

분자의 회전 운동도 가끔 분자 내의 신축, 변각진동과 결합하여 스펙트럼을 더욱 복잡하게 만든다. 적외부스펙트럼에서 날카로운 흡수보다 넓은 흡수가 생기는 이유 중의 하나가 미세한 구조를 유발하는 회전결합(rotational coupling)이 존재하기 때문이다.

1.6.3 적외선 흡수 에너지

적외선의 흡수 과정을 이해하기 위하여 용수철의 양끝에 두개의 공이 매달려 있는 조화 진동자를 가정하자.

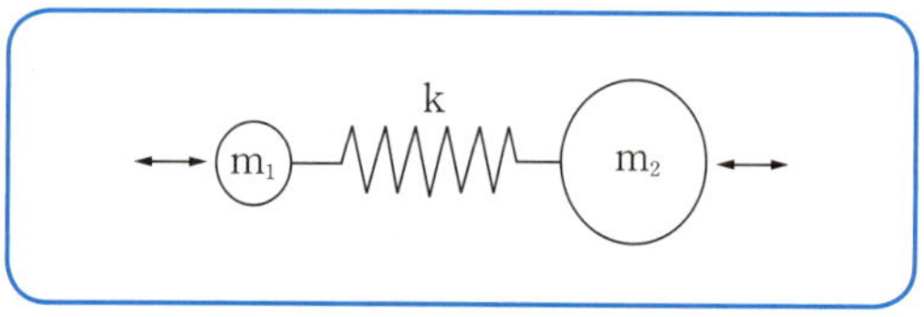

그림 1-29 용수철의 양끝에 공이 매달린 조화 진동자

이것이 진동할 때의 진동수(ν)는 Hooke의 법칙에 의해 용수철의 힘상수(k)와 양쪽에 매달린 공의 중량(m_1, m_2)의 함수로 표시할 수 있다.

$$\nu = \frac{1}{2\pi}\sqrt{\frac{k}{\mu}} \qquad (1-21)$$

$$\mu\ (\text{환산 질량}) = \frac{m_1 m_2}{m_1 + m_2}$$

이 식의 k를 원자간 결합의 힘상수로 대치하면 두 개의 원자가 결합된 분자의 진동수를 예측할 수 있다. 식 (1–21)에 $\bar{\nu} = \nu/c$ 및 각종 상수를 대입하고 정리하면 식 (1–22)를 얻게 된다.

$$\bar{\nu} = 4.12\sqrt{\frac{k}{\mu'}} \qquad (1-22)$$

$$\mu' = \frac{M_1 M_2}{M_1 + M_2}$$

$\bar{\nu}$: 파수(cm^{-1})

c : 빛의 속도(3×10^{10} cm/sec)

k : 힘상수(dyn/cm)

M_1, M_2 : 원자량(amu)

어떤 결합에 대한 힘상수와 그에 연결된 원자량을 알면 이 식으로부터 근사적인 흡수 위치를 찾을 수 있다. 일반적으로 단일 결합에 있어서 힘상수는 5×10^5 dyn/cm이고 이중, 삼중 결합의 경우는 각각 단일 결합의 2배, 3배가 된다. 이 식으로부터 다음과 같은 사실을 유추할 수 있다.

가) 결합의 차수가 증가하면 힘상수가 커지므로 진동수도 커진다.

예 C−C(1200 cm^{-1}), C=C(1650 cm^{-1}), C≡C(2150 cm^{-1})

나) 같은 차수의 결합에서는 환산 질량이 커질수록 진동수는 작아진다.

예 C−H(3000 cm^{-1}), C−C(1200 cm^{-1}), C−O(1100 cm^{-1}), C−Cl(800 cm^{-1}), C−Br(550 cm^{-1}), C−I(~500 cm^{-1})

다) 혼성화는 힘상수에 영향을 주며, $sp^3<sp^2<sp$순으로 힘상수가 커진다.

예 −C−H(2900 cm^{-1}), =C−H(3100 cm^{-1}), ≡C−H(3300 cm^{-1})

라) 공명은 결합 차수와 결합 거리를 변화시켜 힘상수에 영향을 미친다. 일반적으로 C=O는 1715 cm^{-1}에서 C−O는 1100 cm^{-1}에서 흡수를 일으키나 다음 화합물의 C=O는 1675−1680 cm^{-1}에서 흡수대를 보인다. 이것은 공명으로 인하여 C=O의 결합 거리가 길어지고 단일 결합성을 더 했기 때문이다.

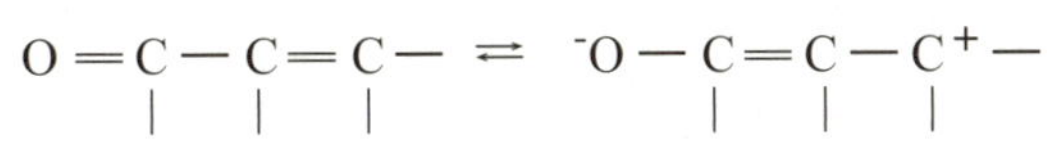

표 1-5 흡수대 별로 주로 나타나는 결합 형태

흡수대(cm^{-1})	결합 형태
1300−800	C−C, C−O, C−N
1900−1500	C=C, C=O, C=N
2300−2000	C≡C, C≡N
3800−2700	C−H, O−H, N−H

예제 1−7 C=C 결합의 진동에 대한 적외선의 흡수대를 구하라

| 풀이 | $k = 10\times10^5$ dyn/cm, $\mu' = \frac{M_1M_2}{M_1+M_2} = \frac{12\times12}{12+12} = 6$이므로,

식 (1−22)에 이를 대입하면,

$$\bar{\nu} = 4.12\sqrt{\frac{10\times10^5}{6}} = 1682\ cm^{-1}$$

참고 실측치는 1650 cm^{-1}이다.

예제 1-8 탄화수소 중의 C-H 신축진동에 의한 흡수위치를 계산하라. 단, $k = 5 \times 10^5$ dyn/cm, C의 원자량은 12이다.

답 3030 cm^{-1}

예제 1-9 이중결합 C=O의 신축진동에 의한 흡수위치를 계산하라. 단, $k = 12 \times 10^5$ dyn/cm이다.

답 1720 cm^{-1}

예제 1-10 NH_2에서 N-H 결합의 신축진동에 대한 힘의 상수는 6.14×10^5 dyn/cm이다. 적외부스펙트럼에서 이 N-H 신축진동에 대응하는 기준 진동수를 구하라.

답 3330 cm^{-1}

예제 1-11 O-H 결합과 O-D 결합의 진동 band의 파수의 비를 구하라.

답 1.39

1.6.4 적외부스펙트럼

유기화합물의 자외가시부 스펙트럼은 비교적 단순하여 소수의 흡수극대밖에 보이지 않는 데 비해, 적외부스펙트럼은 매우 많은 흡수대를 나타낸다. 이들의 흡수대는 정확히 해당 결합에 귀속할 수 없는 것도 수없이 많으나, 귀속이 가능한 것만으로도 분자의 구조에 관한 귀중한 정보를 얻을 수 있다. 물질의 적외부스펙트럼은 그 물질의 화학구조에 따라 제각기 다르며, 이것을 이용하여 물질을 확인하거나 또는 정량할 수 있다. 다음은 아스피린의 적외부스펙트럼(그림 1-30)을 예를 든 것으로 이것을 활용하면 아스피린의 구조를 추정하는데 많은 도움을 받을 수 있다.

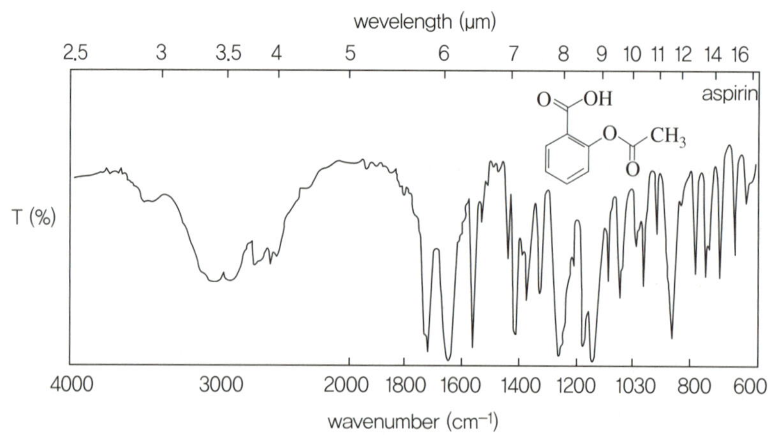

그림 1-30 아스피린의 적외부스펙트럼

적외부스펙트럼측정법에서는 일반적으로 빛의 흡수대를 파수(wavenumber)로 나타내는데 이것은 cm^{-1}로 파장(cm)의 역수이다. 파수의 단위인 cm^{-1}는 카이저라고 읽는데, 이것은 독일의 물리학자 Heinrich Gustav Johannes Kayser (1853–1940)에서 따온 것이다.

$$\bar{\nu}\ (cm^{-1}) = \frac{1}{\lambda\ (cm)} \tag{1-23}$$

파수는 에너지와 직접 비례하므로 관련된 계산에 있어 유리한 점이 많다. 앞서 말한 진동적외부는 파수로 4000 cm^{-1}–670 cm^{-1}이다. 적외흡수스펙트럼에서 흡수대는 경우에 따라 μm(또는 μ)로 표시하기도 하는데 μm와 cm^{-1} 사이의 변환은 다음과 같이 하면 된다.

$$cm^{-1} = \frac{1}{\mu m} \times 10{,}000 \qquad \mu m = \frac{1}{cm^{-1}} \times 10{,}000 \tag{1-24}$$

적외흡수스펙트럼에서 흡수대의 강도는 투광도(transmittance), 또는 흡광도(absorbance)로 표시한다. 투광도는 원래 빛의 강도에 대한 시료를 투과한 빛의 강도의 비율이며, 흡광도는 투광도의 역수의 상용로그이다. 적외흡수 스펙트럼을 직접 제시할 필요가 없거나 지면이 제한되어 있을 경우에는 주요 흡수대의 파수, 흡수를 일으키는 작용기 및 흡수의 정도 등에 관한 정보를 문자나 기호 등으로 나타낸다. 이때, 흡수대의 크기는 반정량적인 s (strong), m (medium), w (weak)의 기호로 표현한다. 그림 1–30은 다음과 같이 표현한다.

IR(KBr) cm^{-1}: 1765, 1690(C=O, s), 1594(C=C, s), 3000–2500(O–H, m), 1400(ν_{O-H}, m) 1070(ν_s C–O–C, m), 1250(ν_{as} C–O–C, w).

참고 1766 cm^{-1}는 carbonyl의, 1690 cm^{-1}는 carboxyl의 C=O의 신축진동에 의한 흡수대이다.

1.6.5 적외선분광광도계

적외선분광광도계는 대부분의 경우 그림 1–31와 같이 겹살형(double beam)의 형태로 만들어져 있다. 분광광도계는 광원, 시료용기, 파장선택기, 검출기, 기록기 등으로 구성되어 있다. 광원으로부터 나온 빛은 두 방향으로 나누어져 시료용기와 시료를 넣지 않은 용기(대조시료)를 통과하여 회전

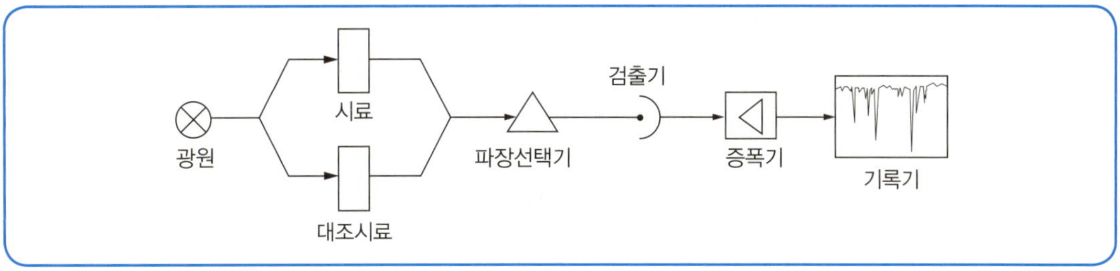

그림 1–31 겹빛살 적외분광광도계의 구조

분할기에 의해 번갈아 파장선택기로 들어간다. 시료 용기에서 빛의 흡수가 없다면 동일한 광량이 검출기에 도달하므로 신호는 나타나지 않고 시료의 흡수가 있다면 빛의 세기의 차이가 검출기에서 검출되고 증폭되어 스펙트럼으로 기록된다.

적외선의 광원으로는 Nernst 등(Nernst glower), Globar 및 백열선이 주로 사용된다. Nernst 등은 희토류 산화물로 만든 지름 1–2 mm, 길이 20 mm의 관 모양으로 끝 부분의 백금선에 전류를 통하여 가열하도록 되어 있다. Globar는 탄화규소로 되어 있고, 길이 5 cm, 지름 0.5 cm인 막대이다. 백열선은 나선형의 니크롬선을 조밀하게 감은 것으로 적외선의 세기가 다소 낮지만 수명이 길다.

시료용기는 적외선이 잘 통과해야 하므로 자외선분광기에 많이 사용되는 유리, 석영 등은 사용할 수 없다. 대부분의 경우 NaCl, KBr 등의 결정을 사용하며, 수용액의 시료에는 적합하지 않다.

시료를 통과한 빛은 파장선택기에 의해 각각의 파장으로 분리된다. 파장선택기는 프리즘이나 회절발(grating)이 사용되는데, 회절발에 의한 방법이 비교적 정확하므로 주로 이것을 사용한다. 자재는 적외선 부분에서 거의 흡수가 일어나지 않는 금속 할로겐화물(주로 NaCl)을 사용한다.

검출기는 적외선이 갖는 열에너지를 측정하는 장치로 주로 열전기쌍(thermocouple) 또는 볼로미터(bolometer)를 사용한다. 열전기쌍은 2종류의 금속을 맞붙여 광에너지가 가해지면 그 크기에 해당하는 열기전력이 발생하는 원리를 이용한다. 볼로미터는 표면을 검게 만든 금속편이 광에너지에 의해 전기저항이 변화하는 원리를 이용한 것이다.

최근에는 분산형적외분광광도계 외에 푸리에변환형적외분광광도계(Fourier transform infrared spectrophotometer, FT–IR)가 널리 사용되고 있다. 이는 간섭계(interferometer)를 사용하여 위상변조한 적외선 영역의 백색광을 사용하며, 시료에 적외선을 비추어서 쌍극자 모멘트가 변화하는 분자 골격의 진동과 회전에 대응하는 에너지 흡수를 측정한다.

광원으로는 적외선을 이용하지만, 기존의 필터(일정한 파장의 빛만 통과시키는 장치) 방법 대신에 빛 분할기(beam splitter), 고정 거울(stationary mirror, reference mirror), 이동 거울(moving mirror)을 이용하여 여러 성분을 동시에 분석할 수 있다.

광원(IR source)에서 나온 빛은 거울에 의해 평형광선이 되어 간섭계(interferometer)로 들어간 후, 빛 분할기에 의하여 두 방향의 빛살로 분리되며 한 방향은 고정 거울에 반사되고, 나머지 다른 방향의 빛은 이동 거울에 의해 반사되어 두 빛살은 이후 서로 합쳐지면서 간섭된다. 이때 두 빛살이 지나온 광로 거리의 차가 파장의 정수배가 되면 두 빛살은 강해지고 반파장($\lambda/2$)의 정수배가 되면 서로 소멸되어 없어지게 된다. 이동 거울을 앞뒤로 이동시켜 광로의 길이를 변화시킴으로써 간섭광의 강약의 스펙트럼 즉, interferogram을 얻게 된다. 이렇게 생성된 간섭광은 반사 거울을 거쳐 reference 혹은 sample cell을 통과하게 되며 다시 반사 거울들을 거쳐 검출기(detector)에 도달한다. 이때 검출기가 받은 출력의 차이로부터 시료에 의한 적외선의 흡수량을 구한다. Inerferogram의 세기비는 여러 가지 파장에서의 흡수량의 정보를 모두 포함하므로 이를 Fourier 변환시켜 기존의 분산형 분광광도계로 얻은 것과 같은 흡수 스펙트럼을 얻을 수 있다.

표 1-6 기존의 IR과 FT-IR 분석장비의 장·단점 비교

항목	기존의 IR	FT-IR
신호 대 노이즈비(S/N)	나쁨	매우 양호
데이터 처리	흡수의 세기(아날로그 신호)	흡수의 세기(디지털 신호)
측정시간	느림	매우 빠름
확장성	필터를 이용하여 성분을 측정하기 때문에 제한됨	IR 전 파장에 대하여 측정(scan)한 후 전체 파장에서 변화된 흡광도를 읽기 때문에 추가의 성분 분석이 가능
장비 유지 관리	움직이는 부품이 많아 잔고장이 많음	구성이 간단하여 유지비가 저렴함
환경	장비 주위의 온도, 습도, 진동에 매우 민감함	장비 주위의 온도, 습도, 진동에 매우 강함

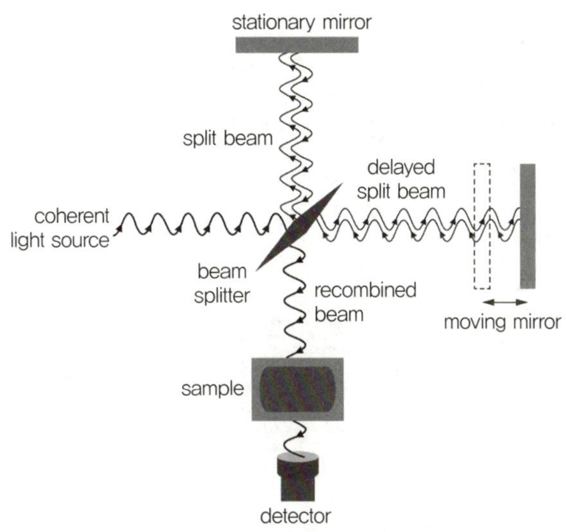

그림 1-32 FT-IR 간섭계(interferometer)의 구성(참고문헌: wikipedia)

1.6.6 시료의 조제법

적외선흡수법에 사용되는 시료는 주로 고체 또는 액체이나 기체인 경우에도 측정할 수 있다. 시료는 가능한 한 순수하고 충분히 건조된 것이라야 한다. 시료를 광로 상에 노출시켜 스펙트럼을 측정하기 위해서는 시료의 종류에 따라 다음과 같이 적당한 방법이나 기구를 사용하여야 한다.

(1) 브롬화칼륨정제법 또는 염화칼륨정제법

고체 시료나 결정 1-2 mg을 마노약절구에 넣고 가루로 하고 여기에 적외부스펙트럼용 브롬화칼륨 또는 적외부스펙트럼용 염화칼륨 0.10-0.20 g을 가하여 습기를 흡수하지 않도록 조심하면서 빨리 잘 갈아 섞은 다음 정제성형기로 압축하여 정제로 만든다. 보통 같은 방법으로 대조 브롬화칼륨정제 또는 염화칼륨정제를 만든다. 다만 필요하면 0.63 kPa 이하로 감압하고 정제의 단위면적(cm^2)당 50-100 kN(5000-10000 kg)의 압력을 5-8분간 가하여 투명한 정제로 만든다.

(2) 용액법

의약품각조에서 규정하는 방법으로 만든 검액을 액체용 고정셀에 넣고 보통 검체의 조제에 쓴 용매를 대조로 하여 측정한다. 또한 이 방법에 쓰는 용매는 검체와의 상호작용 또는 화학반응을 하지 않고 창판을 침식하지 않는 것을 쓴다. 고정셀의 두께는 보통 0.1 mm 또는 0.5 mm로 한다.

(3) 페이스트법

고체검체 5-10 mg을 마노약절구에 넣고 가루로 하여 따로 규정이 없는 한 유동파라핀 1-2 방울을 가하여 잘 섞어 검체 페이스트를 만든다. 검체 페이스트를 1장의 창판의 중심부에 얇게 편 다음 공기가 들어가지 않게 조심하면서 다른 한 장의 창판으로 사이에 끼워 측정한다.

(4) 액막법(샌드위치법)

액체검체 1-2 방울을 2장의 창판 사이에 끼워 측정한다. 액층을 두껍게 할 필요가 있을 때에는 알루미늄박 등의 사이띄우개를 2장의 창판 사이에 끼우고 그 중에 액체검체가 고이도록 한다.

(5) 박막법

검체를 박막 그대로 또는 의약품각조에서 규정하는 방법에 따라 박막으로 만든 다음 측정한다.

(6) 기체검체측정법

검체를 배기시킨 5 또는 10 cm 길이의 광로를 갖는 기체셀에 의약품각조에서 규정하는 압력으로 도입하여 측정한다. 필요하면 1 m 이상의 광로를 갖는 셀을 쓰는 경우도 있다.

(7) ATR법

검체를 ATR (attenuated total reflection: 감쇠 전반사법) 프리즘면에 밀착시키고 그 반사스펙트럼을 측정한다.

(8) 확산반사법(Diffuse reflection)

고체검체 1–3 mg을 마노약절구로 수십 μm 이하의 미세말로 하고 여기에 적외부스펙트럼용 브롬화칼륨 또는 적외부스펙트럼용 염화칼륨 0.05–0.10 g을 가하여 습기를 빨아들이지 않도록 조심하여 빨리 잘 섞어 검체접시에 담아 그 반사스펙트럼을 측정한다.

1.6.7 적외부스펙트럼의 응용

구조의 추정은 스펙트럼을 해석하여 적외선을 특징적으로 흡수하는 원자단이나 작용기가 존재하는 지의 여부를 정확히 판단하는 것이 중요하다. 스펙트럼을 해석하는데 꼭 지켜야 할 규칙이나 정해진 방식이 있는 것은 아니지만 다음과 같은 순서로 해석하는 것이 일반적이며 시료 및 스펙트럼 자체에 대한 다음 사항을 검토한다.

1) 대체로 순수한 물질을 측정하였는가?
2) 시료의 처리 방법 및 용매, 농도, cell의 두께 등은 타당한가?
3) 분리도와 피크의 강도가 적당한가?
4) 스펙트럼은 파수단위가 등간격인가 또는 파장단위가 등간격인가?

같은 물질이라도 어느 단위가 등간격으로 표현되었느냐에 따라 스펙트럼의 모양에 차이가 있다. 이를 명확히 하기 위하여 대부분의 스펙트럼은 x축의 단위로 파수(cm^{-1})와 파장(μm)단위를 아래와 위에 각각 병행하여 표기하는 경우가 많다.

적외부스펙트럼은 주로 물질의 동정 및 구조추정에 사용되며 시료의 스펙트럼을 표준물질의 스펙트럼과 비교하여 시료를 동정할 수 있고, 원자단이나 작용기의 확인으로 화합물의 구조를 추정할 수 있다. 그러나 적외부스펙트럼만으로 구조를 결정하는 것은 일반적으로 쉽지 않은 문제이므로 타 분석법의 정보를 종합적으로 이용하여야 한다. 또한, 적외부스펙트럼을 이용하면 순도의 검정이나 혼합물 중에서 특정 물질에 대한 정량이 원칙적으로 가능하지만 띠스펙트럼으로서의 선폭이 비교적 좁아서 일정한 파장오차에 따른 흡광량의 오차가 매우 크기 때문에 Lambert–Beer 법칙을 이용한 정량분석에는 사용되지 않는다. 다만, 특정 자동차 배기가스 중의 일산화탄소와 산화질소 등에 대해서는 정밀한 파장으로 고정되어 특별히 고안된 검출장비를 정량분석에 응용하기도 한다.

1.6.7.1 화합물의 구조 추정

적외부스펙트럼은 그 특성별로 몇 가지 영역으로 구분하여 볼 수 있다. 그림 1–33에서 보여주듯

4000−1300 cm^{-1} 영역은 작용기영역(functional group region)이라고 하고 1500−650 cm^{-1} 영역은 주로 흡수띠들의 조합패턴에 의하여 화합물내 기능기들의 전체적 배치를 알아낼 수 있는 지문영역(fingerprint region)으로 구분된다. 작용기영역은 단일결합 이중결합 삼중결합성 관능기들의 신축진동에서 기인하는 시그널이며 흡수띠를 특정 결합과 명확히 1:1 대응시킬 수 있는 영역인데 반하여 변각진동은 여러 개의 진동이 서로 간섭하여 생기는 신호들의 특정한 모양의 형태를 분석함으로써 구조의 해석에 이르게 된다.

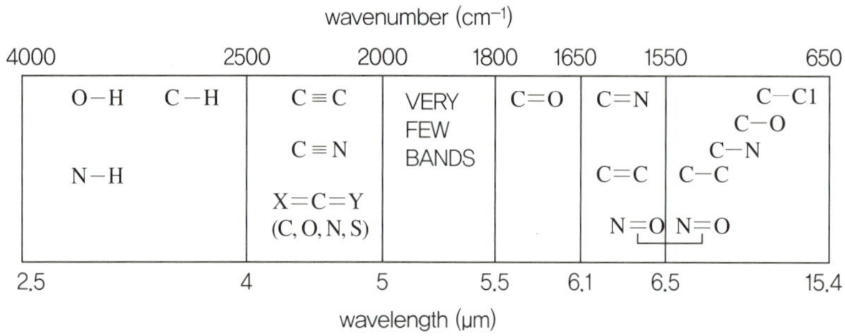

그림 1-33 적외부스펙트럼의 영역구분

1.6.7.2 화합물의 구조 해석 순서

적외부스펙트럼에 의하여 미지 물질의 구조를 추정하기 위해서는 중요한 작용기의 유무를 결정해야 하며, 작용기에 따른 흡수대를 표로 정리한 상관표(부록 1 correlation chart)를 이용할 수 있다. 상관표를 효율적으로 이용하기 위해서 어느 정도의 숙련이 필요하므로 초보자는 쉽게 인식이 가능한 C=O, O−H, N−H, C−H 등의 흡수대를 우선 관찰하는 것이 유리하다.

① C=O: 1820−1660 cm^{-1}에서 강한 흡수가 있다. 가끔 스펙트럼 중에서 가장 강하며 보통의 폭을 가지고 있다. 이 흡수대의 인식은 매우 중요하다. 산 무수물인 경우 1810 cm^{-1}와 1760 cm^{-1}에서 두 개의 C=O 흡수를 보인다.

② O−H: 3400−2400 cm^{-1}에서 넓은 흡수(보통 C−H와 중복되어 나타남), 수소결합이 없으면 3650−3600 cm^{-1}에서 좁은 흡수가 있다.

③ N−H: 3500 cm^{-1} 근처에서 보통 강도의 흡수, 경우에 따라 비슷한 두 개의 흡수대를 보인다.

④ C−H: C−H 신축에 의한 3000−2850 cm^{-1}에서의 흡수대는 거의 모든 화합물에서 관찰되므로 크게 중요하지 않다. 알데히드인 경우 2850−2750 cm^{-1}에서 두 개의 약한 흡수를 나타내며, 방향족과 vinyl의 C−H는 3150−3000 cm^{-1}에서 흡수된다. alkyne의 경우 3300 cm^{-1} 근처에서 강한 흡수가 있다.

⑤ C−O: 1300−1000 cm^{-1}에서 강한 흡수가 있다.

⑥ C=C: 지방족은 1650 cm^{-1}에서 약한 흡수, 방향족은 1650−1450 cm^{-1}에서 보통 또는 강한 흡수를 보인다.

⑦ C≡N: 2250 cm^{-1} 근처에서 보통 강도의 날카로운 흡수를 보인다.

⑧ C≡C: 2150 cm^{-1} 근처에서 약하고 날카로운 흡수가 있고, 이것은 acetylene성 C−H (3300 cm^{-1})로도 확인이 가능하다.

⑨ NO_2: 1600−1500 cm^{-1}와 1390−1300 cm^{-1}에서 2개의 강한 흡수가 있다.

1.6.7.3 화합물 구조해석의 실례

앞에서 언급한 중요도의 순서에 따라 화합물의 구조분석에서 가장 빈번하게 나타나는 구조해석의 실례를 들어보기로 한다.

(1) **카르보닐기의 스펙트럼:** 유기물의 관능기 중 가장 다양한 종류의 화합물을 형성할 수 있는 카르보닐 작용기는 적외부스펙트럼에서 가장 명확하게 구분되는데 전형적인 케톤기의 1715 cm^{-1}을 중심으로 알데히드, 에스테르, 산 무수물의 순서로 흡수파수가 증가하며 카르복실산과 아마이드의 카르보닐기는 흡수파수가 감소하는 순서를 보여준다. 그림 1−34 (a)의 메틸이소부틸케톤의 스펙트럼에는 C=O기의 강한 흡수대를 1716 cm^{-1}에서 확인할 수 있고 (b)의 이소발레르산의 C=O는 1710 cm^{-1}에서 관찰된다. 이런 대표적 흡수대들은 화합물 내에서 결합의 형태에 영향을 주는 요인이 발생하면 흡수대의 위치가 달라짐을 관찰할 수 있다. 그림 1−34 (c)는 산화메시틸의 적외부스펙트럼인데 α, β 이중결합이 카르보닐기와 짝지워(짝지음: conjugation)지면 C=O와 C=C 모두 결합이 일정부분 약해지면서 흡수대의 파수는 작아지게 된다. 그리하여 카르보닐기는 1690 cm^{-1}로, 그리고 이중결합은 1662 cm^{-1}의 흡수파수를 나타내게 된 것이다.

결합의 세기에 영향을 미칠 수 있는 다른 형태의 상호작용으로는 수소결합(hydrogen bond)을 들 수 있겠는데 그림 1−35의 (a)는 분자내 수소결합(intramolecular hydrogen bond)을 이룰 수 있는 살리실산을 보여준다. 여기서 페놀성 OH가 수소 주게(H−donor)로서 카르보닐의 산소(수소받게: H−acceptor)와 수소결합을 이루어서 카르보닐의 흡수파수가 1662cm^{-1}로서 (b) 벤조산의 1686 cm^{-1}보다 약한 흡수대임을 보여준다.

(2) **알콜성 히드록시기의 스펙트럼:** 적외선 영역 가장 높은 에너지의 4000−3000 cm^{-1}에서 중요한 관능기는 O−H기의 신축진동이다. 실제로 순수한 O−H기의 고유파수는 3600 cm^{-1} 이상의 흡수파수를 가진다. 그러나 대부분의 알코올의 스펙트럼에서 O−H기는 3300−3400 cm^{-1}에

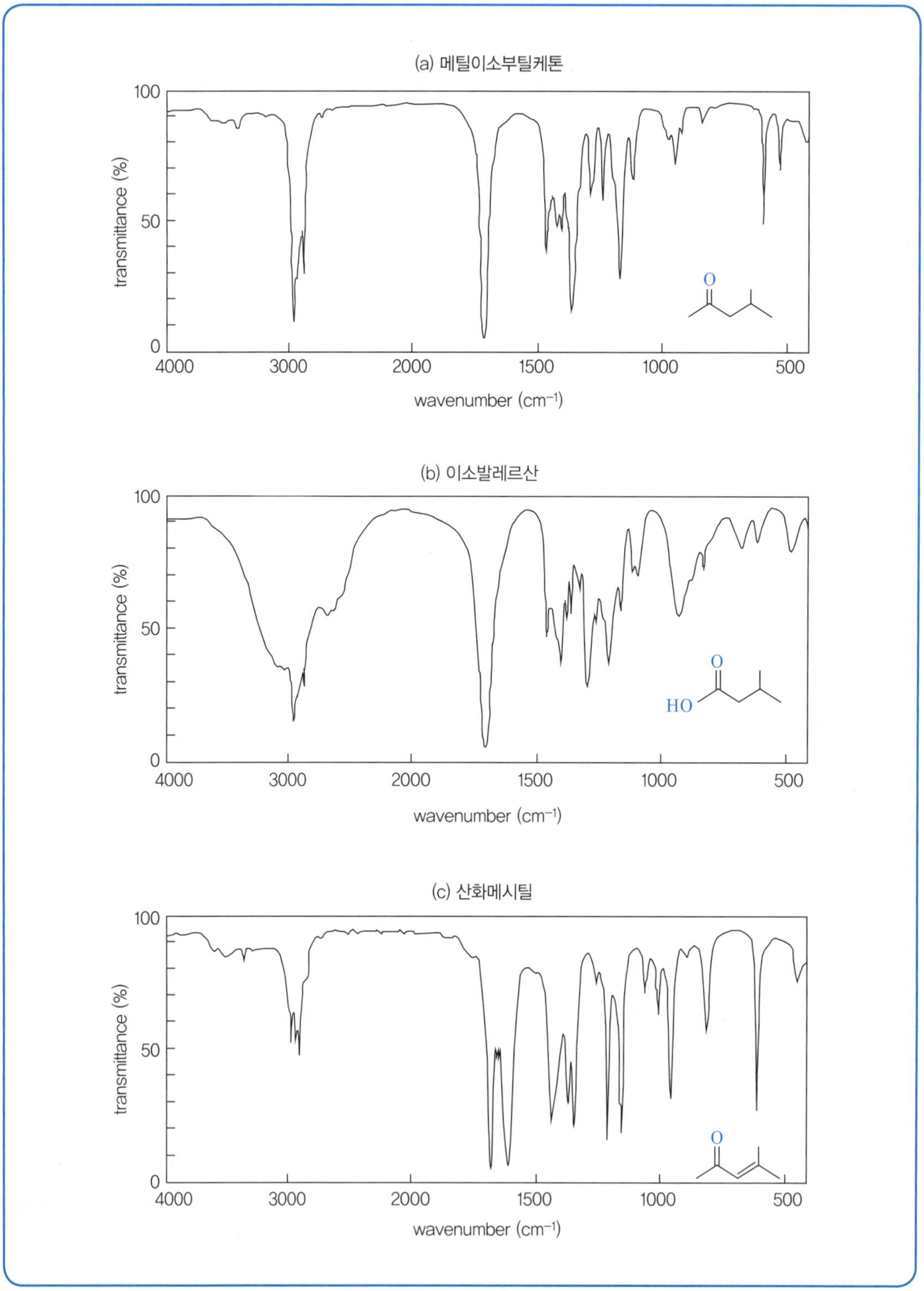

그림 1-34 카르보닐기의 적외부스펙트럼

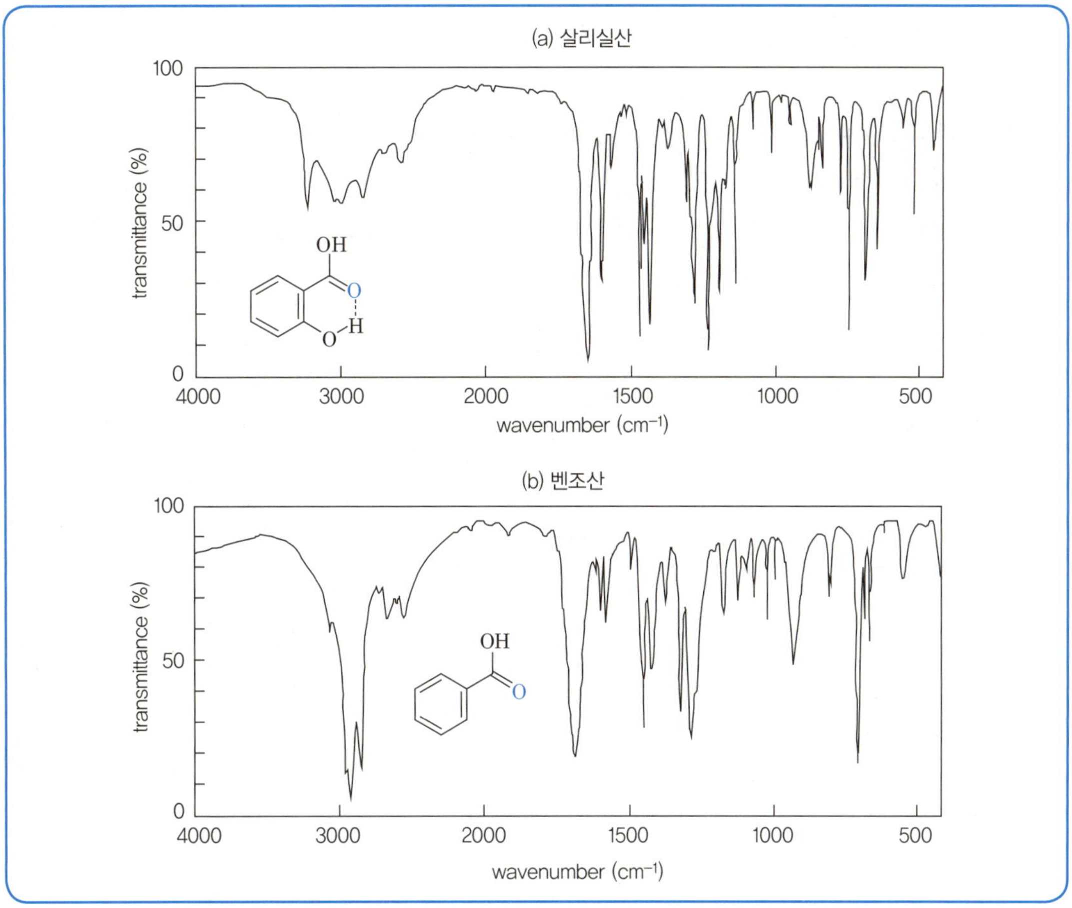

그림 1-35 **카르보닐기의 수소결합 존재여부에 의한 적외부스펙트럼의 차이 비교**

걸쳐 강한 흡수띠를 보인다. 그림 1-36 (a)의 헥산올의 O−H기처럼 알코올은 일반적으로 액체나 고체의 응축상태에서의 O−H 결합은 분자간 수소결합(inter−molecular hydrogen bond)에 관여되어 있어서 결합세기가 약해져 있으며(3331 cm^{-1}) 일반 공유결합과는 달리 결합길이가 유동적이어서 흡수띠의 선폭이 다른 신호에 비하여 넓은 것을 볼 수 있다. 이 사실은 헥산올을 CCl_4 같은 유기용매에 희석시켜보면(그림 1-36 (b)) 분자간 수소결합의 확률이 급격히 떨어져 원래의 O−H 결합에 대한 흡수띠가 3623 cm^{-1}에서 선폭이 얇은 형태로 나타남을 보면 확실히 증명되는 것이다.

(3) **아민과 아마이드기의 스펙트럼:** 화합물 중 N−H 결합은 분자간 수소결합을 형성할 수는 있지만 O−H처럼 발생빈도가 많지 않다. 따라서 NH 또는 NH_2기가 존재한다면 3200−3400 cm^{-1} 주변에 비교적 강한 흡수띠를 보인다. 이때에 2차 아민기는 단일흡수띠를 그림 1-37 (a), 1차 아민 (b)는 두 개의 신호가 겹치는 흡수띠를 보이는 것이 특징이다. 또한 아마이드의 C=O는

N 원자와의 짝지음으로 인하여 1650 cm^{-1}까지 약화된 결합을 나타내는 것을 볼 수 있다.

(4) 탄화수소의 스펙트럼: 화합물중 기본적으로 존재하는 C–H 결합은 주변환경에 크게 영향을 받지 않으며 3000 cm^{-1} 전후에 비교적 강한 흡수띠를 나타낸다. 이때에 포화탄화수소의 C–H는 2800–3000 cm^{-1}쪽에 보이며 벤젠환이나 불포화 탄화수소의 C–H는 3000–3100 cm^{-1} 사이에서 관찰된다. 이것은 sp^3 혼성형의 탄소보다 sp^2와 sp 혼성형의 탄소가 s 오비탈의 비중이 높아서 C–H 결합을 강하게 하는 경향이 있기 때문으로 판단된다. 그 전형적인 예를 그림 1–38의 사이클로헥센에서 비교할 수 있으며 그림 1–34~37의 여러 화합물에 산재되어 있는 sp^3와 sp^2 혼성형의 C–H 결합의 흡수띠에서 확연히 구분되어 있음을 알 수 있다.

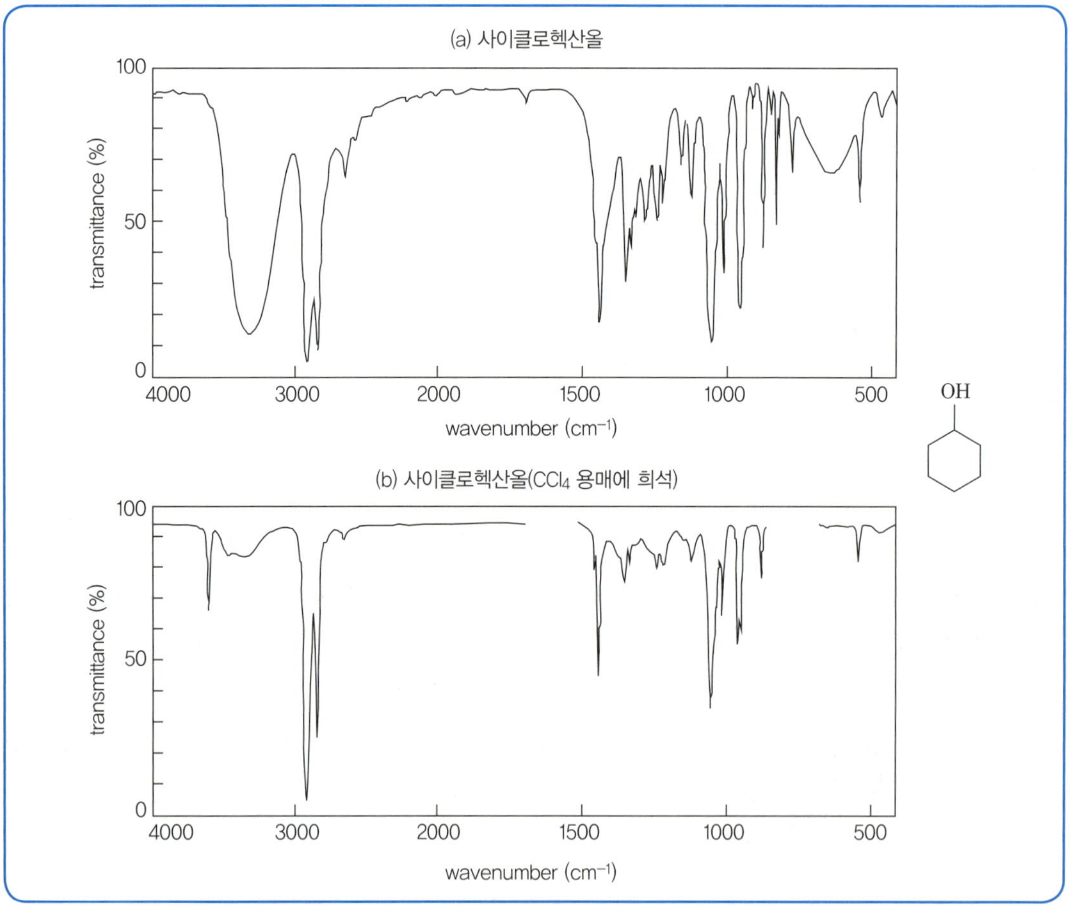

그림 1–36 용매에 따른 알콜성 히드록시기 적외부스펙트럼의 차이 비교

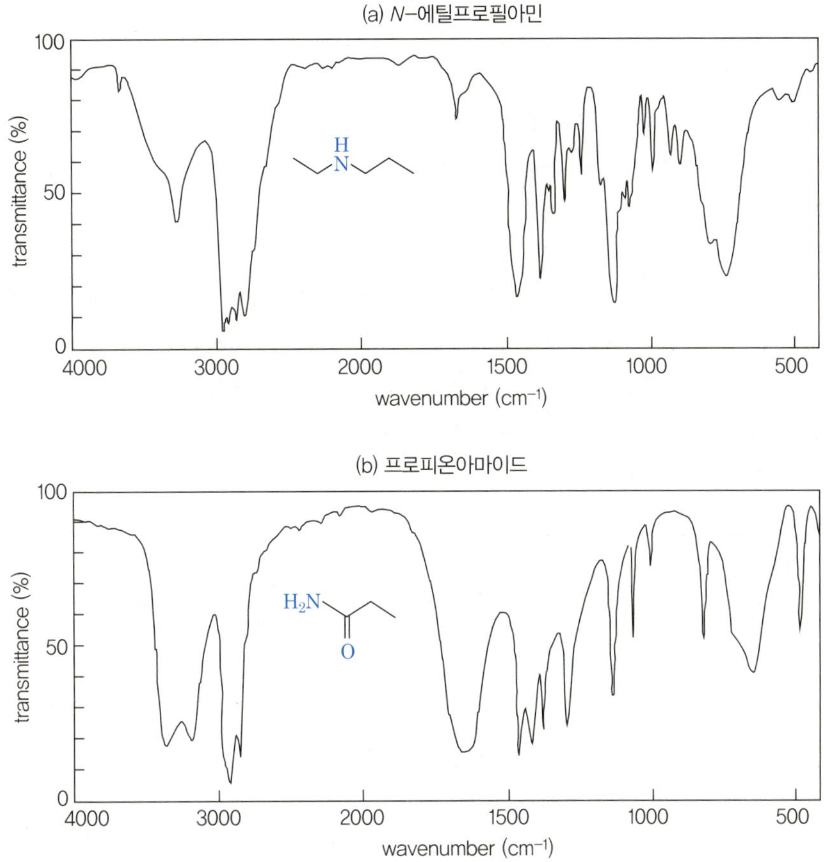

그림 1-37 아민과 아마이드기의 적외부스펙트럼

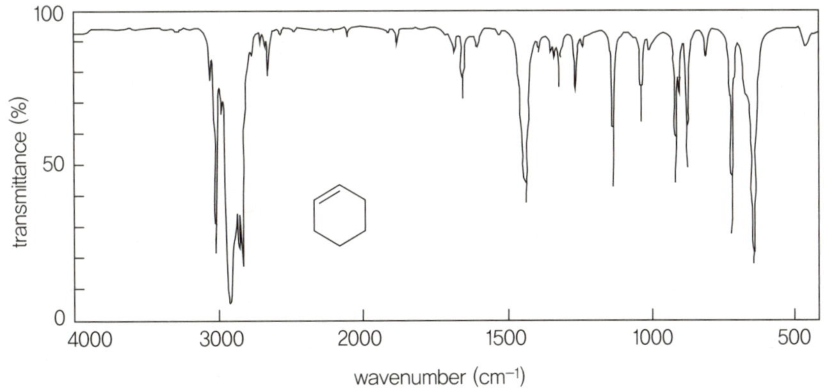

그림 1-38 탄화수소의 적외부스펙트럼: 시클로헥센

예제 1-12 고리를 이루는 포화탄화수소는 크기에 따라 고리에 고리장력(ring strain)이 형성될 수가 있다. 이 경우 장력의 크기가 C−H 또는 C=O 결합의 흡수띠에 미치는 영향에 대하여 설명하여라.

예제 1-13 벤젠고리에 치환체가 다중으로 치환되어 있을 경우 이들의 위치에 대한 정보를 적외선 분광학에서 얻을 수 있다고 한다. 치환체의 개수(1−6개)와 위치(ortho, meta, para)에 따라 다르게 나타나는 지문영역의 패턴에 대하여 설명하여라.

예제 1-14 아미노산은 염기성인 아민기와 산성을 나타내는 카르복실기가 한 분자 안에 존재하는 형태의 화합물이며 따라서 중성형의 아미노산이 분자 내 이온화의 결과로 쯔비터이온(zwitter ion)의 형태로 존재하거나 적어도 두 형태 간의 평형관계가 유지될 수 있다는 설이 제기되어 왔다. 쯔비터이온이란 어떤 것을 말하며, 위 학설을 다음 그림 1−39의 이소류신(isoleucine)의 적외부스펙트럼에서 확인할 수 있는 방법이 있는지 찾아보아라.

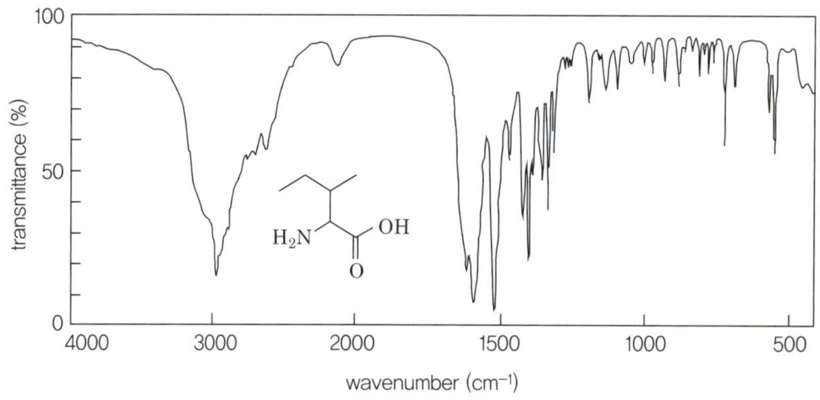

그림 1-39 **이소류신의 적외부스펙트럼**

1.6.8 확인시험

적외부스펙트럼으로서 관측되는 것은 분자진동 중 쌍극자 능률에 변화를 일으키는 진동에 기인한다. 따라서 단일원자 분자나 동일원자로 된 2원자 분자를 제외하고는 모든 화합물은 적외선 부분에 고유한 흡수 스펙트럼을 갖고 있다. 미지 화합물의 정성은 특정 원자단이나, 골격구조 등을 기초로 하여 추정할 수 있는 화합물의 표준 스펙트럼, 또는 표준물질을 미지 화합물과 동일한 조건으로 측정한 스펙트럼과 비교하여 정성한다. 너무 성분이 많으면 특성 흡수대가 겹치게 되어 정성할 수가 없게 되므로, 이때에는 증류나 재결정 또는 chromatography 등으로 전처리를 해서 분리한 다음 스펙트럼을 측정하는 것이 좋다.

적외부 분광광도법은 대한민국약전에서 의약품의 확인시험에 널리 사용된다. 다음 예에서 보는 바와 같이 흡수파수(cm^{-1}) 및 강도는 의약품의 확인에 중요하게 이용된다.

(1) Guaifenesin의 확인시험

이 약 및 구아이페네신 표준품을 건조하여 적외부스펙트럼측정법의 브롬화칼륨정제법에 따라 측정할 때 같은 파수에서 같은 강도의 흡수를 나타낸다(KP).

(2) Nifedipine의 확인시험

이 약을 건조하여 적외부흡수스펙트럼측정법의 브롬화칼륨정제법에 따라 측정할 때 파수 3330 cm^{-1}, 1680 cm^{-1}, 1528 cm^{-1}, 1226 cm^{-1}, 745 cm^{-1} 부근에서 흡수를 나타낸다.

(3) Tocopherol의 확인시험

이 약 및 토코페롤 표준품을 가지고 적외부스펙트럼측정법 중 액막법에 따라 측정하고 두 스펙트럼을 비교할 때 같은 파수에서 같은 강도의 흡수를 나타낸다(KP).

1.7 라만분광법

1.7.1 라만 산란의 기본 원리

시료(액체, 고체 및 기체)에 단색광을 쬐어주면 시료로 입사된 단색광의 일부는 입사광과 다른 파장의 빛을 산란(scattering)한다. 이 현상을 일컬어 라만 산란이라 한다. 입사 단색광으로 laser light을 사용한다. 입사광과 같은 진동수(v_i)의 광산란은 레이리 산란(Rayleigh scattering, 그림 1-40 (a))이고, $v_i \pm v_R$ ($v_R>0$)로 표현되는 광산란은 라만 산란이다. 라만 산란 가운데 c의 진동수를 갖는 성분을 스톡스(Stokes) 산란, v_i+v_R의 성분을 안티-스톡스(anti-Stokes) 산란이라고 불러서 구분한다. 입사광과 라만 산란광의 진동수의 차 $\pm v_R$을 라만 시프트(Raman shift)라고 한다. 라만 시프트는 물질에 따라 고유하며, 물질의 다양한 운동상태에 대응하는 에너지준위와 관계 지워지는 량이다. 라만 산란 과정에서 주고받는 에너지는, 물질을 산란이 일어나기 전의 상태(시상태)로부터 후의 상태(종상태)로 전이시키는데 필요한 에너지와 같다. 그림 1-40 (b), (c)의 물질에 대한 2준위모델을 사용하여 생각해보면, 스톡스 산란에서는, 최초 준위 E_a (에너지 준위: $E_a<E_b$)에 있던 물질이 hv_i의 입사광자가 $h(v_i \pm v_R)$의 광자로 변환되는 것과 동시에, 준위 E_b로 전이한다. 산란의 전후에서의 에너지보존으로부터,

$$hv_R = E_b - E_a$$

의 관계가 성립한다. 라만스펙트럼은 종축에는 산란광의 강도, 횡축에 라만 시프트를 파수의 단위(cm^{-1})로 표시한다. 횡축은 왼쪽으로 갈수록 라만 시프트 값이 커지도록 표시한다. 이와 같이 표

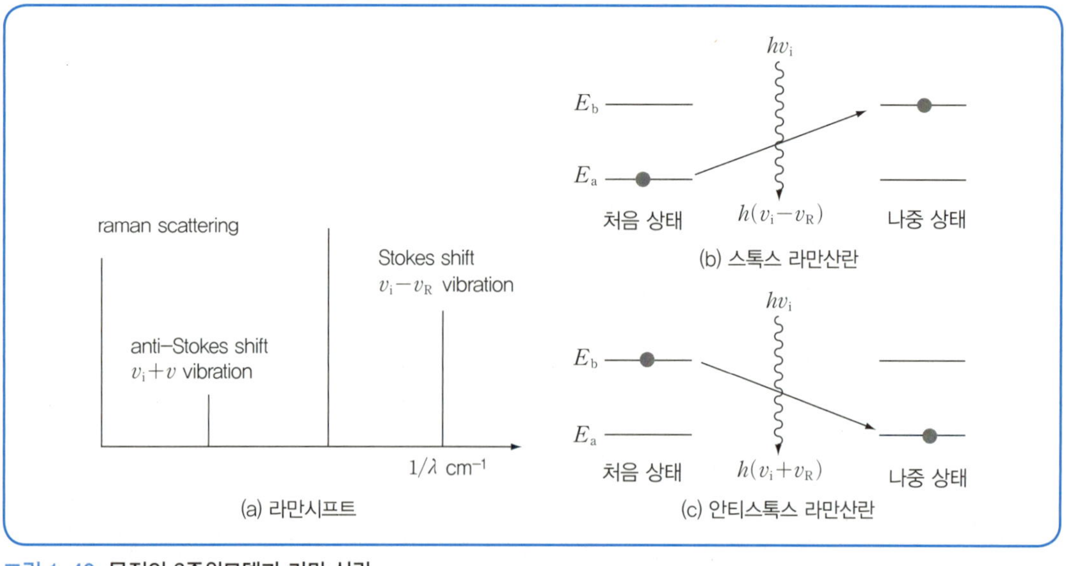

그림 1-40 물질의 2준위모델과 라만 산란

시하면 적외부스펙트럼과 대응하여 비교하기 쉽다. 종축의 강도는 대부분 임의스케일로 표시한다. 이것은 라만 산란광의 절대강도를 높은 정확도로 측정하는 것이 거의 불가능하기 때문이다. FT-라만 스펙트럼과 FT-IR스펙트럼을 비교해보면 상보적이다. 예를 들면, 그림 1-41에서 dichloroacetophenone의 C-H streching은 약한 IR 흡수가 관찰되지만, 반대로 강한 라만효과가 관찰된다. C=O streching은 강한 IR 흡수 및 약한 라만효과를 보인다. 라만분광법(Raman Spectroscopy)은 적외부스펙트럼측정법과 같이 분자의 진동 형태, 회전상태에 대한 정보를 얻기 위해 사용되지만 IR분광법에서와는 다른 메카니즘과 선택 규칙에 근거하며 측정방법도 다르다. 선택률 차이는 다음과 같다.

① 적외선분광학: 분자의 진동 모드 중 쌍극자 모멘트의 변화가 있는 모드만 IR 흡수를 한다.
② 라만분광학: 분자의 진동 모드 중 편극도의 변화가 있는 모드만 라만 산란이 일어난다.
③ symmetric vibration: 라만스펙트럼에서 강하게 일어난다(C=C, S-S, N_2, O_2 등).
④ anti-symmetric vibration: IR스펙트럼에서 강하게 일어난다(C=O, O-H, C=N 등).

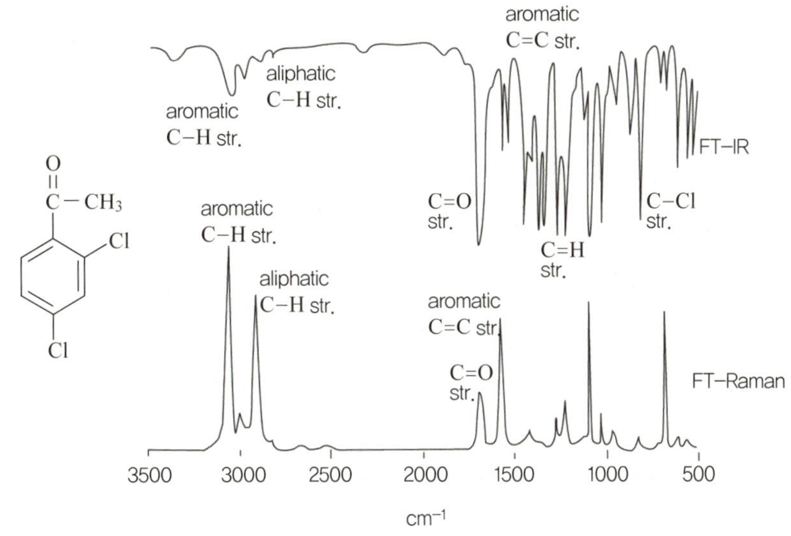

그림 1-41 2′, 4′-Dichloroacetophenone의 FT-IR 및 FT-Raman 스펙트럼(Pharmaceutical Analysis by David G. Wastson 참조)

1.7.2 라만분광기

라만분광기의 기기적 구조(그림 1-42)는 형광광도계와 매우 유사하다. 라만효과는 약하지만, 사용하는 광원에 비례하기 때문에, 레이저광이 광원으로 사용된다. 레이저는 몇 개의 emission lines를 제공하기 때문에 시료가 형광을 나타내는 경우 형광에 의한 방해 없이 라만 산란을 측정할 수 있는 line 선정이 필요하다. 최근에는 near infra red (NIR) laser가 장착된 Fourier transform instrument가 개발되어 사용되고 있다. NIR radiation을 사용하는 경우 두 가지 장점이 있다. (1) UV/Vis radiation과는 달리 분자에 fluorescence를 일으키지 않는다. (2) NIR는 투과성이 우수하여 전처리 과정 없이 고체 시료를 바로 측정할 수 있다. NIR Raman spectroscopy는 제약 제제(pharmaceutical formulations)과 생물 물질의 분석에 활용될 가능성이 상당히 높다.

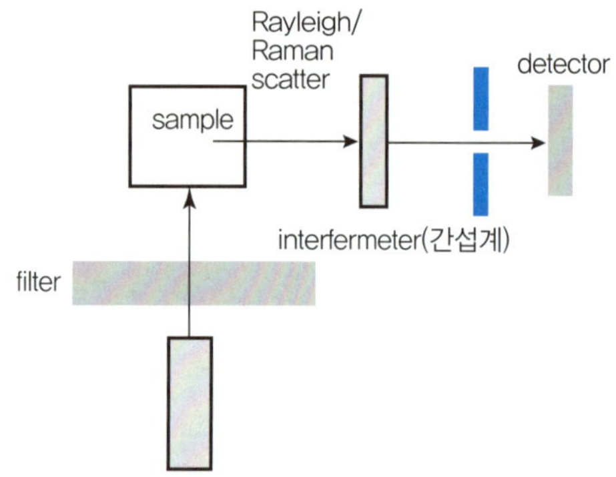

그림 1-42 라만분광기의 모식도

1.7.3 라만분광의 응용

(1) 약물의 fingerprinting으로 활용가능: heroin, morphine, codeine의 IR spectra는 아주 유사하지만 Raman spectra는 구별 가능할 만큼 특징적이다.

(2) 약물제제의 직접분석: sodium alginate와 diclofenac으로 제조된 과립물의 분석은 dichlofenac formulation 스펙트럼에서 sodium alginate의 스펙트럼을 빼줌으로써 측정 가능함으로 제제공정 마지막 단계에서 간편하게 quality control (QC)가 가능하다.

(3) 다양한 제형 및 공정 중 반제품에서 원료의약품의 다형성(polymorph)를 확인하는데 사용 가능하다.

1.8 핵자기공명스펙트럼측정법

핵자기공명스펙트럼측정법(NMR, nuclear magnetic resonance spectroscopy)은 강력한 자장 내에서 라디오파와 원자핵과의 상호작용으로부터 얻어지는 정보를 유기화합물의 분자구조분석에 활용하는 분광학적 방법이다. 이것은 IR, UV, MS와 더불어 분자분광학에서 가장 활용도가 큰 분야로서, 분자를 이루는 원자의 핵(유기화학 분야에서 주로 수소와 탄소에 응용)에 대한 다양한 정보를 제공한다.

1.8.1 기본 원리

1.8.1.1 스핀양자수와 핵자기모멘트

원자 중에서 원자번호 또는 원자량이 홀수인 원자(^{1}H, ^{2}H, ^{13}C, ^{14}N, ^{17}O, ^{19}F, ^{31}P, ^{35}Cl 등)는 양자화된 스핀각운동량(spin angular momentum)과 자기모멘트(magnetic moment)를 가진다. 수소핵의 경우 $+\frac{1}{2}$의 핵스핀양자수(I: nuclear spin quantum number)를 가지고 있고, 이에 의해 $2I+1$ 종류의 스핀상태(spin state $+\frac{1}{2}$과 $-\frac{1}{2}$)로 존재한다. 그런데 전하를 가지고 움직이는 핵스핀은 강력한 자장환경에 놓이게 되면 자신의 자장(핵자기모멘트, nuclear magnetic moment, μ)을 형성하게 되면서 방향성을 가지게 된다. 즉, 그림 1-43에서와 같이 외부자장과 나란히 나열된 방향(aligned)이면서 낮은 에너지를 가지는 $I=+\frac{1}{2}$인 경우와 반대방향(opposed)이면서 높은 에너지를 가지는 $I=-\frac{1}{2}$인 두 가지의 방향을 가진 형태로 나누어진다.

1.8.1.2 에너지의 흡수와 고유진동수

자장 내에서 두 가지의 스핀 양자수($+\frac{1}{2}$, $-\frac{1}{2}$)를 가지는 수소핵은 서로 다른 에너지를 가지며 $+\frac{1}{2}$ 값을 가지는 스핀의 분포가 수적으로 약간 우세하다. 이들 간의 에너지 차이는 자장세기에 비례하며(그림 1-43 참조), 다음의 식으로 표현된다.

$$E=-\frac{\gamma mh}{2\pi}B_0$$

$$E_{+\frac{1}{2}}=-\frac{\gamma h}{4\pi}B_0$$

$$E_{-\frac{1}{2}}=+\frac{\gamma h}{4\pi}B_0$$

$$\Delta E = \frac{\gamma h}{2\pi} B_0 = h\nu$$

$$\nu_o = \frac{\gamma}{2\pi} B_0 \qquad (1-25)$$

이 식에서 ΔE는 두 핵스핀간의 에너지 차이, γ는 자기회전비(gyromagnetic ratio), h는 플랭크상수, B_0는 외부자장세기, ν는 진동수이다. 즉, 특정 값의 자장(B_0) 내에서 위 식을 만족시키는 진동수(ν)의 에너지가 공급되면 에너지를 흡수하면서 $+\frac{1}{2}$의 스핀이 $-\frac{1}{2}$ 상태로 전이될 수 있으며, 이와 같은 핵스핀의 전이 현상을 공명(resonance)이라고 한다. 핵종에 따라 고유한 자기회전비 값을 가지기 때문에 동일한 B_0에서도 핵종에 따라 에너지간격 및 공명을 위해 필요한 진동수도 다르다.

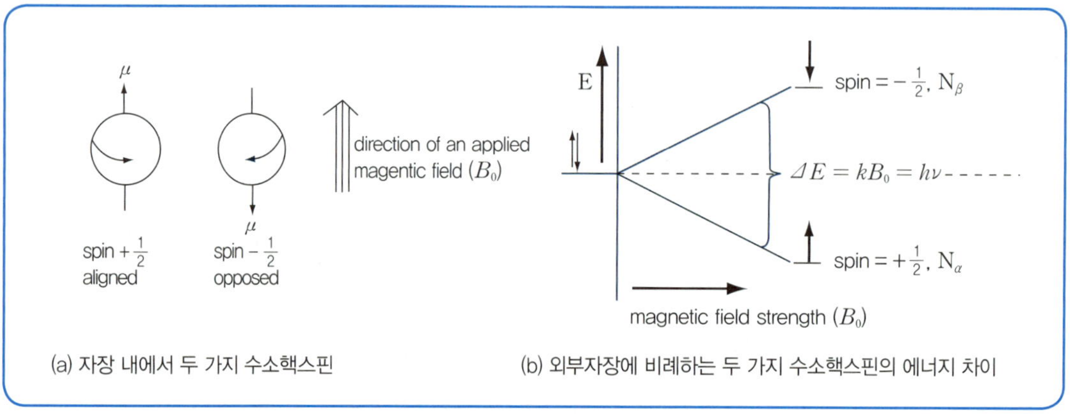

그림 1-43 **자장 내 수소핵스핀과 외부자장의 크기에 따른 수소핵스핀 에너지 차이**

또한 이들 핵스핀은 자장의 영향 하에서 축을 중심으로 일정한 크기의 각주파수(angular frequency, ω)를 가지면서 세차운동을 하는데, 이 진동을 Lamor 진동수(Lamor frequency)이라고 하며, 이 값은 외부 자장의 세기에 비례한다. 그림 1-44에서와 같이 공명현상은 Lamor 진동수와 동일

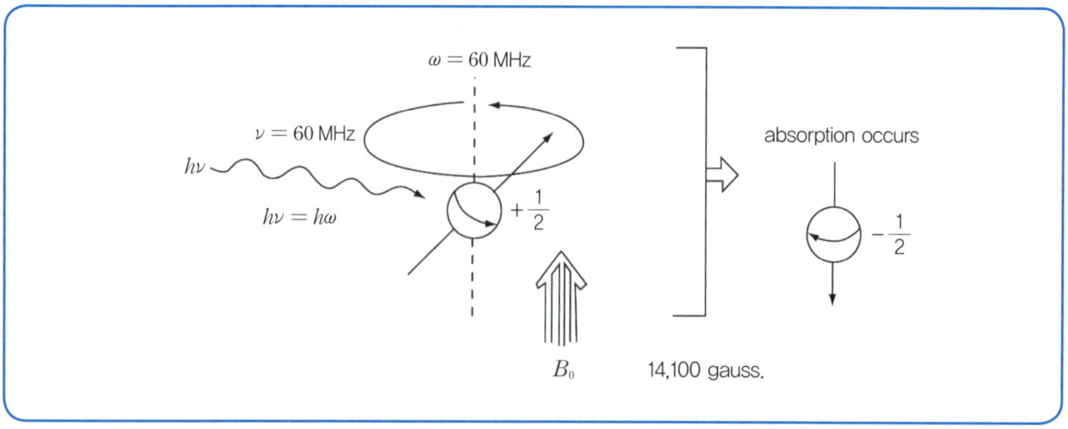

그림 1-44 **라디오파 흡수에 의한 핵자기 공명과정(참고문헌: Introduction to Spectroscopy by Pavia · Lampman · Kriz)**

한 전자파의 주파수가 흡수될 때 일어난다. 예를 들어 외부자장의 세기가 1.41 Tesla인 경우, 수소핵의 Lamor 진동수는 60 MHz이고 (참조, 탄소 ^{13}C핵은 15 MHz) 동일한 값의 진동수를 가진 전자파를 흡수함으로써 수소핵의 $+\frac{1}{2}$ 스핀은 $-\frac{1}{2}$ 스핀으로 전이하면서 공명현상이 일어나게 된다. NMR을 가능케 하는 공명현상에 필요한 주파수는 라디오파 영역에 해당한다. 이와 같이 강력한 자장 하에서 라디오파 영역의 주파수를 흡수함으로 관찰되는 핵스핀전이 현상을 핵자기공명이라고 하고, 이를 이용하여 NMR 스펙트럼을 얻을 수 있다.

식 (1-25)에 따른 고유진동수는 핵종의 자기회전비(γ)와 외부 자기장의 세기(B_0)의 함수이므로 이를 몇 종의 원자핵과 크기가 다른 자기장에서 계산한 결과를 표 1-7에 요약하였다.

표 1-7 $I = \frac{1}{2}$인 몇 가지 핵종의 자연계 동위원소 존재비율(natural abundance), 자기회전비(γ), 그리고 자기장 B_0 = 2.35 T와 14.1 T에서의 고유진동수 ν값

Spin	Natural Abundance	γ (rad · s^{-1} · T^{-1})	ν_0 (MHz) at 2.35 T	ν_0 (MHz) at 14.1 T
^{1}H	99.98%	267.53	100.0	600.0
^{13}C	1.108%	67.28	25.0	150.0
^{15}N	0.365%	27.11	11.1	66.6
^{19}F	100.0%	251.7	94.1	564.6
^{31}P	100.0%	108.3	40.5	242.9

이 도표에서 수소(^{1}H)의 자기회전비는 탄소(^{13}C)의 거의 4배에 가까우며 그 결과로 고유진동수도 거의 4배의 값(B_0 = 2.35 Tesla에서 25:100, 또는 B_0 = 14.1 Tesla에서 150:600)을 나타낸다. 또한 자기회전비가 유사한 ^{1}H와 ^{19}F는 비슷한 고유진동수 100:94.1을 갖는다.

여기서 자기장의 세기 B_0를 표현하기 위해서 굳이 2.35 T 또는 14.1 T와 같은 불편한 수를 사용하지 않는다는 것이다. 그것은 바로 편리한 숫자의 고유진동수의 값에 표적을 둔 것이라 볼 수 있다. 핵자기공명분광기 개발 초기에 전자석으로 만들 수 있는 가장 센 자기장이 대략 2.35 T였고, 이 초기 분광기를 2.35 T라는 불편한 자기장의 세기 표현 대신에 수소핵에 대한 고유진동수 100 MHz를 가지고 분광기의 성능수준을 가늠했던 것이다. 그 당시 영구자석으로 가능했던 가장 센 자기장은 대략 1.41 T의 자기장으로 이 경우에도 수소핵의 고유진동수 60 MHz를 사용하여 Jeol EM60 혹은 Varian X60 등으로 기기를 명명하였다. 현대기술의 발전으로 현재는 20 T가 넘는 강력한 초전도 자기장을 사용하여 고유진동수의 범위가 900 MHz를 넘는 분광기도 제작된다. 이 고유진동수 표현 방법의 장점은 수소핵(^{1}H) 다음으로 가장 사용빈도가 높은 ^{13}C 핵자기공명분광기의 성능을 수소핵(^{1}H)의 1/4로 표현할 수 있다는 것이다. 즉, 100 MHz ^{1}H-NMR 분광기를 이용하여 ^{13}C-NMR을 측정하고자 할 때, 같은 크기의 외부 자기장에서 ^{13}C의 공명을 관측할 수 있는 전달 장치(transmitter)의 진동수를 변경하면 쉽게 25 MHz의 사양으로 ^{13}C-NMR을 측정할 수 있는 것이다.

1.8.2 핵종의 특성과 화학적이동

1.8.2.1 차폐상수(Shielding constant)

각 핵종의 고유진동수 ν_o (식 (1-25))는 정확히 말하자면 수소핵만이 유리되어 독립적인 상태(이런 핵을 벌거벗은 핵 또는 naked nucleus라 한다)로 자기장 안에 위치했을 때의 진동수를 나타낸다. 자연계, 특히 화합물 내에서는 모든 원자가 전자의 구름에 둘러싸여 있기에 식 (1-25)로 정확한 고유진동수를 계산하기가 어렵다. 따라서 보통 유기화합물 내에 결합되어 있는 핵에 대해서는 동일한 세기의 외부자장 하에서도 핵 주위의 전자밀도에 따라 서로 다른 고유한 공명주파수를 가지게 된다. 자장 내에서 원자핵 주변에 존재하는 전자는 외부자장의 방향과 반대방향의 2차 유도자장을 형성하게 된다. 이 2차 유도자장이 주 자기장(외부자장)을 가려주는 차폐(shield) 효과가 있는데, 이를 반자성 차폐(diamagnetic shielding)라고 하고 차폐의 크기는 핵 주변의 전자밀도에 비례한다. 이 차폐는 원자핵을 주 자기장의 영향으로부터 가려주어 핵스핀의 각주파수(ω)를 감소시키고 결과적으로 낮은 공명주파수를 갖게 한다. 분자내의 각 수소는 결합된 상태에 따라 핵주변의 전자밀도가 다르기 때문에 공명주파수의 차이가 관찰됨으로써 서로 다른 환경의 수소들에 대하여 각기 고유한 구조적인 정보를 얻을 수 있는 것이다.

이렇게 서로 다른 전자밀도에 따라서 서로 다른 차폐효과를 정량적으로 다루기 위해서는 차폐효과를 표시하는 차폐상수(shielding constant)가 정의된다. 일반적으로 어떤 핵 i의 주변 전자밀도의 고유한 차폐효과를 절대량 1.0으로부터 벗어나는 차폐상수 σ_i로 정의한다. 어떤 핵 i에는 주 자기장의 효과(B_o)가 감소된 자기장 $B_o(1-\sigma_i)$가 영향을 미치게 되며, 따라서 핵 i의 고유진동수 ν_i는 다음과 같이 표현된다.

$$\nu_i = \frac{\gamma}{2\pi} B_o(1-\sigma_i) \qquad (1-26)$$

차폐상수 σ_i는 개념상으로 전자밀도에 비례하는 물리량으로 생각할 수 있으며, 일반적인 유기화합물의 수소원자들은 0-0.00002 정도의 값을 갖는 것으로 알려져 있다. 분자 내 수소원자의 주변에 전기음성도가 큰 원자들이 결합되어 있다면 작은 σ_i값을 가질 것이고, 전기음성도가 작은 원소들이 포진해 있다면 큰 값을 보일 것이다. 차폐상수 σ_i에 대한 현실적인 기준을 정하기 위하여 일반적으로 유기화합물 중에서는 가장 큰 전자밀도의 수소원자를 가지는 TMS (tetramethylsilane)를 사용한다. 그러면 TMS의 고유진동수는 식 (1-27)로 표시할 수 있다.

$$\nu_{TMS} = \frac{\gamma}{2\pi} B_o(1-\sigma_{TMS}) \qquad (1-27)$$

로 표시할 수 있다.

1.8.2.2 화학적이동(Chemical shift, 부록2 참조)

차폐상수 σ_i의 절댓값을 직접적으로 측정하거나 정의하기는 쉽지 않으며, 식 (1−26)이나 식 (1−27)에 의하여 임의의 수소핵 i와 TMS의 절대적 고유진동수 ν_i와 ν_{TMS}를 얻는 것도 쉽지 않다. 실제에 있어서는 그 절댓값이 큰 의미를 갖지도 않으므로 기준수소 TMS에 대한 임의의 수소핵 i의 고유진동수의 상대적 차이값을 정의하여 측정값으로 사용하게 된다.

즉, 임의의 수소핵 i의 TMS에 대한 상대적 진동수 차이를 $\Delta\nu_i$로 정의하면,

$$\Delta\nu_i(\text{Hz}) = \nu_i - \nu_{\text{TMS}} = \frac{\gamma}{2\pi} B_o(\sigma_{\text{TMS}} - \sigma_i) = \nu_o(\sigma_{\text{TMS}} - \sigma_i) \tag{1-28}$$

이다. 이와 같이 결국은 측정 핵과 TMS의 차폐상수의 차이와 벌거벗은 핵의 고유진동수의 곱으로 표현되며, 이 $\Delta\nu_i$의 단위는 Hz이다. 이 $\Delta\nu_i$가 NMR 분광학에서 기본적으로 정의되는 Hz 단위로 표시되는 화학적이동(chemical shift)인 것이다.

실제로 TMS의 수소원자가 가장 큰 전자밀도를 가진 원소로 $\sigma_{\text{TMS}} = 0.000020$ 정도의 차폐상수를 가진다고 보면, 대부분의 유기화합물 내의 수소원자는 이보다 작은 차폐상수를 가질 것이 분명하다. 예를 들어 히드록시아세톤 분자(CH_3COCH_2OH)내의 수소 원자들은 전기음성도가 큰 산소 원자로부터의 거리가 서로 다른 세 종류의 수소로 분류된다. 실제 이 세 종류의 수소는 대략 $\sigma_i = 0.0000178$ (CH_3), $\sigma_i = 0.0000157$ (CH_2), 그리고 $\sigma_i = 0.0000167$ (OH) 정도의 차폐상수를 갖는 것으로 알려져 있으며, 이 수소 원자들의 화학적이동은 $\nu_o = 100$ MHz의 NMR 분광기에서 각각 $\Delta\nu_{(CH_3)} = 220$ Hz, $\Delta\nu_{(CH_2)} = 430$ Hz, 그리고 $\Delta\nu_{(OH)} = 330$ Hz의 화학적이동값을 보이게 된다(표 1−8).

표 1−8 히드록시아세톤 분자 내 수소원자들의 차폐상수와 화학적이동

	Shielding Constant 차폐상수	B_0 = 2.35 T 100 MHz NMR		B_0 = 14.1 T 600 MHz NMR	
		$\Delta\nu$ (Hz)	δ (ppm)	$\Delta\nu$ (Hz)	δ (ppm)
CH_3	0.0000178	220	2.2	1320	2.2
CH_2	0.0000157	430	4.3	2580	4.3
OH	0.0000167	330	3.3	1980	3.3

화학적이동을 식 (1−28)과 같이 $\Delta\nu_i$로 정의하면, 그 값은 당연히 ν_o의 값, 즉 어떤 사양의 분광기에서 측정했는지에 따라 달라진다. 즉, 히드록시아세톤을 $\nu_o = 600$ MHz의 NMR 분광기에서 측정한다면, $\Delta\nu_{(CH_3)} = 1320$ Hz, $\Delta\nu_{(CH_2)} = 2580$ Hz, 그리고 $\Delta\nu_{(OH)} = 1980$ Hz로서 100 MHz의 분광기에서 측정했을 때와 다른 값을 보이는 것이다. 이렇게 주 자기장의 세기에 따라 달리 표현되는 물리적 측정치를 자기장의 세기에 의존하지 않는 수로 표시하고자 한다면, 식 (1−28)의 양변을 ν_o로

나누어 차폐상수의 차이만으로 표현할 수 있다. 즉,

$$\delta(\text{ppm}) = \frac{\Delta\nu_i}{\nu_o}\frac{[\text{Hz}]}{[\text{MHz}]}\times 10^6 = (\sigma_{\text{TMS}}-\sigma_i)\times 10^6 \tag{1-29}$$

와 같은 식이 되며 이때에 10^6은 Hz와 MHz의 균형을 맞추기 위한 수인 것이다. 따라서 새롭게 정의되는 δ는 물리적인 단위 대신 수학적인 단위 ppm으로만 표시되어 주 자기장 ν_o에 의존하지 않는, 일반적으로 통용되는 화학적이동(chemical shift)인 것이다. 히드록시아세톤의 세 가지 수소는 따라서 ν_o가 100 MHz 또는 600 MHz에서 측정하거나 모두 $\delta_{(CH_3)} = 2.2$ ppm, $\delta_{(CH_2)} = 4.3$ ppm, 그리고 $\delta_{(OH)} = 3.3$ ppm으로 표시되는 것이다. 표 1-8에서 이러한 화학적이동의 두 가지 표현법의 차이를 확인할 수 있다.

히드록시아세톤의 실체 측정된 ^{1}H-NMR 스펙트럼은 그림 1-45와 같다. 이 경우 별도의 언급(60 MHz)이 없다면, 어떤 규격의 NMR분광기를 사용했는지 명확히 알기는 어려우나 히드록시아세톤 분자내의 수소핵종의 정체에 대한 정보, 즉, 세 종류의 수소에 대한 화학적이동이 각각 TMS로부터 얼마나 차이가 나는지는 정확히 측정된다. 관례적으로 화학적이동은 사용되는 분광기의 진동수에 대해서 δ 또는 ppm으로 표시되고, 사용된 기준피크는 정확히 $\delta_H = 0.00$ (0.00 ppm)으로 기록된다. 이때 양수의 δ값은 왼쪽으로 갈수록 증가하며 음수의 δ값은 오른쪽으로 갈수록 증가한다.

NMR 분광학의 유용성은 동일 핵종 일지라도 화학적 환경의 미세한 차이에 의하여 서로 다른 진동수에서 공명을 일으킨다는 점에 있다. 화학적이동에 영향을 미치는 요인들은 전기음성도 효과, 혼성화 효과, 자기이방성, 수소결합, 분자의 3차원 형태, 용매 효과 등 다양하다. 일반적으로 대부분의 유기화합물내의 양성자(proton)들이 나타내는 화학적이동은 통상 0.00–12.00 ppm 정도의 범위 내에서 관찰된다.

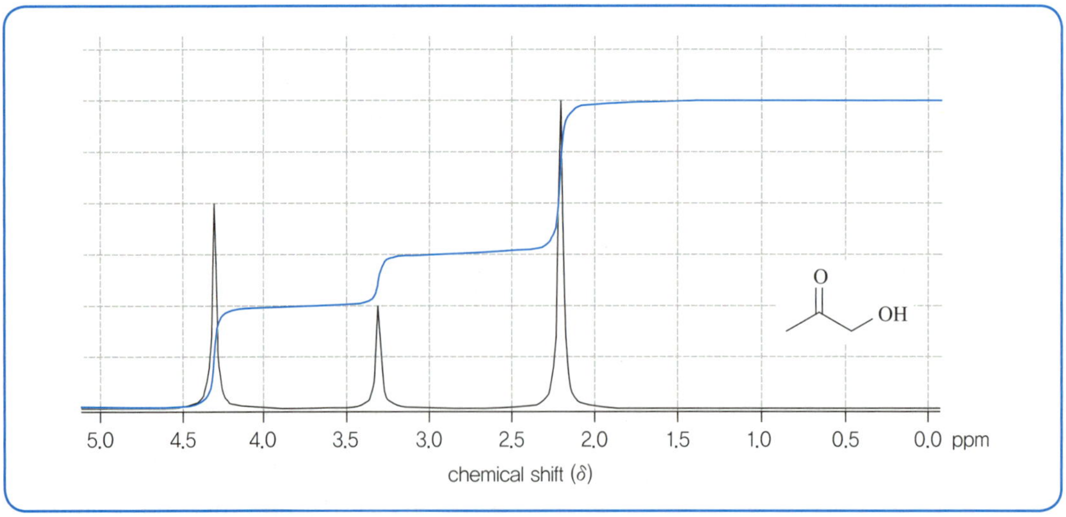

그림 1-45 실측 데이터를 이용하여 ACD/C+H NMR viewer(ACD/Labs release 12.01)로 계산한 히드록시아세톤의 ^{1}H-NMR 스펙트럼(60 MHz)

1.8.2.3 화학적 동등성(Chemical equivalence)

히드록시아세톤의 분자구조에서 전자밀도나 원자들의 공간적 배치를 생각할 때, 메틸기의 3개의 수소는 똑같은 환경에 처해 있음을 알 수 있다. 같은 이유로 메틸렌기 2개의 수소도 같은 환경에 있으며 같은 환경에 처한 수소핵들은 하나의 신호로 측정되는 것이어서 총 3개의 서로 다른 환경의 수소에 의해 3개의 신호가 관찰된다. 이와 같이 화학적 동등성(chemical equivalence)을 NMR 스펙트럼의 측정으로 알아내는 것은 유기분자의 구조해석에 있어서 중요한 단계이며, 역으로 분자의 구조식을 관찰하며 NMR 스펙트럼상에서의 화학적 동등성도 예측할 수 있어야 한다.

예제 1-15 다음 화합물에서 화학적으로 동등한 수소가 몇 종류가 있는지 찾아보아라.
$CH_3CH{=}CHCH_2CH_3$, $CH_3CH_2{-}O{-}CH_2CH_3$, $H_2C{=}CHCOCH_3$, $CH_3CH{=}CHCOCH_3$
Cyclohexanone, Toluene, *o*-Xylene, *m*-Xylene, *p*-Xylene

1.8.2.4 자기이방성(Magnetic anisotropy)

불포화결합을 가지는 화합물은 전기음성도나 혼성화로 설명할 수 없는, 비정상적으로 크거나 작은 화학적이동값을 가지는 경우가 많다. 일반적으로 전기음성도가 큰 원자나 π-결합 그룹이 근처에 없는 경우, sp^3 혼성을 하는 탄소원자에 결합된 수소는 0–2 ppm의 영역에서 화학적이동이 관찰된다. 반면, sp^2 혼성을 하는 탄소에 결합한 간단한 vinyl 수소는 4.6–7 ppm 범위에서 공명이 관찰된다. 이 현상은 단순하게 더 큰 *s*-특성(33%)을 가지는 탄소의 전기음성도가 sp^3 탄소(25% *s*-특성)보다 크다는 혼성화 효과로 설명할 수 있는 화학적이동의 예상 값 보다 더 크다. 이 현상은 π 전자가 만들어내는 유도자기장의 영향으로 설명될 수 있다. 대표적으로 벤젠의 경우, 방향족고리를 이루는 π 전자는 자장 내에서 고리주변으로 원운동(circulation)이 유도되는데, 이를 순환전류(ring current)라고 한다. 움직이는 전자는 자장을 유도하여 공간적으로 특정 지역의 수소핵을 차폐(shield) 또는 탈차폐(deshield)하는 결과를 낳게 된다(그림 1-46). 즉, 유도자장의 방향이 외부 자장과 동일한 방향의 경우, 이 공간에 위치하는 수소핵은 형성된 유도자장 만큼 더 강해진 자장에 노출됨으로 탈차폐되는 효과가 있고, 반대의 경우는 차폐되는 효과가 있다. 이와 같이 분자 내의 다른 부분에 서로 상반되는 영향을 미치는 현상을 이방성효과(anisotropy effect)라고 하며 배향에 따라 달라진다는 의미를 가진다. 벤젠의 수소는 7.27 ppm 정도에서 NMR 피크가 관찰되는데, 이는 이방성효과에 의한 탈차폐로 인하여 일반적인 이중결합성 수소가 가지고 있는 전자밀도보다 작은 것처럼 보이는 큰 화학적 이동값이다.

예를 들어 삼중결합의 경우, 아세틸렌 수소(그림 1-47)는 전자의 순환전류에 의해 형성된 유도

자장의 차폐영역에 위치하기 때문에, 혼성화 효과에 의해 예상되는 화학적이동값보다 작은 화학적 이동값인 2–3 ppm을 갖게 된다. 그림 1–47은 다양한 화합물의 구조적 배향에 따라 달라지는 이방성효과를 설명하기 위한 것이다. (+)값을 가지는 공간은 차폐효과가 나타나는 영역이며, 이 영역의 수소핵은 이방성효과로 인하여 작은 화학적이동값을 갖게 된다.

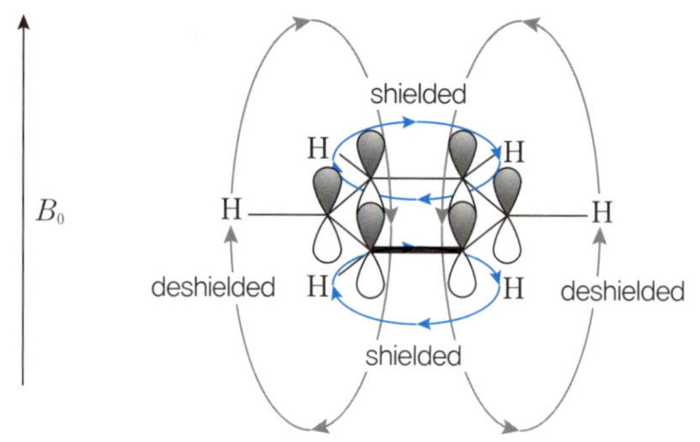

그림 1–46 벤젠의 자기이방성 효과

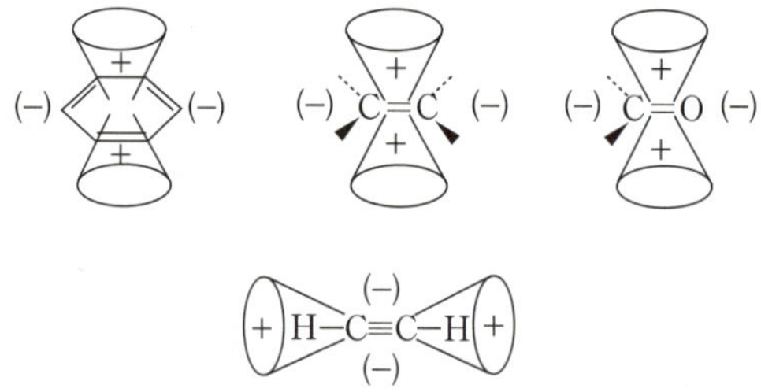

그림 1–47 다양한 화합물에서 자기이방성의 효과

1.8.2.5 유기화합물의 대표적 화학적이동 영역

지금까지 화학적이동에 영향을 주는 인자로 주변에 결합된 원자의 전기음성도에 따른 수소핵 주위의 전자밀도와 입체구조의 방향성에서 기인하는 이방성 요인들이 있다. 이들은 종합적으로 화합물의 화학적이동값을 결정하며, NMR 스펙트럼에서 유기화합물의 종류에 따라 특정 영역에 집중되는 신호가 관찰될 수 있다. 이 윤곽을 그림 1–48에 표현하였으며 가장 오른쪽의 0 ppm에 TMS의 기준신호가 표시되어 있다. 이 영역의 오른쪽은 전자밀도가 높은 수소핵의 영역으로 차폐(shielding) 효과를 극복하기 위하여 측정진동수를 높여야 되기 때문에 높은장(up field, high field)이라 하며, 화학적이동이 큰쪽으로 갈수록 전자밀도가 낮은 부분으로 측정진동수를 낮추어 공명이 관찰되는 낮은장(down field, low field)이라 구분하여 부른다. 보다 자세한 대조표는 부록 2의 대표적인 유기화합물의 구조형태에 따른 화학적이동값을 참조하여 구조해석을 수행할 수 있다.

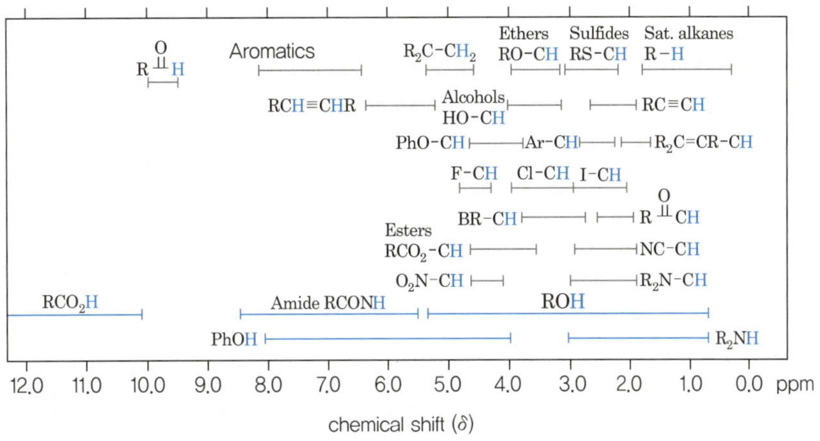

그림 1-48 화합물에 따라 관찰되는 수소원자의 화학적이동 영역

1.8.2.6 신호의 강도와 적분값(Integration)

윗 절에서는 스펙트럼의 X축, 물질의 특성인 에너지와 관련된 세기성질(intensive property)에 대하여 논하였지만, 이 절에서는 Y축, 즉 물질의 양적인 관계인 크기성질(extensive property)에 대하여 살펴본다. 스펙트럼상의 Y축 변수는 핵종의 수와 직접적인 관계가 있지만, NMR에서는 화학적이동으로 분류된 화학종간의 상대적 비율로 직접 관찰된다. 이 비율을 적분비(integration)라고 하는데, 이 용어는 측정과정에서 신호의 면적비율을 합산한다는 뜻에서 따온 것이다. 그림 1-45의 히드록시아세톤의 스펙트럼에 신호를 따라 계단식으로 표시된 선이 바로 해당 신호의 면적을 합산한 값으로 누적시킨 결과이며, 그 계단의 높이가 2(CH_2):1(OH):3(CH_3)으로서 바로 세 종류 수소의 비율임을 알 수 있다.

1.8.3 스핀-스핀 짝지음(Spin-spin coupling) 현상

화학적이동 및 적분값과 더불어 NMR 스펙트럼으로부터 얻을 수 있는 또 다른 중요한 구조적인 정보는 스핀짝지음(spin coupling)에 의한 것이다. 서로 인접한 탄소에 결합한 수소(또는 동일한 탄소에 결합하였으나 화학적 환경이 다른 수소)들은 짝지음이라는 현상을 통해 서로에게 영향을 주어 피크가 갈라진다. 피크 갈라짐 양상(spin splitting pattern)은 동등하게 짝짓는 모든 이웃핵종의 수 n에 대하여 $2nI+1$의 식으로 예상할 수 있으며, 여기서 I는 스핀 양자수이다. 따라서 양성자의 경우에 $I=\frac{1}{2}$ 이므로, 피크 갈라짐 양상은 짝지음하는 대상 수소의 개수가 n개라면, $n+1$개의 피크로 분리되는데 이 현상을 "$n+1$법칙"이라고 한다. 서로 다른 결합관계에 따라서 화학적으로 구별되면서 이웃하고 있는 수소들은 서로에게 영향을 미쳐서 공명신호를 쪼개는 성질이 있으며, 이 현상을 이용하여 이웃한 수소의 개수와 다양한 구조적인 정보를 얻을 수 있다. 그림 1-49의 에탄올의 메틸기(CH_3) 피크(1.1 ppm)는 이웃하는 CH_2의 두 개의 수소에 의해 3개의 피크로 분리된다. 이 갈라짐 현상은 서로에게 똑같은 영향을 행사하므로, 메틸렌(CH_2)의 피크(3.6 ppm)는 이웃하는 메틸기의 세 개의 수소에 의하여 4개($n+1$)의 작은 피크로 갈라지는 것이다.

이웃하는 핵의 개수(n)에 따라 달라지는 다양한 형태의 피크분리양상을 그림 1-50에 나타내었다. 이와 같이 분리된 피크들의 상대적인 면적비는 파스칼의 삼각형(Pascal's triangle)을 이용하여 알 수 있으며, 분리한 피크들의 명칭을 같이 표현하였다.

짝지음의 정도를 나타내는 상수를 짝지음상수(coupling constant)라고 하고 J값으로 표현한다. 짝지음을 하는 짝들이 몇 개의 결합을 경유하느냐에 따라 ^{n}J(예, ^{1}J, ^{2}J, ^{3}J)형태로 표현한다. 그리고 경유한 결합이 하나, 둘, 셋인 경우 각각의 짝지음을 직접짝지음(direct coupling), 같은자리짝지음(geminal coupling), 이웃자리짝지음(vicinal coupling)이라고 하고, 넷 이상의 결합을 경유한 원거리 짝지음은 long range coupling이라고 한다. 위의 Pascal 삼각형이 보여주는 짝지음 형태는 보통 3개의 결합을 사이에 둔 ^{3}J 짝지음 형태에 가장 잘 맞으며, ^{1}J과 ^{2}J는 보통은 잘 관찰되지 않고, 또한 원거리

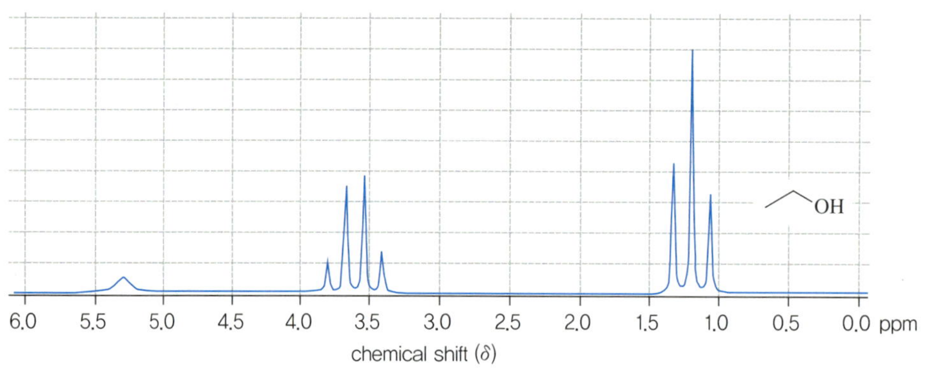

그림 1-49 실측데이터를 이용하여 계산한 에탄올의 ^{1}H-NMR 스펙트럼(60 MHz)

n	2^n	Multiplet Intensities–Pascal's triangle	
0	1	1	singlet (s)
1	2	1 1	doublet (d)
2	4	1 2 1	triplet (t)
3	8	1 3 3 1	quartet (q)
4	16	1 4 6 4 1	pentet
5	32	1 5 10 10 5 1	sextet
6	64	1 6 15 20 15 6 1	septet
7	128	1 7 21 35 21 7 1	octet
8	256	1 8 28 56 70 56 28 8 1	nonet

그림 1-50 이웃핵의 수(n)에 따라 달라지는 피크 갈라짐 양상 및 파스칼의 삼각형

짝지음은 그 짝지음상수가 너무 작아서 큰 의미가 없는 경우가 많다. 몇 가지 유기분자의 구조형태에 따른 전형적인 짝지음상수를 부록 3에 수록하였다.

짝지음의 정도를 나타내는 짝지음상수는 Hz의 단위로만 표시할 수 있으며, 양성자간의 ^3J의 경우 5–15 Hz의 값을 갖는 것이 보통이다. 이 짝지음상수는 갈라진 미세구조간의 간격을 측정하여 얻을 수 있다. 3개의 결합을 사이에 둔 관계라면 중간의 결합을 중심으로 정의되는 이면각(dihedral angle)의 크기에 따라 상수의 값이 달라진다. Karplus의 관계식에 따르면, 이면각이 0°나 180°에 가까운 경우에 짝지음상수가 최대값이 되고, 90°에 가까우면 최소값을 가진다는 사실이 밝혀졌다. 이 사실은 특히 거대분자 단백질의 용액상 구조를 밝히는 데 중요한 역할을 하였다.

그리고, 그림 1–49의 에탄올의 스펙트럼에서 언급해야 할 것은 OH의 수소(5.3 ppm)는 갈라짐이 없으며 선폭(line width)도 유난히 넓다는 것이다. 일반적으로 산소원자에 결합된 양성자와 이웃한 탄소에 결합한 양성자 간의 짝지음은 여러 가지 요인에 의하여 결정된다. OH 양성자와 관련한 스핀–스핀 갈라짐이 관찰될지는 측정 온도, 시료의 농도, 사용된 용매 등에 의하여 결정된다. 이는 용액에서 OH 양성자가 다른 OH 양성자(또는 용매)와 교환되는 속도와 관련이 있다. 일반적으로 OH기를 가지는 분자간의 양성자 교환 속도는 NMR 분광기가 감지할 수 있는 것보다 빠르기 때문에 분광기는 산소에 결합된 양성자로서보다는, 오히려 떨어져 있는 양성자로 더 빈번하게 인지하게 된다. 따라서 OH 양성자는 탄소에 결합된 수소의 가능한 모든 스핀배향을 구분하지 못하고 하나의 시간–평균스핀 배열로 인지하게 된다. 이에 따라 OH 양성자와 다른 양성자와의 스핀 상호작용은 짝풀린 상태가 되고, 관찰되는 피크는 짝지음이 존재하지 않는 것처럼 나타나게 되는 것이다. 질소에 결합된 양성자(NH)의 경우도 OH의 경우와 같이 양성자 교환이 빠르게 일어나면, 질소와 이웃한 탄소에 결합된 수소와의 스핀–스핀 상호작용이 짝풀림으로 나타난다. 또한 ^{14}N핵은 스핀양자수가 $I = 1$이기 때문에 전기적 사중 쌍극자 모멘트를 가지게 되어 질소에 결합된 수소는 용매 환경이나 온도에 따라 서로 다른 형태로 관찰된다.

예제 1–16 다음 화합물에서는 몇 종류의 화학적이동이 관찰되는지 찾아보고 그 순서를 나열해보자. 또한 이웃핵에 의하여 갈라지는 패턴을 예측해보자. 단, 이웃자리짝지음(vicinal coupling)이 유일한 짝지음이라고 가정한다.

a) $CH_3CH_2CO_2CH(CH_3)_2$　　b) $(CH_3)_3CH$

c) $CH_3CH_2CO_2CH_3$　　d) *trans*–$CH_3CHCHCH_3$

1.8.4 스펙트럼의 모양

앞 절에서 언급한 화학적이동의 두 가지 표시방법, 즉 Hz단위와 ppm단위의 표현법은 Hz로만 표현이 가능한 짝지음상수와 연관시키면, 스펙트럼의 전체적인 해상도에 따른 모양이 주 자기장의 세기에 따라 달라지는 것을 알 수 있다. 그림 1-51의 이소부틸클로라이드의 스펙트럼을 보자.

화학적이동은 외부자기장의 크기에 무관한 차폐상수의 차이이기 때문에 신호의 정중앙위치는 두 스펙트럼이 일치한다. 그러나 (a)와 (b)의 차이는 단위 ppm당 Hz의 수가 다르다는 것이며, 이는 x축의 ppm기준 표시법으로는 Hz 단위를 직접 파악하기 어렵다는 것이다. 한편, 짝지음상수는 자기장에 의존하지 않고 Hz로 정의되기 때문에, 같은 짝지음상수에 의하여 갈라지는 신호의 간격이 높은 자기장에서는 좁아 보이는 것이다. 즉, 스펙트럼의 모양은 $\Delta\nu/J$의 비율 의하여 결정되는 것으로, (b) 스펙트럼은 (a)에 비하여 6배의 비율을 갖기 때문에 스펙트럼의 해상도가 현격히 달라지는 것이다.

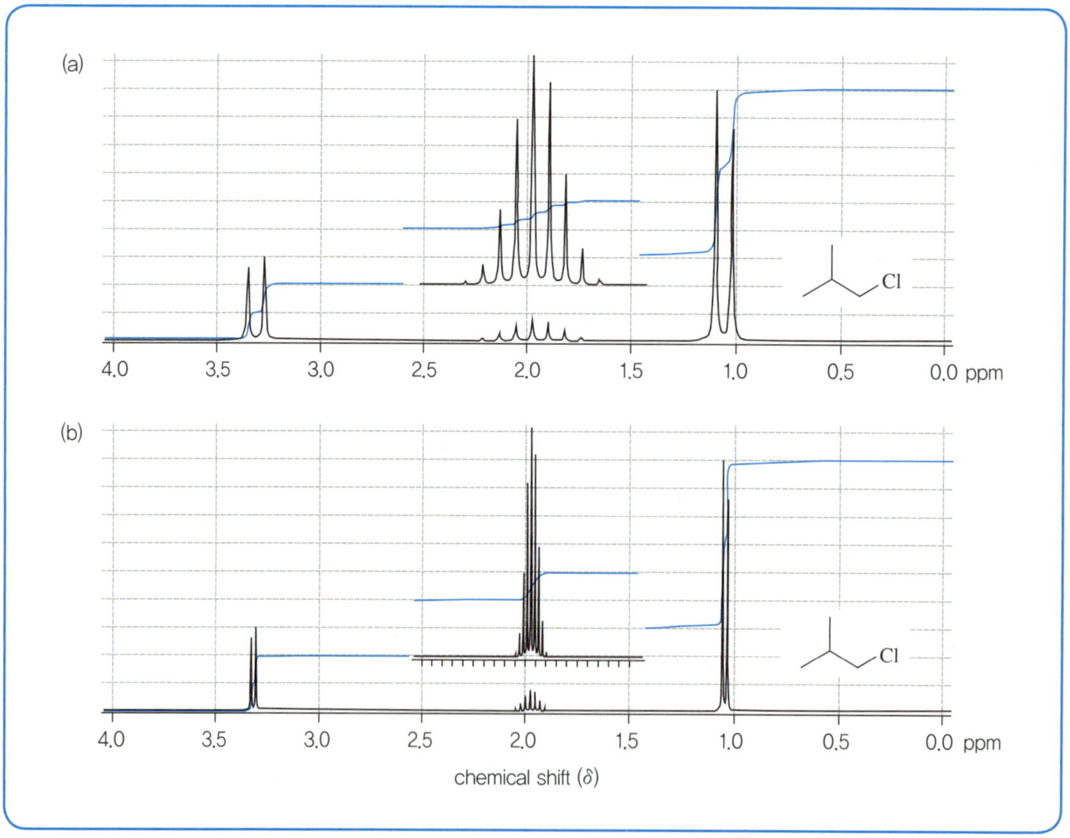

그림 1-51 실측데이터를 이용하여 계산한 이소부틸클로라이드의 ^{1}H-NMR 스펙트럼: (a)는 100 MHz, (b)는 600 MHz NMR 분광기에 대하여 계산

예제 1-17 파스칼의 삼각형에 의하면 갈라지는 신호는 좌우 대칭적임을 암시하고 있다. 그러나 그림 1-47과 그림 1-51의 스펙트럼에서 신호들은 모두 약간씩 비대칭형태를 보이는데, 이를 지붕효과(multiplet skewing)라고 한다. 그 근거는 무엇이며, 어떤 방향으로 비대칭성을 보이는지 밝혀보고, 이 효과의 활용방법을 찾아보자.

1.8.5 NMR 분광기

1.8.5.1 연속파 핵자기공명스펙트럼측정장치(CW-NMR)

NMR 분광기가 처음 개발될 때에는 일정 세기로 만들어진 영구자석을 이용하여 자기장을 형성하였다. 그림 1-52은 고전적인 분광기의 모식도이다. 자석의 양 극 사이에 시료를 장착하는 모듈이 있으며, 자기장의 균일도를 유지하기 위한 보조코일이 장착되어 있다. 또한, 용액상의 시료 내부의 불균일도를 상쇄하기 위해 시료관은 압축공기에 의하여 고속으로 회전하도록 설계되어 있다. 시료관 주위로 라디오파(radiofrequency)를 일정속도로 변주하여 순차적으로 주사(CW: continuous wave)하면서 공명조건이 충족되는 순간에 라디오파 수신기가 신호를 검출(RF receiver)하는 고전적 방식의 측정장치이며, 이를 CW-NMR 분광기라고 한다. 이때에 영구자석으로 이룰 수 있는 자기장의 세기는 1.4 Tesla 정도가 최대값이어서 1970년대까지 사용되던 60 MHz NMR에 활용되었다. 최근에는 영구자석, 전자석을 뛰어넘어 초전도 전자석을 이용하여 1000 MHz까지의 분광기도 개발되고 있다.

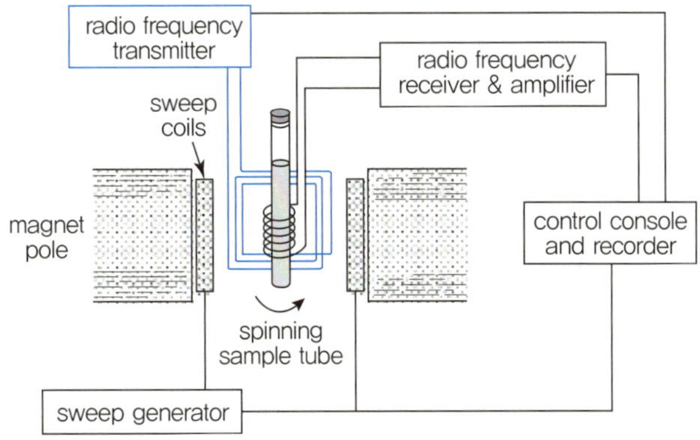

그림 1-52 고전적인 NMR 장치의 기본요소들

1.8.5.2 펄스 푸리에변환 핵자기공명스펙트럼측정장치(FT-NMR)

초전도 전자석으로 가능해진 고분해능의 NMR에서 더 이상 CW방식의 측정으로는 그 속도와 스펙트럼 처리방식이 서로 일치하지 않게 되었다. 그림 1-51의 100 MHz 스펙트럼 (a) 정도는 위의 CW-NMR장치로 측정 가능하지만, 600 MHz의 고분해능 스펙트럼 (b)는 순차적 스캔방법으로는 측정이 불가능하여 새로운 신호처리 방법의 필요성이 대두되었다. 기본 개념은 시료에 일정세기의 라디오 펄스(radiofrequency pulse)를 적용하여 분자계를 들뜬상태로 만들어 놓으면, 자기장 안에서 분자계의 각 핵은 자신의 고유진동수에 따라 세차운동(precession)을 하게 되는데, 그 때의 세차운동의 궤적을 일정 시간 동안 수신기에서 채취하게 되는 것이다. 그 세차운동의 진폭은 시간의 진행에 따라 점점 감소하는 이른바 완화현상(relaxation)을 수반하는데, 이 과정 중에 수신기에서 얻은 궤적이 FID(free induction decay)라는 시간영역(time domain)이다. 이 FID에는 분자계 모든 핵의 고유진동수(ν_i) 정보가 모두 포함되어 있지만 육안으로 식별되지는 않는다. 이 시간영역을 푸리에변환(FT: fourier transform)이라는 수학적 연산과정을 거쳐 진동수영역(frequency domain)으로 만들어 주는 것이 현 시대에 통용되는 거의 모든 NMR 분광기의 측정 방식인 것이다.

이 방법의 가장 중요한 장점은 시간함수로 측정된 자료를 저장한 후, 필요에 따라 재생할 수 있으며, 푸리에변환 과정에서 스펙트럼의 특성을 수학적 방법으로 차별화(해상도 증가 또는 감도 증가)하여 처리할 수도 있다는 것이다. 또한 시료의 농도가 매우 작아서 신호의 감도가 낮을 때에는 측정을 여러 번 반복하여 시간함수형태로 축적시키며 저장한다면, 신호의 세기는 증가하고 무질서한 노이즈는 서로 상쇄되므로 측정감도를 증가시킬 수 있다. 물론 측정시간이 짧아지는 부수적인 장점은 기본적으로 주어지는 장점이다.

NMR 분광학이 유기분자 그리고 단백질과 같은 거대 생체분자의 구조분석에 획기적으로 기여하게 된 것은 바로 다중펄스(multipulse) NMR 분광학의 발달에서 온 것이다. 분자계가 정교하게 설계

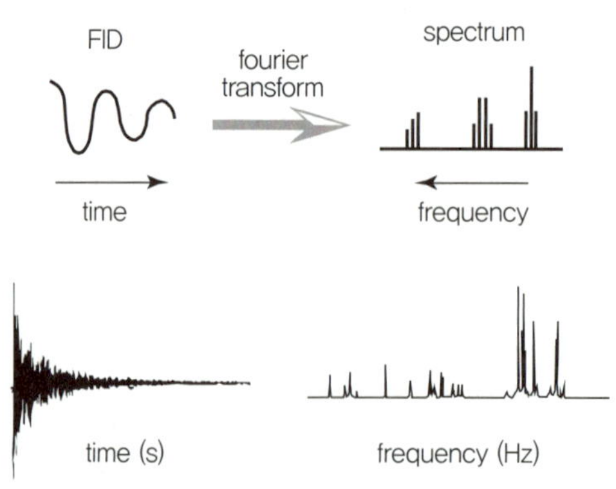

그림 1-53 푸리에변환에 의한 NMR 스펙트럼의 생성

된 다중펄스의 충격파에 의하여 비평형상태에 올라가면서 발생하는 복잡한 형태의 FID는 현대적 NMR 분광학이 2차원(2D) 또는 3차원(3D) NMR로 그 응용범위가 넓어지는 근거가 되고 있다.

1.8.6 탄소 핵자기공명 분광법(^{13}C-NMR)

유기화합물의 구조분석에 이용되는 NMR은 ^{1}H-NMR과 더불어 질량 13의 탄소동위원소를 이용한 ^{13}C-NMR도 흔히 쓰이는 유용한 방법이다. 이는 H와 C의 스핀양자수가 같은 $\frac{1}{2}$로서 유사한 핵자기 특성을 가지고 있기 때문이며, 또한 유기물의 가장 많은 주성분이 바로 H와 C이기 때문에 활용도가 넓다는 점이다. 또한 펄스 FT의 발전이 없었다면, 실질적으로 ^{13}C-NMR 스펙트럼은 현재의 활용수준으로 발전이 어려웠을 것이다.

1.8.6.1 탄소와 수소의 차이

탄소와 수소는 다음과 같은 물리적 차이점을 가지고 있다.

① 자기회전비[γ(rad · s^{-1} · T^{-1})]: ^{1}H : 267.53, ^{13}C : 67.28

② 자연계 존재비율: ^{1}H : 99.98%, ^{13}C : 1.11%

③ 상대적 감도: ^{1}H : 100%, ^{13}C : 1.6%

첫째, 자기회전비 γ가 탄소의 경우 수소의 $\frac{1}{4}$이므로 같은 자기장의 세기에서 ^{13}C의 공명진동수는 ^{1}H의 공명진동수의 $\frac{1}{4}$의 값을 갖는다. 즉, ^{1}H 기준의 표시방법으로 400 MHz NMR 분광기에서 ^{13}C의 측정은 100 MHz에서 이루어진다. 또한 존재비율의 차이때문에 한 분자 안에 있는 거의 모든 수소는 NMR 신호를 보이지만, 탄소의 경우에는 전체 분자의 1%만이 ^{13}C 신호를 보인다. 하나의 완전한 ^{13}C-NMR 스펙트럼을 구성하려면, 탄소 개수만큼의 분자가 있어야 된다는 것이다. 또한 자기회전비 및 핵종의 상대적 감도를 고려했을 때, 전체적으로 ^{13}C-NMR 스펙트럼의 감도는 수소의 그것에 비하여 약 1/5700 정도로 떨어진다.

이 문제는 초기 개발단계의 CW-NMR 분광학에서는 거의 극복하지 못하였으나, 현대적 FT-NMR 방법이 등장하면서 해결되었다. 즉, RF 펄스에 의한 단위 측정시간 단축과 컴퓨터 메모리에 스펙트럼 축적에 의한 감도의 증가로 분자 내 모든 ^{13}C 신호를 볼 수 있는 스펙트럼을 얻을 수 있다. 현대적 고자장 NMR에서는 컴퓨터 CPU 및 메모리의 대용량화와 고성능 FT알고리즘의 개발로 5700개의 측정 스펙트럼을 메모리상에서 더함으로써 수소스펙트럼의 감도와 비슷한 수준의 ^{13}C-NMR의 상용화가 이루어지게 된 것이다. 또한 그 외에도 수소와 탄소의 스펙트럼은 측정법뿐 아니라 해석법에서도 많은 차이가 있다.

1.8.6.2 ^{13}C의 화학적이동

NMR 스펙트럼에서 가장 먼저 얻을 수 있는 정보인 화학적이동은 핵 주변의 전자밀도에 따르는 차폐상수에 기인하기 때문에 전자가 6개인 ^{13}C이 전자가 한 개인 ^{1}H보다 넓은 영역의 화학적이동값을 갖는다(그림 1-54). ^{13}C의 화학적이동값(0-220 ppm 범위)은 화합물 내 핵 주변의 전자밀도와 자기이방성 효과 등의 크기를 TMS를 기준으로 복합적으로 비교 및 표현한 값이며, 그 상대적 순서의 해석은 수소스펙트럼의 경우와 유사하다. 즉, 그림 1-54에서 보듯이 전자밀도가 비교적 높은 포화탄화수소의 탄소는 TMS에 가까운 높은장 영역(up field)에 위치한다. 전자밀도와 자기이방성 효과가 복합적으로 영향을 미치는 불포화 탄화수소와 방향족 화합물들의 탄소는 TMS에서 멀리 떨어진 낮은장 영역(down field)에 신호를 보인다. 전기음성도가 높은 산소와 직접 결합한 카르보닐 탄소는 전자밀도와 자기이방성 효과가 상승작용을 일으켜 가장 하위 자장 영역에서 검출된다. 이와 같은 해석은 수소스펙트럼과 거의 비슷한 상황으로써 두 스펙트럼 영역을 비교하면, x축의 단위만 다를 뿐 화합물군의 높은장과 낮은장 영역의 상대적 배치는 거의 유사함을 볼 수 있다. 부록 4에는

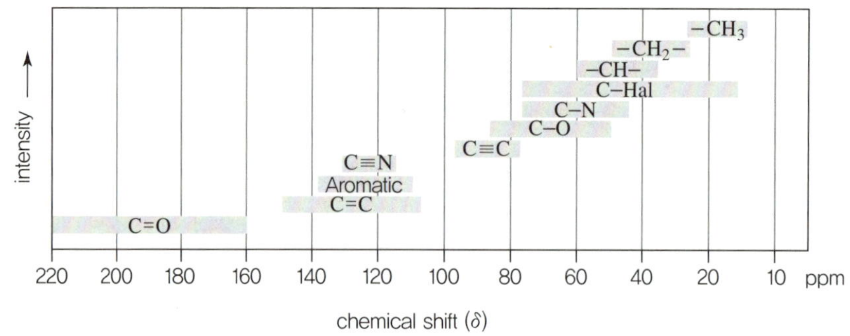

그림 1-54 ^{13}C원자의 화학적이동값 영역

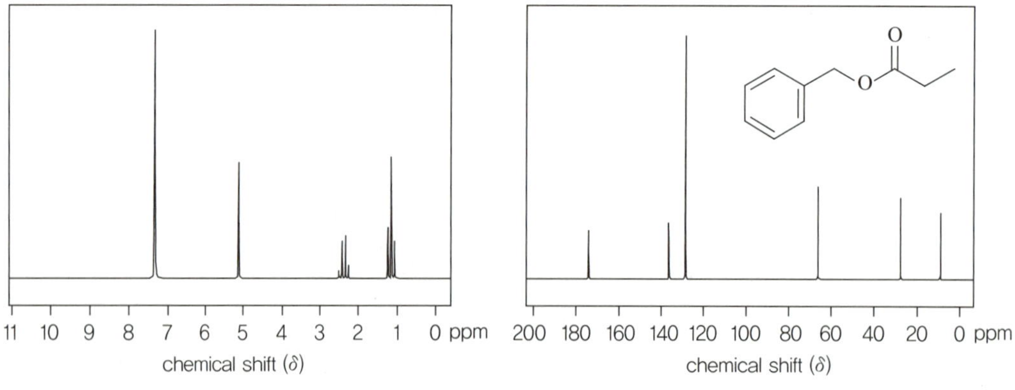

그림 1-55 프로피온산벤질의 ^{1}H-NMR 스펙트럼와 ^{13}C-NMR 스펙트럼

몇 가지 유기분자 전형에 대한 ^{13}C의 화학적이동을 표로 정리하였다.

그림 1–55의 프로피온산벤질(benzyl propionate)의 ^{1}H–NMR 스펙트럼와 ^{13}C–NMR 스펙트럼을 비교하면, 각각의 특징을 한 눈에 비교할 수 있다. 즉, 화학적이동값 자체는 큰 차이를 보이지만, 해당 핵종의 상대적 위치는 서로 비슷한 양상을 나타낸다. 단지 ^{13}C 스펙트럼에는 ^{1}H 스펙트럼에 없는 carbonyl기의 4급 탄소(173 ppm)와 benzyl기의 4급 탄소(135 ppm)가 하나씩 더 보일 뿐이다.

1.8.6.3 ^{13}C–NMR 스펙트럼에서의 짝지음과 짝풀림

원칙적으로 ^{13}C–NMR 스펙트럼에도 짝지음 현상은 존재한다. ^{13}C–NMR 스펙트럼에는 ^{13}C 원소간의 동종 짝지음(homonuclear coupling)과 ^{13}C–^{1}H간의 이종 짝지음(heteronuclear coupling) 현상이 존재한다. ^{13}C 원소간의 동종 짝지음 현상은 현실적 활용가치가 적어서 사용되지 않는다. 그 이유는 측정시료 분자 내에서 ^{13}C의 존재비율이 1%정도이어서 ^{13}C–^{13}C의 짝이 존재할 확율은 0.01% 정도로 특별한 측정기술(이중공명(double resonance) 혹은 multipulse experiment)을 쓰지 않으면 ^{13}C–^{13}C간의 짝지음은 감도가 아주 약하다. 그에 반하여 ^{13}C–^{1}H 조합의 확률은 ^{13}C의 존재확률과 거의 같기 때문에 단일공명(single resonance, single pulse)을 이용한 단순한 ^{13}C 스펙트럼에는 모든 ^{13}C–^{1}H 스핀분리현상이 관찰된다. 그런데 이 ^{13}C–^{1}H 짝지음으로 인하여 원래부터 낮은 감도의 C 신호가 스핀분리로 더욱 감소되어 측정에 부정적 영향으로 작용한다. 더욱이 ^{13}C–^{1}H 짝지음상수는 $^{1}J(^{13}C-^{1}H)$와 $^{2}J(^{13}C-C-^{1}H)$ 등의 0–300 Hz 사이의 다양한 값을 가지고 있어 ^{13}C–NMR 스펙트럼을 필요 이상으로 복잡하게 만들어 분석적 가치를 상당히 감소시킨다(그림 1–56 (a)). 이러한 이유로 일반적인 탄소 스펙트럼의 측정에서는 광폭 짝풀림(broadband decoupling) 기술을 이용하여 ^{1}H의 α스핀과 β스핀을 포화시킴으로서 짝지음 현상을 제거하는 방법을 쓴다(그림 1–56 (b)). 그러므로 대부분의 탄소스펙트럼 이용자는 ^{13}C–^{1}H 짝지음의 이용을 포기하고 단지 화학적이동값의 선별로 구조해석에 이용하는 것이다. 그래서 그림 1–56의 (b)와 같은 보통의 ^{13}C–NMR 스펙트럼은 '수소 짝풀림(proton decoupled) 스펙트럼'이라고 한다.

특별한 경우가 아니면, 일반적으로 ^{13}C–NMR 스펙트럼에서는 짝지음현상을 이용하지 않으며, 화학적이동의 영역이 ^{1}H–NMR 보다 넓기 때문에 화학적이동값 만으로도 분자내 탄소핵들의 정체를 기록하고 판독하기가 쉬워지는 것이다. 그림 1–56의 스펙트럼에서, 신호 이외의 노이즈(noise)의 높이가 큰 차이가 나는 것은 짝지음 스펙트럼 (a)의 경우에는 하나의 신호가 여러개로 분산되어 감도가 낮아지므로 노이즈의 크기가 상대적으로 두드러지지만, 짝풀림 스펙트럼 (b)에서는 해당 탄소의 신호가 하나로 집중되어 감도의 유실이 적어지기 때문이다. 즉, 동위원소의 비율이 낮은 ^{13}C원자도 별도의 동위원소 농축 없이 일반 NMR분광기를 사용하여 측정이 가능하게 된 것이다.

일반적으로 수소 짝풀림 ^{13}C–NMR 스펙트럼을 얻을 때, 일부 탄소핵의 신호는 수소 짝지음 실험에서 관찰된 세기보다 강하게 관찰된다. 이러한 신호의 세기 증가는 수소가 직접 결합된 탄소의 경우에 가장 크며, 통상 결합된 수소가 많을수록 증가 정도가 커진다. 이러한 효과를 핵 오버하우저 효과(nuclear overhauser effect, NOE)라고 하며, 이는 한 핵종의 NMR 스펙트럼을 측정하면서 다른 핵종의 공명 주파수를 조사하는 경우에 일반적으로 나타난다. 즉, 수소 짝풀림 ^{13}C-NMR 스펙트럼의 경우, 수소 공명주파수를 조사하기 때문에 교차-편극(cross-polarization)에 의해 ^{13}C의 흡수 세기가 증가하는 현상이 나타나게 되는 것이다.

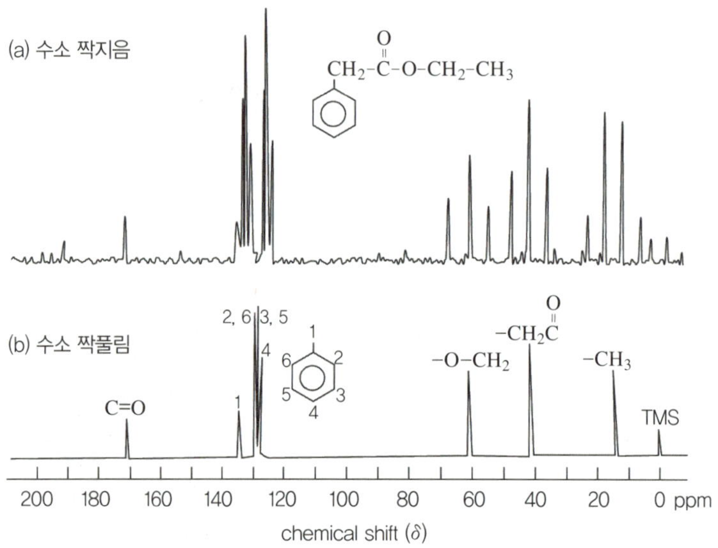

그림 1-56 페닐아세트산에틸의 ^{13}C-NMR 스펙트럼

1.8.6.4 ^{13}C 신호의 강도와 스핀 이완현상

^{1}H-NMR 스펙트럼에서 신호의 강도(signal intensity)는 정확하게 해당 수소 개수의 상대적 비율을 나타내며, 이는 로렌츠형의 신호의 적분값으로 측정된다. 따라서 그림 1-55의 benzyl propionate의 ^{1}H-NMR 스펙트럼의 피크적분값의 비율은 왼쪽으로부터 5:2:2:3이다. 이는 각각 벤젠고리의 5H, 벤질기의 2H, 에틸기의 2H와 3H의 개수의 비율이다. 그러나 이에 대응하는 ^{13}C-NMR 스펙트럼의 피크강도는 각 탄소종의 비율과 확연히 다름을 알 수 있다. 그 이유는 앞서 설명한 수소 짝풀림 스펙트럼의 측정 시 얻어지는 NOE 효과에 의한 피크세기의 인위적 증가 외에 FT-NMR분광기에서 일반적으로 수행되는 ^{13}C-NMR 스펙트럼의 측정 과정과도 연관된다. ^{13}C-NMR 스펙트럼은 ^{1}H-NMR 스펙트럼과 비슷한 수준의 피크강도를 얻기 위해 5700번의 측정데이터를 합하여 만든 것이다. 그런데 한 번의 측정을 위해 펄스를 받아 들뜬상태가 된 탄소(β스핀)는 다음 번의 측정이 가능하기 위해서 이완현상(relaxation)에 의하여 평형분포(equilibrium population)인 안정한 상태

(α스핀)로 되돌아와 있어야 한다. 탄소의 경우, 이에 필요한 이완시간(relaxation time)이 수소에 비하여 길 뿐 아니라, 탄소 핵종이 처한 환경에 따라 차이가 많다는 것이다. 따라서 ^{1}H-NMR 스펙트럼과 같은 수준의 적분값을 얻기 위해서는 모든 탄소가 완전히 평형분포에 도달한 후(1분 이상), 다음 측정이 이루어져야 한다. 그런데, 적어도 5700번의 측정을 소화하려면, '정확한 적분비'와 '합리적인 측정시간'이라는 상충되는 요구조건 중 적당한 타협안을 찾아야 되는 것이다. 일반적으로는 적분비 대신 합리적 측정시간을 택하기 때문에 신호의 강도를 적분비로 활용할 수가 없는 것이다. 그러나 부정확한 적분값으로도 어느 정도 '정성적인 해석'은 가능하다. 이완현상을 촉진하는 주요 원인은 핵 주위에 상자성 환경인데, 가장 직접적으로 영향을 주는 것이 바로 ^{1}H핵이다. 따라서 ^{1}H핵을 주변에 많이 가진 ^{13}C는 이완시간이 짧고, ^{1}H핵과 직접 결합하지 않은 ^{13}C는 이완시간이 매우 길다. 이를테면 합리적인 측정시간 내에는 한 분자 내에 CH_3가 항상 평형분포에 도달하지만, C=O의 C는 반쯤 들뜬상태에 있어 신호의 강도가 약해지는 것이다. 따라서, 일반적인 ^{13}C 스펙트럼에서는 $CH_3 \rangle CH_2 \rangle CH \gg C$와 같은 상대적 신호강도를 예측할 수 있다.

1.8.7 실제적인 NMR 응용을 위해 알아두어야 할 사항들

(1) 시료용매

NMR 측정을 위해 시료 용액을 제조할 때 사용하는 용매는 수소가 중수소(D)로 치환된 것을 사용해야 한다. 이는 용매 중에 포함된 수소의 NMR 피크로 인한 방해를 제거할 수 있고, 중수소의 NMR 신호가 분광기의 주파수발진기의 정확한 잠금(locking)과 자기장의 균일화를 위해 이용되기 때문이다. 일반적으로 $CDCl_3$, CD_3OD, CD_3SOCD_3, CD_3COCD_3, D_2O, pyridine-d_5, benzene-d_6 등을 많이 사용한다. 이들 용매분자 중, 중수소로 치환되지 않은 일부 수소핵에 의한 피크를 화학적이동값의 기준으로 활용하기도 한다. ^{13}C-NMR 스펙트럼 측정 시, 시료와 용매의 신호 구분이 용이하다. 중수소의 특성(스핀양자수 $I = 1$)때문에 용매의 신호는 $2nI+1$로 분리되어 쉽게 구별할 수 있다. 여기서 n은 탄소에 결합된 중수소의 수를 나타내며, 흔히 쓰이는 용매로 chloroform-d_1는 삼중선(triplet $= 2\times1\times1+1$)으로, aceton-d_6와 DMSO-d_6는 칠중선(septet $= 2\times3\times1+1$)의 용매신호를 볼 수 있다.

특정 용매를 이용하여 NMR 스펙트럼을 측정하는 경우에 한 가지 고려할 사항은 사용되는 용매의 종류에 따라 측정시료 분자의 화학적이동이 변화한다는 것이다. 이는 측정분자와 용매와의 상호작용에 의한 결과로써, NMR 측정용 시료용매가 비극성이라면 용매와 용질사이에는 약한 상호작용(van der Waals 상호작용) 만이 존재하므로 화학적 이동에 미약한 영향을 미친다. 그러나 측정용 시료용매가 극성이고 측정하는 시료분자에 극성작용기가 있다면, 용매와 용질 간에는 강한 쌍극자 상호작용이 가능하게 되고, 화학적이동의 변화는 비극성 용매에서보다 더 크게 나타날 수 있다.

^{1}H-NMR 스펙트럼에서 이와 같은 용매유도이동(solvent-induced shift)은 0.1-1 ppm 범위에서 관찰된다.

(2) 짝풀림과 이중공명(Spin decoupling, double resonance)

서로 짝지음하는 수소들은 동일한 결합상수 값을 가지므로 해당 짝을 찾을 수 있다. 짝지음하는 짝을 찾는 또 다른 방법은 특정 수소피크의 공명주파수를 추가로(double resonance) 조사하면서 NMR 스펙트럼을 측정하여 짝지음짝에 해당하는 수소핵의 짝지음현상이 해제(짝지음풀림, decoupling) 되는 것을 관찰하는 것이다.

(3) NOE (Nuclear overhauser enhancement)

수소와 수소 간에 연결된 결합이 2~3개일 경우, 수소핵 사이에 서로 스핀정보가 전달됨으로서 짝지음하는 현상을 관찰하여 구조해석에 활용한다. NOE 현상은 결합의 개수와 무관하게 공간적으로 가까이 위치한 수소핵 사이에 관찰되는 현상으로 공간적인 구조규명에 매우 유용하게 응용된다.

(4) 2차원(2D) NMR

2차원 NMR 기법은 수소와 수소의 연결 관계를 쉽게 알 수 있을 뿐 아니라, 탄소와 수소간의 근거리 및 원거리 연결 관계, 2차원 NOE 결과 등에 대한 다양한 정보를 제공하여 복잡한 유기분자의 해석에 많이 활용된다. 생체고분자 구조 분석을 하기 위하여 3차원 및 4차원 NMR 기법이 개발되어 활용되고 있기도 하다.

(5) 중수소 치환

시료의 구조 중에서 치환이 가능한 수소를 확인하는 방법으로 중수소 치환법이 있다. NMR 측정을 위한 용액에 D_2O를 소량 가하여 수소를 중수소로 치환하면, 시료의 수소피크는 사라지고 대신 HOD의 수소피크가 관찰된다.

1.9 질량분석법

질량분석기(mass spectrometer)는 1912년 톰슨(J.J. Thomson)이 수행한 연구를 시작으로 질량 대 전하비를 이용하여 원자량을 측정하는 방법으로 개발되어 ^{20}Ne와 ^{22}Ne 같은 동위원소의 존재 규명에 주요한 역할을 수행한 이래 무기 원소 분석에서 유기화합물의 분석까지 다양한 분야에서 널리 이용되고 있다. 특히 1980년대에 단백질과 같은 비휘발성 생체 고분자 물질의 분석이 가능한 이온화법이 개발됨에 따라 더욱 그 활용 분야가 확대되고 있다. 이와 같이 질량분석기를 활용하는 극미량 분석 기법을 질량분석법(mass spectrometry)이라 한다.

1.9.1 분자의 질량과 분자량

질량분석법의 출발은 분자단위 개체의 질량을 지구중력장을 이용한 물리적 저울이 아닌 인공적으로 만든 자기장 안에서 원자질량단위(atomic mass unit, amu)로 측정하는 원리에서 시작한다. 따라서 원자단위 또는 분자단위 개체들의 질량의 속성에 대하여 우선 알아보고자 한다.

원자의 질량은 탄소 ^{12}C의 질량을 12로 나눈 값을 1 amu (atomic mass unit)로 정의하고 다른 모든 원자의 질량은 이 탄소 ^{12}C에 대한 상대적 질량으로 정의되어 있다. 표 1-9에는 몇 가지 중요 동위원소들의 질량(mass)과 원자량(atomic weight)을 비교하여 놓았다. 여기서 원자량은 우리가 몰 단위의 아주 많은 개체의 집합을 다루기 위해 계산해 놓은 모든 해당 동위원소들의 질량의 가중평균치(weighted average)를 말하는 것으로 개체의 질량과 같이 측정할 수 있는 고유치가 아닌 산술적인

표 1-9 몇 가지 주요 원소들의 원자량과 동위원소의 질량(mass in amu)

Element	Atomic weight	Nuclide	Mass
Hydrogen	1.00797	^{1}H	1.00783
		^{2}H	2.01410
Carbon	12.01115	^{12}C	12.0000
		^{13}C	13.00336
Nitrogen	14.0067	^{14}N	14.0031
		^{15}N	15.0001
Oxygen	15.9994	^{16}O	15.9949
		^{17}O	16.9991
		^{18}O	17.9992

Element	Atomic weight	Nuclide	Mass
Silicon	28.086	^{28}Si	27.9769
		^{29}Si	28.9765
		^{30}Si	29.9738
Sulfur	32.064	^{32}S	31.9721
		^{33}S	32.9715
		^{34}S	33.9679
Chlorine	35.453	^{35}Cl	34.9689
		^{37}Cl	36.9659
Bromine	79.909	^{79}Br	78.9183
		^{81}Br	80.9163

표 1-10 몇 가지 주요 동위원소들의 자연계 상대적 비율

Element		Relative abundance	Isotope	Relative abundance	Isotope	Relative abundance
Hydrogen	^{1}H	100	^{2}H	0.016		
Carbon	^{12}C	100	^{13}C	1.08		
Nitrogen	^{14}N	100	^{15}N	0.38		
Oxygen	^{16}O	100	^{17}O	0.04	^{18}O	0.20
Silicon	^{28}Si	100	^{29}Si	5.10	^{30}Si	3.35
Sulfur	^{32}S	100	^{33}S	0.78	^{34}S	4.40
Chlorine	^{35}Cl	100			^{37}Cl	32.5
Bromine	^{79}Br	100			^{81}Br	98.0

값인 것이다. 이때의 가중평균치를 구하기 위해서는 표 1-10의 자연존재비율(relative abundance)을 사용한다.

분자에 대해서도 같은 논리가 적용된다. 원자번호, 즉 양성자수와 전자수는 같은데 중성자수의 차이로 질량이 다른 입자를 동위원소라고 한다면, 익숙한 명칭은 아니지만 동위원소를 가지는 분자에 대해서 '동위분자'라 해도 아무런 무리는 없어 보인다. 분자의 개체의 질량은 동위원소에 대한 정보를 포함한 고유의 성질이며 분자량은 모든 동위분자에 대하여 각각의 존재비율을 고려한 가중평균치인 것이다. 사실 분자의 구성은 여러 형태의 동위원소들의 조합으로 만들어지므로 그 가짓수가 더 많아질 수 있다. 표 1-11에 일산화탄소(CO)의 동위분자를 예로 들어보자. 일산화탄소의 성분인 탄소와 산소의 동위원소는 각각 2종과 3종이 존재하므로 동위분자는 총 6종이 가능하고 그 질량은 모두가 다름을 알 수 있다. 만일, 이 분자들의 개체의 질량을 amu 단위로 정확하게 측정할 수 있다면 6종을 모두 구별할 수 있다. 측정장치가 충분히 정확하지 못하여 소수점이하의 정보를 잃어버린다 해도 적어도 4종의 일산화탄소분자는 구분할 수 있는 것이다.

표 1-11 분자의 동위분자의 질량과 상대적 분자질량의 유효숫자

Isotopes	Molecular mass (HR)	Relative abundance	Molecular mass (LR)	Relative abundance	Comment
CO ($^{12}C-^{16}O$)	27.9949	10,000	28	100	M
CO ($^{13}C-^{16}O$)	29.00276	108	29	1.12	M+1
CO ($^{12}C-^{17}O$)	28.9991	4	29		
CO ($^{13}C-^{17}O$)	30.00346	0.0432	30	0.200432	M+2
CO ($^{12}C-^{18}O$)	29.9992	20	30		
CO ($^{13}C-^{18}O$)	31.00256	0.216	31	0.00216	M+3

정수단위의 분자질량에 대응하여 일반적으로 상대적 존재비율이 가장 큰 동위분자를 M으로 지칭하고 질량이 한 단계씩 높은 분자를 순차적으로 M+1, M+2, … 등으로 명명한다.

이와 같이 서로 다른 질량 값을 구분할 수 있는 능력(개별 동위 원소 및 동위 분자를 구분할 수 있는 능력 포함)을 분해능(resolution, R)이라 하는데 분해능 R은 다음과 같이 정의된다.

$$R = \frac{m}{\Delta m} \tag{1-30}$$

m은 측정 관심 대상 질량값이고 Δm은 측정 관심 대상 질량 값과 구분하고자 하는 질량 값 간의 차이를 말한다. 즉, 분자량 1000이내의 유기분자에 대하여 정수단위의 질량을 구분할 수 있으려면 1000/1로서 $R = 1000$의 분해능을 가지면 된다는 것이다. 반면 같은 질량을 소수점이하 3째 자리까지를 구분할 수 있으려면, $R = 1000/0.001 = 1{,}000{,}000$의 분해능을 가져야 된다. 위의 일산화탄소 분자 중 정수단위로 구분되는 4종의 동위분자를 구별하기 위해서는 $R = 1000$의 저분해능(low resolution, LR)이면 충분하지만, 6종의 동위분자를 찾아내려면, 이를테면 CO ($^{13}C-^{16}O$)(29.00276)와 CO ($^{12}C-^{17}O$)(28.9991)의 구분을 위해서는 적어도 $R = 1000/0.004 = 250{,}000$ 이상의 고분해능(high resolution, HR)이 필요한 것이다.

고분해능과 저분해능의 실질적인 차이를 이해하기 위해서는 다음의 예를 고려해 보는 것이 좋다. 등분자량 분자(또는 동중원소 분자, isobaric molecule)인 CO, N_2 및 C_2H_4는 분자량이 모두 28로서 만일 저분해능으로 측정한다면 세 분자의 질량 값만으로는 구분하기가 어렵다(표 1-12). 그러나 이 분자들 중 가장 존재비율이 높은 단일 동위원소 질량(monoisotopic mass)은 세 분자 모두 다르며, 이는 고분해능으로 측정할 때에 비로소 구분되어 측정되는 것이다.

그렇다면 저분해능으로는 등분자량 분자의 구분이 불가능한 것일까? 표 1-12에는 이에 대한 해답을 제시해 주고 있다. 즉, 분자량이 28인 CO, N_2, C_2H_4인 분자들을 저분해능으로 측정하면 모두 동일한 질량값을 보이나, 이들 개별 분자들의 동위분자 존재비를 측정하면 구분이 가능하다. 가장 존재 비율이 높은 동위 분자(M)와 질량단위가 한 단위씩 높은 M+1, M+2의 비율이 원소의 조성에 따라 달라지는 것이다. 따라서 저분해능과 고분해능의 차이는 단순한 기기 성능의 '좋고 나쁨'만이 아니라 이를 활용한 물질 동정의 방법도 다르다. 고분해능에서 가장 존재 비율이 높은 단일 동위원소 질량값 하나(x 변수)로 분자량과 분자식에 대한 정보를 파악할 수 있으나, 저분해능에서는 M과 M+1, M+2의 비율(y 변수)을 비교함으로써 분자를 동정할 수 있는 것이다.

표 1-12 CO, N_2 및 C_2H_4 분자의 분자량, 단일 동위원소 질량, 그리고 M, M+1, M+2 분자의 상대적 비율

Compound	Molecular weight	Monoisotopic mass	M (%)	M+1 (%)	M+2 (%)
CO	28.0106	27.9949	100	1.12	0.2
N_2	28.0134	28.0062	100	0.76	0.000014
C_2H_4	28.0536	28.0313	100	2.23	0.01

1.9.2 질량분석기

이상에서 논의된 바와 같이, 개별 동위 원소/분자의 질량값 및 상대 존재 비율을 측정하기 위해 고안된 장치가 질량분석기이다. 보다 정확하게는 하전된 기체상 입자, 즉 기체 이온의 질량 대 전하비(mass to charge ratio, m/z) 및 해당 이온의 수를 측정하여 해당 화학 종의 정성 및 정량 분석을 구현하는 장치이다. 질량분석기는 시료 도입부(sample inlet), 이온화부(ionization source), 질량분석관(mass analyzer), 이온 검출부(detector), 이온 기록부(data system)의 5개 부분으로 구성되어 있다.

1.9.2.1 시료 도입부(Sample inlet)

시료의 물리 화학적 성질, 성상 및 혼합물 여부에 따라 다양한 시료 도입장치에 의해 시료가 이온화부로 전달된다. 조성이 단순한 액체나 기체시료일 경우, 주사기를 이용하여 이온화부로 직접 주사할 수 있다. 또한 조성이 단순한 고체 시료의 경우, 적당한 유기용매에 녹여 직접주입탐침(direct insertion probe, DIP)에 넣고 이온화부로 도입시키는 방법이 있다. 시료가 혼합물일 경우, 시료의 물리적 성질에 따라 휘발성이 높고 분자량이 작은 혼합물은 기체크로마토그래프에 의해서 분리하여 도입하고, 분자량이 크고 열적 안정성이 낮은 혼합물일 경우는 액체크로마토그래프에 의해 분리 도입시킬 수 있다. 이와 같은 기체 및 액체크로마토그래피를 질량분석기에 직접 연결하여 사용하면 한 번의 시료분석으로 다양한 성분을 동시에 분석할 수 있는 장점을 가지고 있다.

1.9.2.2 이온화부(Ionization source)

이온화부는 도입된 시료를 기체 상태의 이온으로 만드는 역할을 한다. 휘발성의 저분자 시료 분석은 주로 전자이온화법(electron ionization, EI) 및 화학이온화법(chemical ionization, CI)이 사용된다. 열에 불안정하거나 비휘발성인 물질(생체 고분자 포함)의 이온화에 사용되는 연이온화법(soft ionization)은 탈리화학이온화법(desorption chemical ionization, DCI), 장이온화법(field ionization, FI), 장탈착법(field desorption, FD), 이차이온화(secondary ion, SIMS), 고속원자폭격(fast atom bombardment, FAB) 이온화법, 매트릭스보조 레이저 탈착 이온화법(matrix-assisted laser desorption ionization, MALDI) 및 대기압 이온화법(atmospheric pressure ionization, API) 등이 있다.

(1) 전자이온화법(Electron ionization, EI)

전자이온화법은 높은 진공에서 기체상태의 시료분자를 전류로 가열한 필라멘트로부터 방출되는 전자빔에 충돌시킨다. 전자빔 에너지는 이온화실에 설치된 가속용 전극전압(이온화 전압)을 변화시켜 임의로 조절하여 사용할 수 있다. 일반적으로 유기화합물을 이온화시키는 데 필요한 에너지는 약 7−15 eV 이지만, 보통 70 eV의 이온화 전압을 사용한다. 이처럼 70 eV 정도의 과잉 에너지를 주는 이유는 구조정보에 도움을 주는 조각이온을 얻을 수 있고, 전압이 약간 변해도 이온의 생성 확률이 별로 변하지 않는 장점이 있기 때문이다. 분자가 전자빔 에너지를 받으면 분자로부터 전자 1개를 방출하거나, 추가로 전자 1개를 획득하여 시료의 분자량과 같은 질량수를 갖는 분자이온(molecular ion, $M^{\cdot +}$ 또는 $M^{\cdot -}$)이 생성된다. 그다음 여분의 에너지를 가진 분자이온은 결합의 약한 부분이 끊어져 조각이온(fragment ion)을 만든다. 조각이온이 자신의 내부에너지 보다 더 많은 에너지를 갖고 있을 때는 더 작은 질량 값을 갖는 조각이온으로 분해된다. 분자이온은 일반적으로 짝을 이루지 않은 전자를 갖는 라디칼 이온이지만, 조각이온은 분자에 포함된 기능기의 성질에 따라 라디칼 구조가 아닌 것도 있다. 이렇게 생성된 조각이온들로 인하여 EI−MS 스펙트럼에는 많은 피크가 존재한다. 조작이 간편하고 재현성이 좋기 때문에 일반적으로 널리 사용되지만, 분자의 안정성이 낮은 경우 분자이온이 나타나지 않기도 하고 또는 매우 약해서 확인할 수 없는 경우도 있다.

(2) 화학이온화법(Chemical ionization, CI)

분자이온의 검출이 어려울 수 있는 전자 이온화법의 단점을 보완하기 위해 이보다 비교적 온화한 이온화 방법으로 시약기체(reagent gas)라고 하는 특정 기체를 0.1−1 torr 정도의 압력으로 이온화실에 도입한다. 이 기체를 전자빔으로 에너지를 가하면 시약기체로부터 많은 이온들이 먼저 생성되고 이 이온들이 이온화실에 도입되는 시료분자와 충돌하여 이온−분자반응을 일으켜 시료분자를 이온화시킨다. 일반적으로 시약기체는 메탄, 이소부탄, 암모니아 등을 사용한다.

(3) 탈착 이온화 기술(Desorption ionization (DI) techniques) (SIMS, FAB 및 MALDI)

DI의 이온화 방법은 시료를 matrix와 혼합시킨 후, SIMS에서는 고에너지 빔(1−10 keV) (Ar^+ 또는 Cs^+)을, FAB에서는 고속의 중성 원자(neutral atoms) (Ar, Cs, Xe 등)를, MALDI에서는 강한 세기의 광자(high−intensity photons)를 쪼여서 이온화시킨다. 일반적으로 매트릭스를 이용하는 MALDI는 FAB과 매우 유사한 이온화 방법이다. 두 방법의 주요차이는 FAB은 액체 매트릭스를 사용하고 여기에 이온 또는 원자빔으로 이온화 에너지를 전달하는 방법이고, MALDI는 고체 매트릭스에 레이저 빛으로 광자 에너지를 전달한다. MALDI에서 이온화는 시료가 녹아있는 매트릭스 표면에 레이저 빛을 쪼이면 매트릭스가 빛을 흡수하는 동시에 기화된다. 이 과정에서 시료도 기화되며 매트릭스는 시료분자에 양성자를 주거나 얻음으로써 시료의 이온화가 발생된다. 실제 MALDI에 있어서 이온 생성의 주요 요인은 매트릭스의 역할에 있다. 매트릭스는 시료와 잘 섞여야 하며, 레이저 복사선을 잘 흡수할 수 있는 비휘발성 고체 물질이다. 또한 레이저 복사선을 흡수 시, 시료의 손상을 최소화하며 이온화를 용이하게 해 준다. MALDI는 시료의 이온화 과정에서 $[M+H]^+$ 또는

$[M+2H]^{2+}$를 주로 생성하고, 시간 비행형(time of flight, TOF) 질량 분석관과 함께 주로 사용되며, 단백질과 같은 생체 고분자 물질을 고감도로 분석해 낼 수 있다.

(4) 대기압 이온화법(Atmospheric pressure ionization)

앞서 설명한 이온화 방법은 진공 하에서 이온화를 시키는 방법인 데 반해 대기압 이온화 방법은 대기압 상태에서 이온화를 시키는 특징이 있다. 대기압 이온화 방법은 2가지 주요한 방법이 있는데, 전기분무이온화(electrospray ionization, ESI)와 대기압 화학 이온화(atmospheric pressure chemical ionization, APCI) 방법들이다.

전기분무이온화법(그림 1-57)에서는 먼저 액체크로마토그래피 등을 통해 유입되는 시료 용액이 모세관을 통해 분무된다. 여기서 양이온을 검출하고자 할 경우에는 모세관에 양의 고전압이 걸리고(positive ion mode), 음이온을 검출하고자 할 경우에는 모세관에 음의 고전압이 걸린다(negative ion mode). 이후 모세관 끝에 맺힌 시료 용액의 원뿔형 덩어리(taylor cone) 선단 중 동일 극성으로 하전된 이온 간의 정전기적 척력이 계면 장력을 극복하는 과정에서 다전하를 띤 에어로졸이 발생된다. 에어로졸들은 모세관과 질량분석관 입구 사이에 형성시킨 전기장에 의해 질량분석관 입구쪽으로 끌려가며 기화되어 점점 크기가 작아진다. 이때 에어로졸 내의 동일 극성으로 하전된 이온들 또한 서로간의 거리가 가까워지면서 정전기적 척력이 증가하게 되고, 정전기적 척력이 표면장력을 넘어서면 에어로졸이 폭발을 일으켜서 에어로졸의 크기가 작아지게 된다. 이러한 과정의 반복을 통하여 기체 상태의 이온이 형성되고, 이들은 질량분석관으로 도입된다. 전자분무이온화에 영향을 주는 요인으로 용매의 유속, 분석물의 해리상수, 용액의 pH 및 전도도 등이 있으며, 이를 적절히 조절하면, 저분자 화학 물질에서 생체 고분자 물질까지 매우 다양한 물질의 질량 분석에 활용할 수 있다.

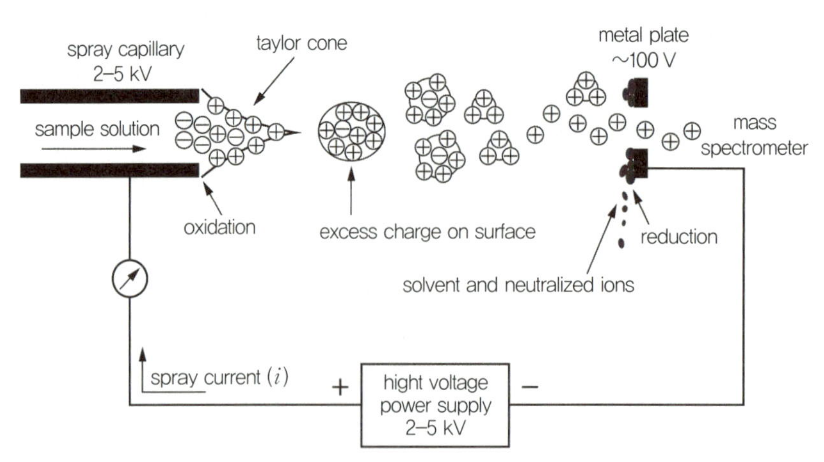

그림 1-57 **전기분무 이온화 방법(positive ion mode)**

APCI법은 ESI법과 달리 용매와 시료가 먼저 기화된 후에 이온화가 된다. LC 등을 통해 유입되는 시료 용액이 분무 기체(예: 질소)와 함께 분무 후, 가열을 통해 기화된다. 이후 코로나 방전(corona discharge)으로 생성된 전자에 의해 분무 기체 및 기체상 용매의 이온화가 순차적으로 진행되고, 최종적으로 기체 상태의 분석 대상 물질의 이온화가 이루어진다. 일반적으로 매우 극성이 크거나, 매우 극성이 작은 물질의 이온화에 이용된다.

1.9.2.3 질량분석관(Mass analyzer)

질량분석관은 이온화부에서 도입된 이온을 자기장이나 전기장을 이용하여 질량 대 전하 비(mass to charge ratio, m/z) 값에 따라 분리시키는 역할을 하고, 다양한 형태의 질량분석관이 활용되고 있다. 직교자기장형 질량분석관(magnetic sector mass analyzer)은 그림 1-58과 같은 구조를 갖는다. 이온에 가해진 가속전압을 V(볼트), 자기장의 세기를 B(단위 테슬라, T)라고 할 때, 이온화실에서 가속전압 V로 가속된 질량 m, 전하 z의 이온은 다음의 관계를 갖는 곡율반지름 r (m)로 굽어진다.

$$\frac{m}{z} = \frac{e \times r^2 \times B^2}{2V} \tag{1-31}$$

실제 분석에서는 특정 기기의 자기장 세기와 분리관의 곡율 반지름이 고정될 수 밖에 없으므로, 이온 도입을 위한 가속 전압을 조절하여 목적하는 질량 대 전하 비 값을 갖는 이온만을 또는 질량 대 전하 비 값 크기에 따라 순차적으로 이온을 검출기로 보낼 수 있다.

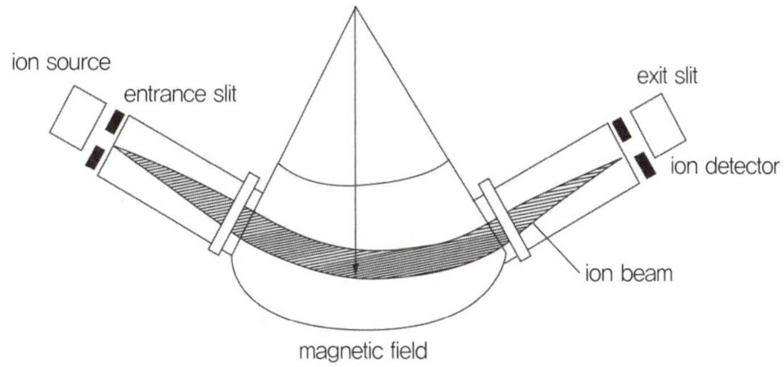

그림 1-58 직교자기장형 질량분석관의 모식도

더블 포커싱 질량분석관(double focusing mass analyzer)은 직교자기장형 질량분석관에 전기장에 의한 운동에너지 별 이온 포커싱을 추가하여, 직교자기장형 질량분석관 보다 분해능과 정확도가 우수하다.

비행시간형(TOF) 질량분석관은 그림 1-59와 같이 자기장 및 전기장도 걸려 있지 않은 빈 공간 중 이온의 비행 속도가 질량 대 전하 비 값의 제곱근에 반비례함을 이용한 장치이다. 따라서, TOF 질량분석관의 경우, 이론적으로는 분석할 수 있는 이온의 질량 대 전하 비 값의 한계가 없으므로, 생체 고분자 분석에 널리 이용되어 왔다.

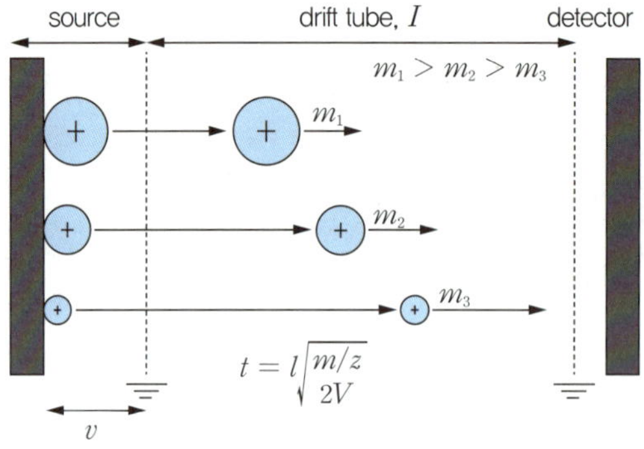

그림 1-59 **비행시간형 질량분석관**

사중극자 질량분석관(quadrupole mass analyzer)은 십자 형태로 배열된 2쌍의 도체 막대에 직류 전압 및 교류(라디오파) 전압을 걸고, 내부 공간으로 이온화부에서 도입된 이온을 이동시킨다. 이때, 걸려진 직류 및 교류 전압에 따라, 막대와 접촉하여 소멸되지 않고 검출기로 통과될 수 있는 특정 질량 대 전하 비 값을 갖는 이온이 정해진다(그림 1-60). 따라서, 이를 활용하여 특정한 질량 대 전하 비 값을 갖는 이온의 선별적 검출 및 질량 대 전하 비 값 크기에 따른 이온들의 순차적 검출도 가능하다. 사중극자 질량분석관은 사중극자의 형태가 입체적 전극으로 변형되어 목적하는 이온을 질량분석관 내 공간에 가둘 수 있는 이온 포획 질량분석관(ion trap mass analyzer)의 형태로도 활용되고 있다.

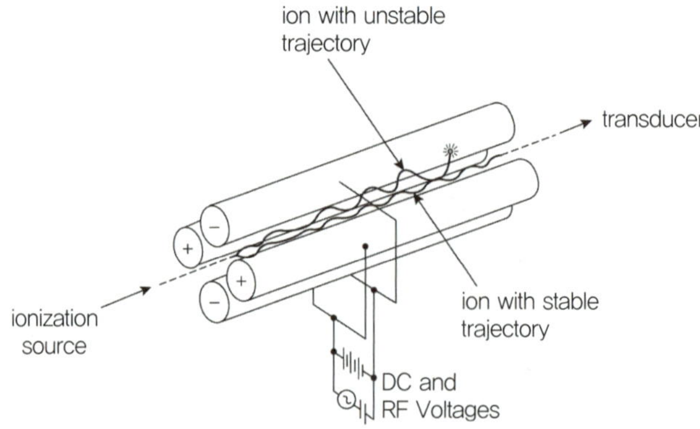

그림 1-60 **사중극자 질량분석관**

이외에도 다양한 형태의 질량분석관이 존재하는데, 현재까지 개발된 질량분석관 중 가장 우수한 분해능과 정확도를 보이는 질량분석관은 강한 자기장 안에서 회전 운동을 하고 있는 이온에 라디오파 펄스를 조사하여 관찰되는 전류(image current)를 해당 이온의 질량 대 전하 비 값 계산에 활용하는 Fourier transform ion cyclotron resonance (FT−ICR) 질량분석관이다.

1.9.2.4 이온 검출부

이온 검출부는 질량분석관을 통과한 극미량의 이온 수(count)를 다른 형태의 신호(예: 전류)로 변환시키는 역할을 한다.

초기의 질량분석기에 장착한 사진건판(photographic plate) 검출기는 이온검출을 사진건판으로 사용하였다. 그러나 건판을 진공 밖으로 꺼내 현상하는 불편한 조작과 현상할 때까지 결과를 알 수 없는 치명적인 결함이 있었기 때문에 현재에는 특수한 목적 외에는 사용하지 않는다. 패러데이컵(Faraday cup) 검출기는 이온이 컵 모양의 다이노드 표면에 부딪히게 되면, 전자가 발생됨과 동시에 유도 전류가 흐르게 되어 이 전류를 측정하는 방법이다. 패러데이컵 검출기는 견고하고 설계가 간단한 대신에 감도가 매우 낮은 단점이 있다. 현재까지 질량분석기에서 가장 널리 사용되고 있는 대표적인 검출기 중 하나가 전자증폭(electron multiplier) 검출기이다. 전자증폭 검출기는 감도가 낮은 패러데이컵의 원리를 기반으로 감도를 향상시킨 장치이다. 패러데이컵 검출기에서는 단지 한 개의 다이노드를 사용하지만, 전자증폭 검출기에서는 여러 개의 다이노드를 연결하여 사용하기 때문에 이온 한 개 당 약 10^6개의 전자를 발생시켜 신호를 증폭시키는 방법이다. 따라서 전자의 발생이 증가되어 전류를 증폭시킴으로서 신호를 증가시킬 수 있다.

전자증폭 검출기와 유사한 광증폭(photomultiplier) 검출기는 이온이 변환다이노드(conversion dynode)에 부딪혀서 생성된 2차 전자가 인스크린(phosphorus screen)에 충돌하여 광자(photon)를 발생시킨다. 이때 발생된 광자는 광증폭 검출기로 들어가 전자증폭기와 비슷한 원리에 의해 증폭된다. 광증폭기는 외부환경에 접촉되지 않고 진공으로 밀봉되어 있어 오염의 가능성이 매우 적다. 따라서 전자증폭기에 비해 수명은 더 길고 감도는 비슷하지만, 단점으로는 빛에 노출되지 않아야 한다.

고에너지 다이노드(high−energy dynode) 검출기는 전자증폭 검출기와 광증폭 검출기보다 감도를 높여서 개발된 장치이다. 이온이 전자증폭기에 들어가기 전에 정전기장을 걸어 주어 이온을 가속시켜 다이노드 표면에 보다 강하게 충돌시켜 2차 전자를 더 많이 발생시킨 후, 이들 2차 전자가 전자증폭 검출기에 들어가도록 고안되었다. 따라서 더 많은 2차 전자의 발생으로부터 신호의 세기가 증가되어 검출감도는 증가된다.

1.9.2.5 이온 기록부

이온 검출부에서 얻어진 신호를 저장하고, 적절한 형태로 출력시키는 역할을 한다. 가장 일반적인 출력 형태는 검출 이온의 질량 대 전하 비 값을 가로축으로 하고, 개별 검출 이온들의 검출 수(count)를 세로 축으로 하는 것으로, 질량 스펙트럼(mass spectrum)이라 부른다. 현대 질량분석기의 이온 기록부는 컴퓨터를 활용하고 있고, 개별 질량분석기 구성 요소들의 조정 역시 이 컴퓨터를 통해서 이루어지는 것이 일반적이다.

1.9.3 질량분석 정보의 활용

1.9.3.1 질량 스펙트럼

위에서 언급된 바와 같이, 질량분석기의 가장 일반적인 출력 형태는 질량 스펙트럼이다. 질량 m의 분자 M을 EI 법으로 이온화하여 질량 분석한 결과, $M^{\cdot +}$ 형태로 이온화되는 것을 가정하면, 다음과 같은 형태로 표현할 수 있다.

$$M \rightarrow M^{\cdot +} + e^- \tag{1-32}$$

이때 불안정한 상태의 분자이온은 경우에 따라 가지고 있는 에너지를 발산하면서 여러 가지 현상을 수반할 수 있다. 그 중 가장 빈번하게 나타나는 현상은 두 개 이상의 조각으로 분해되거나 분자 내 원자들의 재배열(rearrangement) 등이 있을 수 있는데, 분해되는 것을 조각화(fragmentation)라고 한다. 조각화의 결과는 이온전하가 +1인 경우에 최소한 중성 화학종(N)과 조각이온(fragment ion) F^+ 하나씩이 생성될 수 있다.

$$M^{\cdot +} \rightarrow N^{\cdot} + F^+ \tag{1-33}$$

질량분석기의 검출기에 도달하여 검출되는 화학종은 분자이온이거나 조각이온과 같이 전하를 띤 것이므로 위 식 (1-33)의 중성조각은 관찰될 수 없다. 분자이온과 더불어 진공 환경 하에서 생성된 모든 조각이온들은 스펙트럼상에 해당 질량 대 전하 비 값의 위치에 각 화학종의 발생빈도, 즉, 존재비율(intensity)로 표시되게 된다. 실제 측정된 자료로 4-아미노부틸산($H_2NCH_2CH_2CH_2COOH$: GABA)의 EI법에 의한 질량 스펙트럼이 그림 1-61에 실려 있다. 여기서 질량분석기에 4-아미노부틸산만 주입되었지만, 질량 스펙트럼에서 다양한 질량 대 전하 비 값의 신호가 관측된 이유는 분자이온과 더불어 여러 조각이온들이 함께 검출기까지 도달했기 때문이다. 이 그림에서 분자이온은 당연히 맨 오른쪽의 가장 큰 질량 대 전하비 값을 가지는 것이며, 다른 모든 신호는 분자의 조각들로서 이 조각이온들의 발생빈도가 분자이온의 생존율보다 높음을 알 수 있다. 또한 관측된 조각이온들의 정보를 통해 분자이온의 구조를 유추하는데 도움을 줄 수 있다. 그림 1-61을 보면, 분자이온인 $M^{\cdot+}$(m/z 103)으로부터 H_2O가 탈락된 조각이온(m/z 85), 분자이온의 재배열(rearrangement)로 인해 형성된 조각이온(m/z 43) 및 알파분열(α-cleavage)로 인한 조각이온(m/z 30)으로부터 4-아미노부틸산의 하이드록시기, 카보닐구조 그리고 일차아민을 유추할 수 있다. 통상적으로 스펙트럼상에서 보이는 가장 강한 세기를 가진 이온을 기준피크(base peak)라 하며, 일반적으로는 분자량이 커질수록 조각화가 쉽게 일어나 분자이온이 기준피크가 되지 않을 확률이 높아진다. 질량 스펙트럼은 이온기록부에 저장된 검출 이온의 m/z 값에 대한 이온 신호 세기 데이터의 출력 형태 중 하나이므로, 데이터 자체를 표 형태로 출력할 수도 있다. 표 1-13에는 그림 1-61 스펙트럼에 대한 데이터가 주요 이온의 세기에 대하여 요약되어 있다.

표 1-13 4-아미노부틸산의 질량 스펙트럼 데이터

m/z	Intensity	m/z	Intensity	m/z	Intensity	m/z	Intensity
17	1.60	30	100.00	43	14.00	69	1.40
18	6.90	31	2.20	44	9.80	84	4.50
26	1.70	39	2.70	45	2.20	85	11.70
27	4.50	40	1.80	55	1.30	86	1.50
28	12.50	41	9.80	56	4.50	103	5.70
29	3.30	42	8.90	57	1.10	104	0.27

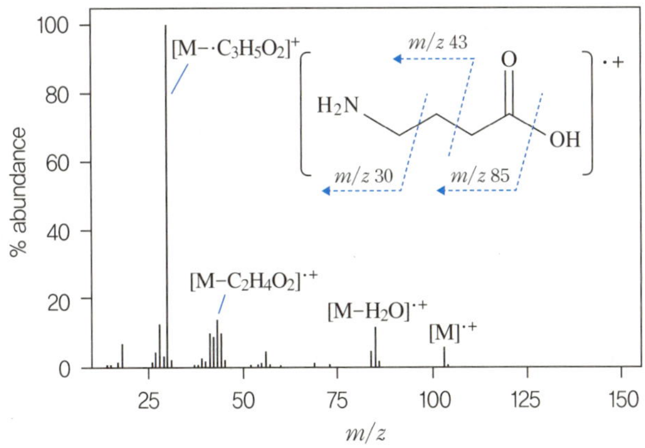

그림 1-61 4-아미노부틸산(GABA)의 질량 스펙트럼

1.9.3.2 분자량과 분자식의 결정

식 (1−32)과 식 (1−33)에 의해 얻어진 질량 스펙트럼의 해석은 두 가지 측면에서 접근할 수 있다. 즉, 분자이온에 대한 해석과 조각이온의 정체에 관한 것인데, 분자이온은 분자량과 분자식에 관한 정보를, 그리고 조각이온은 분자 내 구조요소와 기능기에 대하여 보다 자세한 정보를 줄 수 있다. 이 중 분자의 형태를 유지하고 있는 분자이온의 특성에 대하여 우선 살펴보기로 한다.

(1) 우선 분자이온은 원칙적으로 모든 신호 중 가장 높은 질량 대 전하비 값을 가지는, 즉, 가장 오른쪽에 나타난 신호일 것이다. 그러나 이 원칙은 조심스럽게 관찰해야 한다. 분자이온의 불안정성으로 조각화가 쉽게 일어나면 분자이온 자체가 나타나지 않으며, 이런 경우에 가장 오른쪽의 신호를 분자이온으로 착각하게 되는 때가 있다. 이럴 때에는 몇 번의 반복실험을 통하여 이온화 에너지의 세기를 조절하여 더 큰 질량의 조각이 관찰되는지를 시험해 보는 것이 좋다.

(2) 질소법칙(nitrogen rule)을 적용해 보는 방법이 있다. 분자가 C, H, O, N으로 구성된 유기분자라면 질소원소의 개수에 따라 분자이온의 질량 대 전하비 값의 홀수 짝수가 결정되는 것이다. 즉, 질소가 짝수 개 들어 있으면 분자이온의 질량 대 전하비 값도 짝수이며, 홀수개의 질소가 존재하면 분자이온의 질량 대 전하비 값도 홀수라는 것이다.

(3) 분자에서 작은 조각, H(1), H_2(2), CH_3(15)들은 비교적 쉽게 본체에서 떨어져 나가는 화학종이다. 따라서 분자이온으로 예측되는 신호로부터 아래쪽으로, 즉 M−3에서 M−14사이에는 무시하기 어려운 조각이온이 관찰된다면 분자이온에 대한 가설을 재점검해 보아야 할 일이다.

(4) 유기분자들의 종류에 따라 분자이온이 쉽게 조각나는 것과 그렇지 않은 것들이 있다. 조각의 안정도가 분자이온의 안정도보다 크게 될 경우에는 분자이온을 관찰하기가 어렵다. 이를테면 곁가지가 많은 탄화수소는 조각이 날 경우에 안정된 조각이온이 될 가능성이 높으며, 방향족처럼 결합이 2개 이상 끊어져야 조각이 되는 경우는 분자이온이 상대적으로 오래 살아있다.

(5) 기능기마다 조각화하는 특성에 차이가 있으며, 다음과 같은 순서로 분자이온의 신호 세기(세로 축)가 커지며 분자이온의 관찰 확률도 높아진다.

− 알코올 < 가지친사슬 < 유기산 < 에테르 < 아민 < 케톤 < 긴사슬 < 고리화합물 < 방향족화합물

(6) 분자이온의 크기를 100으로 규정화하면 M+1과 M+2 신호의 비율은 다음 식에 의하여 비교적 쉽게 예측할 수 있다.

$$[M+1] = \#C \times 1.1 + \#H \times 0.015 + \#N \times 0.37 + \#O \times 0.04 + \#S \times 0.8 + \#Si \times 5.1 \quad (1-34)$$

$$[M+2] = (\#C \times 1.1)2/200 + \#O \times 0.2 + \#S \times 4.4 + \#Si \times 3.4 \quad (1-35)$$

위 식에서 #C는 분자 내 탄소의 개수를 나타내며 동위원소의 비율은 표 1-10의 값을 사용한 것이다. 웹사이트를 찾아보면 예상 분자식으로부터 M:M+1:M+2 등의 비율을 계산해 주는 응용 프로그램도 많이 있다. 또한 이 책의 부록 5에는 분자량 100 이내에서 이론적으로 가능한 모든 C, H, N, O 분자에 대한 분자식, 고정밀 분자질량 및 M:M+1:M+2의 비율이 수록되어 있다.

예제 1-18 위의 6가지 원칙을 4-아미노부틸산(그림 1-61, 표 1-16)에 적용해 보아라.

(1) 가장 오른쪽의 m/z = 103과 104의 작은 신호가 분자이온이 분명하다.

(2) 이 분자에는 질소원소 하나와 C, H, O로 구성되었기에 질소법칙에 의하여 홀수의 질량 대 전하비 값을 가지는 분자이온이 확인된다.

(3) 103의 분자이온 아래로 m/z = 85까지 아무런 신호의 흔적이 안보여 분자이온이 확실함을 증명한다.

(4) 아미노산으로서 조각이 날 확률이 높아서 조각의 신호가 기준신호가 되었다.

(5) 분자이온의 크기는 상대적으로 아주 작다

(6) 측정된 M:M+1 = 5.7:0.27 = 100:4.73으로 식 (1-33)으로 계산되는 4.95와 오차범위 내에서 일치하는 값을 보여준다.

1.9.3.3 할로겐과 유황을 포함하는 화합물의 분자이온

지금까지는 C, H, O, N으로만 구성된 유기분자에 대하여 논하였다. 하지만 분자 내에 할로겐이나 유황원소가 포함되어 있으면 분자이온과 질량단위가 높은 동위분자의 비율이 다른 양상을 보인다. 표 1-10에서 유황과 염소 및 브롬의 동위원소를 보면, 존재비율이 가장 높은 기준원소(100%)보다 중성자가 2개가 많은 것이 각각 4.4% (S), 32.5% (Cl) 및 98% (Br)의 비율로 존재한다. 이것이 분자량의 정수단위를 2단계 높이는 역할을 하며 M+1 대신 M+2의 신호가 4.4%, 32.5% 및 98%의 독특한 비율로 출현하게 되는 근거이다. 또한 분자 내에 할로겐원소가 두 개 이상 포함되어 있으면, M+2뿐 아니라 M+4의 존재도 무시할 수 없이 커지며 분자식의 도출에 직접적인 도움을 줄 수 있게 된다. 표 1-14에는 분자 내에 결합되어 있는 할로겐원소의 수에 따라 출현하는 M+2, M+4 및 M+6의 비율을 M = 100%에 대비한 값으로 수록하였다. 주목할 것은 브롬원소가 하나 관여되어 있다면, M과 M+2이온의 세기가 거의 같아지며, 두 개 이상이면, M+2가 분자이온 M의 세기를 두 배 가까이 넘어선다는 것이다(그림 1-62). 이와 같이 할로겐 원소 중, 브롬과 염소가 분자 내에 포함되어 있으면 2단위의 높은 질량값이 특징적인 비율로 나타나면서 분자의 조성에 관하여 값진 정보를 제공해 준다. 이는 분자이온뿐 아니라 조각이온에 대해서도 유사한 특징을 보여준다.

표 1-14 분자 내 할로겐원소의 존재에 따른 분자이온과 상위이온의 비율

Halogen	M (%)	M+2 (%)	M+4 (%)	M+6 (%)
Br	100	97.7		
Br_2	100	195.0	95.4	
Br_3	100	293.0	286.0	93.4
Cl	100	32.6		
Cl_2	100	65.3	10.6	
Cl_3	100	97.8	31.9	3.5
BrCl	100	130.0	31.9	
Br_2Cl	100	228.0	159.0	31.2
Cl_2Br	100	163.0	74.4	10.4

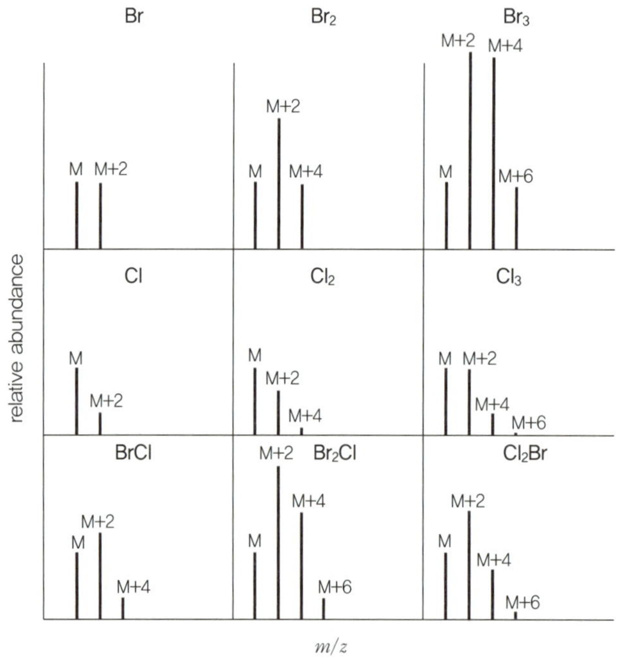

그림 1-62 분자 내 할로겐원소의 존재에 따라 예상되는 질량 스펙트럼

예제 1-19 분자가 Cl원소 2개를 포함하고 있을 때, 분자이온세기를 예측하여라.

1.9.3.4 구조의 해석방법

질량 스펙트럼의 영역 중 분자이온의 영역에서 분자이온에 대한 확증이 있다면, 저분해능 기기를 이용한다 하더라도 최소한 원소의 조성, 즉, 분자식을 추출해 낼 수 있다. 그 다음으로 중요한 부분은 조각들의 영역이며, 이 영역의 해석은 유기화합물에 대한 반응역학적인 지식을 필요로 하므로 자세한 논의는 해당 전문서적을 참조하도록 한다.

분자식 이후의 분자의 구조는 조각의 해석을 통하지 않고 다른 방법을 동원할 수도 있다. 이를테면, 분자 내 결합상태나 기능기의 존재 유무 등은 자외선분광학과 적외선분광학을 이용할 수 있고, 수소원자나 탄소원자의 종류 및 분자의 공간적 입체구조 등은 핵자기공명스펙트럼을 이용하면 보다 정밀한 정보를 얻을 수 있을 것이다.

전자이온화법(EI)을 이용하여 얻은 물질의 질량스펙트럼은 분자이온의 조각화가 매우 재현성 있게 나타난다. 이에 따라 전자이온화법으로 분석한 물질에 대해서는 라이브러리가 잘 갖추어져 있다. 예를 들면, 미국 국립표준기술원(NIST)에서는 다양한 화합물에 대한 질량 스펙트럼 라이브러리를 제공하고 있다. EI 질량분석기에는 자체적으로 수십만 종의 EI 질량분석 스펙트럼을 보유하고 있어 이들에 대한 검색이 가능하며, 이를 통해 미지물질에 대한 구조 정보를 얻을 수 있다. 그림 1-63에는 실제 분석 결과(위)와 라이브러리 검색을 통해 찾은 스펙트럼(아래)을 비교 분석한 자료를 나타내고 있다. 라이브러리 검색을 통해 해당 물질은 카페인이라는 것을 확인할 수 있다.

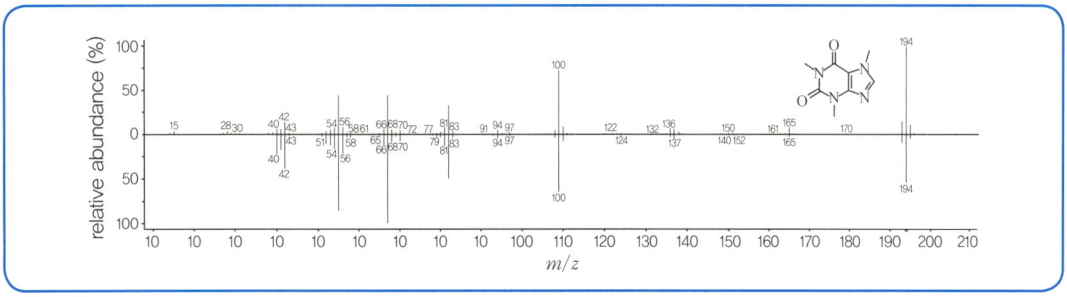

그림 1-63 카페인의 질량 스펙트럼 검색 결과. 시료에서 얻은 질량 스펙트럼(위), 라이브러리에서 검색한 질량 스펙트럼(아래)

예제 1-20 어떤 미지의 화합물에 대하여 저분해능 질량 스펙트럼을 측정한 결과 m/z 값이 60과 61인 신호가 74.8%:2%의 비율로 관찰되었으며, m/z 46-57 사이에는 노이즈보다 큰 신호를 찾을 수 없었다. 이 화합물의 가능한 구조식을 추정하여라.

| 풀이 | (1) 질량 60이 분자량이라 가정하면, 부록 5에서 4가지 가능한 분자식을 찾을 수 있다. 또한 m/z 46-57 사이에 아무런 신호가 없다면, 이 물질의 분자량은 60으로 추정할 수 있어서 다음의 4가지 분자식이 거의 확실한 것이라 볼 수 있다.

CH_4N_2O, $C_2H_4O_2$, $C_2H_8N_2$, C_3H_8O

(2) 질량 60과 61의 신호가 74.8%:2%의 비율이라면 100:2.67의 비율로 환산되며, 2%의 신호에 대한 측정오차를 감안한다면, M+1의 비율이 2.30과 3.05의 사이이므로 가능한 분자식을 $C_2H_4O_2$와 $C_2H_8N_2$ 두 가지로 압축하여 볼 수 있다.

(3) 질량분석 스펙트럼에서 추가 정보를 얻을 수 없다면 더 이상의 구조에 대한 확실한 결론은 내릴 수 없으나, 위 두 가지 분자식으로 우선 가능한 구조식을 예측할 수는 있다.

– $C_2H_4O_2$인 경우: CH_3COOH, $HCOOCH_3$

– $C_2H_8N_2$인 경우: $CH_3–NH–NH–CH_3$, $H_2N–CH_2–CH_2–NH_2$,
  $H_2N–CH_2–NH–CH_3(CH_3)_2N–NH_2$, $(NH_2)_2CH–CH_3$

(4) 위의 7가지 구조식 중에서 정답을 찾으려면 다른 도움수단이 유용할 수 있다. 만일, 적외부 스펙트럼으로부터 1800–1700 cm^{-1}에서 투광도가 5%인 강한 신호가 확인되었다면, 이 화합물은 C=O기를 가진 화합물로서 첫 번째 그룹일 것이며, 3300–2800 cm^{-1}에서 투광도가 20%인 넓은 신호가 더불어 관찰되었다면, 이 시료는 필시 카르복실산, 즉, CH_3COOH일 수 밖에 없음을 결론으로 내릴 수 있다.

예제 1–21 위의 [예제 1–20]의 (4)에서 적외선분광학 대신 핵자기공명분광학을 이용한다면, 7가지 가능한 구조식에 대하여 어떤 신호를 예측할 수 있을 것인지 ^1H–NMR과 ^{13}C–NMR에 대하여 찾아보아라.

1.9.3.5 기타

특정 질량 대 전하 비 값을 갖는 이온의 검출 세기는 시료 중 관련 화학종의 농도와 상관 관계를 가지므로, 검량선(가로 축–농도, 세로축–검출 세기) 기반의 정량이 가능하다. 그러나, 동일한 질량 대 전하 비 값을 가지고 있는 이종 이온들이 시료에 공존하는 경우에는 이들 이온들을 질량분석관 이전(예: 시료 도입부)에 분리시켜야만 검출 세기에 기반한 정량이 가능해지게 된다.

질량분석 정보는 질량분석기 성능의 객관적 평가에도 활용된다. 질량 정확도(mass accuracy)는 특정 이온의 이론 질량 대 전하 비 값과 실제 질량분석을 통해 얻은 해당 이온의 질량 대 전하 비 값 간의 상대오차를 의미하므로, 그 값이 작을수록 더 정확한 질량분석기라 할 수 있다. 앞에서 논의된 바와 같이 분해능 역시 질량분석기의 분석 능력을 평가하는 중요한 지표이다. 그러나, 앞에 설명된 바는 분해능의 이론적인 측면이고, 실제 질량 스펙트럼을 이용해서는 식 (1–30)에 분해능 계산 대상 이온의 질량 대 전하 비 값(m)과 해당 이온 피크의 50% 높이 피크폭(Δm)을 대입하여 분해능을 계산한다. 따라서, 동일 이온의 질량스펙트럼을 비교했을 때, 폭이 좁은 피크를 얻을 수 있는 질량분석기가 더 분해능이 좋고, 우수한 질량분석기라 할 수 있다.

1.9.4 질량분석법의 응용

시료가 순수한 화합물일 때는 전자 이온화 또는 앞서 설명한 제반의 이온화 방법을 사용하여 시료의 질량 스펙트럼을 얻고 이를 해석하여 시료 분석을 진행할 수 있다. 그러나 시료가 혼합물인 경우에는 혼합된 질량 스펙트럼이 얻어지게 되어 정확한 분석이 어렵게 된다. 특히 혼합물 시료에 미량으로 함유되어 있는 화합물의 분석은 매우 힘들게 된다. 따라서 질량분석에 앞서 시료를 분리 및 정제하는 것이 필요하게 되며, 다양한 질량분석기 주사(scan) 방식의 적용 또한 고려되어야 한다.

1.9.4.1 텐덤 질량분석법(Tandem mass spectrometry, MS/MS)

특정한 질량 대 전하 비 값을 갖는 이온만을 선정하고, 적절한 방법으로 해당 이온을 조각낸 후, 조각이온의 질량 대 전하 비 값 및 그 이온 세기를 측정하는 방법으로, 관심 물질의 화학 구조 유추 및 확인, 특정 물질의 선택적 확인 및 정량 등의 용도로 활용 가능하다. 특히 삼중 사중극자 질량분석기(triple quadrupole mass spectrometer, QQQ)에서 collision–associated dissociation (CAD) 또는 collision–induced dissociation (CID)을 이용하여 이러한 용도로 많이 활용되는데, 그 절차는 다음과 같다(그림 1–64). 먼저 첫번째 질량분석관(Q1)에서 관심 이온(precursor ion)만을 선택하여 두번째 질량분석관(Q2)으로 보낸다. Q2에서는 관심 이온을 비활성 기체와 충돌시켜 조각이온(fragment ion)을 만든다. 이후에 적절히 세번째 질량분석관(Q3)을 조정하여, product ion scan (PIS), selected reaction monitoring (SRM) 등을 수행한다. 이들에 대한 설명은 아래 "1.9.4.2 주사 방식"을 참고하기 바란다.

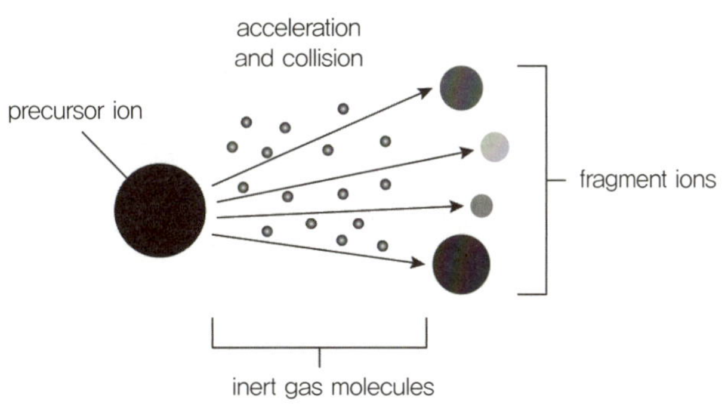

그림 1–64 Collision–associated dissociation의 모식도

1.9.4.2 주사 방식

질량분석기는 다양한 주사 방식의 선택이 가능하고, 주사 방식의 변화를 통해 시료를 구성하는 넓은 범위의 질량 대 전하 비 값을 갖는 이온들을 관찰할 수도 있고, 특정한 질량 대 전하 비 값을 갖는 이온만을 관찰할 수도 있다. 대표적인 주사 방식은 다음과 같다(그림 1-65).

(1) Full MS scan: 특정 질량 대 전하 비 값 구간 내에서 검출 가능한 모든 이온을 관찰하는 방법으로 시료 중 물질 구성 분포 관련 정보를 얻고자 할 때 유용한 방법이다.

(2) 선택 이온 검출(selected ion monitoring, SIM): MS/MS 사용 없이 특정 질량 대 전하 비 값을 갖는 이온만을 검출하는 방법으로 선택성과 감도가 우수하여, 특정 물질의 선별적 확인 및 정량에 유리하나, SRM 보다는 낮은 선택성과 감도를 보인다.

(3) Product ion scan (PIS): 대표적인 MS/MS 주사 방식으로 특정 질량 대 전하 비 값의 이온만을 선별하고, 조각화한 뒤, 형성된 조각이온들을 질량 대 전하 비 값의 크기 별로 순차적으로 주사하여 검출하는 방식으로 화학 구조 유추 또는 확인에 가장 적합하다.

(4) Selected reaction monitoring (SRM): multiple reaction monitoring (MRM)이라고도 하는 대표적인 MS/MS 주사 방식의 하나로서 PIS와 유사하나, 조각이온 중 특정 질량 대 전하 비 값을 갖는 이온만을 검출한다는 차이가 있다. 따라서, 조각화 전/후에 분석 대상을 이중으로 선별하므로, 선택성 및 감도가 매우 우수하여 특정 물질의 선별적 확인 및 정량에 매우 적합하다.

	Q1	Q2	Q3
full MS scan	scan		
selected ion monitoring	ion selection		
product ion scan	ion selection	CAD	scan
selected reaction monitiring	ion selection	CAD	ion selection

그림 1-65 삼중 사중극자 질량분석기(QQQ)의 주요 주사 방식

1.9.4.3 분리 방법과 질량분석법의 연결

복잡한 시료 중 성분 분석을 위해, 분리 방법과 질량분석법의 직접 연결이 많이 활용되어지고 있다. 이때 완전히 분리되지 않은 물질들이라도 개별 질량 대 전하 비 값의 차이가 있을 경우, 질량분

석기의 힘을 빌어 분석이 가능하고, 적절한 질량분석기의 주사 방식 선택을 통하여 범용적 검출 또는 선택적 검출을 실현할 수 있다는 장점이 있다. 특히 기체크로마토그래피와 액체크로마토그래피는 질량분석법과 연결되어 많이 활용되고 있는데, 이들에 대해서는 '2.4 기체크로마토그래피'와 '2.5 고성능액체크로마토그래피'를 참고하기 바란다.

1.10 X선 회절 분석법

1.10.1 서론

X선 회절 분석법(X-ray diffraction, XRD)은 결정성 물질(crystalline material)의 구조에 관한 정보를 얻는 빠른 분석기술이다. X선을 조사하여 발생하는 회절 현상으로부터 결정성 물질의 고유한 회절각을 측정하여 결정 종류에 대한 정보를 얻을 수 있다.

XRD는 염, 금속, 무기물, 유기물, 생체 분자, 반도체 등의 다양한 결정성 물질 분석과 약물, 단백질, 핵산 등의 생체 분자의 구조 동정 등 신소재 개발과 의약품 품질관리에 광범위하게 응용되고 있다.

회절 현상의 간단한 원리는 다음과 같다(그림 1-66).

결정구조에서 원자가 격자면에 간격 d로 배열되어 있는 상태에서 이 결정에 파장 λ인 X선을 입사각 θ로 조사하면, X선은 원자에 부딪힌 후 모든 방향으로 산란된다. 산란된 X선의 경로차 $P'QP''$가 입사 X선 파장 λ의 정수배일 때 보강간섭이 일어나 진폭이 증가한다. 이를 회절 현상이라 하고, 이때 발생된 X선을 회절 X선이라 한다.

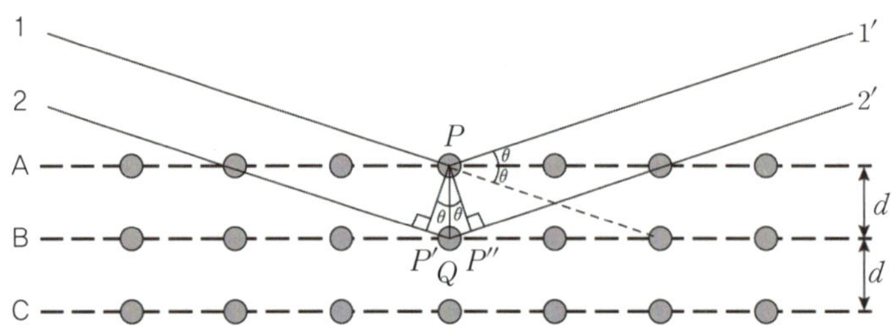

그림 1-66 Bragg의 법칙과 X선 회절현상

회절 현상이 발생하는 경우 입사 X선의 파장 λ, 입사각 θ, 격자면 간격 d 사이에는 다음과 같은 관계가 성립하는데 이를 Bragg의 법칙(Bragg's Law)이라 부른다.

$$2d \sin\theta = n\lambda$$

한편 입사 X선의 각도를 연속적으로 변화시키면서, 회절 X선의 강도를 기록하면 강도가 다른 여러 개의 회절 피크를 얻을 수 있는데 이를 회절 패턴이라 하며 회절 패턴은 물질의 결정구조에 따라 상이하므로 고유한 값이다.

XRD 기기의 구성은 일반적으로 5개의 부분(X선원, 광학계, 고니오미터(goniometer), 검출기, 데이터의 수집 및 데이터 처리시스템)으로 구성된다(그림 1-67). X선원은 X선관에서 가열된 음극

(보통 텅스텐 필라멘트)에서 나온 열전자를 가속해 표적인 대음극에 충돌하면 방사된다. 고니오미터는 장치 중 가장 중요한 부분으로 중심에 결정의 방위를 조절할 수 있는 시료 지지장치가 있어, 이와 연동하여 원주상을 계수관이 회전하면서 입사 X선과 회절 X선의 각독 관계를 읽을 수 있게 되어 있다. 검출기는 회절 X선을 전기적인 신호로 변환한다.

측정방법으로는 $\theta-2\theta$축 방법, θ축 방법, 2θ축 방법 등이 있으며 분석방법으로는 XRD pattern법, Bragg 각(θ) 계산법, 면 간 거리(d) 계산법, 면 간 거리와 격자상수 등이 있다.

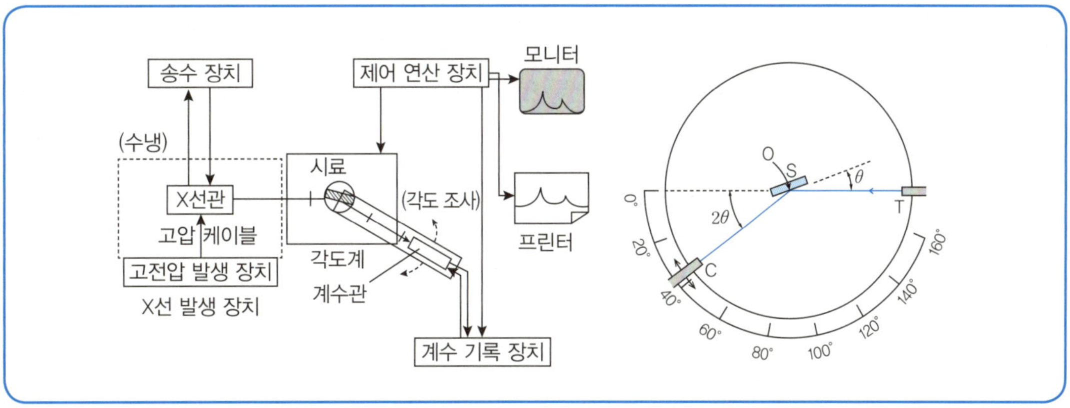

그림 1-67 XRD 구성 모식도(왼쪽) 및 고니오미터(오른쪽)

X선관에서 발생한 입사 X선이 검체에 의해 회절되고, 회절 X선의 세기를 검출기가 검출한다. 최근 X선 회절은 스테로이드, 비타민, 항생물질 같은 복잡한 화합물의 구조 규명에 사용되고 있으며 마약류 및 위조의약품의 확인에도 사용되고 있다. 검체 물성에 대한 제한이 적고, 검체를 파괴하지 않고 측정이 가능한 장점이 있으며 분말검체 뿐만 아니라 판상, 액체 등에도 측정 가능하며 이미 구축해둔 라이브러리(JCPDS, ICSD, CSD 등)를 이용하여 물질을 구별할 수 있다.

1.10.2 분말 X선 회절 측정법(Powder X-ray diffraction, PXRD)

분말 X선 회절 측정법은 분말검체에 X선을 조사하여 그 물질 중의 전자를 강제 진동시켜 생기는 간섭성 산란 X선의 회절강도를 각 회절각에서 측정하는 방법이다. 화합물 전체의 결정상은 특징적인 X선 회절 패턴을 나타낸다. X선 회절 패턴은 미소결정(crystallite) 또는 어느 정도의 크기의 결정편으로 된 무배향화된 결정성 가루에서 얻는다. 회절선의 각도는 단위격자의 종류와 크기에 의존한다. 보통 X선 회절 패턴으로부터 원자의 종류와 배열 및 검체 중의 입자배향 및 미소결정의 크기 관련 정보를 얻는다. 회절선의 각도와 강도는 결정성 물질의 결정형(모양) 확인뿐만 아니라 정량적으로도 상 분석에 응용할 수 있다. 저온·저습 또는 고온·고습과 같은 특별한 조건에서도 측정할 수 있으며, 무정형과 결정형 비율의 평가도 가능하다.

회절선의 강도는 구조인자, 온도인자, 결정화도, 편광인자, 다중도 인자 및 로런츠 인자(Lorentz factor) 등 많은 인자에 의존한다. 회절 패턴의 주요한 특징은 2θ의 위치, 피크높이, 피크면적 및 피크형상이다. 따라서, 같은 원자로 이루어진 물질이나 그 결정구조가 다른 경우에는 다른 회절 패턴을 나타내기 때문에 분말 X선 회절 분석법을 통하여 확인할 수 있다. 그림 1-68은 어떤 물질의 다른 5개의 고정상으로 얻은 분말 X선 회절 패턴의 예시이다.

분말 X선 회절 분석에서는 피크 외에 어느 정도의 백그라운드(노이즈)가 발생되어 회절 패턴과 겹쳐져 나타난다. 검체 조제 방법 외에 검체 홀더 등의 장치에서 공기에 의한 산란이나 검출기의 노이즈 등 장치의 요인이 백그라운드의 원인이다. 조사시간을 연장하여 피크에 대한 백그라운드 비를 증가시킬 수 있다.

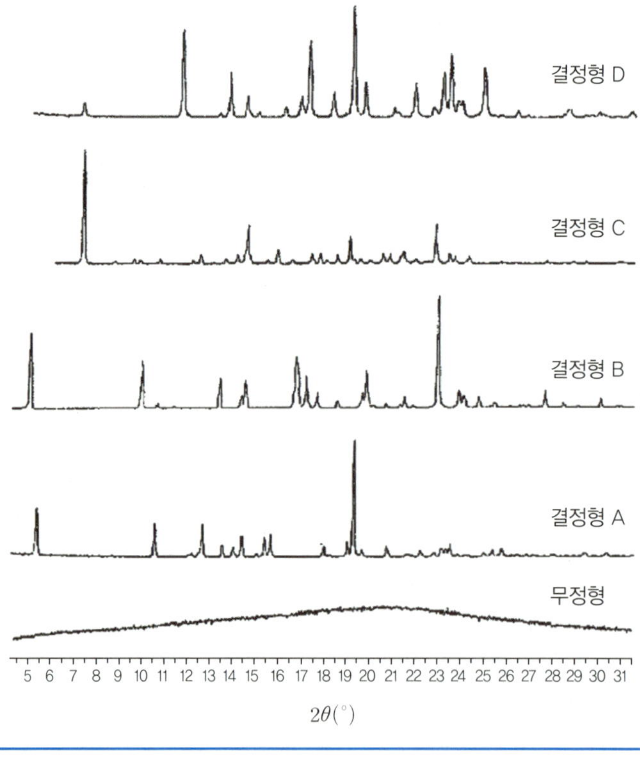

그림 1-68 물질의 결정형 차이에 따른 분말 X선 회절 패턴

(1) 검체의 조제

분말 X선 회절 측정은 시료가 미세결정이므로 검체 홀더에 넣는 방향과 관계없이 무배향성(random orientation)을 가지고 있다는 전제를 두고 있다. 그러나 결정입자의 형태는 검체 홀더에서 검체에 선택배향성을 주는 경향이 있다. 분쇄할 때 미세한 침상결정 및 판상결정이 생성될 때 특히

이런 경향이 나타난다. 검체의 선택배향은 반사 강도에 영향을 주어 그 결과 완전한 무배향인 검체로 예측되는 반사와 비교하여 어떤 경우에는 강하게 그리고 어떤 경우에는 약하게 관찰된다. 몇 가지 방법이 미세결정의 배향의 무작위화(결과로서 선택배향 최소화)를 위해 쓰고 있으나, 가장 좋고 간편한 방법은 입자경을 작게 하는 것이다. 정성분석(상 동정)에서는 일반적으로 입경이 50 μm 이하, 정량분석에서는 10 μm 정도까지 곱게 만들면 회절선 강도의 재현성을 높일 수 있다. 하지만 과도한 분쇄(결정경이 약 0.5 μm 이하일 경우)는 선의 확장(line broadening)이나 아래 검체의 성질에 중대한 변화의 원인이 되는 수가 있다.

① 유발, 유봉, 볼 등의 분쇄장치에서 발생되는 입자에 의한 검체의 오염
② 결정화도의 저하
③ 다른 다형으로의 고상전이
④ 화학적 분해
⑤ 내부응력의 발현
⑥ 고체반응

따라서, 미분쇄 검체의 회절 패턴과 분쇄된 검체의 회절 패턴을 비교하는 것이 바람직하다. 얻어진 분말 X선 패턴이 이용목적에 충분히 적합하면 분쇄조작은 불필요하다. 검체 중에 복수의 상이 존재하고 특정 크기의 입자를 얻기 위해 체를 사용할 때에는 조성이 초기상태로부터 변화되어 있을 가능성이 있으므로 주의해야 한다.

(2) 장치관리 및 표준물질

고니오미터와 X선관 장치에는 조정을 필요로 하는 많은 부분이 있다. 조정의 정도나 잘못된 조정은 분말 X선 회절의 측정결과에 직접 영향을 준다. 따라서 계통오차를 최소한으로 하기 위해 검출기에서 최적의 X선 강도를 얻도록 광학계 및 기계시스템 등 회절장치의 여러 부분을 주의 깊게 조정해야 한다. 회절장치를 조정할 때, 최대강도 또는 최대해상도를 찾기가 쉽지 않으므로 순서대로 조정하여 최적 조건을 구할 필요가 있다. 회절장치에는 많은 배치방법이 있으며 개개의 장치는 특별한 조정방법이 필요하다. 전체의 성능은 표준물질을 써서 정기적으로 시험 및 검사를 하여야 한다. 이 경우 인증된 표준물질의 사용이 바람직하지만, 분석의 종류에 따라 특정 표준물질을 사용할 수도 있다. 보통 표준물질은 실리콘 또는 알루미나를 사용한다.

(3) 정성분석(상의 동정)

분말 X선 회절에 의한 미지검체 중의 각 상의 동정은 기준이 되는 물질에 대하여 실험적으로 또는 계산으로 구한 회절 패턴과 검체의 회절 패턴을 비교하여 시행한다. 이상적으로는 특성이 명확한

단일상인 것이 확인된 검체에 대하여 측정한 것이 표준 패턴이어야 한다. 대부분은 이 방법에 따라 회절각 2θ 또는 면간격 d 및 상대강도로부터 결정성 화합물을 동정(identification)할 수가 있다. 컴퓨터로 검체의 회절 패턴과 표준 패턴을 비교하는 경우에는 어느 정도의 2θ 범위에서 회절 패턴 전체 혹은 회절 패턴의 주요 부분(피크)을 쓰는 방법 중 어느 방법이든 쓸 수 있다. 예를 들면 각각의 회절 패턴에서 얻은 면간격 d 및 표준화된 강도 I_{norm}의 표, 이른바 $\langle d, I_{norm}\rangle$표는 그 결정성 물질의 지문(fingerprint)에 해당하는 것으로서 데이터베이스에 수재되어 있는 단일상 검체의 $\langle d, I_{norm}\rangle$ 표와 비교 대조할 수가 있다. CuKα선을 쓰는 대부분의 유기결정의 측정에서는 0° 부근으로부터 적어도 40°까지의 2θ의 범위로 회절 패턴을 기록하는 것이 적절하다. 동일 결정형의 검체와 기준물질과의 사이의 2θ 회절각은 0.2° 이내에서 일치한다. 그렇지만 검체와 기준물질 간의 상대적 강도는 선택배향효과 때문에 상당히 다를 수 있다. 전이하기 쉬운 수화물이나 용매화물은 단위격자의 크기가 변화하는 것으로 알려져 있으며 그 경우 회절 패턴에서 피크 이동이 관찰된다.

아래 경우와 같이 상의 동정이 때때로 곤란하거나 불가능한 때도 있다.

① 결정화되어 있지 않은 물질 또는 무정형 물질
② 동정하고자 하는 성분이 질량분율로 소량(보통 10% 미만)
③ 현저한 선택배향성을 나타냄
④ 해당 상이 데이터베이스에 수재되어 있지 않음
⑤ 고용체(固溶體)의 생성
⑥ 단위격자를 변화시키는 불규칙구조의 존재
⑦ 다수의 상으로 된 것
⑧ 단위격자의 변형
⑨ 다른 상에서의 구조유사성의 존재

(4) 정량분석

대상으로 하는 검체가 최대 1개의 무정형이 포함된 복수의 상이면 각 결정상 또는 비결정상의 비율(용적비 또는 질량비)을 구하는 것이 가능하다. 정량분석은 적분강도, 복수의 개개의 회절선의 피크높이 또는 전체의 패턴을 근거로 한다. 이들 적분강도, 피크높이, 전체의 패턴은 대응하는 기준물질의 값과 비교한다. 만일 모든 성분의 결정구조가 기지일 경우 리트벨드(Rietveld)법에 따라 정확도가 높은 정량분석이 가능하며, 성분구조가 미지일 경우 파울리(Pawley)법 또는 최소자승법을 쓸 수가 있다.

기준물질은 단일상 또는 혼합물이어야 한다. 검체조제(검체 중에 모든 상의 균질성과 각 상에서 적절한 입자경의 분포가 측정결과의 정확도와 정밀도에 필수적)와 매트릭스의 효과는 정량분석에서 문제를 일으킬 수 있다. 최적의 조건이 갖춰진다면 고체시료 중의 10% 정도의 결정상을 정량하는 것도 가능하다. 2개의 다형상 a와 b로 되어있는 검체에서 상 a의 비율인 F_a는 정량적으로 다음 식으로 나타낸다.

$$F_a = \frac{1}{1+K\left(\frac{I_b}{I_a}\right)}$$

이 값은 두 상의 강도비의 측정과 정수 K를 얻음으로써 구할 수 있다. K는 2개의 순수한 다형상의 절대강도비 I_{oa}/I_{ob}이며, 표준물질을 측정하여 구한다. 정량분석에 쓰는 방법에는 외부표준법, 내부표준법 및 표준첨가법이 있다.

① 외부표준법: 가장 일반적인 방법이며, 측정하려고 하는 혼합물의 X선 회절 패턴이나 각 피크 강도를 표준물질과의 혼합물을 써서 측정하는 경우와 비교한다. 구조가 명확하다면 구조 모델의 이론강도와 비교하여 구하는 것도 가능하다.

② 내부표준법: 측정하려고 하는 검체와 회절 패턴이 겹치지 않고 입자경이나 X선 흡수계수가 동등한 내부표준이 되는 물질이 매트릭스의 효과에 의하여 오차를 작게 하므로 사용된다. 기지량의 내부표준물질을 검체 및 각 표준물질의 혼합물에 첨가한다. 이러한 조건에서는 피크강도와 농도와의 사이에 직선관계가 성립한다. 내부표준법은 회절강도를 정확하게 측정할 필요가 있다.

③ 표준첨가법: 미지농도의 상 a를 포함하는 혼합물에 순수한 상 a를 일정량 넣는다. 첨가량이 다른 몇 개의 검체를 조제하여 강도에 대한 농도 관계의 검량선을 작성할 때 x축의 음의 절편이 혼합물 중 상 a의 농도가 된다.

(5) 비결정상과 결정상의 비율

결정형과 무정형의 혼합물에서는 결정상과 비결정상의 비율을 몇 가지의 방법으로 구할 수 있다. 검체의 성질에 따라 평가방법을 선택한다.

① 검체가 다른 복수의 결정형 성분과 1 개의 무정형 성분으로 되어있는 경우는 각 결정상의 양은 적절한 표준물질을 써서 구하며 무정형의 양은 그 차에 의해 간접적으로 추정한다.

② 검체가 같은 원소조성의 1개의 결정형 성분과 1개의 무정형 성분으로 되어있는 경우에는 1상성(1-phase) 혹은 2상성(2-phase)의 혼합물이라도 결정상의 양(결정화도, crystalinity)은 회절 패턴의 3개의 면적을 측정함으로써 평가할 수 있다.

$$\text{결정화도}(\%) = \frac{A}{A+B-C} \times 100$$

A: 검체 결정영역에서의 회절에 의한 전 피크면적

B: 영역 A 아래의 전 면적

C: 공기에 의한 산란, 형광, 장치 등에 의한 백그라운드 면적

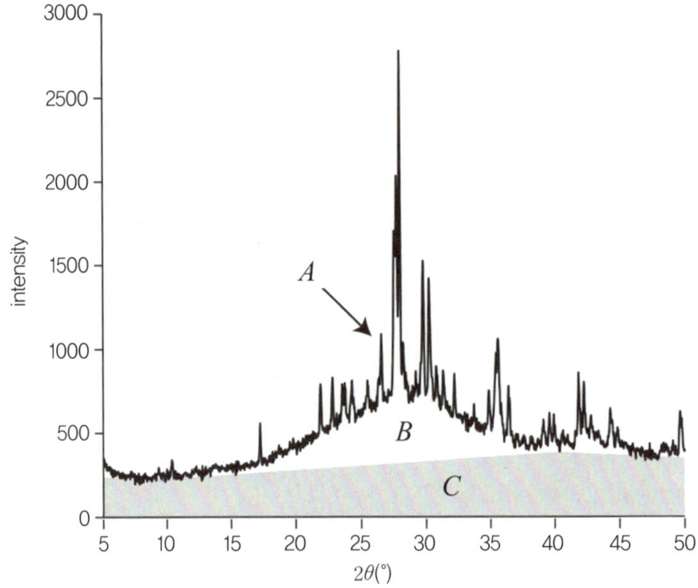

그림 1-69 결정형과 무정형 혼합물의 분말 X선 회절 패턴

단, 이 방법은 결정화도를 얻는 절대적인 방법은 아니며 일반적으로 비교목적에만 이용 가능하다는 점에 주의해야 한다. 이 외에 루란드법(Ruland method)과 같은 보다 정교한 방법을 쓰는 때도 있다.

1.10.3 단결정 X선 회절 측정법(Single crystal X-ray diffraction, SC-XRD)

단결정 X선 회절 측정법은 결정을 형성한 물질의 원자구조를 규명하는데 활용되는 기술로, 화학적 또는 생물학적 물질의 삼차원 구조 규명에 적용가능하다. 입사된 X선이 단결정내 원자에 의해 여러 방향으로 회절하여 그림 1-70과 같은 회절 패턴을 형성한다. 본 측정법을 이용한 구조 결정을 위해서는 규명하고자 하는 물질이 단결정을 형성해야 하는 제한점이 있다.

단결정 X선 회절 측정법을 이용한 물질 구조규명 순서는 다음과 같다.

그림 1-71와 같이 입사된 X선이 결정과 상호작용 결과 회절하고, 회절 패턴으로부터 결정을 이루는 최소 단위인 단위격자(unit cell)정보를 얻게 된다. 여러 장의 회절 패턴 데이터 처리과정을 거쳐 계산된 전자밀도지도(electron density map)을 기반으로 원자모델(atomic model)을 만들 수 있다. 여러 번의 개선(refinement)과정을 통해 최종적으로 물질의 삼차원 구조를 얻을 수 있다.

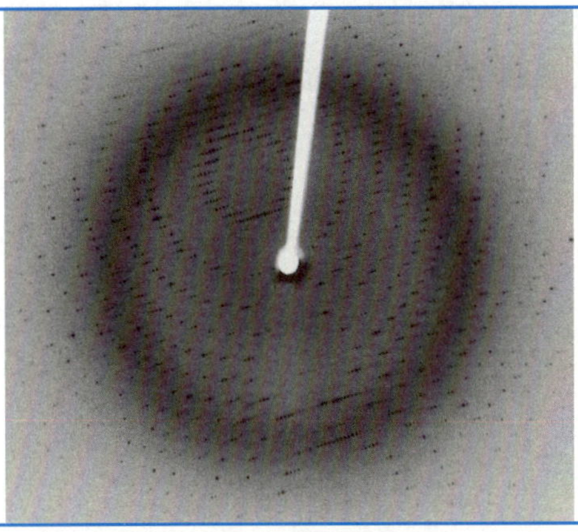

그림 1-70 SARS protease인 3Clpro 단결정의 X선 회절 패턴(참고문헌: Figure by Dahl J. License: CC BY-SA 3.0, https://upload.wikimedia.org/wikipedia/commons/7/7d/X-ray_diffraction_pattern_3clpro.jpg)

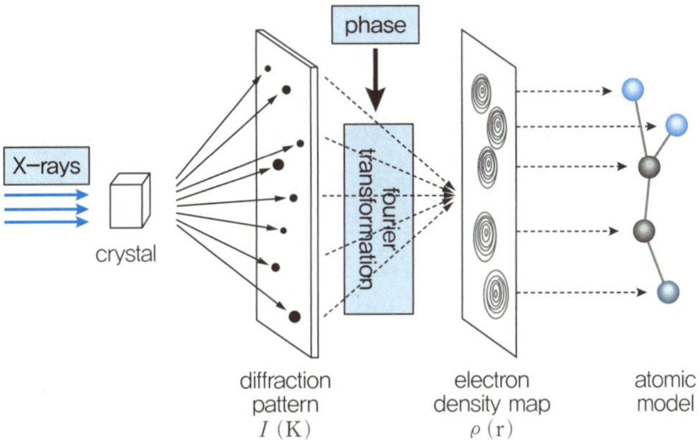

그림 1-71 단결정 X선 회절 측정법을 통한 삼차원 구조 규명 모식도(참고문헌: Hasegawa K, The Rigaku Journal. 2012, 28 (1), 14)

연습문제 Exercise

01 Beer-Lambert의 흡수법칙이 잘 적용되지 않는 경우를 설명하시오.

02 진공중에서 파장이 600 nm인 가시광선이 굴절률이 1.2인 용액을 통과할 때 수용액 중에서의 파장을 구하시오.

03 빛의 흡광도를 측정하기 위하여 사용하는 spectrophotometer 기기의 구성요소를 설명하시오.

04 2000홈/mm의 에셀레트 회절발의 법선에 대하여 30°의 입사각으로 다색복사선을 쪼여 주었다. 0°의 반사각에 나타나는 1차 회절복사선의 파장을 구하시오.

05 1500홈/mm의 에셀레트 회절발에 평행화 빛살이 3.0 cm의 회절발을 조명한다면 1차 회절 복사선에 대한 이 단색화장치의 분해능을 구하시오.

06 1.2 nm/mm의 역선분산능을 갖는 회절발 단색화장치를 이용하여 589.0과 589.6 nm의 나트륨선을 분리하고자 한다. 이론상으로 필요한 슬릿나비를 구하시오.

07 흡광도 측정에 미치는 슬릿나비의 영향에 관한 설명하시오.

08 분광광도계에서 시료를 측정한 결과, 투광도(%T)가 10이었다. 이 시료의 흡광도는 얼마인가?

09 분자량이 100인 화합물의 원액을 200배로 희석하여 1.0 cm 측정용기(cell)에서 흡광도를 측정한 결과, 0.5이었다. 원래의 용액 1 L에는 이 화합물이 1 g 녹아있었다. 이 화합물의 몰흡광계수는 얼마인가?

10 분자가 자외 및 가시영역의 빛을 흡수하면 분자내부에 어떤 변화가 있는가를 설명하시오.

11 UV spectrum에서 발색단이 장파장이동[bathochromic shift (red shift)]을 나타내는 경우를 설명하시오.

12 아세트산 히드로코르티손 함유제제를 메탄올에 녹여 정확히 100 mL로 하였다. 다시 이 액 5 mL를 정확히 취하여 다른 용기로 옮긴 후, 메탄올을 가하여 정확히 50 mL로 하였다. 이 액을 242 nm에서의 흡광도를 측정한 결과, 0.395를 얻었다. 제제중의 아세트산 히드로코르티손의 양(mg)은 얼마인가? (단 순수한 아세트산 히드로코르티손의 242 nm에서의 $E^{1\%}_{1cm}$는 395이다)

13 Benzene 용액을 1.000 cm cuvette을 사용하여 흡광도를 256 nm에서 측정하였더니 0.200이었다. Benzene의 몰흡광계수(molar absorptivity)가 200이다. 이 benzne 용액의 농도를 구하시오.

14 용액 중의 암모니아 농도를 측정하기 위하여는 색이 없는 2분자의 phenol을 가하여 1분자의 암모니아와 반응하여 1분자의 푸른색 내는 물질을 만드는 반응을 사용한다. 이 푸른색의 정도는 625 nm에서

흡광도를 측정한다. 이 푸른 물질의 몰 흡광계수(molar absorptivity)가 $5\times10^3\ M^{-1}\ cm^{-1}$이다. 이 반응에서 1.000 cm cuvet을 사용하여 625 nm에서 흡광도를 측정하였더니 blank의 흡광도는 0.100이고 용액의 흡광도는 0.300이었다. 시료의 암모니아의 농도를 구하시오.

15 이론적으로 예상한 기본진동모드의 수보다 더 적은 수의 피크가 적외부스펙트럼에서 관찰되는 원인을 설명하시오.

16 CO_2의 경우, 적외선 영역(4000~400 cm^{-1})에서 관찰될 수 있는 흡수대를 설명하시오.

17 고체 시료를 IR spectrum 측정시 사용되는 방법을 설명하시오.

18 IR spectrum 상의 Finger print zone을 설명하시오.

19 파수 1000 cm^{-1}의 IR은 파장으로 환산하면 몇 μm인가?

20 적외부스펙트럼상에서 카르보닐기의 특성을 설명하시오.

21 100 MHz NMR 장치를 이용한 수소핵자기공명스펙트럼에서 360 Hz 위치에서 관찰된 피크는 300 MHz에서는 어느 위치에서 관찰될 것으로 예상되는가?

22 수소핵자기공명스펙트럼을 측정하기 위해 시료를 녹이는 용매가 갖추어야 할 조건을 설명하시오.

23 수소핵자기공명스펙트럼에서 화학적이동값(δ)의 단위를 설명하시오.

24 $CDCl_3$용매에서 CH_3CH_2OH의 핵자기공명스펙트럼을 측정할 때 스핀-스핀 짝지음을 통하여 분리된 피크의 다중도(multiplicity)를 설명하시오.

25 Magnetic sector(부채꼴 자기장) 방식의 질량분석기가 측정되는 원리는 $m/e = H^2r^2/2V$의 식으로 설명될 수 있다. 각 항을 적절히 설명하시오.

26 질량스펙트럼에서 화학 분자식에 대한 정보를 얻는 방법을 설명하시오.

27 분자식이 $C_7H_{14}O_2$인 화합물의 불포화도를 구하시오.

28 원자에 의한 흡수스펙트럼의 선폭이 분자 흡수 스펙트럼보다 좁은 이유를 설명하시오.

29 원자흡광광도계에서 보편적으로 사용하는 광원을 설명하시오.

30 원자흡광광도법에 의한 금속이온 분석시 공존물질에 의한 영향을 줄이기 위한 목적으로 가장 적합한 검량선 작성법을 설명하시오.

제2장 분리분석법

2.1 서론

2.1.1 분석의 중요성

지난 반세기간 급속한 산업 발전과 생활 수준의 향상으로 환경 및 보건 문제에 관한 관심이 증가하고 있다. 화학물질은 건강 증진 및 생활의 편리함 향상에 기여하였으나, 화학물질의 대량 생산과 소비는 오히려 인체와 환경에 대한 부작용의 이면도 가지고 있다. 화학분석은 화학물질의 특성 평가, 화학물질 제품의 규격 설정 및 품질 관리, 화학물질의 인체 노출량 실태 조사, 관련 규제 근거 마련 등을 위하여 필수적으로 응용되고 있다.

의약품은 질병의 진단, 치료, 경감, 처치 또는 예방의 목적으로 사용되는 물품이다. 대표적인 화학물질 기반 제품으로 건강 증진의 목적을 만족시키기 위해서는 의약품의 화학적 특성을 규명하고 설정된 규격을 만족하는 양질의 의약품 생산이 우선적으로 필요하다. 약품분석학은 신약 개발 연구 및 의약품 산업에서 중요한 기초적 역할을 담당하고 있다. 다양한 분석 원리와 기법들은 새로운 의약품의 연구개발, 규격 설정, 허가, 품질 관리에 이르기까지 다음과 같은 관련 분야에서 광범위하게 활용되고 있다.

① 화학생산 공정의 모니터링 및 제품(의약품, 화장품, 건강식품 등) 품질관리
② 신약 개발 및 약물 대사 과정 연구
③ 약효동등성 검증을 위한 약물생동성 검사
④ 질병의 정확한 진단 및 치료 과정 모니터링
⑤ 약물오남용 예방 및 관리, 약물 도핑 검사
⑥ 천연 자원에서 유용한 생리활성 물질의 탐색
⑦ 한약재 및 식품오염(농약 및 독소 성분) 예방 및 관리
⑧ 식수 및 환경오염 예방 및 관리

최근 분석 기기 및 관련 분석 기술들이 발달함에 따라 시료에 극미량으로 함유된 물질들의 확인이 가능해지고 있다. 완제의약품은 활성을 나타내는 주성분을 포함하여 다양한 부형제와 첨가제로 구성된다. 이러한 물질들을 제조하는 과정 또는 여러 제형으로 생산하는 과정에서 극미량의 불순물들이 비의도적으로 함유되거나 생성될 가능성이 있다. 특히, 유전독성물질과 같이 유해성이 강한 불순물들은 의약품에서 희박한 농도 수준까지 함량이 제한되고 있고, 극미량 분석을 위한 고성능· 고감도의 분석 방법의 개발과 응용이 요구되고 있다. 또한 생체 내의 생물학적 기전의 고유한 특성인 키랄 인식 때문에 키랄 의약품들의 단순한 입체 화학의 차이가 이성질체의 생리 활성 및 약리작용에 차이를 내므로 생리 활성 효과를 최적화하기 위해서는 광학 순도를 정확하게 측정할 필요가 있다. 따라서, 이러한 문제들은 의약품 분야에서 매우 중요한 과제가 되고 있으며, 양질의 의약품 개발과 생산 관리를 위한 의약품분석의 중요성은 더욱 강조되고 있다.

2.1.2 화학분석 및 의약품분석

화학분석은 대상 물질의 물리화학적 특성 또는 화학 조성을 결정하는 일련의 과정이다. 화학분석을 다루기에 앞서 몇 가지 중요한 용어의 정의가 필요하다. 화학분석에서 분석의 대상 또는 물체를 '시료 또는 검체(sample)'라 하며, 시료에 포함된 물질 중 분석의 대상 물질을 '분석물질(analyte)'이라 한다. 고순도 시약과 같이 시료가 순수한 분석물질로 구성된 경우 시료는 분석물질과 조성이 거의 같을 수 있으나, 대부분의 경우 시료는 분석물질 이외에도 다른 물질들이 섞인 복잡한 혼합물인 경우가 많다. 이때 시료 중 분석물질을 제외한 모든 나머지 물질을 '기질 또는 매트릭스(matrix)'라고 한다. 예를 들어, 혈액 중 특정 약물의 함량을 분석하는 과정에서 혈액은 시료이며, 특정 약물은 분석물질이다. 특정 약물을 제외한 혈액의 구성 성분은 기질이라 할 수 있으며, 보다 폭넓은 의미에서 기질은 혈액 성분 뿐만 아니라 시료 전처리 과정 중에 검액에 잔류할 수 있는 모든 물질을 포함할 수 있다. 기질은 분석물질의 분석과정에 영향을 줄 수 있으며, 이것을 '기질 효과(matrix effect)'라 한다. 혼합물 시료를 다루는 분석에서 기질 효과는 분석 방법 개발의 초기 시점부터 고려될 필요가 있다. 기질 효과가 인정될 경우, 분석 방법에서 이를 충분히 상쇄될 수 있는 조작 또는 기법이 수반되어야 한다.

분석은 목적에 따라 정성분석(qualitative analysis)과 정량분석(quantitative analysis)으로 구분할 수 있다. 정성분석은 시료 중 분석물질이 어떤 물질인지 규명 또는 확인하는 것이며 'identification'이라는 용어를 사용한다. 정량분석은 시료 중 분석물질이 얼마나 들어있는지를 측정하는 것이며 'determination'이라는 용어를 사용한다. 예를 들어, 분석물질의 화학적 조성 또는 나아가 구조를 분석하는 것은 정성분석이며, 시료 중 분석물질의 함량을 구하는 것은 정량분석이다. 일반적으로 크로마토그래피 방법을 이용한 정량분석은 정성분석을 이미 포함한다. 분리된 분석물질을 표준물질과 머무름시간(retention time)을 비교하거나, 분석물질의 고유 스펙트럼을 데이터베이스와 비교하는 등의 물질 확인이 선행되기 때문이다.

의약품분석은 확인, 정량, 순도 등 의약품의 품질 규격 설정을 위하여 핵심적인 역할을 담당한다. 이때, 규격은 의약품의 품질 기준이 되는 특성값이며, 많은 경우 화학물질로 구성된 의약품의 규격값은 적절한 분석 방법을 통하여 구하여지며 결정된다. 의약품에 사용되는 분석방법은 목적에 따라 확인시험(identification test), 정량시험(assay), 순도시험(impurity test) 등으로 분류될 수 있다. 확인시험은 의약품 또는 의약품 중에 함유되어 있는 유효성분 등을 그 특성에 따라 확인하기 위한 시험이다. 정량시험은 의약품의 조성, 성분의 함량, 함유 단위 등을 물리적, 화학적 또는 생물학적 방법으로 측정하는 시험이다. 순도시험은 의약품 중의 혼재물 또는 불순물(impurity)을 확인하거나 정량하는 시험이다. 이러한 시험 방법들은 의약품의 개발 및 허가를 위하여 필요할 뿐만 아니라, 의약품 공정서인 약전(pharmacopoeia)에서도 특정 의약품의 적합 또는 부적합을 판정할 수 있는 세부 시험 방법으로 사용된다. 따라서, 목적에 따른 의약품분석 관련 시험방법의 정의와 활용을 이해하는 일은 중요하다.

2.1.3 대표적인 분석의 절차

분석은 시료와 분석물질의 특성에 따라 다양한 절차로 구성될 수 있다. 시료는 분석물질과 기질로 이루어진 복잡한 혼합물인 경우가 일반적이다. 또한, 시료의 크기가 극히 작은 경우 전체를 분석에 사용하기도 하지만, 일반적으로 시료의 일부분만 취하여 분석하는 경우가 흔하다. 식물, 동물, 토양, 미생물, 생산공정 합성시료, 생약제, 완제의약품, 생체 시료 등과 같이 시료가 복합 혼합물일 경우 일반적인 분석 절차는 시료 채취, 시료 전처리, 단일성분 분리, 물질 규명 및 정량, 분석자료 처리에 따라 진행된다(그림 2-1).

제1단계는 시료 채취(sampling) 단계이다. 시료 채취는 전체 시료로부터 분석에 사용될 일부 시료를 취하는 조작을 말한다. 시료가 불균일한 혼합물로 가정되었기 때문에, 채취된 시료는 전체 시료를 대표할 수 있는 대표성 시료이어야 하고, 균질해야 한다. 물론, 분석에 앞서 시료 또는 채취된 일부 시료가 변하지 않는 조건에서 보관하는 것이 전제되어야 하고, 이 조건은 시료의 운반 또는 취급에도 적용되어야 한다. 시료가 기체 또는 액체인 경우에는 균질성이 크기 때문에 대표성 시료의 채취가 용이할 수 있으나, 대부분의 시료는 고체인 경우가 흔하다. 고체 시료는 불균질성이 크기 때문에 시료의 형태에 따라 적절한 채취 방법과 절차가 필요하다. 크기가 큰 고체 시료의 균질성을 확보하는 가장 쉬운 방법은 입자의 크기를 작게 하는 것이다. 분쇄기 또는 균질화기(homogenizer)를 이용한 방법은 작은 입자를 만드는 대표적인 방법이다. 다만, 균질화 과정 중 분석물질의 특성과 시료의 조성이 변하지 않게 하는 방법을 선택할 필요가 있다.

제2단계는 시료 전처리(sample preparation) 단계이다. 채취된 시료를 그 상태로 분석 기기에 주입하여 측정하는 경우는 극히 드물다. 시료 전처리는 시료를 수반되는 크로마토그래피 분석 기기 또는 측정 기기에 주입하기 적절한 상태로 만드는 전과정을 의미하며, 시료 준비라고도 한다. 시료 전처리 과정은 분석이 가능하도록 분석물질을 방해물질로부터 선택적으로 분리, 정제, 농축, 또는 열안정성과 검출성이 큰 화합물로 유도체화 하는 모든 조작을 포함한다. 분석물질의 물리화학적 성질(휘발성, 분자량, 극성, 용해도, 이온화 경향, 화학적 안정성)에 따라서 추출(액체상, 고체상, 기체상, 초임계유체상), 원심분리, 침전법, 여과법, 승화법, 분별침전, 결정법, 투석법, 삼투압법, 역류추출법, 전기영동, 착화합물생성, 또는 유도체화 반응 중에서 단독으로 혹은 병합하여 최적의 시료 전처리법을 결정한다. 그 외 다양한 시료 전처리 방법이 개발 및 소개되고 있다. 생약, 환경 시료, 생체 시료와 같이 시료 매질이 매우 복잡할수록 시료 전처리가 어려워지고 그 과정이 복잡해질 수 있다.

제3단계는 단일 성분 분리 단계이다. 시료 전처리를 통해 조제된 검액은 분석물질 이외에도 기질

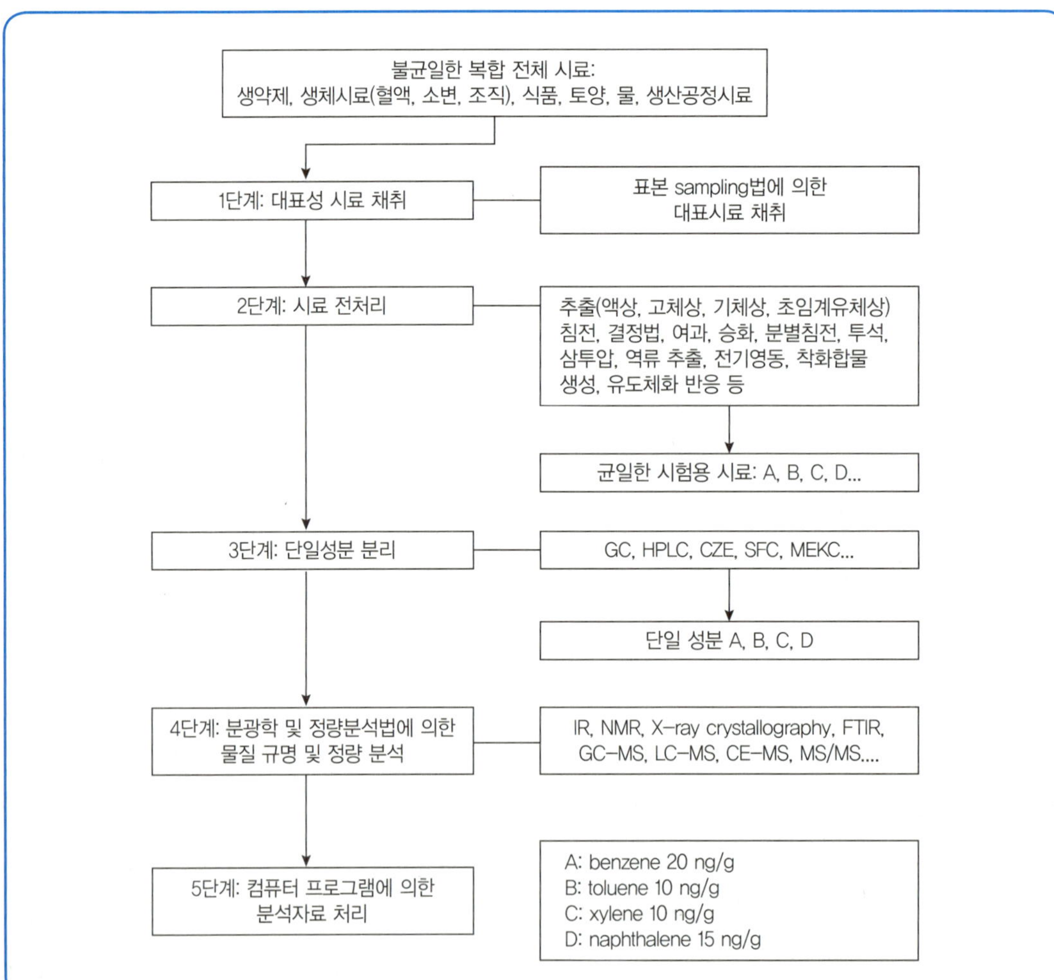

그림 2-1 시료 채취 및 유기성분의 일반적인 분석 절차

유래의 성분들이 혼합되어 있다. 기질 유래의 물질들은 분석물질의 검출 신호에 간섭을 일으킬 수 있으므로 분석물질의 특이성 있는 검출을 위하여 단일 성분 분리는 반드시 필요하다. 크로마토그래피는 성분 분리를 위한 대표적인 분석 방법이다. 성분의 물리화학적 성질에 따라서 기체크로마토그래피(gas chromatography, GC), 고성능액체크로마토그래피(high-performance liquid chromatography, HPLC), 초임계유체크로마토그래피(supercritical fluid chromatography, SFC), 모세관 전기영동(capillary zone electrophoresis, CZE) 및 미셀 동전기 모세관크로마토그래피(micellar electrokinetic capillary chromatography, MEKC) 법 등을 선정하고 최적의 조건에서 분리한다.

제4단계는 물질 규명 및 정량 단계이다. 천연물에서 순수하게 정제된 신규 물질은 구조 확인을 위하여 적외부스펙트럼측정법(infrared spectroscopy, IR), 핵자기공명스펙트럼측정법(nuclear magnetic resonance spectroscopy, NMR), 질량분석법(mass spectroscopy, MS), X-ray crystallography 등을 이용한 분광학적 분석 방법이 사용될 수 있다. 크로마토그래피 방법을 이용하는 경우에는 분석물질과 표준물질의 비교를 이용한 방법이 물질 규명에 사용될 수 있다. 또는, 자외가시부흡광검출기 또는 질량분석검출기(mass spectrometry, MS)와 같은 크로마토그래피 기기의 특정 검출기는 물질의 고유 스펙트럼 측정이 가능하며, 측정된 스펙트럼과 데이터베이스에 저장된 자료와의 비교 등을 통하여 물질 규명 및 확인이 가능하다. GC-MS, LC-MS, CE-MS, tandom mass (MS/MS) 등의 질량분석검출기를 사용한 분석 방법이 대표적인 방법이다. 더불어 실제 검색된 물질의 표준물질을 구하여 같은 시험 방법에서 대조하는 것이 더 바람직하다. 정량은 순도와 불확도가 보증된 분석물질의 표준물질을 이용한 검량선법 또는 표준첨가법을 활용할 수 있다.

제5단계는 분석자료 처리 단계이다. 주로 컴퓨터프로그램을 이용하여 분석자료를 처리하며, 보고서를 작성하는 과정도 포함될 수 있다.

시료 채취와 시료 전처리의 세부 내용은 이 장에서 자세히 다루도록 한다. 그 외의 단계는 분리분석의 관련 장에서 다루기로 한다.

2.1.4 시료 채취 단계

2.1.4.1 시료 채취

시료 채취는 분석을 위해 대표적인 시료를 수집하는 과정이다. 시료 채취 과정에서 가장 중요하게 고려해야 할 것은 '대표성'과 '균질성'이다. 채취된 시료는 전체 시료를 대표해야 하며, 균질해야 한다. 시료가 복잡하든 단순하든 분석자는 실험을 시행하기 전에 실험을 위하여 채취한 시료가 전체 시료를 대표하는 것이라는 확신이 있어야 한다. 따라서, 전체 시료가 매우 크고 불균일하다면 전체 시료를 대표하는 시료를 얻기 위한 상당한 노력 뿐만 아니라 적절한 시료 채취 방법과 절차가 필요할 것이다.

분석에 앞서 시료로부터 방해물질을 적당히 제거해야 하고, 분석 기기에 주입하기 위하여 적합한 형태로 바꿔주기 위한 시료 전처리의 몇 가지 방법을 포함하기도 한다. 시료를 주의 깊게 고르는 것뿐만 아니라, 시료의 저장에도 주의를 기울여야 한다. 시료 채취 후에 내부의 화학변화, 공기와의 반응, 또는 용기와의 반응 때문에 시간에 따라 시료의 조성이 달라질 수 있다. 유리 표면에서 일어나는 이온교환 반응 때문에 유리용기는 용액 중에 있는 미량 이온성 화학종의 조성을 바꿀 수 있다는 것은 잘 알려져 있다. 이 때문에 플라스틱(특히 테플론) 수집 용기가 자주 쓰인다. 플라스틱 용기라 할지라도 특히 사용 전에 씻지 않으면 오염원이 될 수 있다. 분석하기 전에 씻지 않은 폴리에틸렌 용기에 저장된 혈장 시료에서 망간의 함량은 7배까지 증가하는 보고가 있으며, 생화학 실험에서 강철 바늘이 금속 오염원이 되는 경우는 흔한 일이다. 따라서, 시료 채취는 적절한 채취 방법과 절차, 시료의 보관과 운송 조건, 채취 용기의 재질 등이 고려되어야 한다.

시료 채취 불확정도는 시료의 상태, 시료 채취의 크기 및 방법 등에 의하여 영향을 받으며, 불확정도가 커질수록 분석 결과의 분산도 커질 수 있기 때문에 줄이려는 노력이 필요하다. 시료의 상태는 주로 액체 또는 고체인 경우가 많다. 물론 환경 분석에서 대기 성분 분석과 같이 기체 시료가 다루는 분야도 있으나, 의약품 분석에서는 흔하지 않다. 혼합물 시료가 액체이고 입자가 분자이면, mL당 약 10^{22}개의 입자가 있다. 균질한 액체 시료의 경우 전체 시료로부터 적은 부피의 시료 채취가 이루어져도 시료 채취 불확정도는 무시할 만한 수준인 경우가 많다. 균질하지 않은 액체 혼합물은 교반과 같은 혼합 과정이 수반되어야 불확정도를 줄일 수 있다. 반면에 고체 시료는 불균질한 경우가 많고, 고운 가루로 만드는 조작은 대표 시료를 얻는데 필수적일 수 있고, 시료 채취의 불확정도를 작게 하려면 액체 시료에 비하여 상대적으로 많은 양을 채취하여 사용해야 한다. 고체를 가루로 만드는 작업은 언제나 가루로 만드는 장치에서 나오는 물질로 오염될 수 있으므로 주의가 필요하다. 열이 발생되는 균질화기는 열에 불안정한 분석물질을 함유한 시료의 균질화에 사용할 경우 시료의 조성을 변하게 할 우려가 있다. 따라서, 시료 채취의 불확정도를 작게 하면서도 시료의 안정성을 고려한 시료 채취 방법의 선택이 필요하다.

2.1.4.2 시료 크기의 선택

KCl과 KNO_3 혼합분말은 잘 섞었을지라도 불균일하기 때문에 채취 위치와 채취된 크기에 따라 채취된 시료 중 조성이 무작위로 다를 수 있는 시료의 대표적인 예이다. “매 분석의 결과로부터 유래된 시료 채취 가변도(varience)를 원하는 정도로 낮추려면, 얼마나 많은 무작위 혼합물을 분석하여야 하나?” 질문에 대답하기 위해 사람의 간에 있는 방사성 동위원소의 시료 채취에 대한 실험결과를 예로 들수 있다. 간 조직을 ‘균질화’시키긴 했으나, 물에 떠 있는 조그만 입자로 되어 있으므로 진정한 의미에서 균일하지는 않다. 시료 1 g당 1초 동안의 방사성 계수의 평균수는 약 237이었다. 시료의 질량이 약 0.09 g이었을 때, 1 g당 1초 동안으로 환산한 값의 표준편차는 ±31로서 평균값의 ±13.1%에 해당한다. 시료의 크기를 거의 1.3 g까지 늘렸을 때, 같은 방법으로 환산한 표준편차는 ±13으로, 평균값의 ±5.5%이었다. 시료의 크기가 약 5.8 g이면 표준편차는 ±5.7로서, 평균값의 ±2.4%로 줄어들었다. 따라서, 시료의 크기가 클수록 시료 채취로부터 오는 결과의 변동 범위가 줄어듦을 알 수 있다.

두 종류의 입자(간 조직과 물방울과 같은)로 된 혼합물에서 시료를 취할 때, 시료 채취 표준편차 (Q_n)는 $Q_n = \sqrt{npq}$ 이다. 여기서 p와 q는 각 입자의 분율이고, n은 채취된 시료의 평균 입자수이다.

시료 채취 상대표준편차(R, 백분율로 표시)는 시료 채취로부터 발생하는 오차로부터 발생한다. 시료 채취 상대표준편차(R)와 시료 채취 상대가변도(R^2)는 식 (2−1)과 같다.

$$R = \frac{Q_n}{n} = \frac{\sqrt{npq}}{n} = \sqrt{\frac{pq}{n}} \quad \Rightarrow \quad R^2 = \left(\frac{Q_n}{n}\right)^2 = \frac{pq}{n} \tag{2-1}$$

여기에서 n은 채취된 시료의 질량(m)에 비례하므로, m이 클수록 R^2를 줄일 수 있다.

시료 채취 상수(sampling constant) K_S는 시료 채취로부터 발생하는 분석 결과의 오차 즉, 시료 채취 상대표준편차가 1%일 때의 시료 질량(g)을 말한다. K_S는 식 (2−2)와 같이 구한다.

따라서, K_S가 일정하다고 가정할 경우 m이 커질수록 시료 채취 상대가변도(R^2)가 작아져 분석 결과의 오차 또는 가변도를 낮출 수 있다.

$$K_S = mR^2 \tag{2-2}$$

표 2−1는 시료로부터 다양한 질량으로 채취된 시료(m)를 가지고 반복하여 분석하였을 때 얻어진 분석 결과의 상대표준편차로부터 구한 K_S를 나타낸다. 시료의 질량이 커질수록 분석 결과의 상대표준편차가 작아지고, 일정 수준 이상으로 충분히 크면 K_S는 거의 일정한 수준에 도달하는 것을 알 수 있다. 그러나, 제일 작은 시료(0.09 g)에 대해서는 잘 일치하지 않음을 알 수 있다. 채취 시료의 질량이 작을 경우에는 시료 채취 가변도가 우발적 요인들에 의하여 영향을 받는 것으로 보는 것이 타당할 수 있다. 따라서, 이 경우 K_S는 1.3 g과 5.8 g 시료에서 측정된 평균값이 타당하며, 약 $K_S \approx 36$ g으로 추정할 수 있다.

표 2−1 시료채취 상수의 계산

시료질량, m (g)	상대표준편차(%)	K_S
0.09	13.1	15.4
1.3	5.5	39.3
5.8	2.4	33.4

예제 2-1 표 2-1의 결과에서 시료 채취 상대표준편차가 7.0%일 때의 시료 질량은 얼마인가?

| 풀이 | 시료채취 상수 $K_S = 36$ g이므로 답은 다음과 같다.

$$m = \frac{36\text{ g}}{7.0^2} = 0.73\text{ g}$$

시료 채취 상대표준편차가 7.0%일 때의 시료 질량은 0.73 g이다.

2.1.4.3 반복분석 횟수의 결정

위에서 0.73 g 시료는 시료 채취 상대표준편차가 7%가 될 것이라고 알았다. 95% 신뢰구간에서 평가하였을 때 측정 결과의 상대표준편차를 ±4% 범위 내로 하려면, 0.7 g의 시료 몇 개를 분석해야 하는가? 95%의 신뢰도라는 말은 참 평균이 측정평균에서 ±4% 밖에 있을 확률이 5%란 뜻이다. 앞의 질문에서, 우리는 여전히 시료 채취 불확정도만을 생각하며 분석 방법의 불확정도는 시료 채취 불확정도보다 매우 작다고 가정한다.

Student의 t 신뢰구간을 정리하면 이 물음에 대답할 수 있다.

$$\text{필요한 반복분석 횟수: } \mu - \bar{x} = \frac{t \cdot s_s}{\sqrt{n}} \quad \rightarrow \quad n = \frac{t^2 \cdot s_s^2}{e^2} \tag{2-3}$$

여기서, μ는 실제 모집단 평균, $\bar{x}$는 측정평균, n은 필요한 시료의 수, s_s^2은 시료 채취 조작의 가변도, e는 평균값의 오차이다. s_s^2와 e는 둘 다 절대 오차 또는 상대오차로 표시되어야 한다. Student의 t는 95%의 신뢰도와 $n-1$의 자유도는 Student의 t값 표에서 찾는다. n이 알려지지 않았으므로, n을 추정하기 위해 $n = \infty$에 대한 t값을 쓸 수 있다. n값을 계산한 후에 그 값에 대한 t값을 써서 새 n값을 계산한다. 이 과정은 일정한 값이 얻어질 때까지 몇 차례 반복한다.

앞의 계산에서는 표준편차에 대한 사전 지식이 필요하였다. 따라서, 나머지 분석을 계획하기 전에 시료의 기초 분석을 해야만 한다. 만약 분석해야 할 비슷한 시료가 많은 경우에는, 한 시료를 완전히 분석하면 나머지 시료를 덜 완전하게(그러나 알맞게) 계획하게 해줄 것이다.

전체 시료가 선택되면, 그 다음으로 직접 분석할 실제 시료가 준비되어야 한다. 불균일한 시료는 잘 갈고 섞어서 실제 시료가 전체 시료와 동일한 조성을 갖도록 해야 한다. 분석하기 전에 시료에 흡착된 수분을 없애기 위해서는 주로 대기압에서 110℃에서 건조시킨다. 수분에 민감한 시료는 재현성 있게 수분을 유지하도록 하기 위하여 일정한 조건에서 저장하기도 한다.

2.1.4.4 시료 분쇄 및 연마

고체 시료의 입자 크기를 줄이는 조작은 균질성과 대표성 있는 시료를 채취하기 위한 대표적인 방법이다. 또한, 입자 크기가 줄어들수록 시료의 표면적이 커지고, 분석물질의 추출 효율이 증가되는 장점을 가질 수 있다.

고체 시료의 입자크기를 줄이기 위해서는 분쇄 및 연마를 거쳐야 할 필요가 있다. 이런 과정은 시료의 조성을 변화시킬 수 있기 때문에, 입자의 크기는 단지 균일성을 나타내고 시약과 쉽게 반응할 수 있는 정도까지만 감소시켜야 한다.

여러 요인들로 인하여 시료를 미세하게 갈게 됨에 따라 시료 조성이 상당히 변할 수도 있다. 대표적인 경우가 마찰과 함께 생기게 되는 열로 인하여 휘발성 성분이 손실되는 경우이다. 이외에도 고체의 표면적을 증가시키므로, 대기와 반응하는 확률을 높아진다. 예를 들면, 어떤 암석 중 철(Fe^{2+}) 함량은 분쇄하는 동안 약 40%정도 감소하는데, 이는 Fe^{2+}가 Fe^{3+}로 산화되었기 때문이다.

때때로, 시료의 수분함량이 분쇄하는 동안에 상당히 변하기도 한다. 입자 크기가 감소됨에 따라서 수반되는 고유 표면적의 증가로 인해 수분량이 증가한다. 예를 들면, 자기 제품의 조각을 갈아 미세 분말로 만들었을 때, 이의 수분함량은 0에서 0.6%로 변한다. 이와는 반대로, 연마 과정 동안에 생기는 부분적인 마찰열로 인하여 수화물의 수분함량이 감소되기도 한다. 예를 들면, 석고($CaSO_4 \cdot 2H_2O$)의 수분함량은 화합물을 갈아 미세분말을 만들었을 때 약 21%에서 5%로 감소된다.

간헐적인 선별(screening)은 연마 효율을 종종 증가시킨다. 선별이란 필요한 크기의 입자들을 통과시킬 수 있는 체 위에서 갈은 시료를 흔들어 분리하는 과정이다. 그 다음 나머지 잔류입자들은 다시 모아서 더 갈도록 한다. 전체 시료가 선별을 통해 얻어질 때까지 이런 과정을 반복한다. 가장 단단한 물질은 종종 전체 시료와 다른 조성을 가지므로, 입자의 크기를 계속 줄여 모두 선별이 될 때까지 계속한다. 그러므로 만일 선별된 시료가 시료를 갈고, 선별하기 전에 가지고 있었던 것과 동일한 조성을 가져야 한다면, 모든 입자들이 통과할 때까지 계속 시료를 갈아야만 한다.

고체 시료는 일반적으로 막자사발(mortar)과 막자(pestle)를 사용하여 분쇄한다. 강철 막자사발은 강도가 강화된 철 기구인데, 철 슬리브(sleeve)와 철 막자가 꼭 끼게 되어 있다. 망치로 막자를 가볍게 때려서 단단하고 부스러지기 쉬운 광석이나 광물을 분쇄할 수 있다. 마노(agate)로 된 막자사발은 작은 입자를 가는 가루로 분쇄할 수 있도록 고안되어 있다. 값싼 막자사발은 다공성이며 쉽게 흠집이 생기므로 막자사발 구성 물질이나 또는 먼저 분쇄한 시료가 남아있을 수 있으며 이로 인하여 분쇄 시료가 오염될 수 있으므로 주의한다. 마노나 사기질로 된 막자사발은 젖은 종이로 닦고 증류수로 씻어서 청소할 수 있다. 어떤 잔류 오염 물질은 막자사발에서 4 mol/L HCl과 함께 갈거나 또는 Ajax와 같은 연마성 세제와 함게 갈아서 청소한 후 염산과 물로 씻어 청소할 수 있다. Boron carbide 막자사발과 막자는 마노 재질보다 다섯 배 더 단단하고 시료의 오염도 줄어들 수 있다.

2.1.4.5 액체 및 기체의 균일용액 시료 취하기

액체 또는 기체 시료의 경우, 시료 크기는 비교적 작을 수 있다. 왜냐하면 액체 또는 기체 시료는 고체 시료보다 시료 내 존재하는 물질들이 이미 균질하거나, 또는 쉽게 균질화 시킬 수 있기 때문이다. 분석하고자 하는 액체 또는 기체는 전체 시료를 균일하게 하기 위하여 시료를 취하기 전에 잘 저어주거나 섞어야만 한다. 용액의 부피가 클 경우, 혼합하는 것은 불가능할 수도 있다. 호수물의 산소함량은 수 피트 깊이 차이마다 1000배 또는 그 이상 변할 수도 있다. 이와 같은 경우는 시료 채취의 위치를 정확하게 기록하는 등 정확한 시료의 정보 확보를 위하여 노력해야 한다.

산업체에서 관을 통하여 흐르는 기체 또는 액체는 흐를 때 연속적으로 시료로서 취해지는데 이때 모아진 시료가 전체 흐름의 일정 분율을 나타내고 흐름의 모든 부분에서 시료를 취할 수 있도록 주의를 기울어야 한다.

일반적으로 실제 시료는 성분분석을 위해 먼저 용해 시킨다. 전체를 녹이는 것이 중요한데 만약 그렇지 않으면 목표로 하는 성분이 녹았다고 말할 수 없다. 완화한 조건에서 시료가 잘 녹지 않으면, 좀 더 혹독한 조건으로 산을 처리하여 녹이거나(acid digestion), 용융(fusion) 방법을 사용한다. 시료 중 무기물질을 분석할 때 유기물질은 측정에 간섭을 일으킬 수 있다. 이런 경우 시료 중 유기물질은 강열하여 태우거나(dry ashing), 액체 시약으로 산화(wet ashing)하는 법을 사용하여 제거하고 잔류하는 무기물질을 분석에 적합한 형태로 만드는 조작이 필요하다.

2.1.5 시료 전처리 단계

2.1.5.1 무기물을 산으로 용해

시료 중 무기원소를 분석할 경우 시료에 존재하는 다양한 무기분자화합물을 분해시켜 무기원소 이온 형태로 변환시키는 전처리가 필요하다. 이때 시료에 산을 가하여 분해 또는 용해시키는 전처리 방법이 사용될 수 있다. 무기물을 산으로 용해할 때는 HCl, HBr, HF, H_3PO_4, 묽은 황산, 과염소산 등을 사용한다.

$$M+nH^+ \rightarrow M^{n+}+\frac{n}{2}H_2 \tag{2-4}$$

알루미늄과 같은 몇 가지 금속은 용해를 막는 산화물 막을 만들기도 하지만, 마이너스의 환원전위를 갖는 대부분의 금속은 산에 녹는다. 탄산염($CO_3^{2-} \rightarrow H_2CO_3 \rightarrow CO_2$), 황화염($S_2^- \rightarrow H_2S$), 인화염($P^{3-} \rightarrow PH_3$), 플루오르염($F^- \rightarrow HF$), 붕산염($BO_3^{3-} \rightarrow H_3PO_3$) 등은 뜨거운 산에 의하여 음이온에 각각 양성자가 결합되어 휘발성 화학종이 된다. $SnCl_4$, $HgCl_2$와 같은 휘발성 할로겐화 금속 및 OsO_4, RuO_4와 같은 산화물도 휘발성이 있다. 규산염을 녹일 때는 뜨거운 불화수소(불산, HF)을 사용하면 가능하다. 유리와 백금 용기는 HCl, HBr, HF, H_2PO_4, H_3PO_4, $HClO_4$을 사용할 수 있다. HF는 유리를 녹일 수 있으므로, 테플론, 폴리에틸렌, 은, 백금 용기에서 사용해야 한다.

비산화성 산에 녹지 않는 물질은 질산, 뜨겁고 진한 황산, 뜨겁고 진한 과염소산 등의 산화성 산에 녹일 수 있다. 질산은 대부분의 금속을 녹이나, 금과 백금은 왕수(염산/질산 부피비=3/1)에만 녹는다. 질산과 불소산의 혼합산은 내화성 Ti, Zr, Ta, W의 탄화물, 질화물, 붕화물을 녹일 수 있다. 뜨겁고 진한 질산은 위험하나 강력한 산화제로서 진한 황산과 V_2O_5 또는 CrO_3의 촉매를 첨가하면 산화력이 매우 커진다.

Acid digestion은 마이크로파 오븐에서 내부가 테플론 재질인 내압력 용기를 사용하면 편리하고 신속하게 처리할 수 있다. 전자레인지는 용기 내의 내용물을 1분 내에 200℃까지 올릴 수 있다. 용기에는 폭발을 방지하기 위해 내부압력이 8 MPa(약 79 기압)을 넘어서면 기체가 방출되도록 안전장치가 되어 있다. 용기는 금속 재질이어서는 안되는데, 그것은 금속이 마이크로파를 흡수하기 때문이다. 용기의 장점 중 하나는 열기 전에 냉각되므로 휘발성 생성물의 손실을 막는 것이다.

2.1.5.2 용융에 의한 무기물의 용해

산에 녹지 않는 물질은 대개 뜨겁고, 녹는 무기물 융제(flux)에 의해 녹일 수 있다. 고운 가루로 만든 미지시료를 그 질량의 2–20배의 고체 용제와 섞어 백금–금 합금 도가니에 담고 전기로나 버너로 300–1200℃로 가열하여 녹인다. 융제의 단점은 많은 양을 쓰는 데 따르는 오염이다. 미지 시료의 일부라도 산으로 녹일 수 있으면, 용융시키기 전에 먼저 산에 녹이고, 그 다음 녹지 않는 성분은 융제로 녹여서 두 부분을 합하여 분석한다.

2.1.5.3 유기물의 분해

시료 중 무기물을 분석할 때, 유기화합물은 방해 물질일 수 있으므로 적절히 제거시키는 전처리 과정이 필요하다. 유기 화합물의 분해는 액체를 쓰지 않으면 건식 회화(dry ashing)라 하고, 액체가 사용될 때에는 습식 회화(wet ashing)라 하여 분류된다. 편리한 습식 분해는 산과 함께 테플론 재질 용기에 시료를 가하여 마이크로파로 acid digestion하는 것이다. 예를 들어, 동물조직 0.25 g 중에 든 금속을 분석하고자 할 때 1.5 mL의 고순도 70% 질산과 1.5 mL의 고순도 96% 황산 60 mL를 테플론 재질 용기에 넣고, 700 W 가정용 전자레인지에서 1분간 가열하면 대부분의 유기물을 분해하여 제거할 수 있다. 이 외의 대표적인 습식 분해 방법으로는 질소 분석을 위해 황산을 사용하는 Kjeldahl 법과 봉인된 두꺼운 유리관에서 발연질산(86% 이상의 질산 수용액)으로 200–300℃로 가열하는 Carius 법이 있다.

구체적인 마이크로파 acid digestion 방법은 다음과 같다. 황산이나 황산/질산 혼합물(미지 시료 1 g당 약 15 mL의 산)을 환류마개가 달린 유리 삭임관 속의 유기물에 가한다. 첫 단계로 모든 입자가 녹고 용액이 균일한 검정색이 될 때까지 10–20분 동안 보통으로 환류하면 시료는 탄화된다. 전원을 끄고 약 1–2분간 시료를 식힌다. 용액의 색이 사라지거나 엷어질 때까지 환류마개를 통해 과산화수소수나 질산을 추가로 가하면 다시 산화가 일어난다. 용액이 균일하지 않으면 다시 전원을 켜고 고체가 녹을 때까지 계속 가열한다. 산화와 용해 과정이 몇 번 반복될 수 있다.

질산과 과염소산으로 환류하면서 유기물을 분해하는 과정은 보편적으로 많이 사용되는 방법이나 위험한 방법이기도 하다. 과염소산을 가열하면서 유기물을 산화시킬 경우 폭발을 일으킬 확률이 매우 높아 주의를 해야 한다. 따라서, 폭발로부터 실험자를 보호하기에 적합하게 설계된 과염소산 처리 전용 후드에서 실험해야 한다. 처음에는 시료에 과염소산을 가하지 않고 질산만 가하여 끓을 때까지 서서히 가열한다. 질산 용액이 거의 건조할 정도로 끓여서, 과염소산이 있으면 폭발할지 모르는 산화가 용이한 물질들을 완전히 산화시킨다. 그런 다음 새로운 질산을 가하고 증발시키는 과정을 몇 번 반복한다. 상온으로 식힌 후 과염소산을 가하고 다시 가열한다. 과염소산으로 처리하여 가열할 때에는 질산이 반드시 있어야 한다. 특히 무기물을 산화시킬 때는 과량의 질산이 들어 있어야 한다. 과염소산을 목재에 쏟으면 폭발성 과염소산 셀룰로오스 에스테르가 생성되므로 목재 선반에 보관해서는 안 된다. 또한 과염소산과 같은 산성 시약은 다른 유기 시약이나 환원성 시약과 같이 보관해서는 안되며, 내부식성 재질의 산 전용 시약장에 보관해야 한다.

2.1.5.4 액체 추출

액체를 이용하여 추출할 경우 분석 시료는 완전히 녹일 필요는 없고 시료를 변형시키지 않으면서 시료 중 분석물질은 잘 녹이는 용매를 선택하여 추출한다. 마이크로파 추출(microwave–assisted extraction)을 이용하여 토양으로부터 살충제를 분석하는 경우, 토양과 아세톤 그리고 핵산 용매가 포함된 혼합물은 테플론 재질의 용기에 넣어 밀봉하고 마이크로파로 150℃까지 온도를 높인다. 밀봉되지 않은 채 대기압에 개방된 추출 용기라면 이 온도가 각 용매의 끓는점보다 50℃–100℃ 정도 더 높기 때문에 용매는 다 휘발되어 없어졌을 것이다. 그러나 밀봉할 경우 용기 내부의 압력도 높아져 용매가 휘발되어 소실되는 것을 줄일 수 있다. 추출이 끝난 후 상온까지 식힌 다음 살충제가 추출된 용액을 크로마토그래피에 의해 분석한다.

초임계유체 추출(supercritical fluid extraction, SFE)에서는 추출 용매로서 초임계유체(supercritical fluid)를 사용한다. 가장 많이 사용되는 초임계유체는 이산화탄소인데, 상대적으로 값이 싸고 유기용매 폐기 처리가 필요 없는 친환경적 물질이기 때문이다. 극성 물질의 용해도를 증가시키기 위하여 메탄올과 같은 용매를 첨가하기도 한다.

초임계 추출 장치에서 가압된 유체는 가열된 추출용기로 이동한다. 초임계유체는 일정 시간 동안 시료와 접촉할 수 있도록 머무를 수 있거나 또는 계속적으로 흘려 줄 수 있다. 추출용기 끝 부분에서 유체는 모세관 튜브로 이동하면서 압력이 낮아져 기화된다. 초임계유체로부터 CO_2가 증발되면서 추출된 분석물질은 수집용기에 남겨진다.

그림 2-2는 시료 중 휘발성 물질의 연속적인 액체-액체 추출(liquid-liquid extraction) 기구를 나타낸다. 그림 2-2 (a)의 장치는 추출 용매가 추출물보다 밀도가 더 큰 경우에 사용한다. 추출 용기 플라스크에 시료와 추출 용매를 가하고 가열하면, 시료 중 휘발성 물질은 추출 용매에 추출되고 동시에 기화하여 응축기(condenser)에 도달하고 응축된 액체 상태의 추출 용매와 추출물이 왼쪽 칼럼에 모인다. 추출 용매의 밀도가 추출물보다 크므로 상분리가 일어나고, 추출 용매는 아래층에 추출물은 위층에 위치한 채로 부피가 서서히 증가한다. 추출 용매의 높이가 플라스크 위쪽 유리 칼럼에 연결된 관에 이르면 추출 용매는 관(solvent return tube)을 통하여 흘러 추출 용기 플라스크로 되돌아간다. 이러한 과정이 반복되면서 휘발성 추출물은 천천히 왼쪽 칼럼에 모이게 되어 추출이 이루어진다. 그림 2-2 (b)의 장치는 추출 용매가 추출물보다 밀도가 더 작은 경우에 사용한다. 기화된 추출물과 추출 용매는 응축되어 왼쪽관에 모이게 된다. 무거운 추출물은 아래층에, 가벼운 추출 용매는 위에 모인다. 추출 용매가 칼럼과 연결된 관보다 높을 경우 추출 용기 플라스크로 되돌아 가게 된다. 이러한 과정이 반복되면서 추출이 이루어지고 추출물을 회수할 수 있다.

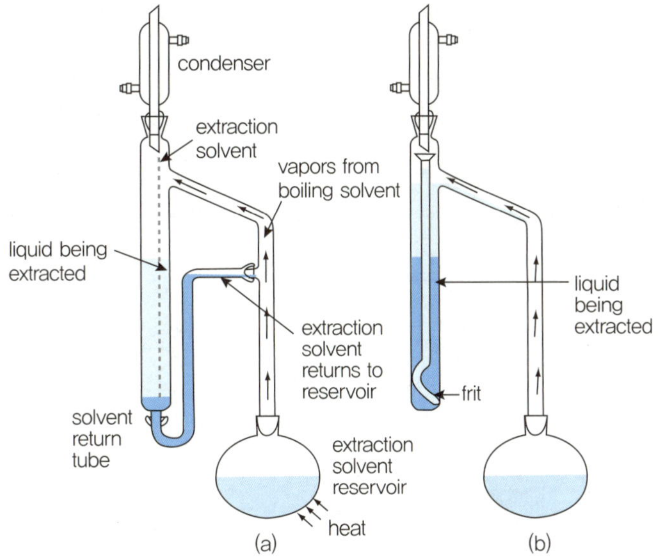

그림 2-2 **연속적인 액체-액체 추출기구**

2.1.5.5 고체상추출

고체상추출(solid-phase extraction)은 시료로부터 원하는 분석물질을 분리하기 위해서 적은 양의 크로마토그래피 고정상을 이용한다. 고체상추출은 시료로부터 기질 성분의 제거와 분석물질의 농축을 위한 시료전처리 방법으로 활용될 수 있다.

일반적인 고체상추출 과정은 활성화(activation), 준비(conditioning), 시료 주입(sample loading), 세척(washing), 분석물질 용리(analyte elution) 순으로 이루어진다(그림 2-3). 예를 들어, 소변 중 비극성 물질인 스테로이드 약물의 고체상추출 과정은 다음과 같다. 역상 HPLC 칼럼의 고정상으로 사용되는 화학결합형 실리카(bonded silica, C18-실리카)가 소량(약 50 mg-10 g) 충진된 작은 칼럼 또는 카트리지를 사용한다. C18-실리카는 입자의 표면이 octadecylsilane (ODS)으로 화학 처리된 실리카 입자이다. 분석물질과 상호작용이 일어나는 입자 표면이 비극성을 나타내므로, 극성 물질과의 상호작용은 약한 반면 비극성 물질과의 상호작용은 강하게 일어나 잘 분배되는 특성이 있다. 첫째, 활성화(activation) 과정에서는 C18-실리카 충진제에 흡착된 유기 불순물을 제거하고 입자 표면을 활성화시키기 위해 메탄올 등의 유기용매로 여러 차례 통과시켜 충진제를 활성화시킨다. 둘째, 실험의 목적에 적합한 조성의 용매를 여러 차례 통과시켜 시료 주입 전 충진제를 준비(conditioning)한다. 셋째, 시료 주입(sample loading) 과정에서는 소변 시료를 주입시켜 비극성 스테로이드 분석물질은 C18-실리카에 흡착시켜 농축하고 일부 극성 불순물은 통과시켜 제거한다. 넷째, 그 다음으로 남아있는 극성 불순물을 제거하기 위해서 pH 8의 25 mmol/L 붕산염완충용액 등을 여러 차례 통과시켜 극성 불순물 시료 기질을 세척(washing)한다. 추가로 세척한 불순물보다 비극성이고 스테로이드보다 극성인 불순물을 제거하기 위해 40% 메탄올/60% 물 4 mL와 20% 아세톤/80% 물

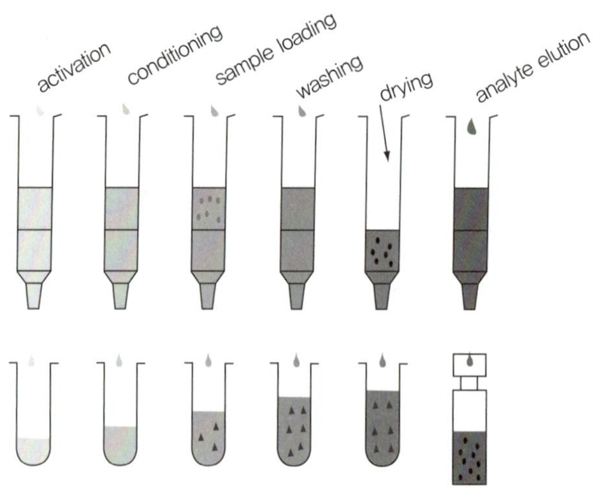

그림 2-3 고체상 추출과정

4 mL로 여러 차례 씻어준다. 다섯째, 칼럼에 흡착된 스테로이드 분석물질을 0.5 mL의 용리액(메탄올:물 = 73:27)을 통과시켜 회수한다. 일반적인 고체상추출 전과정에서 고체상이 건조되지 않도록 주의를 기울여야 하며, 특수한 경우 그림의 건조 단계와 같이 분석물질의 용리 전 고체상을 건조시키기도 한다.

고체상추출은 용매 추출 방법에 비하여 유기 용매의 소비를 줄일 수 있는 친환경적 시료 전처리 방법이다. 예를 들어서, 폐수 중의 살충제 분석을 위한 미국 환경 보호청(United States Environmental Protection Agency)의 표준 시험방법은 1 L 폐수를 200 mL의 디클로로메탄(CH_2Cl_2)으로 액체–액체 추출(liquid–liquid extraction)하는 전처리 방법을 사용한다. C18–실리카를 이용한 고체상추출은 같은 추출 효율을 나타낼 수 있으며, 비교적 독성이 강한 CH_2Cl_2의 소비를 감소시킬 수 있다. 또한, 고체상추출은 비교적 소량의 여러 시료들을 신속하게 동시 처리가 가능한 고효율적인 방법이기도 하다. 진공 매니폴드(vacuum manifold)에 여러 개의 카트리지를 장치하여 사용하거나, 고정상 충진제를 미리 충진시킨 멀티웰 플레이트(multiwell plate) 형태의 기구를 이용한 방법이 대표적인 예이다.

2.2 크로마토그래피의 기초원리

크로마토그래피(chromatography)는 복잡한 성분들로 구성된 혼합물로부터 각 구성성분으로 분리 확인하는 실험기법으로 의약품 및 생체시료 등의 분석에서 가장 자주 활용되는 분리분석법이다. 크로마토그래피의 기본적인 원리를 이해함으로써 분리 성능을 향상하고 다양한 분석기기들을 목적에 맞도록 활용할 수 있게 된다. 크로마토그래피는 서로 섞이지 않는 이동상(mobile phase)과 고정상(stationary phase)의 두 상을 이용하여 각 성분을 분리한다. 각 성분 분자들이 이동상과 고정상 사이를 이동하는 과정에서 어떠한 종류의 분포평형이 일어나는지, 또한 왜 특정 성분들이 선택적으로 고정상에 의해 머물게 되는지, 즉 성분들이 고정상에서 머무르는 기전과 분포평형의 종류에 따른 크로마토그래피의 종류에 대해 학습하고, 얻어진 크로마토그램으로부터 어떤 분석적인 정보를 얻을 수 있는지를 이해하는 것이 본 단원의 목표이다.

2.2.1 크로마토그래피의 성분 분리 과정

크로마토그래피는 서로 섞이지 않는 두 개의 상, 즉 이동상과 고정상으로 구성되며, 분석물질들은 이동상과 고정상 사이에서 친화력의 차이에 의하여 분리된다. 크로마토그래피에서 고정상은 고체 입자 또는 반고체 물질이며 주로 칼럼에 충진시키거나 코팅시킨 형태로 사용한다. 이동상은 주로 액체 또는 기체이며 고정상 칼럼을 통과하여 이동한다. 크로마토그래피에서 물질 분리가 이루어지기 위해서는 몇 가지 전제 조건이 필요하다. 우선 이동상은 고정상을 녹이지 않아야 한다. 크로마토그래피는 서로 섞이지 않는 두 상이 존재해야 하는 이유이다. 또한, 이동상은 시료 성분을 잘 녹여야 한다. 주입된 시료 성분은 칼럼을 통과하며 분리가 이루어지므로 이동을 위해서는 이동상에 녹아야 한다. 여과지와 물을 이용하여 검정색 수성 잉크 시료를 분리한 실험은 크로마토그래피의 기초적인 예이다. 여기서 여과지는 고정상이고, 물은 이동상이다. 물은 종이를 녹이지 않아야 하는 반면, 수성 잉크는 잘 녹여야 한다.

크로마토그래피에서 구성성분들의 분리 과정은 시료 성분들이 연속적으로 고정상과 이동상 사이에서 매 순간 동적 분포평형을 이루면서 서로 다른 속도로 칼럼을 이동해 가는 과정이다. 세 종의 분석물질 혼합물을 크로마토그래피에 주입하고 일정 시간이 지난 후, 두 상 사이에서 선택적인 분포평형을 통해서 서로 분리되는 형상을 그림 2-4에 나타냈다. 세 종의 분석물질 A, B, C는 왼쪽에서 오른쪽으로 흘러가는 이동상을 따라 칼럼 앞단에 주입된다. 일정 시간 후 각 물질이 칼럼을 따라 이동한 거리와 이동상과 고정상에 녹아 분포되는 정도를 포물선의 상대적 크기 또는 면적으로 시각화하였다. 물질의 이동상에 대한 고정상의 존재비, 즉 분포계수는 A 〈 B 〈 C이다. 즉, A는 이동상에 대한 친화력이 가장 크고, C는 고정상에 대한 친화력이 가장 크다. 동시에 주입되었음에도, A는 가장 빠른 속도로 이동상을 따라 칼럼 내부를 진행하고, 이어서 B, 그리고 C는 가장 느린 속도로 이동한다. 즉, 물질의 이동 속도 차이가 발생하면서 일정 시간 후 세 물질의 분리가 일어난다. 그러나, 각 물질의 분포계수는 물질이 이동상을 따라 칼럼을 이동할 때 항상 일정하게 유지된다. 즉, 물질은 칼럼 내부에서 이동상과 고정상 사이에서 동적 평형을 이루면서, 물질마다 서로 다른 분포계수의 차이에 의하여 발생되는 이동 속도 차이에 의하여 분리가 일어난다.

칼럼 속의 고정상과 섞이지 않는 이동상이 일정한 속도로 칼럼을 통과할 때, 칼럼 앞단에 주입된 시료 성분들은 이동상과 고정상에 대한 친화력 차이에 의하여 고정상에 선택적으로 머무름(retention)으로써 서로 다른 속도로 이동상을 따라 칼럼을 이동하며 칼럼으로부터 용리(elution)된다. 즉, 용질(시료) 분자들이 이동상과 고정상 사이를 오고가면서 다양한 형태의 연속적인 평형을 유지하게 되고 그 평형의 선택성에 의해 분자마다 고정상에 머무름 정도가 달라진다. 칼럼 내를 통과하는 동안 용질 분자가 식 (2-5)와 같이 이동상(M)과 고정상(S) 사이에 일정 농도로 분포될 때 매 순간 열역학적인 분포평형 상태에 이르게 된다. 따라서, 식 (2-6)와 같이 이 평형의 평형상수인 분포계수(K_D)를 정의할 수 있다. K_D는 일정 분리 조건에서 이동상에 분포된 용질의 농도 C_M에 대한 고정상에 분포된 용질의 농도 C_S의 비로서 칼럼 내에서 용질분자의 이동 속도와 나아가 물질의 고정상에 머무는 시간을 나타내는 머무름시간(retention time)을 결정한다.

$$\text{이동상 중 용질 농도}(C_M) \leftrightarrow \text{고정상 중 용질 농도}(C_S) \tag{2-5}$$

$$K_D = \frac{\text{고정상내의 용질의 몰농도}}{\text{이동상내의 용질의 몰농도}} = \frac{C_S}{C_M} \tag{2-6}$$

고정상에 대한 친화력이 없어 분포되지 않는 물질은 K_D값이 0이 되고, 이동상에만 녹은 상태로 이동상의 속도와 같은 유속으로 칼럼에서 용리된다. 반면, K_D가 큰 분석물질은 이동 속도가 상대적으로 느리므로 칼럼 내에 오래 머무르게 된다. 따라서, 특정 크로마토그래피 조건에서 물질들의 K_D값이 다를 경우 물질 분리가 일어날 수 있으며, 물질들은 서로 다른 머무름시간을 가지며 분리되어 칼럼으로부터 용리된다.

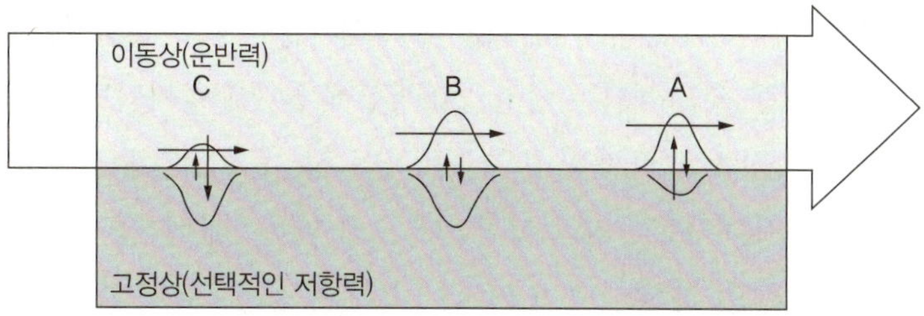

그림 2-4 칼럼 내에서의 성분 분리과정 단면도

2.2.2 크로마토그래피의 분포평형과 머무름 기전

시료의 성분들이 고정상에 선택적으로 머무르는 기전의 종류는 일반적으로 흡착(adsorption), 분배(partition), 이온교환(ion-exchange), 크기(분자)배제(size-exclusion, molecular exclusion) 및 친화(affinity)로 분류된다(그림 2-5).

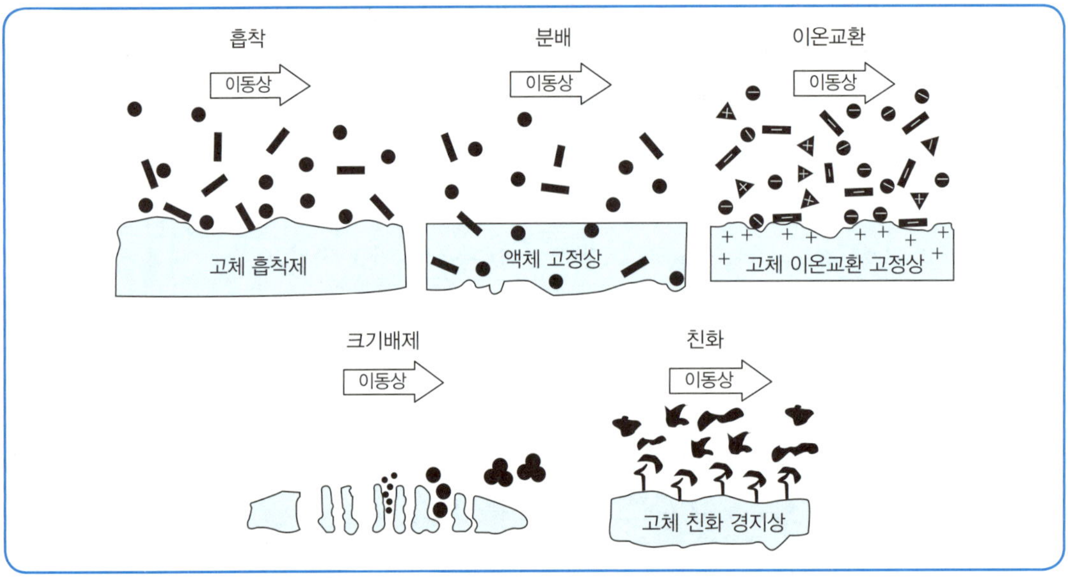

그림 2-5 크로마토그래피의 머무름 기전에 관여하는 분포평형

(1) **흡착크로마토그래피:** 가장 오래된 크로마토그래피의 분리 기전으로서 러시아계 이탈리아 식물학자인 Mikhail S. Tsvet (Tswett)이 식물 색소 분리에 처음 사용하였다. 각 성분들의 고체 고정상 표면에 대한 흡착 친화력의 차이에 의해 선택적으로 머물게됨으로써 분리가 이루어진다. 고정상이 실리카겔(SiO_2)인 경우에 실란올(silanol) 그룹(-SiOH)이 알코올류 같은 극성이 큰 성분들과 수소결합을 하는 흡착부위 역할을 한다.

(2) **분배크로마토그래피:** 1941년 영국 화학자인 Archer J.P. Martin과 Richard L. M. Synge에 의해 처음으로 시도된 방법이다. 이 후 1952년 두 과학자는 분배크로마토그래피의 발명에 대한 공로로 노벨 화학상을 수상한다. 분배크로마토그래피에서 각 분석물질은 액체 고정상에 대한 용해도 차이로 인해 잘 용해되는 성분은 고정상에 분배가 증가되므로 선택적으로 오래 머물게 된다. 액체 고정상이 비극성일 경우에 비극성 성분들이, 액체 고정상이 극성일 경우에는 극성성분들이 잘 용해되므로 각각 고정상에 오래 머무르게 된다.

(3) **이온교환크로마토그래피:** 양전하($-N(CH_3)_3^+$) 혹은 음전하($-SO_3^-$)가 결합된 고체 고정상에 대한 전하를 띈 성분들의 전기적 인력 차이로 분리가 이루어진다. 음전하 성분들은 양전하

고정상에 대한 전기적 인력이 크므로 선택적으로 머물고, 같은 원리로 양전하 성분들은 음전하 고정상에 머물게 된다.

(4) 크기배제크로마토그래피: 1959년 스웨덴 생화학자 Jerker Porath에 의해 처음 소개되었다. 분석물질들의 분자 크기와 입체 모양의 차이로 인해 일정한 크기의 구멍을 가진 고체 고정상의 기공 내에 머무는 정도의 차이에 의해 분리가 이루어진다. 고정상의 구멍(pore) 내에 이동할 수 있는 크기의 용질들만 선택적으로 머물고 이보다 큰 용질은 배제되어 이동상을 따라 빠르게 이동하게 된다.

(5) 친화크로마토그래피: 고체 고정상 표면에 결합된 생물학적 특성을 가진 부위와 선택적으로 결합할 수 있는 특이적인 성분들만 머물게 되는 선택성이 뛰어난 분리기전이다. 항원과 항체, 효소와 기질, 수용체와 리간드 간의 선택적인 결합이 대표적인 머무름 기전이다.

2.2.3 크로마토그래피의 분류 및 선택

크로마토그래피는 이동상과 고정상의 물리적 상태, 분포평형의 종류(혹은 고정상에의 머무름 기전)에 따라서 그림 2-6처럼 여러 종류로 분류된다. 이동상의 물리적 상태에 따라 기체크로마토그래피(gas chromatography, GC), 액체 크로마토그래피(liquid chromatography, LC) 및 초임계유체크로마토그래피(supercritical fluid chromatography, SFC) 등으로 분류된다.

GC와 SFC인 경우에는 이동상에 일정 압력을 가하여 칼럼을 이동시킨다. LC인 경우에는 이동상이 중력으로 이동하는 칼럼 크로마토그래피, 모세관 작용에 의해 이동하는 박층크로마토그래피(thin layer chromatography, TLC), 고압 하에서 이동하는 고성능액체크로마토그래피(high performance liquid chromatography, HPLC) 및 전기장 하에서 전기삼투에 의해 이동하는 미셀 전기동력학적 모세관 전기영동법(micellar electrokinetic capillary chromatography, MEKC) 등으로 분류된다.

고정상의 물리적 상태에 따라서 추가로 분류될 수 있다. GC의 경우 고정상이 고체인 경우 기체고체크로마토그래피(gas solid chromatogrphy, GSC), 액체인 경우 기체액체크로마토그래피(gas liquid chromatography, GLC)분류된다. GSC는 초창기 GC에서 사용하였던 반면, 최근에는 얇은 모세관 내부에 고정상 지지체를 코팅하여 사용하는 GLC가 주류를 이룬다. LC의 경우도 마찬가지로 LSC와 LLC 등으로 분류될 수 있다. 이렇게 분류된 각 기법들은 다양한 머무름 기작에 의하여 분석물질들의 분리가 일어난다. 분배 기작은 많은 기법에서 분리의 원리로 사용되며, 특히 LSC는 흡착, 이온교환, 크기배제, 친화 크로마토그래피로 분류된다. 마지막으로 크기배제크로마토그래피(size exclusion chromatography, SEC)는 사용하는 이동상이 물인 경우 젤여과크로마토그래피(gel filtration chromatography, GFC)로, 유기용매인 경우 젤투과크로마토그래피(gel permeation chromatography, GPC)로 구분될 수 있다. 시료 성분의 용해도에 따라 수용매 또는 유기용매 이동상이 결정되며, 적합한 고정상 칼럼을 사용하여 분석한다.

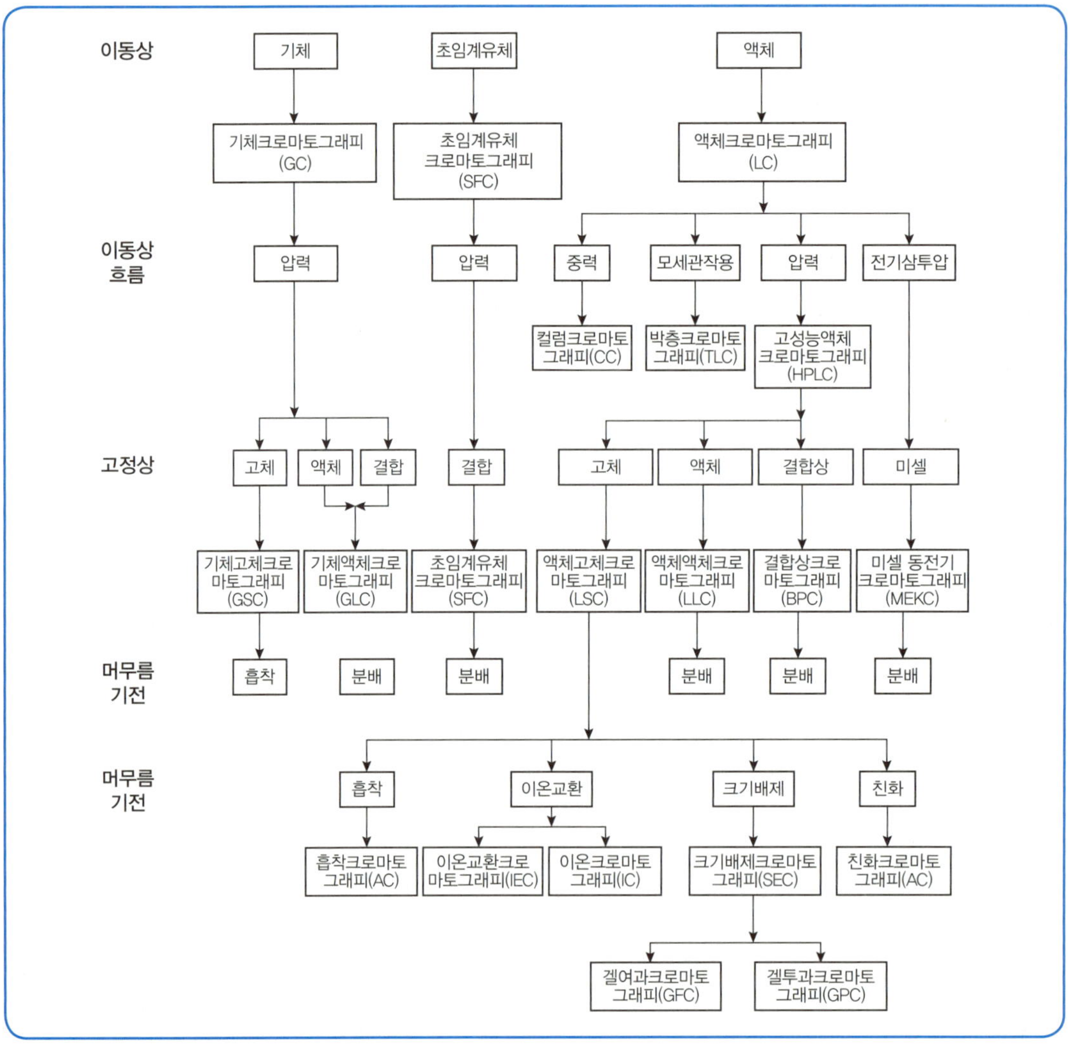

그림 2-6 **크로마토그래피의 분류**

2.2.4 크로마토그램 및 관련 용어와 파라미터

1900년대 초 식물학자 Mikhail Tsvet이 열린 관 크로마토그래피를 소개한 이래로, 크로마토그래피 기법은 눈부신 발전을 거듭하여 오늘날에는 기기를 이용한 자동화된 방법들이 주류를 이루고 있다. 칼럼에 혼합물 형태로 주입된 시료는 이동상을 따라 칼럼을 통과하면서 각 분석물질들로 분리되고 최종적으로 칼럼에서 용리된다. 주입된 시점으로부터 특정 시간에 용리된 분석물질들은 즉시 검출기(detector)를 통과하면서 각 성분들에 해당하는 전기적 신호를 발생한다. 이러한 일련의 과정을 반복하며 각 물질들은 검출되는 시간에 대한 검출기의 신호가 봉우리 또는 피크의 형태로 기록되어 크로마토그램(chromatogram)으로 나타내어진다. 즉, 크로마토그램은 크로마토그래피 칼럼에서 분리되어 유출된 물질들이 검출기를 통과하면서 각 성분들에 해당하는 전기적 신호를 발생하고, 주입된 시점을 기준으로 검출되는 시간에 대한 검출기의 신호가 피크의 형태로 도식화된 것이라 할 수 있다.

일반적으로 크로마토그래피에서 이동상의 속도는 일정하다. 이동상이 칼럼과 연결된 관 등 크로마토그래피 시스템 내부를 통과하는 속도를 이동상의 유속(flow rate)이라 하고, 단위 시간당 이동된 이동상의 부피를 나타내는 부피유속(volumetric flow rate)과 단위 시간당 통과한 칼럼 길이를 나타내는 길이유속(linear flow rate)으로 표현될 수 있다. 부피유속의 단위는 단위 시간을 분(minute, min)으로 하였을 때 mL/min 또는 cm^3/min로 나타내고, 길이유속은 단위 시간을 초(second, sec)로 하였을 때 cm/sec로 나타낼 수 있다. 부피유속은 모든 크로마토그래피 기법에서 일반적으로 모두 사용된다. 길이유속은 기체크로마토그래피와 같이 고정상 입자를 충진시키지 않고 내벽에 얇게 코팅시켜 사용하는 열린 모세관 칼럼을 쓰는 경우 사용한다. 부피유속을 칼럼의 단면적으로 나누고 시간 단위를 고려하여 길이유속으로 변환할 수 있다.

크로마토그램의 x축은 주입된 시점으로부터의 시간 또는 흘러간 이동상의 부피로 나타낼 수 있다. 대부분의 크로마토그래피에서는 주로 시간으로 나타내는 것이 일반적이나, 크기배제크로마토그래피에서는 흘러간 이동상의 부피로 나타내기도 한다. 각종 크로마토그래피 관련 파라미터를 계산할 때 시간 혹은 부피 중에서 하나로 통일해야 하며, 이 책에서는 시간으로만 나타내기로 한다. 크로마토그램의 y축은 검출기의 반응성을 나타낸다. 예를 들어, 자외가시부흡광도검출기를 이용하여 분석할 경우, 서로 다른 2개 물질을 같은 양 주입하였을 때 흡광도가 큰 물질일수록 검출기 반응성이 크므로 피크가 커진다. 같은 물질일 경우에는 주입량에 따라 피크는 커진다. 즉, 피크의 크기 또는 면적은 물질의 정량 분석에 활용될 수 있다.

그림 2-7은 어떤 물질 A를 분석한 크로마토그램의 예이다. 물질 A와 고정상에 머무르지 않는 물질에 해당하는 두 개의 피크가 보인다. 분석 물질이 아닌 이동상만이 검출기를 통과하면서 측정된 바탕 신호 또는 기저 신호를 표시한 선을 기저선(base line)이라 한다. 머무름시간(retention time)은 시료를 주입한 시간으로부터 어떤 피크 꼭대기까지의 시간을 말한다. 물질 A의 피크를 오른쪽의 큰 피크라 가정하였을 때, 머무름시간은 t_R과 같다. 왼쪽의 작은 피크를 시료에 포함된 고정상에 머무르지 않는 물질이라 가정한다면, 이 물질의 머무름시간은 이동상 자체에만 녹아 단순히 칼럼을 통과하여 검출기에 도달하는데 걸린 시간으로서, 고정상에 전혀 머무르지 않고 이동상에만 머물어 이동한 시간, 즉 이동상 내 머무름시간(t_0 또는 t_M 또는 hold-up time)이라 한다. 즉, t_0에 해당하는 부피(V_0 또는 V_M 또는 hold-up volume)는 크로마토그래피 기기의 주입구로부터 칼럼의 고정상 입자 사이사이 공간을 거쳐 검출기까지의 이동상으로만 채워진 '불용공간' 또는 '빈공간'을 의미하므로 'dead volume' 또는 'void volume'이라고도 일컫는다. 용질의 고정상 내 머무름

시간(t_R')은 식 (2-7)과 같이 그 물질의 t_R과 이동상 내 머무름시간 t_0과의 차이다.

$$t_R' = t_R - t_0 \quad (2\text{-}7)$$

물질 A의 피크가 이상적인 대칭형의 가우스 분포곡선 모양을 따른다고 가정하였을 때, 양쪽 곡선의 변곡점에서 그은 선과 기저선이 만나는 두 점 사이의 폭을 기저선에서의 피크폭(W_b)이라 한다. 피크높이(h)는 기저선으로부터 피크 꼭대기까지의 높이를 말하고, 피크의 1/2 높이(0.5 h)에서의 피크폭은 $W_{0.5h}$라 한다.

머무름시간 대신에 칼럼을 통과하는데 소비된 이동상의 부피로서 표현된 머무름부피를 사용하기도 하며, 머무름시간에 이동상의 부피 유속(mL/min)을 곱한 값으로 V_0, V_R, V_R'를 각각 구한다. 머무름부피는 주로 크기배제크로마토그래피에서 머무름 파라미터로 이용된다.

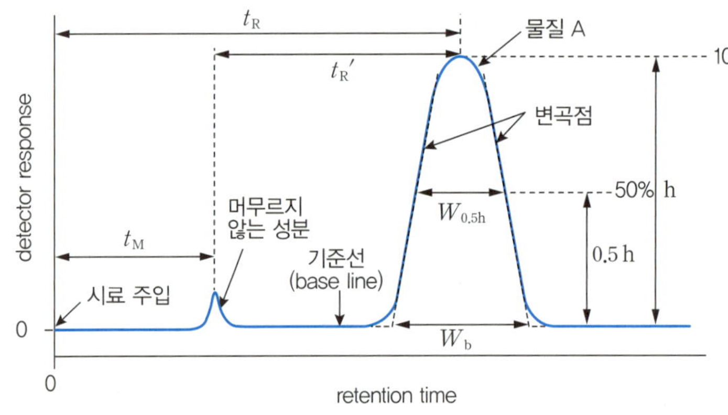

그림 2-7 물질 A의 크로마토그램

2.2.5 크로마토그래피의 성능에 관한 용어와 파라미터

크로마토그램으로부터 얻을 수 있는 각 물질의 머무름시간과 피크폭 등의 정보로부터 크로마토그래피의 성능과 관련된 다양한 파라미터를 구할 수 있다.

2.2.5.1 용량인자

용량인자(capacity factor 또는 retention factor, k')는 특정 용질이 고정상에 머무르는 정도를 표현하는 파라미터로써 이동상 내 머무름시간 t_0에 대한 고정상 내 머무름시간 t_R'의 비로 계산할 수 있다(식 2-8).

$$k' = \frac{t_R'}{t_M} = \frac{t_R - t_0}{t_0} \tag{2-8}$$

용량인자는 용질분자가 이동상과 고정상에 머물렀던 양의 비로 표현할 수 있으며, 식 (2-9)와 같이 k'값은 분배계수(K_D), 이동상과 고정상의 부피(V_M, V_S)에 의해서도 영향을 받는다.

$$k' = \frac{\text{용질이 고정상에 머무른 시간(=몰수)}}{\text{용질이 이동상에 머무른 시간(=몰수)}} = \frac{C_S V_S}{C_M V_M} = K_D \frac{V_S}{V_M} \tag{2-9}$$

또한 크기배제크로마토그래피에서 유용하게 활용되는 머무름부피는 다음 식으로 표현될 수 있다. 식 (2-8), (2-9)로부터 식 (2-10)를 얻고 양 변에 이동상의 유속(F, mL/min)을 곱해주어 머무름부피를 구함으로써 식 (2-11)을 얻을 수 있다. $K_D \cdot V_S$에 해당하는 값이 고정상 머무름에 의해 발생하는 머무름부피이다.

$$t_R = t_0 \left(K_D \frac{V_S}{V_M} + 1 \right) \tag{2-10}$$

$$V_R = t_R \cdot F = t_0 \cdot F \left(K_D \frac{V_S}{V_M} + 1 \right) = K_D \cdot V_S + V_M \tag{2-11}$$

고정상에 의해서 지체되지 않은 성분의 $k' = 0$이며, 이 물질을 주입하면 t_0를 구할 수 있다. $k' = 5$이면 이동상보다 고정상에 5배 더 오래 머문 것을 의미한다. 칼럼 내에 오래 지체할수록 물질의 k'값이 증가하고, 그 이동속도는 느려진다.

2.2.5.2 분리인자

분리인자(resolution factor 또는 selectivity 또는 relative retention, α)는 두 인접한 성분들의 고정상 내 머무름시간의 비율로서 식 (2-12)와 같이 계산한다.

$$\alpha = \frac{t_{R2} - t_0}{t_{R1} - t_0} = \frac{t_{R2}'}{t_{R1}'} = \frac{k_2'}{k_1'} = \frac{K_{D2}}{K_{D1}} \tag{2-12}$$

여기에서 t_{R1}와 t_{R2}는 물질 1과 2의 머무름시간을 각각 나타내며, $t_{R1} < t_{R2}$이다. 분리인자는 성분들이 선택적으로 고정상에 머무름으로 인해 봉우리 꼭대기가 얼마나 잘 분리되었는지를 말해 준다. 두 성분이 완벽하게 겹칠 때 α=1이며 봉우리 꼭대기가 분리되면 $\alpha \geq 1$이 된다. 일반적으로 고정상의 화학적 성질과 양, 칼럼의 온도, 이동상의 조성 등 분석 조건에 의해서 α값이 결정된다.

2.2.5.3 신호 대 잡음 비

신호 대 잡음비(signal to noise ratio, S/N)는 어떤 분석물질의 피크높이와 기저선의 높이의 비를 의미한다. 그림 2-8은 희박한 농도의 분석물질이 특정 크로마토그래피 방법에서 분석된 크로마토그램을 나타낸다. 분석물질의 피크높이가 낮아지면서, 기저선에 나타나는 불규칙한 파동 형태의 잡음을 관찰할 수 있다.

S/N는 식 (2-13)과 같이 정의한다.

$$S/N = \frac{2H}{h} \tag{2-13}$$

여기에서 잡음의 크기(h)는 잡음을 구성하는 파동의 가장 높은 지점과 가장 낮은 지점의 높이로 하고, 신호의 크기(H)는 잡음의 중간지점으로부터 대상물질 피크의 꼭대기까지의 높이로 한다. 기저선 및 노이즈는 대상물질 피크의 1/2 높이에서의 피크폭($W_{0.5\,h}$)의 20 배에 해당하는 범위에서 측정한다. 공시험액을 사용하는 경우에는 대상물질이 유출하는 위치 근처에서 위와 같은 범위에서 측정한다. S/N는 특정 크로마토그래피 분석방법에서 검출 또는 정량할 수 있는 분석물질에 대한 최저 한계 농도를 구할 때 사용된다. 그 방법에서 $S/N = 3$에 해당하는 분석물질의 농도 또는 양을 검출한계(detection limit 또는 limit of detection, LOD)라 하고, $S/N = 10$인 경우 정량한계(quantitation limit 또는 limit of quantitation, LOQ)라 한다. 때로는 그 분석 방법에 사용된 검체량을 기준으로 검체 중 분석물질의 함량을 사용하여 나타내기도 한다.

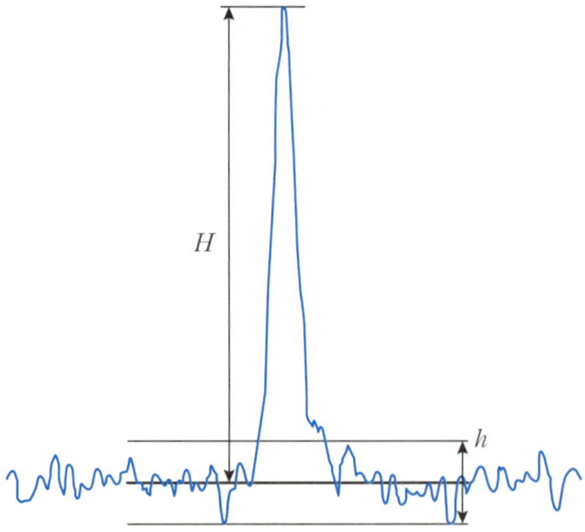

그림 2-8 신호(signal)과 잡음(noise)의 크기를 나타내는 크로마토그램

2.2.5.4 대칭계수

대칭계수(symmetry factor, S)는 크로마토그램에 나타난 어떤 피크의 좌우 대칭성의 정도를 나타내는 파라미터이다. 분리된 피크 모양은 좌우 대칭형(symmetric), 테일링형(꼬리끌림형, tailing) 및 후론팅형(앞쪽끌림형, fronting)의 세 가지 형태가 있다(그림 2-9).

대칭계수(S)는 식 (2−14)과 같이 정의한다.

$$S = \frac{W_{0.05\,h}}{2f} \qquad (2-14)$$

여기에서 $W_{0.05\,h}$는 피크의 기저선에서부터 피크높이의 1/20의 높이에서의 피크폭을 말하고, f는 $W_{0.05\,h}$를 나타내는 선을 피크의 정점에서 기저선에 내린 수직선과 만나는 교점으로 나눌 때 피크의 올라가는 쪽의 폭을 말한다. 다만, $W_{0.05\,h}$ 및 f는 같은 단위를 쓴다. $S = 1$이면 피크는 대칭형 봉우리, $S<1$이면 후론팅(fronting), $S>1$이면 테일링(tailing) 봉우리가 된다.

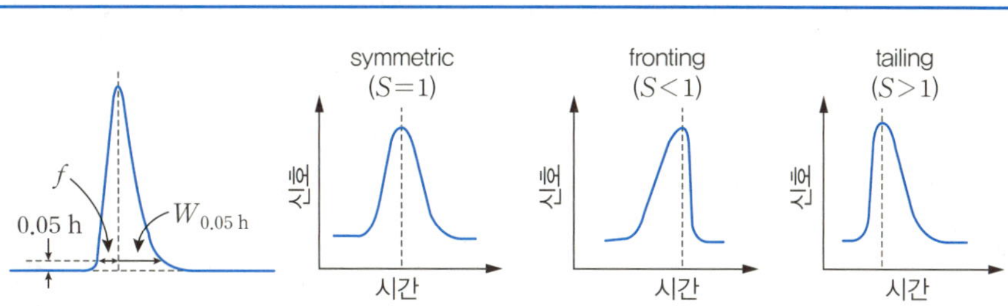

그림 2-9 대칭인자의 계산을 위한 파라미터 및 세 가지 피크 모양

2.2.5.5 피크밸리비

피크밸리비(peak−to−valley ratio, p/v비)는 크로마토그램에서 인접하는 두 피크가 기저선 수준에서 분리되지 못하는 경우 두 피크의 분리 정도를 의미한다. 그림 2-10은 인접하는 두 피크가 기저선 수준에서 불완전하게 분리된 결과를 나타낸 크로마토그램이다. 가장 왼쪽의 작은 피크와 중앙의 큰 피크 사이에는 골짜기(valley)가 형성되어 있음을 알 수 있다.

피크밸리비는 다음의 식 (2−15)으로 정의한다.

$$p/v = \frac{H_p}{H_v} \qquad (2-15)$$

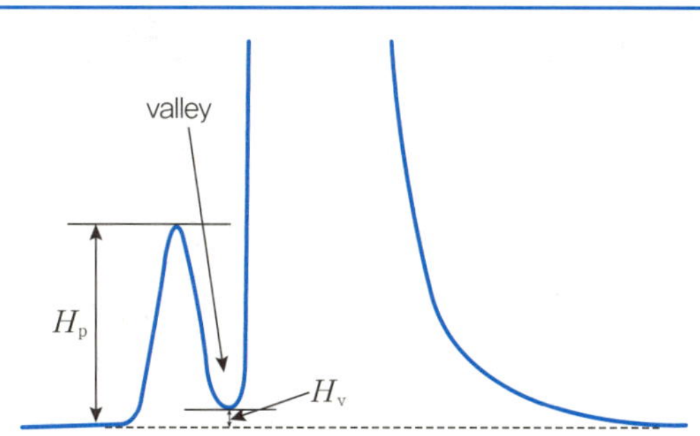

그림 2-10 기저선 수준에서 분리되지 못한 두 피크를 나타낸 크로마토그램

여기에서 H_p는 크로마토그램에서 작은 피크의 피크높이를, H_v는 기저선으로부터 두 피크 사이 밸리 지점까지의 높이를 말한다.

2.2.5.6 분리도

분리도(resolution, R_S)는 크로마토그램에서 인접한 피크들 사이의 유지시간과 각각의 피크폭과의 관계를 나타내는 파라미터이다. 두 성분을 분리할 수 있는 능력으로서, 식 (2-16)과 같이 인접한 두 피크의 평균 피크폭(W_{av})에 대한 머무름시간 차($\Delta t_R = t_{R2}-t_{R1}$)의 비율로 정의한다.

$$R_S = \frac{\Delta t_R}{W_{av}} \tag{2-16}$$

실질적으로 R_S은 인접한 두 피크의 머무름시간과 1/2 높이에서의 피크폭을 구하여, 다음 식 (2-17)로 정의한다.

$$R_S = 1.18 \times \frac{(t_{R2}-t_{R1})}{(W_{0.5\,h1}+W_{0.5\,h2})} \tag{2-17}$$

여기에서 t_{R1}과 t_{R2}는 분리도를 측정하고자 하는 인접한 두 피크 1과 피크 2의 머무름시간이다(단, $t_{R1}<t_{R2}$). $W_{0.5\,h1}$과 $W_{0.5\,h2}$는 각 피크의 1/2 높이에서의 피크폭이다. 다만, t_{R1}, t_{R2}, $W_{0.5\,h1}$, $W_{0.5\,h2}$는 같은 단위를 쓴다.

분리도는 인접한 두 물질 피크들이 기저선 수준에서 분리되는 정도를 나타내는 측면에서 분리계수와 차이가 있다. 피크의 폭을 좁게 유지하면서 피크 사이 간격이 클수록 분리도가 증가한다. 그림 2-11은 인접한 두 피크의 겹침 정도에 따라 R_S값이 달라지는 것을 보여주고 있으며, 일반적으로 피크가 기저선 수준에서 완전 분리된다는 것은 $R_S \geq 1.5$을 의미한다.

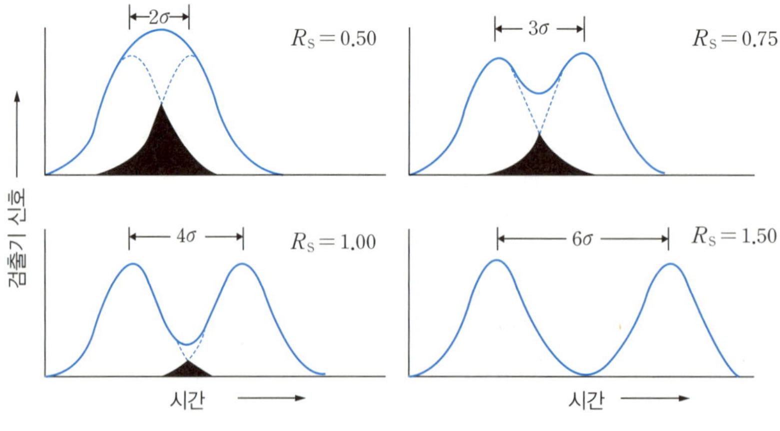

그림 2-11 대칭형의 동일한 면적과 높이를 가진 두 봉우리($W_b = 4\sigma$)의 R_S값에 따른 겹침 정도의 크기(점선은 겹치기 전의 각 봉우리를 나타내고 실선은 실제의 두 봉우리의 모습이며 겹침 부분은 칠해놓은 부분임)

2.2.6 크로마토그래피 파라미터와 분리도와의 관계

분리도(R_S)는 크로마토그램에서 인접한 두 피크에 대한 분리인자(α), 피크 예리도를 좌우하는 칼럼 효율을 나타내는 이론단수(N) 그리고 칼럼 내에 머무는 정도를 결정하는 용량인자(k') 값이 클수록 증가하며 이들의 관계를 종합적으로 표현한 것이 식 (2-18)이다.

$$R_S = \frac{\sqrt{N}}{4}\left(\frac{\alpha-1}{\alpha}\right)\left(\frac{k_2'}{1+k_{av}'}\right) \tag{2-18}$$

여기에서 k_{av}'은 두 봉우리의 k'값의 평균값이다. R_S은 $\sqrt{N}$에 비례하므로 $\sqrt{L}$에도 비례한다. 여기서 L은 칼럼 길이를 나타낸다. 칼럼 길이를 4배로 하면 R_S는 2배 증가한다.

분리도(R_S)에 대한 분리인자(α), 이론단수(N) 그리고 용량인자(k')의 영향은 그림 2-12과 같다. R_S가 N, α, k'에 의해서 개선될 수 있음을 보여주고 있다. α와 N이 일정할 경우, k'값을 1에서 8로 증가시킴으로써 분리되지 않은 두 피크가 서로 분리되어 R_S가 증가하는 것을 보여주고 있다(그림 2-12 (a)). N과 k'값이 일정할 경우, α가 1.05에서 1.25로 증가될 때 R_S가 증가하는 것을 볼 수 있다(그림 2-12 (b)). 또한 α와 평균 k'가 일정할 때, N을 500에서 5000으로 증가시킴으로써 두 성분이 완전히 분리되어 R_S가 증가함을 알 수 있다(그림 2-12 (c)). 성분들을 잘 분리하기 위해서는 즉 인접하는 피크들을 기저선 수준에서 분리하는 크로마토그래피 조건을 개발할 때, α, N, k' 인자들을 서로 독립적으로 최적화하는 노력을 해야 한다.

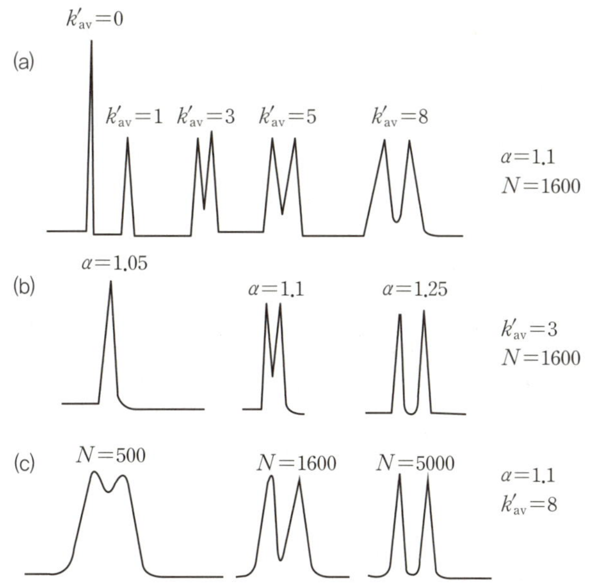

그림 2-12 두 성분의 분리도(R_S)에 대한 분리인자(α), 이론단수(N) 및 용량인자(k')의 영향

2.2.7 피크의 모양

분석물질의 띠(band)는 칼럼을 통과하는 과정 중 확산으로 인하여 넓어진 형태로 검출기에서 감응되어 피크로 기록된다. 이상적인 경우 띠의 모양은 가우스 분포(Gaussian distribution)를 따르는 대칭형 오차분포 곡선 또는 가우스 곡선 모양을 한다(그림 2-13).

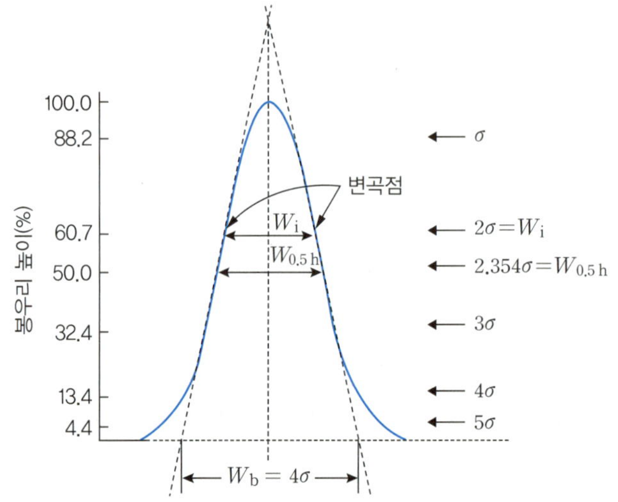

그림 2-13 **대칭형 피크의 특성**

이때 용질 띠 또는 피크의 넓어진 정도, 즉 띠넓힘(band broadening)의 크기는 표준편차(σ)의 크기로 표현될 수 있다. 이 표준편차는 식 (2-19)와 같이 용질 분자의 확산 계수(D)와 칼럼을 통과한 시간(t)에 의해 결정된다.

$$\sigma = \sqrt{2Dt} \tag{2-19}$$

피크의 두 변곡점(inflection point) 사이의 폭은 W_i이다. 피크의 양쪽 변곡점에서의 기울기와 같으면서 변곡점을 통과하는 두 직선과 기저선에서 만나는 두 점 사이의 거리가 피크폭(W_b)이다. W_b를 측정할 때 오차가 뒤따를 수 있으므로 피크의 1/2 높이에서의 피크폭($W_{0.5h}$)을 좀 더 정확히 측정할 수 있다. W_b와 $W_{0.5h}$는 다음 식과 같이 오차곡선의 표준편차 σ로 표현될 수 있으며 피크가 좌우로 넓어진 정도는 분산 σ^2(variance)에 해당한다.

$$W_b = 4\sigma = 1.70\, W_{0.5h} \tag{2-20}$$

$$W_{0.5h} = 2.354\sigma \tag{2-21}$$

크로마토그래피의 궁극적인 목적은 성공적인 혼합물의 분리이다. 이를 위해서는 잘 제작된 칼럼,

적절한 고정상과 이동상의 선택 및 합리적인 분석조건의 운영이 필수적이다. 칼럼의 성능, 성분 띠의 넓어짐, 적절한 유속 등에 대한 종합적인 이해를 통해 좁은 띠를 유지하면서 칼럼으로부터 각 성분들의 유출시간 차이는 크도록 조절해야 할 필요가 있다.

2.2.8 칼럼 성능의 지표

칼럼의 성능(efficiency)을 평가하는 대표적인 파라미터 중의 하나인 단수(plate number, N)는 증류로부터 유래한 개념이며, 분배가 일어나는 칼럼 내에 단(plate)이 가상적으로 존재한다고 해석하기 때문에 이론단수(number of theoretical plates)라고도 한다. 크로마토그래피에서 단수는 식 (2-22)와 같이 정의한다. 칼럼을 통과하기 위해 소요된 시간을(t_R)을 이동한 총 거리에 해당하는 칼럼길이(L)로 간주하여 표현할 수도 있으며, 최종적으로는 t_R과 $W_{0.5\,h}$를 사용하여 계산한다. 따라서, 어떤

표 2-2 크로마토그래피 관련 용어 및 파라미터

기호	명칭
t_0	이동상 내 머무름시간, 고정상에 머무르지 않는 용질의 머무름시간, 불용공간 시간(hold-up time)
t_R	용질의 머무름시간(retention time)
t_R'	용질의 고정상 내 머무름시간
V_0	이동상 내 머무름부피, 고정상에 머무르지 않는 용질의 머무름부피, 불용공간 시간(hold-up volume)
V_R	용질의 머무름부피(retention volume)
V_R'	용질의 고정상 내 머무름부피
W_b	기저선에서의 피크폭
$W_{0.5\,h}$	피크의 1/2 높이(0.5 h)에서의 피크폭
W_{av}	평균 봉우리나비
K_D	분배계수
k'	용량인자(capacity factor 또는 retention factor)
α	분리인자(resolution factor 또는 selectivity 또는 relative retention)
N	단수(plate number), 이론단수(number of theoretical plates)
H	이론단의 높이(plate height, height equivalent to one theoretical plate, HETP)
L	칼럼 길이
V_M	칼럼 내 이동상의 부피
V_S	칼럼 내 고정상의 부피
S	대칭계수(symmetry factor)
S/N	신호 대 잡음비(signal to noise ratio)
p/v	피크밸리비(peak-to-valley ratio)
R_S	분리도(resolution)

칼럼의 N는 실험적으로 구하여지며, 특정 분석물질을 특정 크로마토그래피 조건으로 분석한 크로마토그램에서 해당 피크의 t_R과 $W_{0.5\,h}$를 이용하여 구하는 것이 일반적이다.

$$N = \left(\frac{L}{\sigma}\right)^2 = \left(\frac{t_R}{\sigma}\right)^2 = \left(\frac{4t_R}{W_b}\right)^2 = 5.54\left(\frac{t_R}{W_{0.5\,h}}\right)^2 \tag{2-22}$$

분석물질 분자들이 N개의 독립적인 가상의 높이가 같은 이론단으로 구성되어 있는 길이 L인 칼럼 내에서 분포평형을 이루면서 이동한다고 할 때 각 이론단의 높이(plate height, H 또는 height equivalent to one theoretical plate, HETP)는 식 (2–23)과 같이 칼럼길이를 단수로 나눈 값이다.

$$H = \frac{L}{N} = \frac{\sigma^2}{L} \tag{2-23}$$

피크의 폭은 칼럼의 분리 성능을 결정하는 중요한 요인이다. 성능이 좋은 칼럼일수록 피크의 폭은 좁으며, 따라서 N이 커지고 H는 작아진다. 즉, 오랜 시간 칼럼을 통과하여도 피크의 폭은 좁게 유지되는 칼럼이 우수한 성능의 칼럼이다. 칼럼 성능을 나타내는 이론단수 또는 이론단의 높이는 특정 조건에서 실험을 통하여 얻은 크로마토그램으로부터 얻어진다. 실험 조건을 구성하는 칼럼 상태, 칼럼 내경, 고정상 두께, 이동상 종류, 이동상 유속, 칼럼 온도, 시료 주입방법 등에 의해서 크게 좌우될 수 있다.

2.2.9 피크 모양을 좌우하는 요인

크로마토그래피에서 성분들의 피크를 좀 더 예리하고 대칭형이 되도록 분석조건을 최적화하기 위해서는 피크의 모양에 영향을 주는 인자들을 잘 이해하는 것이 매우 중요하다. 피크폭을 넓히거나 fronting 및 tailing과 같은 비대칭형 피크의 원인을 파악하고 이를 해결하는 방안이 모색되면서 고전적인 크로마토그래피가 오늘의 HPLC 등의 각종 고성능 크로마토그래피로 발전하게 되었다.

분석물질의 피크가 표준편차 σ인 대칭형 오차분포 곡선이라 가정할 때, 피크가 좌우로 넓어지는 정도는 분산(variance) σ^2에 해당한다. 피크의 넓어짐에 영향을 주는 요인은 크로마토그래피 전 과정에 걸쳐 발생하며, 크게 칼럼 외부 및 칼럼 내부의 요인으로 구별할 수 있다. 따라서, σ^2는 식 (2–24)와 같이 외부와 내부 요인 모두를 합한 것으로 정의할 수 있다.

$$\sigma^2 = \sigma^2_{\text{칼럼외부}} + \sigma^2_{\text{칼럼내부}} \tag{2-24}$$

2.2.9.1 칼럼 외부의 불용공간과 봉우리 모양

칼럼 외부에서의 피크의 띠넓힘에 영향을 미치는 장소는 시료주입부와 검출기 주변이며, 칼럼

외부에서 띠넓힘 크기($\sigma^2_{칼럼외부}$)는 식 (2-25)와 같이 각각 주입단계와 검출단계에서 용질분자들의 확산으로 인한 띠넓힘의 크기인 $\sigma^2_{주입}$와 $\sigma^2_{검출}$의 합으로 표현된다.

$$\sigma^2_{칼럼외부} = \sigma^2_{주입} + \sigma^2_{검출} \tag{2-25}$$

시료가 주입되는 주입구부터 검출기 내부에 이르는 공간에서 칼럼 입자가 차지하는 공간을 뺀 공간을 불용공간(dead volume 또는 void volume)이라고 하고, 불용공간은 칼럼 내부와 칼럼 외부의 불용공간으로 나눌 수 있다(그림 2-14). 분석물질 분자들의 분리 과정과 관계없고 다만 분리되는 봉우리 폭을 넓히는 확산 효과에 기여하는 공간이기 때문이다. 불용공간에서 용질분자가 확산되므로 이를 최소화하기 위해서 주입구와 검출기 내부 공간, 칼럼과 연결되는 모든 관의 길이와 내경 또는 연결 부위의 빈공간을 감소시켜 $\sigma^2_{칼럼외부}$를 최소화할 수 있다. 또한, 시료주입구 내부의 이동상 유속을 높여 시료 분자들이 주입구 내부에서 이동상과 혼합되어 희석되는 현상을 줄이고 신속히 칼럼 내로 주입되도록하는 것도 $\sigma^2_{칼럼외부}$를 줄일 수 있다. 이와 같은 방법들은 칼럼 외부에서 일어나는 시료의 확산 현상에 의한 $\sigma^2_{칼럼외부}$를 줄이는, 즉 피크의 넓어짐을 줄이고 폭이 좁은 피크를 만드는 등 피크의 모양을 개선시켜 칼럼의 분리 효율 증가에 기여한다.

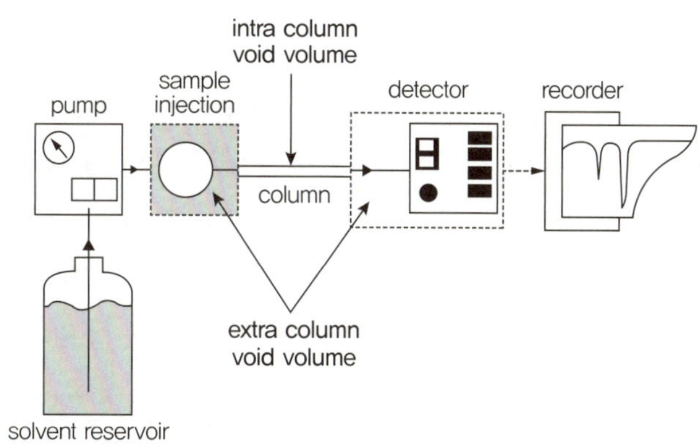

그림 2-14 **칼럼 외부의 불용공간**

2.2.9.2 칼럼 내에서 용질의 분포평형 계수의 변화와 봉우리 모양

고전적인 화학평형은 일정 온도와 물질이 희박한 농도일 때를 가정하며, 온도와 물질의 농도는 평형에 영향을 줄 수 있는 대표적인 요인이다. 크로마토그래피에서는 칼럼에 주입된 분석물질들이 매순간 고정상과 이동상 사이에서 동적 분포평형을 이루며 물질들의 분포계수 차이에 따라 서로 분리된다. 분포평형도 마찬가지로 온도와 칼럼에 주입된 분석물질 분자들의 농도에 영향을 받을 수 있다. 온도가 일정할 경우 농도가 증가함에 따라 고정상과 이동상 사이의 분포평형이 하나의 상으로 치우칠 수 있으며, 피크의 모양에도 영향을 미친다.

일정한 온도로 유지된 칼럼에서 용질 분자들이 분포될 때 주입된 용질 분자의 농도가 증가함에 따라 이동상 내 농도(C_M)에 대한 고정상 내 농도(C_S)의 관계를 보여주는 등온 분포곡선(distribution isotherm)과 대응하는 피크 모양은 그림 2-15와 같다. 세 가지 형태의 등온 분포곡선이 있고, 각각의 분포 거동에 따라 피크의 모양이 결정된다.

분석물질은 이동상과 고정상에 녹아 분포되므로 일종의 용질과 같다. 등온 분포곡선에서 크로마토그래피에 주입된 용질의 총량(C_I)은 식 (2-26)과 같이 C_M과 C_S의 합이다. 곡선의 기울기(Slope)는 식 (2-27)과 같이 분포계수(K_D)이다.

$$C_I = C_M + C_S \qquad (2-26)$$

$$\text{Slope} = K_D = C_S/C_M \qquad (2-27)$$

선형 등온 분포곡선은 용질의 이상적인 거동(ideal behavior) 형태를 나타낸다(그림 2-15 (a)). 주입된 용질의 농도와는 무관하게 전체 농도 범위에서 K_D가 일정하며, 주입된 용질은 K_D에 따라 고정상과 이동상에 분포한다. 따라서, 기울기가 K_D와 같은 선형 등온 분포곡선을 나타낸다. 또한, 크로마토그래피에 주입된 양과는 무관하게 용질은 완벽한 동적 분포를 나타내며 칼럼을 따라 이동하므로 대칭형(symmetric) 피크 모양이 관찰된다.

비선형 등온 분포곡선은 용질의 분포 거동에 따라 Langmuir 등온 분포곡선(볼록형, 그림 2-15 (b))과 Anti-Langmuir 등온 분포곡선(오목형, 그림 2-15 (c))으로 나뉜다. Irving Langmuir는 surface chemistry 연구에 대한 공로로 1932년 노벨상을 받은 미국의 화학자로서, 그의 공로를 기억하는 의미로서 Langmuir를 용어로 사용한다. Langmuir와 Anti-Langmuir가 바람직한 표현이나, 각각을 편리하게 볼록형과 오목형으로 부르기로 한다. 오목형과 볼록형 비선형 등온분포 모두에서 푸른색 원으로 표시된 가상의 농도 지점까지의 일정 저농도 범위 내로 주입된 용질은 선형 등온 분포를 나타

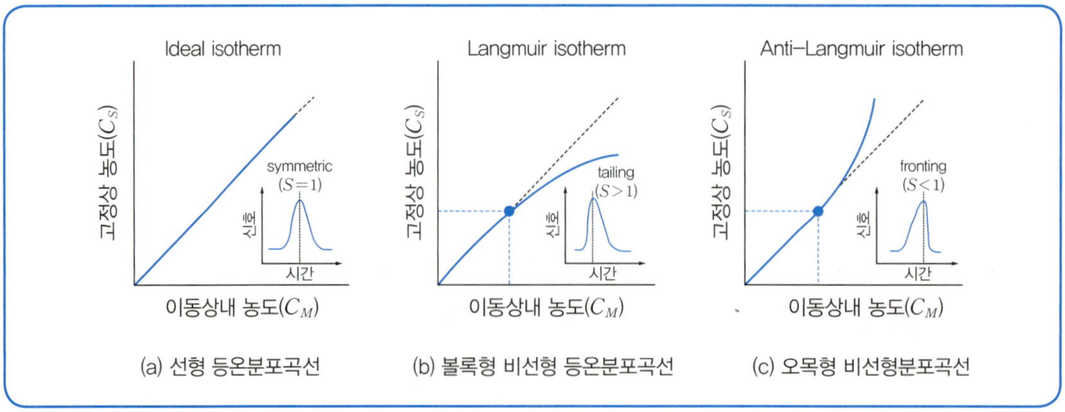

그림 2-15 크로마토그래피 등온 분포곡선과 피크의 모양

낼 수 있다. 그러나, 이 범위를 초과하는 과량의 용질이 주입되면 비선형 등온 분포를 나타낸다.

볼록형 등온 분포곡선(Langmuir isotherm)은 주입된 과량의 용질이 고정상보다 이동상에 더 많이 분포하는 경우를 나타낸다(그림 2–15 (b)). 주입된 시료의 농도가 증가할수록 C_M이 C_S 보다 높아져 K_D값이 점점 작아지므로, 기울기가 완만하게 감소한다. 실제로 크로마토그래피에서 고정상의 양은 일정하며 이동상에 비하여 적기 마련이다. 용질의 주입량이 증가한다면 고정상은 용질로 포화되어 더 이상의 용질을 녹일 수 없게 되며, 고정상과 상호작용할 수 없는 용질은 이동상에만 분포되어 칼럼을 따라 이동한다. 이동상 앞단에 일시적으로 고농도로 분포된 용질 띠는 서서히 칼럼으로부터 용리되고, 고정상에 녹아있던 용질이 이동상 뒷단으로 녹아 나와 만들어진 저농도의 용질 띠가 연속적으로 이어서 용리된다. 이러한 경우에 용질은 Langmuir 등온 분포를 나타낼 수 있으며, 피크의 모양은 고농도의 용질 띠가 먼저 용리되고 시간이 지나면서 용질의 농도가 서서히 줄어들며 꼬리가 끌리는 tailing 형태를 나타낼 수 있다. 흡착제를 고정상으로 사용하는 흡착크로마토그래피에서 주로 나타날 수 있으며 고정상의 특정 부위에 시료가 강하게 머무를 때 관찰될 수 있다.

오목형 등온 분포곡선(Anti–Langmuir isotherm)은 주입된 과량의 용질이 이동상보다 고정상에 더 많이 분포하는 경우를 나타낸다(그림 2–15 (c)). 볼록형과 반대이다. 주입된 시료의 농도가 증가할수록 C_S가 C_M 보다 높아져 K_D값이 점점 증가하므로, 기울기가 가파르게 증가한다. 실제로 오목형 등온 분포가 일어날 수 있는 몇 가지 상황이 있다. 첫째, 드물지만 용질이 고정상에서 용해되어 용질의 용해도를 더욱 높이는 혼합상(mixed phase)을 만들고, 이로 인하여 용해도를 초과하는 더 많은 용질이 고정상에 분배되는 경우이다. 둘째, 휘발성 분석물질을 분석하는 가스크로마토그래피에서 너무 과량의 용질이 주입되는 경우이다. 일정 온도 밀폐된 공간에서 휘발성 화합물은 특정 증기압을 가지며, 이 증기압을 넘을 수는 없다. 증기압을 초과하지 않는다면, 주입된 모든 휘발성 용질이 기화할 수 있다. 너무 높은 농도의 휘발성 용질이 고온의 주입구에 주입되어 모두 증발하게 된다면, 일시적으로 증기압을 초과하는 상태가 발생하면서 일부 용질은 기화하고 일부는 액체로 응축된 상태로 남게 될 수 있다. 액체는 기체보다 부피가 훨씬 작고 시료 분자가 밀집되므로 농도가 상대적으로 매우 높다. 이런 상황에서 응축된 용질 방울은 이동상을 따라 움직일 수 없고 고정상에 머물러 있으므로, 기화된 일부 용질만이 이동상 앞단을 따라 저농도의 용질 띠를 형성하면서 칼럼으로부터 용리되고, 고농도로 응축된 시료는 지속적으로 기화하면서 이동상 뒷단에 분포되어 점점 더 농도가 진한 용질 띠가 연속적으로 이어서 용리된다. 이와 같은 상황은 Anti–Langmuir 등온 분포를 나타내며, 피크의 모양은 저농도의 용질 띠가 먼저 서서히 용리되고 시간이 지나면서 용질의 농도가 급격히 증가하면서 피크가 커지는 fronting 형태를 나타낼 수 있다.

선형 등온 분포곡선은 넓은 범위의 시료 주입량에도 불구하고 이상적인 분배가 이루어져 좌우 대칭인 피크를 얻을 수 있으며, 이는 개발된 크로마토그래피 조건이 이상적임을 나타낸다. 볼록형과 오목형 비선형 등온 분포곡선은 시료의 농도가 과량 주입되는 경우가 공통적인 원인이기 때문에,

시료 주입량을 줄이는 방법이 가장 현실적인 개선 방법일 수 있다. 또한, 분석물질의 특성에 따른 고정상과 이동상 조합을 개선하는 등의 추가적인 노력을 통하여 안정적인 분석방법을 개발할 수 있도록 노력해야 한다.

2.2.9.3 칼럼 내에서 분포 확산 현상과 피크 모양

비선형 분포는 피크의 비대칭성을 초래하고 칼럼 내부에서 띠넓힘 크기($\sigma^2_{칼럼내부}$)를 증가시키는 데에도 일부 기여한다. 이외에도, 용질 분자들이 고정상과 이동상 사이를 선형 분포하며 이동하는 과정에서도 피크의 넓어짐이 발생하는데 이는 칼럼 내 확산에 의한 띠넓힘 크기($\sigma^2_{칼럼내확산}$) 때문이다(그림 2-16).

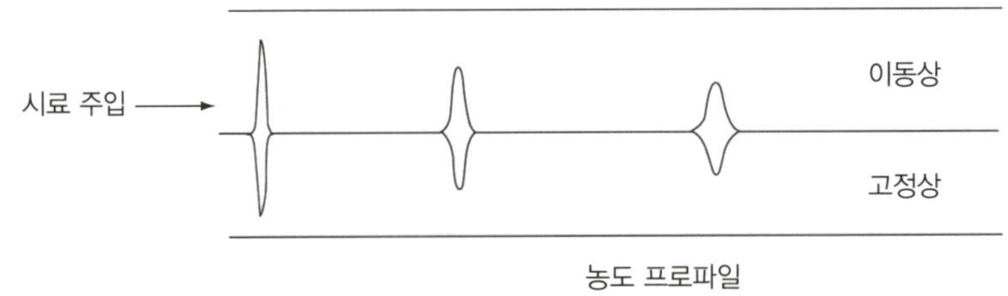

그림 2-16 칼럼 내에서 이동거리에 따른 용질 띠 넓어짐

피크폭과 칼럼의 분리 성능과의 관계는 앞서 설명한 바 있다. 좋은 칼럼일수록 피크폭은 좁고, 단수(N)가 커지며, 이론단의 높이(H)는 작아진다. 따라서, 피크폭이 좁게 유지되는 칼럼일수록 우수한 성능의 칼럼이다. 분석물질 띠가 칼럼을 이동하는 거리가 증가함에 따라 확산이 증가되어 분석물질의 띠, 즉 피크폭이 넓어진다. 피크폭이 넓어지는 주요 원인의 규명이 필요하고, 이를 통해서 우수한 분리 성능을 가진 칼럼을 제작하고 최적의 분석 조건(이동상의 종류, 유속, 칼럼 온도, 시료 주입법 등)의 확립을 통해 고성능 크로마토그래피가 출현하게 되었다.

확산 현상은 분석물질 띠가 칼럼을 이동하면서 칼럼 내에서 일어나는 띠넓힘 크기($\sigma^2_{칼럼내부}$)를 증가시키는 주요 원인이다. 칼럼 내 확산 현상은 다통로 효과에 의한 확산(multiple path diffusion, A 인자), 좌우세로방향 확산(longitudinal diffusion, B 인자) 및 질량이동 확산(mass transfer diffusion, C 인자)으로 구별할 수 있다. 다음 장의 van Deemter 식의 유도를 위하여 각각을 A, B, C 인자로 하였다. 세 가지 확산 과정에 영향을 주는 칼럼 변수 및 인자들은 표 2-3과 같다. 이 세 가지의 용질 띠 확산 기전을 종합화하여 단높이(H)와 이동상 유속과의 관계를 표현한 식이 van Deemter 식이다. 단높이를 최소화시키는, 즉 칼럼 분리 효율을 극대화시키는 유속을 선정함으로써 분석물질 띠를 좁게 유지하면서 작은 폭을 가지는 예리한 피크를 얻을 수 있다.

(1) 다통로 효과에 의한 확산

고체 고정상 입자 또는 액체와 같이 거동하는 표면을 가진 액체 고정상 입자를 충진한 칼럼은 내부 입자들 사이의 공간으로 구성된 다양한 길이의 통로들이 존재한다. 주입된 동종의 분석물질 분자들은 칼럼으로 들어가는 위치에 의존하여 다양한 통로들을 직면하게 되며, 이동상을 따라 서로 다른 거리로 통과하게 된다(그림 2-17). 동종의 분석물질 분자임에도 불구하고, 각 통로의 길이에 따라 이동한 거리가 다르게 되므로 서로 속도 차이가 발생하게 된다. 따라서, 일정 시간이 지난 후 분자들은 칼럼 내에서 분산된다. 이러한 확산 현상을 다통로 효과에 의한 확산(multiple path diffusion) 또는 소용돌이 확산(eddy diffusion)이라고 하며, 분자들이 통과할 수 있는 통로가 다양하기 때문에 발생한다.

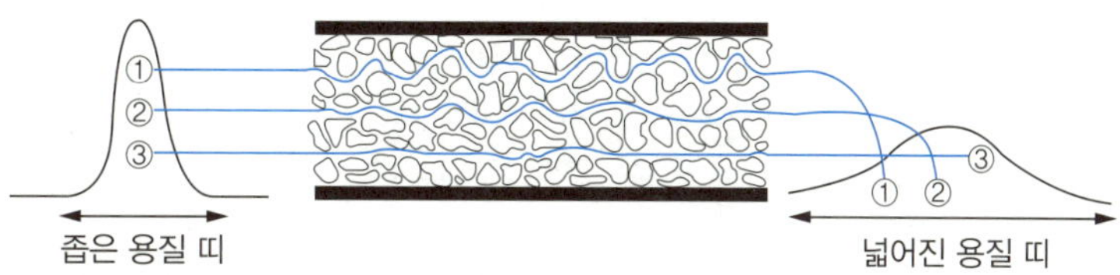

그림 2-17 다통로 효과에 의한 확산 현상

다통로 효과에 의한 확산에 의한 용질 띠넓힘 크기(σ^2_{MP})는 식 (2-28)과 같이 정의한다.

$$\sigma^2_{\mathrm{MP}} = 2\lambda\, d_c L \tag{2-28}$$

여기에서 λ는 칼럼의 충진 인자, d_c는 충진된 고정상 입자의 평균 직경, L은 칼럼 길이이다.

다통로 효과에 의한 확산은 이동상 유속에는 거의 영향이 없다. 이 확산을 최소화하기 위해서는 일정한 크기의 작은 구형의 충전된 입자를 작은 내경의 칼럼에 균일하게 충전해야 한다. 또한 용질 분자가 이동한 총 거리인 칼럼 길이(L)가 짧을수록 감소한다. 이러한 이론적 근거에서 충진물을 완전히 제거하면 $\sigma^2_{\mathrm{MP}} = 0$이며, 고성능 GC의 칼럼으로 사용되는 개방된(open tubular) 모세관 칼럼은 좋은 예일 수 있다.

(2) 좌우세로방향 확산

좌우세포방향확산(longitudinal diffusion)은 용질분자들이 칼럼 내에서 이동상 진행 방향의 모든 방향으로 확산되어 분산되는 과정이다(그림 2-18). 물질이 고농도로 존재할 때 매질을 따라 모든 방향으로 퍼져나가 분산되는 일반적인 확산 현상과 유사하다.

좌우세로방향 확산에 의한 용질 띠넓힘 크기(σ^2_{LD})는 식 (2-29)와 같이 정의된다.

$$\sigma_{LD}^2 = \frac{(2D_M L)}{u} \qquad (2-29)$$

여기에서 D_M은 이동상 내에서 용질 분자의 확산 계수, L은 칼럼 길이, v는 이동상 유속이다.

좌우세로방향 확산은 이동상의 유속(u)과 반비례 관계이므로 느릴수록 커진다. 칼럼 길이(L)가 길수록, 이동상 내에서 용질 분자들의 D_M가 클수록 커진다. 칼럼 내 확산이 잘되는 환경에서 용질이 오래 머물수록 용질 띠의 폭은 넓어지는데, D_M은 액체 이동상보다 기체 이동상에서 약 10^4배 크다.

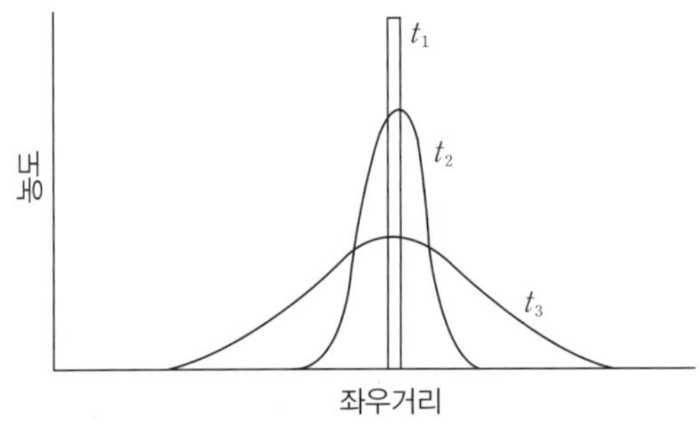

그림 2-18 **좌우세로 방향 확산 현상:** $t_1 < t_2 < t_3$

(3) 질량 이동 확산

질량 이동 확산(mass transfer diffusion)은 용질 분자들이 이동상과 고정상 사이를 반복하여 이동할 때 분포평형에 소요되는 시간의 차이로 인하여, 일부 분자들의 이동이 빠르게 혹은 느리게 되어 분산되는 과정이다(그림 2-19). 두 상에서 분포평형이 신속하게 일어나면 용질 띠가 대칭형으로 이동하지만 (그림 2-19 (a)) 분포평형이 유속에 비해 느리면 용질 띠의 앞부분과 뒷부분의 분포평형 계수가 달라지게 되어 용질 띠가 일그러지고 넓어진다(그림 2-19 (b)).

질량 이동 확산은 고정상 내 또는 이동상 내에서 각각 발생할 수 있다. 따라서, 질량 이동 확산

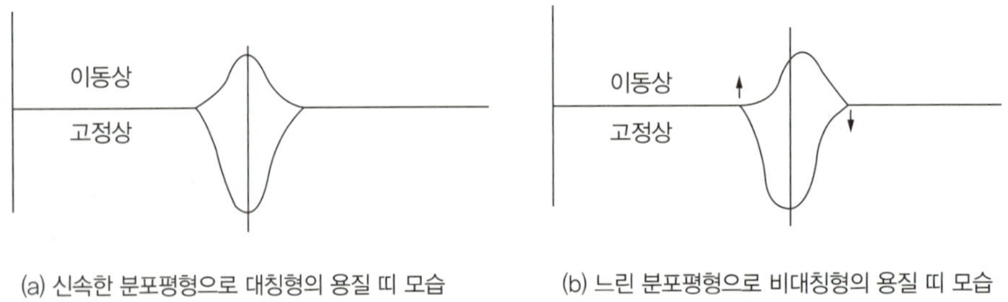

그림 2-19 **질량 이동 확산 현상**

에 의한 용질 띠넓힘 크기(σ^2_{MT})는 고정상 내 질량 이동 확산에 의한 용질 띠넓힘 크기(σ^2_S)와 이동상 내 질량 이동 확산에 의한 용질 띠넓힘 크기(σ^2_M)를 통합하여 결정되며, 식 (2–30)와 같이 정의된다.

$$\sigma^2_{MT} = (\sigma^2_S + \sigma^2_M)\ u = \left(a\frac{d_f^2}{D_S} + b\frac{r_c^2}{D_M}\right)u \qquad (2\text{–}30)$$

여기에서 d_f는 액체 고정상의 두께, D_S는 고정상 내에서의 용질 분자의 확산 계수, r_c는 칼럼의 반경, D_M은 이동상에서의 확산 계수, u는 이동상의 유속, a와 b는 상수이다.

질량 이동 확산은 다양한 요인에 의하여 영향을 받을 수 있으나, 유속이 가장 큰 요인이며, 유속에 비례하여 커진다.

결론적으로, 칼럼에 주입된 용질은 칼럼 내에서 다통로 효과에 의한 확산, 좌우세로방향 확산, 질량이동 확산에 의하여 용질 띠가 넓어진다. 따라서, 칼럼 내 확산에 의한 띠넓힘 크기($\sigma^2_{칼럼내확산}$)는 식 (2–31)과 같이 σ^2_{MP}, σ^2_{LD}, σ^2_{MT}의 합이다.

$$\sigma^2_{칼럼내확산} = \sigma^2_{MP} + \sigma^2_{LD} + \sigma^2_{MT} \qquad (2\text{–}31)$$

칼럼 내에서 용질 띠의 넓이를 증가시키는 확산 현상이 d_c, d_f, r_c, L, λ, u, D_M, D_S에 의해 좌우되므로 이들 각종 변수들, 이동상의 유속 및 점도, 칼럼 온도 등의 분석 조건을 조절함으로서 용질 띠넓힘을 줄이고 칼럼의 성능을 높일 수 있다.

표 2–3 칼럼 내 용질 띠의 확산 현상에 영향을 주는 변수 및 인자

변수	기호	단위
이동상 유속	u	cm/sec
이동상 내에서 용질 분자의 확산 계수	D_M	cm^2/sec
고정상 내에서의 용질 분자의 확산 계수	D_S	cm^2/sec
충진된 고정상 입자의 평균 직경	d_c	cm
액체 고정상의 두께	d_f	cm
칼럼 내경	r_c	cm
칼럼 길이	L	cm
칼럼의 충진 인자	λ	

2.2.10 van Deemter 식과 분리 성능 향상을 위한 이동상 유속의 설정

칼럼 내부에서 용질 띠넓힘의 크기 σ^2_{MP}, σ^2_{LD}, σ^2_{MT}는 모두 칼럼 길이(L)의 함수이며, 용질 분자의 세 가지의 확산을 각각 A, B, C 인자로 간단하게 표현하고 유속(u)을 변수로 하면 이론단의 높이(H)는 식 (2–32)와 같이 정의할 수 있다.

$$H = \frac{\sigma^2}{L} = A + \frac{B}{u} + C \cdot u \tag{2–32}$$

H를 최소화하기 위해서는 높은 분리 성능을 가진 칼럼을 제조하고, 최적의 분석조건을 개발해야 하며, 이 들 변수들을 잘 이해하고 목적에 맞도록 조절해야 한다. 모세관 칼럼인 경우에는 다통로 효과에 의한 확산 크기가 배제되어 A = 0인 van Deemter 식이 적용된다.

그림 2–20은 van Deemter 식에서 크로마토그래피의 이동상 유속에 따른 이론단 높이(H)의 변화를 세 가지 확산에 의한 띠넓힘 인자의 합으로 표시한 van Deemter 곡선이다. 곡선에서 H의 최소값(h_{min})에 해당되는 유속이 분리 효율이 최고인 최적 유속(u_{opt})이 되는 것을 보여주고 있다.

크로마토그래피 조건을 최적화하여 H를 최소화하는 방안을 아래와 같이 정리할 수 있다.

- 충전칼럼일 경우에 작고 균일한 입자일수록, 칼럼 내경이 작을수록, 충전밀도가 좋아지므로 다통로 효과에 의한 확산(소용돌이 확산, A)이 작아진다. 또한 좌우세로방향 확산 크기(B/u)도 감소한다.
- 점도가 높은 이동상을 택하고 유속을 높이면 B/u가 감소될 수 있으나 C인자가 증가될 수 있으므로 유속을 적절하게 조정해야 한다.
- 점도가 낮은 고정상을 쓰면 D_S가 증가하고, 고정상의 양(d_f)을 감소시키면 고정상으로의 확산속도가 증가한다. 고정상 입자의 크기를 감소시키고, 점도가 낮은 이동상을 택하면 이동상으로의 확산속도가 증가된다. 이와 같은 방법으로 C인자를 개선할 수 있다.

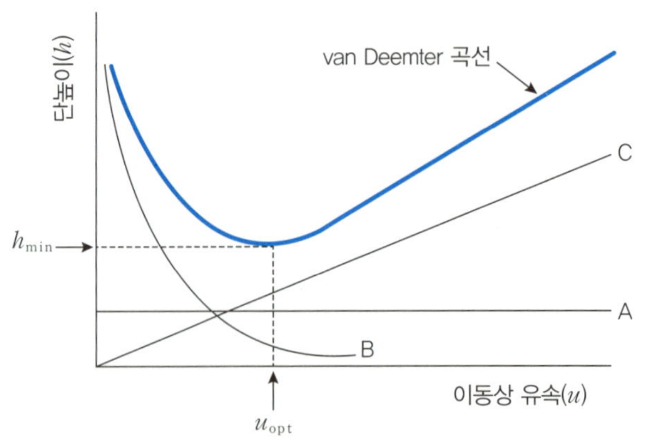

그림 2–20 van Deemter 곡선

GC에서는 일반적으로 점도가 낮은 이동상을 사용하면서 칼럼 온도를 높인다. 이 경우 용질분자들이 이동상과 고정상 내에서 이동속도가 증가하여 질량이동 확산 현상이 줄어들게 되므로 칼럼 성능이 증가한다.

2.2.11 크로마토그래피 조건의 최적화

주어진 분석시료로부터 정확한 정성 및 정량 분석결과를 얻기 위해서는 분석조건을 최적화해야 한다. 크로마토그래피를 이용한 성분분리 과정에서 용질분자들의 띠가 넓어지거나 일그러지지 않은 상태로 유지하여 검출기에서 예리한 대칭형태의 봉우리로 검출하기 위하여 최적화가 필요한 분석조건은 다음과 같다.

① 이동상의 종류, 순도 및 유속
② 시료주입구의 내부 부피, 온도, 시료 주입방법 및 주입량
③ 액체 고정상의 종류, 상태 및 두께
④ 고체 고정상 혹은 고체 충전 입자 크기 및 모양
⑤ 칼럼 형태(충전 혹은 모세관), 칼럼관 재료, 길이, 내경
⑥ 칼럼 연결 부위의 불용공간
⑦ 칼럼 온도
⑧ 검출기 종류, 내부 부피 및 온도

2.3 박층크로마토그래피

박층크로마토그래피(thin layer chromatography, TLC)는 고정상이 도포된 평평한 면에서 시료의 분리가 이루어지는 평면 크로마토그래피의 하나이다. TLC는 고정상과 이동상의 선택범위가 넓고, 저렴하고 신속하여 혼합물의 구성 패턴, 시료의 순도, 분리 분석 조건의 검토를 위해 유용하게 활용된다. 최근에는 기계화된 장비가 개발되어 향상된 감도로써 정확성과 재현성이 확보된 실험이 가능하게 되었다. 본 장에서는 TLC에서 활용되는 고정상과 이동상의 종류와 선택, 전개 및 검출방법, 정성 및 정량방법에 대해 학습한다.

고정상은 평판 모양의 지지체에 0.1−0.3 mm 정도의 두께로 고정되는데, 지지체의 재질로는 유리, 플라스틱, 알루미늄 등이 이용된다. 유리는 고온에서 잘 견디고 자극성 용매나 분무 시약에 대해 내성이 좋으므로 가장 많이 사용되고, 플라스틱판은 모양의 변형이 가능한 장점이 있다. 고정상과 지지체 사이에 적절한 응집력과 경도를 주기 위해 폴리비닐알콜 또는 아크릴 폴리머 등의 결합제가 사용되기도 한다. 또한 자외선을 흡수하는 물질을 검출하기 위해 단파장(254 nm) 및 장파장(365 nm)의 자외선에서 형광을 내는 물질을 포함하도록 판을 만들기도 한다. 고정상 입자의 크기를 적게 하면 분리능을 향상시킬 수 있다.

2.3.1 고정상의 종류

고정상으로 사용되는 흡착제의 종류는 다음과 같은 것들이 있다.

(1) **실리카겔(Silica gel):** TLC에서 사용하는 가장 대표적인 흡착제로, 다공성의 입자 표면에 silanol (Si−OH)기가 있어 극성 물질과 수소 결합을 하는 정도의 차이를 이용하여 물질을 분리한다. 실리카겔과의 결합력의 세기는 카르복실산, 페놀(알콜), 카르보닐화합물, 에스테르, 에테르, 지방족탄화수소 순이다. 습도에 따라 실리카겔의 활성도가 변화하므로 주의해야 한다.

(2) **변형 실리카겔(Modified silica gel):** $-NH_2$, diol, −CN(중간 극성), 또는 각종 알킬기($-C_2$, $-C_8$, $-C_{12}$, $-C_{18}$: 비극성)와 같은 관능기들을 화학적으로 반응시켜 실리카겔에 고정하여 중간 정도의 극성 및 역상으로 운영이 가능하고, 광학이성질체의 분리를 위한 고정상으로의 변형도 가능하다.

(3) **알루미나(Aluminium oxide, Al_2O_3):** 실리카겔과 같이 극성이며, 염기성 흡착제로 사용되어 주로 염기성 화합물과 방향족 탄화수소의 분리에 사용된다. 촉매 작용이나 이온 교환 작용도 분리 기전으로 활용할 수 있다.

그 외에도 약한 염기성의 마그네슘 실리케이트인 florisil, 지용성 부분(알킬기)과 수용성 부분(펩타이드 결합)이 같이 존재하는 폴리아미드(polyamide), 친수성 물질을 분리하기 위한 셀룰로즈(cellulose) 등이 TLC용 고정상으로 응용된다.

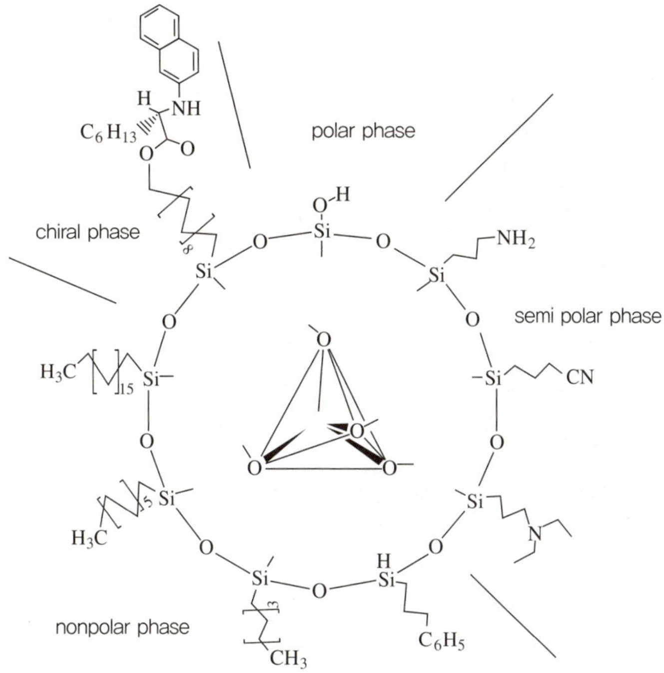

그림 2-21 **실리카겔 및 변형 실리카겔의 종류 및 극성 정도**

2.3.2 이동상의 선택

고정상이 결정되고 나면 물질의 분리를 위해서 이동상(용매)의 선택과 용매 강도(용매의 세기)를 조절하는 것이 매우 중요하다. 용매 강도는 고정상에 대해 이동상(용매)이 얼마나 상호작용하는가를 의미한다. 실리카겔을 이용한 순상(normal phase)의 경우에는 비극성 용매인 n-헥산은 가장 용매 강도가 약하고 물은 가장 높은 용매 강도를 가진다(표 2-4). 일반적으로 2가지 이상의 용매 조합의 비를 적절하게 조절하면서 용매 강도를 조절한다. 고정상이 비극성인 역상(reverse phase)의 경우는 표 2-5에 표시한 바와 같은 극성이 강한 용매를 사용하는데 물이 가장 용매 강도가 약한 이동상이다. 재현성을 확보하기 위해서는 이동상을 한번만 사용해야 한다.

일반적으로 TLC용 용매로서 갖추어야 할 요건은 고정상과 반응하지 않아야 하고, 전개 후 쉽게 휘발되어 제거가 가능해야 하고, 용매조합이 잘 섞여야 하며, 점도가 낮고 독성이 없어야 한다.

표 2-4 순상 고정상에서의 용매 강도

용매	용매 강도	용매	용매 강도
n-Hexane	0	Methylethylketone	4.7
n-Butylether	2.1	Dioxane	4.8
Toluene	2.4	Acetone	5.1
Diethylether	2.8	Methanol	5.1
Dichloromethane	3.1	Methoxyethanol	5.5
2-Propanol	3.9	Acetonitrile	5.8
1-Propanol	4.0	Glacial acetic acid	6.0
Tetrahydrofuran	4.0	Dimethylformamide	6.4
Chloroform	4.1	Formamide	9.6
Ethanol	4.3	Water	10.2
Ethylacetate	4.4		

표 2-5 역상 고정상에서의 용매 강도

용매	용매 강도
Water	0
Methanol	2.6
Acetonitrile	3.2
Ethanol	3.9
2-Propanol	4.2
Tetrahydrofuran	4.5

2.3.3 점적 및 전개

(1) 점적(Application)

고정상에 시료용액을 점적할 때에는 고정상을 손상시키지 않아야 하고, 용출력이 작은 용매를 사용하여 가능한 한 작은 크기로 점적해야 한다. 간단한 정성의 목적으로는 모세관을 이용하고, 점적기를 이용하면 정량분석을 위한 재현성있는 결과를 확보할 수 있다. 시료용액을 점적한 후에는 용매를 완전히 제거하고 전개해야 한다.

(2) 전개(Development)

전개에는 구유형 전개조를 이용하는 수직전개, 양측에서 동시에 전개하는 수평전개, 아주 작은 증기층이 있는 샌드위치 시스템 등이 사용된다. 시료수가 많을 경우 수평전개조에서 판의 양측면으로부터 동시에 전개가 가능하며, 구유형의 수직전개조와 비교하여 수평전개조의 증기공간은 매우 작다.

분리의 효율성을 높이기 위하여 다단계전개 및 다차원전개를 활용할 수 있으며, 특히 AMD(automated multiple development, 자동다단계전개)법은 다단계전개와 기울기(gradient) 전개를 복합시킨 것으로 광범위한 극성범위의 혼합물을 효과적으로 분리할 수 있다.

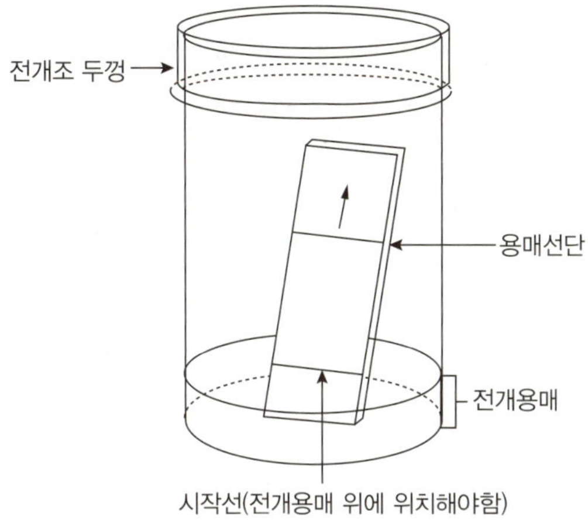

그림 2-22 전형적인 TLC 전개 과정

2.3.4 검출(Detection)

TLC판 상에서 분리되어 고정된 물질은 다양한 원리로 검출할 수 있으며, 일반적으로 검출시약을 분무하여 특징적인 색을 관찰한다.

(1) 물리적 방법

분석물질에 의한 빛의 흡수 및 형광의 측정, 방사선자동사진법 등이 물리적 방법에 속한다. 색이 있는 물질은 일광 하에서 확인하고, 단파장에서 자외선을 흡수하는 무색의 비발광 물질은 판상에서 형광지시약의 형광저해를 통해 검게 확인이 가능하다. 자외선에 의해 발광하는 물질은 UV 등으로 확인하며, densitometer나 scanner를 이용하면 육안보다 훨씬 예민하게 검출할 수 있다.

(2) 화학반응을 이용한 방법

유도체화 반응을 통해 시료를 색 또는 형광을 내거나 자외선을 흡수하는 화합물로 변화시켜 검출하는 방법으로, 반응은 전개 전 또는 후에 이루어진다. 전개 전 유도체화는 분석의 선택성을 향상시키거나 불안정한 물질을 안정화시킬 때 주로 사용하고, 전개 후 유도체화는 가시화하거나 분석

감도를 높이기 위해 사용한다.

표 2-6 TLC 검출을 위해 사용되는 분무용 시약

Reagent	Types of compounds	Color
Aniline phthalate	reducing sugar	various colors
Anisaldehyde	carbohydrates	various colors
Antimony trichloride	steroids, aliphatic lipid, vitamin A	various colors
Bromocresol purple	halogen ions, dicarboxylic acids	yellow spots on purple
Bromocresol green	carboxylic acids	yellow spots on green
2, 4-Dinitrophenylhydrazine	aldehydes and ketones	yellow to red spots
Dragendorff's reagent	alkaloids, organic bases in general	orange
Ferric chloride	phenols	various colors
Fluorescein-Br_2	unsaturated compounds	yellow spots on pink
8-Hydroxyquinoline-NH_3	inorganic cations	various colors
Ninhydrin	amino acids, aminophosphatides, amino sugars	blue
Silver nitrate-NH_4OH-fluorescein	halogen ions	

유도체화 시약은 시료의 작용기 특이적인 시약과 일반적인 것이 있다. 일반적인 시약에 의한 검출은 강산으로 물질을 탄화(carbonization)시키거나 aldehyde의 첨가로 methine dye를 형성하는 것이 대표적이다. Ce(Ⅳ) sulfate 또는 iron(Ⅲ) chloride와 같이 산화-환원반응을 이용하는 경우도 있다. 작용기 특이적인 시약은 시료의 화학작용기와 특이하게 반응하는 원리를 이용하는 것으로 디아조화를 통해 페놀 화합물을, 2,4-dinitrophenylhydrazine은 aldehyde와 ketone 화합물(hydrazone 형성)을, ninhydrin시약은 1차 아민과 아미노산을 검출하는데 쓰인다.

(3) 생물학적 방법

항생제의 활성, 효소 반응 등과 같은 생물학적인 방법을 이용하여 분석대상물질을 가시화하여 TLC 상에서 검출하는 매우 예민한 방법이다.

2.3.5 정성분석

TLC 상에서 분리된 화합물들의 정성적인 지표로 활용하는 R_f 값 또는 머무름 지수는 시료의 이동한 정도를 용매의 이동거리 또는 표준시료의 이동거리를 기준으로 상대적인 값으로 표현한다. R_f, R_{rel} 값은 물질의 고유한 물리적 상수가 아니고, 주어진 TLC 계에서만 유효한 값으로 정성적인 확인을 위해 활용된다.

$$R_f = b/a$$ (a: 용매선단의 이동거리, b: 물질의 이동거리)

R_{rel} 값은 표준물질과 비교하여 시료 물질의 위치를 나타낸다.

$$R_{rel} = b_i/b_{st}$$ (b_{st}: 표준물질의 이동거리, b_i: 시료물질의 이동거리)

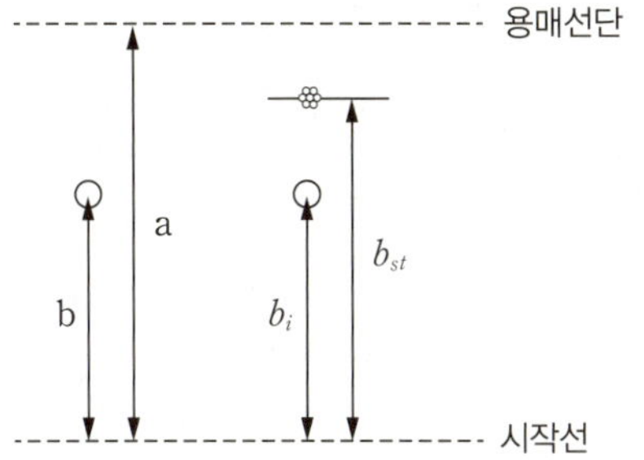

그림 2-23 R_f와 R_{rel}값을 설명하는 모식도

2.3.6 정량분석

TLC를 이용하여 정량분석 결과를 얻기 위해서는 시료의 양을 다양한 방법으로 수치화해야 한다.

TLC 상의 물질의 양은 densitometer를 이용하여 광의 흡수 또는 형광을 측정함으로써 정량화가 가능하다. 직접광도측정에 쓰이는 scanner는 190 nm에서 800 nm까지의 파장영역을 이용하며, 광전자증배관이 검출기로 사용된다.

(1) 흡수측정

TLC판에 직각으로 광을 쪼인 후 물질 없는 영역에서 반사된 빛의 양을 기저선(base line)으로 하고, 물질에 의해 흡수된 후 반사된 빛의 양을 측정하여 광전자증배관의 신호를 피크 형태로 표현한다. 흡착제 입자들에 의한 반사, 굴절, 산란 등을 보정하는 과정이 필요하다.

(2) 형광측정

여기파장의 빛이 물질 영역에 조사되고, 물질에 의해 방출된 더 긴 파장의 형광 복사선을 광전자증배관에서 측정한다. 이때 여기파장은 제한필터(sharp-cut filter) 또는 단색필터(monochromatic filter)로 선택한다. 물질이 없는 영역에서는 방출되는 빛이 없으므로 기저선 신호가 된다. 형광측정은 흡수측정보다 선택성과 감도가 더 높은 검출방법이다.

(3) 검량선(검량식) 작성

검량선식은 이미 알려진 물질농도에 따른 신호크기를 수식으로 나타낸 것이며 미지시료의 농도를 구할 때 사용된다. 직선의 검량식은 극히 제한된 검량범위와 대부분의 형광측정에 대해 사용되는 반면 다항식은 넓은 농도범위에서 사용된다. 내부 또는 외부 표준물질과 비교하여 정량하며, 예상되는 농도는 반드시 검량선의 중간 범위에 있어야 한다.

2.3.7 박층크로마토그래피에 의한 대한민국약전 수재 의약품 분석

(1) 겐타마이신 황산염(Gentamicin sulfate, $C_{21}H_{43}N_5O_7 \cdot H_2SO_4$, 분자량 575.67)

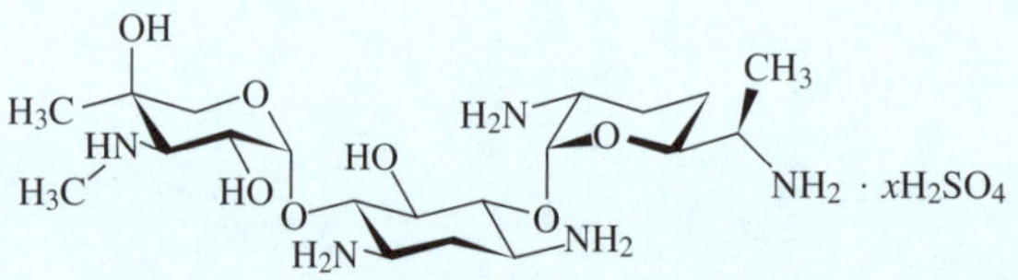

- 확인시험: 이 약 및 겐타마이신황산염표준품 약 50 mg씩을 달아 물 10 mL에 녹여 각각 검액 및 표준액으로 한다. 검액 및 표준액을 가지고 박층크로마토그래프법에 따라 시험한다. 검액 및 표준액 20 μL씩을 박층크로마토그래프용 실리카겔을 써서 만든 박층판에 점적한다. 다음에 클로로포름 · 암모니아수(28) · 메탄올 혼합액(2 : 1 : 1)을 분액깔때기에 넣고 흔들어 섞은 다음 실온에서 1시간 이상 방치하고, 이 액의 아래층 20 mL를 취하여 메탄올 0.5 mL를 넣고 이를 전개용매로 하여 전개한 다음 박층판을 바람에 말린다. 박층판을 요오드 증기를 쏘이고 유리판으로 박층판을 덮고 반점을 비교할 때 검액 및 표준액에서 얻은 반점의 R_f값 및 색상은 같다.

(2) 베타메타손 정(Betamethason tablets, $C_{22}H_{29}FO_5$, 분자량 392.46)

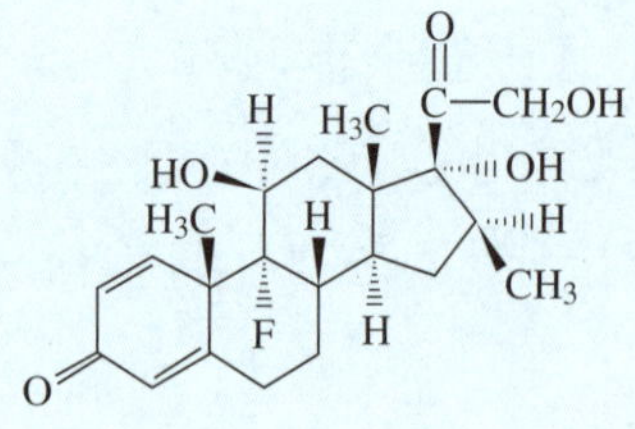

- 확인시험: 이 약을 가루로 하여 베타메타손 2 mg에 해당하는 양을 달아 메탄올 20 mL를 넣어 5분간 흔들어 섞은 다음 여과한다. 여액을 수용상에서 증발건고하여 식힌 다음 잔류물을 메탄올 2 mL로 녹이고 필요하면 여과하여 검액으로 한다. 따로 베타메타손표준품 2 mg을 메탄올 2 mL에 녹여 표준액으로 한다. 이들 액을 가지고 박층크로마토그래프법에 따라 시험한다.

검액 및 표준액 5 μL씩을 박층크로마토그래프용 실리카겔(형광제 첨가)을 써서 만든 박층판에 점적한다. 다음에 1–부탄올 · 물 · 아세트산(100)혼합액(3 : 1 : 1)을 전개용매로 하여 약 10 cm 전개한 다음 박층판을 바람에 말린다. 여기에 자외선(주파장 254 nm)을 쪼일 때 검액의 주반점은 표준액의 반점과 R_f값이 같다.

2.4 기체크로마토그래피

기체를 이동상으로 사용하는 기체크로마토그래피(gas chromatography, GC)는 열분해가 안 되면서 10 mmHg 이상의 증기압을 갖는 화합물과 안정한 휘발성 유도체로 만들 수 있는 화합물들의 화학 분석에 응용되고 있다. 고정상의 상태에 따라서 기체-액체 크로마토그래피(gas-liquid chromatography, GLC)와 기체-고체 크로마토그래피(gas-solid chromatography, GSC)로 다시 분류된다.

2.4.1 기기의 기본적 구성과 기능

GC의 구성은 1) 유속이 조절된 운반기체를 칼럼 내로 공급해주고 검출기 종류에 따라 요구되는 기체를 검출기에 직접 공급해주는 기체 공급장치, 2) 시료를 기화시킨 후 혹은 액체 상태로 주입하는 시료주입부, 3) 성분 분리하는 칼럼과 필요한 최적의 온도를 유지해 주는 오븐으로 구성된 칼럼 오븐, 4) 분리된 성분을 온라인으로 검출하는 검출기 및 5) 분석된 자료를 처리하는 자료 처리 장치로 구성되어 있다.

보통 약 2,500 psi (150-160기압)의 고압용 실린더에 들어 있는 운반기체는 실린더 상부에 부착된 밸브를 열면 기체 전체 압력이 제1압력계에 표시된다. 제2압력계에 적절한 압력(보통 40-100 psi)으로 조절하면, 고정된 압력의 기체에서 수분 및 기타 불순물들이 기체정제관에 의해 제거된 후 유속 조절기에 공급된다. 운반기체는 유속조절기를 사용하여 일정한 유속으로 조절된 후

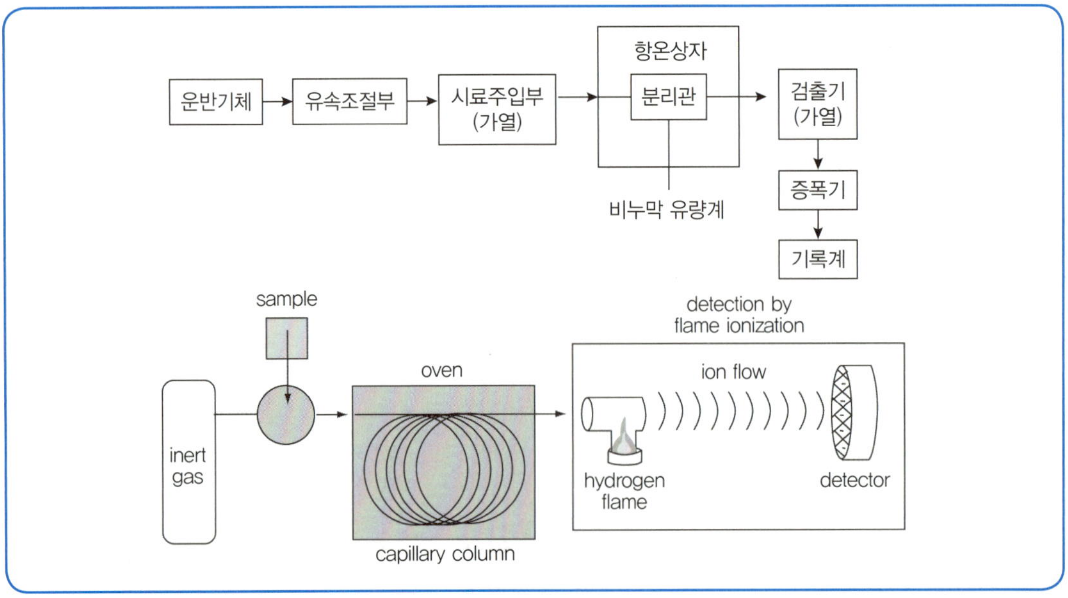

그림 2-24 GC의 장치 구성도

시료주입구를 통해 항온상자 오븐 안에 들어 있는 칼럼을 흘러 검출기에 들어간다. 시료주입구를 통해서 주입된 시료는 운반기체에 의해 칼럼으로 운반된 후 칼럼 내에서 단일 성분으로 분리되어 검출기로 운반되어 각 성분의 양이 전기적 신호로 바뀐 후 검출기 전위계에 의하여 증폭된다. 이것이 기록기에 크로마토그램으로 기록되고 또한 자료처리기능 컴퓨터에 의하여 정성 및 정량자료를 산출한다. 일반적으로 정확한 운반기체의 유속은 검출기 출구에서 비누방울 유량계로 측정한다.

2.4.1.1 기체의 종류와 최적 선택

운반기체는 사용되는 검출기에 적합해야 하며 안전하고 화학적으로 비활성이며 높은 분리 능력을 낼 수 있고 순도가 높으며 또한 저렴한 가격으로 구입될 수 있어야 한다. 일반적으로 수소, 헬륨, 질소가 많이 사용된다. 운반기체의 종류는 칼럼 분리 성능과 검출기 성능에 영향을 주므로 적절하게 선정하여야 한다.

이상적인 운반기체의 요구조건은 다음과 같다.

- 시료분자나 고정상에 대하여 비활성이어야 한다.
- 인체무해, 폭발 위험이 낮아 안전성이 높아야 한다.
- 사용할 검출기에 적합해야 한다.
- 칼럼 분리 성능을 높이기 위해 시료분자의 확산을 최소로 줄일 수 있도록 점도가 낮아야 한다.
- 순도가 높아야 한다.

2.4.1.2 최적 유속

칼럼의 성능은 운반기체의 유속에 따라 달라지므로 van Deemter 곡선의 최소 단높이 H_{min} (혹은 최대 유효이론단수 N)에 해당되는 최적 유속을 유지해 주어야 한다. 최적 유속은 일반적으로 칼럼의 내경에 따라 대략 그 범위가 정해진다. 그림 2-25에 운반기체의 유속변화에 따른 van Deemter 곡선의 변화를 나타내었다.

모세관 칼럼인 경우에는 최적 유속이 칼럼 내경과 비례하고 운반기체가 헬륨인 경우에 수소에 비해서 20% 낮다. 최적 유속은 칼럼마다 정확하게 실험적으로 측정되어야 한다. 가장 분리하기 어려운 성분의 봉우리 하나에 대해 최대 유효이론단수 N (혹은 최소 단높이 H_{min})값을 얻을 때까지 유속을 변화시켜 실험적으로 최적 유속을 결정할 수 있다. 평균유속 u는 다음과 같은 공식에 의해 계산된다.

$$u = \frac{L}{t_M}$$

여기에서 L : 칼럼 길이(cm)

t_M : 이동상의 머무름시간(sec) (보통 메탄의 머무름시간)

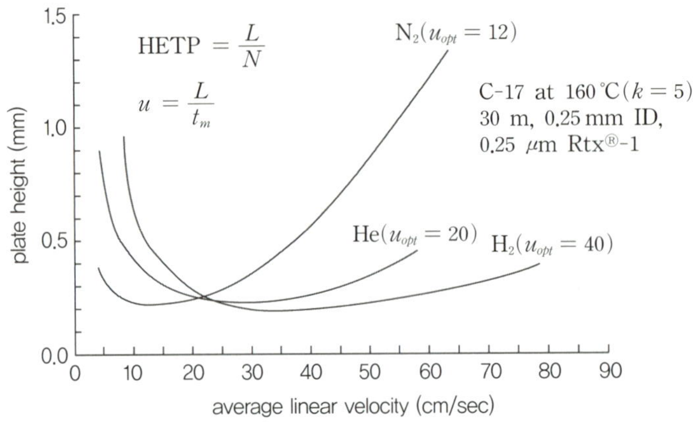

그림 2-25 운반기체의 유속변화에 따른 van Deemter 곡선의 변화

2.4.1.3 유속 측정

가장 널리 이용되는 기체 유속 측정 장치에는 비누방울 유량계와 디지털 유량계가 있다. 비누방울 유량계는 비누액이 들어있는 고무구를 누를 때 검정된 피펫관 내로 흐르는 기체에 의해 비누막이 형성되어 올라가는 속도를 초시계로 측정하여 기체유속(mL/min)을 계산할 수 있는 장치이다. 1% 보다 좋은 정확성과 간단하며 값이 저렴하다는 장점을 가지고 있다. 보통 검출기의 출구에 연결하여 유속을 측정한다.

2.4.1.4 시료 주입방법

분석시료는 시료 주입구를 통해서 증기 상태로 운반기체와 혼합되어 칼럼 내로 주입된다. 시료 주입방법이 분석오차의 주요한 원인 중의 하나로서 분석결과의 정밀성과 정확성에 크게 영향을 미치므로 주어진 시료에 대한 최적의 시료 주입방법을 선정하는 것은 매우 중요하다. 시료가 아주 좁은 플러그 형태로 칼럼에 주입될수록 모든 성분들의 분리과정이 동시에 시작되고 봉우리의 대칭도와 예리도가 증가되어 성분들 사이에 분리도가 증가된다. 가장 좋은 봉우리 모양과 최고의 분리도를 얻으려면 가능한 한 시료량이 적어야 한다. 주입시킬 수 있는 시료의 양은 칼럼 내경, 액체고정상의 양 및 시료의 상태에 따라 보통 0.1−5 μL 범위이다.

시료 주입법으로서 가장 널리 이용되는 주입법은 직접주입법, 분할주입법, 비분할주입법 그리고 냉각 포집법이 있다. 주입구에 주입된 시료를 분할하여 일부만 칼럼으로 들어가게 하는 주입법을 분할주입법, 분할없이 모두 칼럼으로 들어가게 하는 주입법을 비분할주입법이라한다. 냉각 포집법은 기화된 성분을 냉각제로 냉각시킨 모세관 칼럼의 처음 부분에 작은 덩어리 형태로 응축시켜 주입하는 방법이다.

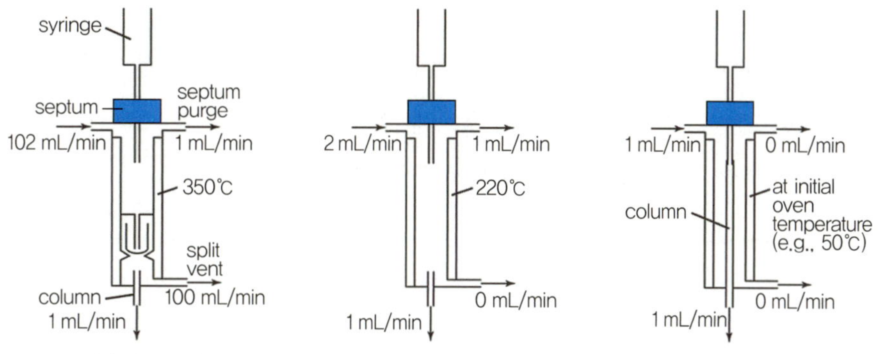

그림 2-26 GC에서 사용하는 대표적인 시료 주입방법

2.4.1.5 칼럼오븐

오븐은 칼럼의 온도를 일정하게 유지하거나 일정한 속도로 온도 프로그래밍을 수행하는 역할을 담당한다. 칼럼 온도는 성분 분리의 정확도와 재현성에 크게 영향을 준다. 칼럼의 온도를 조절해 주는 오븐은 오븐 내 전체의 온도를 균일하게 조절하고 냉각 및 가열 시간이 신속하고 특별히 온도 프로그래밍을 할 때에도 0.5℃ 이내로 재현성이 높게 온도를 조절해야 한다. 특히 고분리능 모세관 칼럼을 사용하는 GC 분석에서는 분리도와 머무름의 재현성을 높이기 위해서 오븐의 높은 열 안정성이 요구된다.

2.4.2 칼럼의 종류 및 특성

2.4.2.1 충전 칼럼 및 개방 모세관 칼럼

충전 칼럼의 내경은 일반적으로 0.75-8 mm의 범위를 사용한다. 주로 4 mm 이상은 단일 성분으로 분리하여 포집하기 위한 분취용으로 사용하며, 보통 2 mm는 분석용으로 사용한다. 충전 칼럼은 내경과 충전제의 입자모양 및 크기에 따라 길이가 특별한 경우(10 m)를 제외하고는 1-3 m 내외이다.

개방 모세관 칼럼은 우선 wall coated open tubular (WCOT), support coated open tubular (SCOT), porous layer open tubular (PLOT)의 세 종류로 구분된다.

개방된 모세관 내벽에 직접 고정상을 고정시킨 WCOT 칼럼을 일반적으로 모세관 칼럼이라고 부른다. 모세관 칼럼은 분리 성능은 매우 좋으나 시료 중 분석대상 성분의 양이 적고 휘발성이 큰 성분 혹은 기체 성분들의 분리에는 적합하지 않다.

시료용량을 증가시키기 위하여 다공성 고체 지지체의 미세한 입자를 내경이 큰(0.5−0.75 mm) 모세관 내벽에 엷은 층으로 침착 시킨 후 고체 지지체 표면 위를 액체고정상으로 피복시킨 SCOT 칼럼이 오래 전에 개발되었다. 그러나 SCOT 칼럼의 단위 유효이론단수가 보통 600−2,000이므로 분리 성능이 WCOT 칼럼보다는 훨씬 떨어지고 고체 지지체의 활성도가 크므로 고성능 GC 칼럼으로 보다는 대량시료를 분석하는 분취용 칼럼으로만 사용되고 있다.

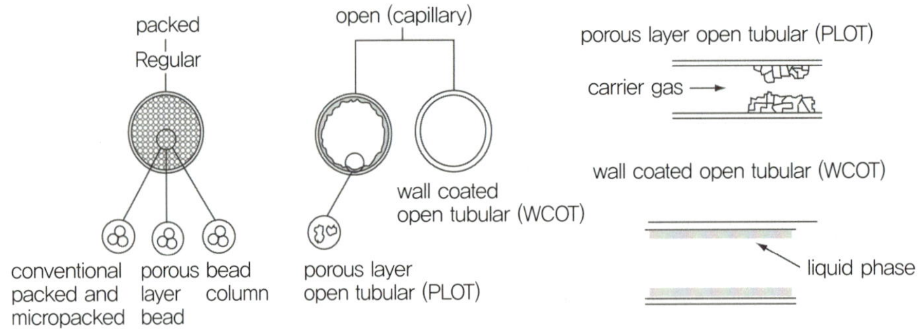

그림 2-27 충전 칼럼 및 개방 모세관 칼럼의 종류

2.4.2.2 액체고정상의 특성과 종류

GC의 응용 범위가 넓은 것은 다양한 종류의 액체고정상이 개발되었기 때문이다. 액체고정상은 비휘발성 중합체로서 시료 성분에 대하여 상이한 선택성을 보이는 용매 역할을 함으로 각 성분들의 분배계수가 달라지게 되어 성분 분리를 유도한다. 액체고정상이 갖추어야 할 기본적인 특성은 다음과 같다.

- 높은 온도에서도 시료 성분에 대해서 화학적으로 비활성이다.
- 분석대상 성분들을 용해하는 용매이다(성분들의 분배계수가 클 것).
- 각 시료 성분들에 의해 상이한 용해도를 갖는 선택성 용매이다(각 성분의 분배계수가 서로 다름).
- 비휘발성이다(칼럼 조작 최고 온도에서 0.01−0.1 torr의 낮은 증기압을 가짐).
- 높은 온도에서도 열안정성이 크다.

모세관 칼럼을 사용한 고분리능 GC인 경우에는 몇몇 액체고정상만 가지고도 가능하므로 다양한 종류의 액체고정상이 필요하지 않다. 현재 수백 종류의 일반적인 그리고 특수 액체고정상이 제조되고 있으나 이러한 조건들을 다 구비한 이상적인 액체고정상은 없다. 비슷한 종류가 다른 상품명으로 시판되므로 기본적으로 GC 실험실에서 갖추어야 할 표준 액체고정상은 10종 정도이다.

액체고정상은 극성에 따라서 비극성(nonpolar), 중간극성(medium polar) 및 극성(polar) 액체고정상으로 간단히 구분될 수 있다. 액체고정상의 극성을 서로 비교할 수 있도록 극성을 수치로 표시하는 여러 방법 중 가장 널리 이용되는 McReynols constant (McReynols 정수)가 있다. 최근에는 다음의 5종을 표준화합물로 택한다(표 2-7). McReynols constant는 특정 고정상에서의 benzene, *n*-butanol, pentan-2-one, nitropropane과 pyridine의 머무름 시간을 근거로 결정되며, McReynols constant 값이 클수록 고정상의 극성정도가 크다(표 2-8).

표 2-7 McReynols 정수의 표준화합물과 그의 대표되는 화합물의 종류

표준화합물	McReynols 정수 기호	표준화합물에 의해 대표되는 화합물의 종류
Bezene	X′	olefins, aromatics
n-Butanol	Y′	phenols, alcohols, acids, nitriles, halogens
2-Pentanone	Z′	aldehydes, ketones, ethers, esters, epoxides
Nitropropane	U′	nitro compounds, nitrile derivatives
Pyridine	S′	bases, aromatic *N*-heterocyclics

표 2-8 액체고정상의 McReynols 정수

Phase	Chemical type	McReynols 정수
Squalene	hydrocarbon	0
Silicone OV-1	methylsilicone	222
Silicone SE-54	94% methyl, 5% phenyl, 1% vinyl	337
Silicone OV-17	50% methyl, 50% phenyl	886
Silicone OV-225	50% methyl, 25% cyanopropyl, 25% phenyl	1813
Carbowax	polyethylene glycol	2318

2.4.3 Kovats 머무름지수와 칼럼 극성 정도

일정한 온도 조건에서 GC로 분석한 후 얻어진 크로마토그램에 보고된 머무름 변수를 가지고 포화탄화수소가 아닌 화합물 x의 Kovats 머무름 지수(Kovats retention index, I)를 구하는 식은

다음의 식 (2–26)과 같다. 일반적으로 기준물질로서 isooctane에 희석시킨 포화탄화수소(C_{10}–C_{36} 중 짝수 번호만의)를 사용하여 I를 구한다.

$$I = 100z + 100\left(\frac{\log t_R(x)' - \log t_R(z)'}{\log t_R(y)' - \log t_R(z)'}\right)(y-z) \tag{2-26}$$

여기에서

$t_R(x)'$ = 화합물 x의 조정된 머무름시간

$t_R(z)'$ = 화합물 x 바로 앞에 나온 탄소수가 z인 포화탄화수소의 조정된 머무름시간

$t_R(y)'$ = 화합물 x 바로 다음에 나온 탄소수가 y인 포화탄화수소의 조정된 머무름시간

z = $t_R(z)'$를 갖는 포화탄화수소의 탄소수

y = $t_R(y)'$를 갖는 포화탄화수소의 탄소수

예를 들면 헥산과 옥탄의 I는 각각 600과 800이다. 두 종의 노르말 탄화수소를 기준물질로 사용하여 각 성분을 노르말 탄화수소라고 가정한 경우의 가상 탄소수를 위의 공식을 적용하여 계산한 후 100을 곱한 값이 각 화합물의 Kovats 머무름 지수(I)가 되므로 상호비교를 가능하게 해준다. 만일 클로로톨루엔, 헥산 및 옥탄의 조정된 머무름시간이 각각 7.22분, 6.20분, 8.10분이라면 클로로톨루엔의 가상 탄소수가 7.14가 되고 I는 714가 된다.

Kovats 머무름 지수는 일반적으로 분석하고자 하는 물질의 머무름 시간을 일련의 n–alkanes의 머무름 시간과 비교하여 나타낸다. Kovats 머무름 지수값은 특히 GC에서는 동일 칼럼내에서는 재현성이 높고, 유사 칼럼사이에서도 비교적 재현성이 높다.

Kovats 머무름 지수값은 주로 액체고정상과 온도에 좌우되므로 실험실들 사이에 상호 비교가 가능한 장점을 보유하고 있다. 그러나 온도 프로그래밍 조건의 I값은 칼럼 크기, 운반기체 종류 및 유속 그리고 칼럼 온도 프로파일 등의 분석 조건에 대한 규격을 정확히 명시하여야 하므로 범용적으로 사용할 수 없는 문제점을 가지고 있다.

n–Alkanes은 비극성 고정상과의 친화력이 높아서 극성 고정상 칼럼에서는 빨리 용출이 되며, 반대로 극성 분석물질은 극성 고정상에서 천천히 용출됨으로 n–alkanes 대비 머무름 시간이 길어지고 I값도 증가한다. 이렇게 분석물질의 I값을 비극성 및 극성 고정상에서 비교함으로써 상대적 I값으로부터 물질의 극성정도를 유추할 수 있다(그림 2–28).

Kovats retention index I = carbon number × 100 (for linear n–alkane)

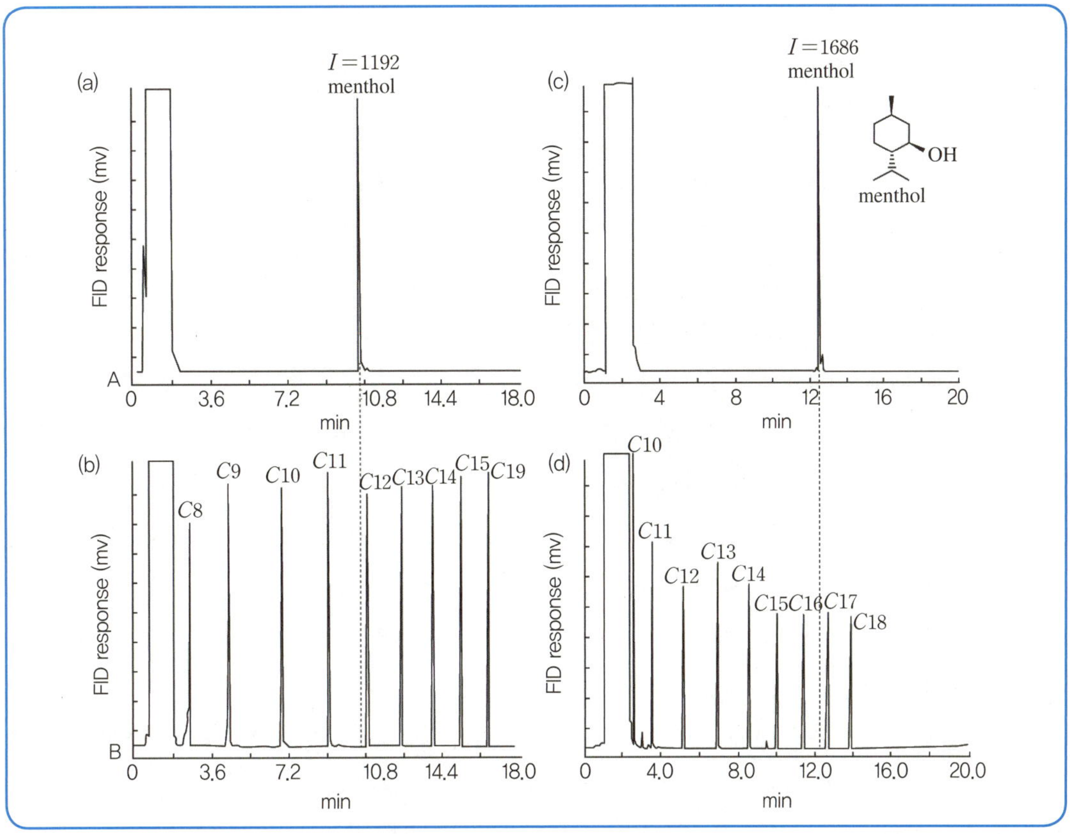

그림 2-28 (a) Menthol oil을 BPX-5 칼럼(12 m×0.25 mm id, 0.25 μm film), 온도 프로그래밍 조건(50℃에서 1 min 유지 후 5℃/min씩 70℃까지, 이후 10℃/min씩 200℃까지 증가)에서 분석한 크로마토그램. (b) *n*-alkanes C8–C19을 (a)와 동일 조건에서 분석한 크로마토그램. (c) Menthol oil을 carbowax 칼럼(15 m×0.25 mm id, 0.5 μm film), 온도 프로그래밍 조건(50℃에서 1 min 유지 후 5℃/min씩 70℃까지, 이후 10℃/min씩 200℃까지 증가)에서 분석한 크로마토그램 및 menthol의 구조. (d) *n*-alkanes C10–C18을 (c)와 동일 조건에서 분석한 크로마토그램.

2.4.4 검출기

2.4.4.1 검출기 특성

검출기를 설명하는 다섯 가지 주요한 특성들은 다음과 같다.

(1) 감응(Response)과 감응인자(Response factor, RF)

검출기의 감응은 주어진 성분 중량에 의해 산출된 전기적 신호(signal)의 크기로서 각 성분의 양뿐만 아니라 종류에 따라서 다르다.

감응인자 RF는 주입된 성분 중량에 대한 전기적 신호의 비율로서 보통 봉우리 면적비로서 나타낸다.

$$RF = \frac{\text{봉우리 면적}}{\text{성분 무게}}$$

(2) 잡신호(Noise, N)와 최소검출량(Minimum detectable level, MDL)

잡신호(N)은 검출기 온도와 운반기체 유속의 변화에 대한 전기적 성질에 의해 결정되는 무작위적이고 단기적인 검출기의 감응이다. 크로마토그램의 기준선(baseline)의 폭(width)이 잡신호의 크기이며 봉우리 높이가 신호 S의 크기가 된다. S/N 값이 2일 때가 봉우리로 검출되는 한계점이 된다. 따라서 최소검출량 MDL은 잡신호 크기 두 배의 검출기 감응을 산출해내는 성분 중량이므로 잡신호의 크기가 MDL을 결정하는 중요한 인자가 된다. MDL은 검출기를 설명하는 중요한 특성으로서 검출성(detectability) 혹은 검출한계(detection limit)라고도 명명된다. MDL은 단위가 질량유속에 민감한 검출기에서는 g/sec 혹은 mole/sec이며 농도에 민감한 검출기에서는 g/mL 및 mole/mL이다. MDL이 적을수록 미량분석에 응용될 수 있다.

(3) 감도(Sensitivity)

검출기의 감도는 성분 중량에 대한 신호 크기의 비율(감응인자), 혹은 신호 크기에 대한 성분 중량의 비율로 표시되기도 하며 혹은 MDL을 가리키기도 한다. 그러나 혼동을 피하기 위해서 MDL보다는 감응인자로서 표시하면 감도가 큰 검출기는 MDL이 작고 감응인자는 크다.

(4) 직선성(Linearity)과 직선농도범위(Linear dynamic range, LDR)

검출기의 직선성은 검출기의 감응이 성분의 농도와 일직선적으로 비례하는 관계를 혹은 검출기의 감응인자 RF가 성분농도에 따라서 변화가 없는 관계를 말한다. 그림 2-29에서 a부터 b까지는 직선적이며 b부터는 비직선적이다. 검출기 직선성은 로그-로그 그래프에 그려진 검출기 감응과 시료

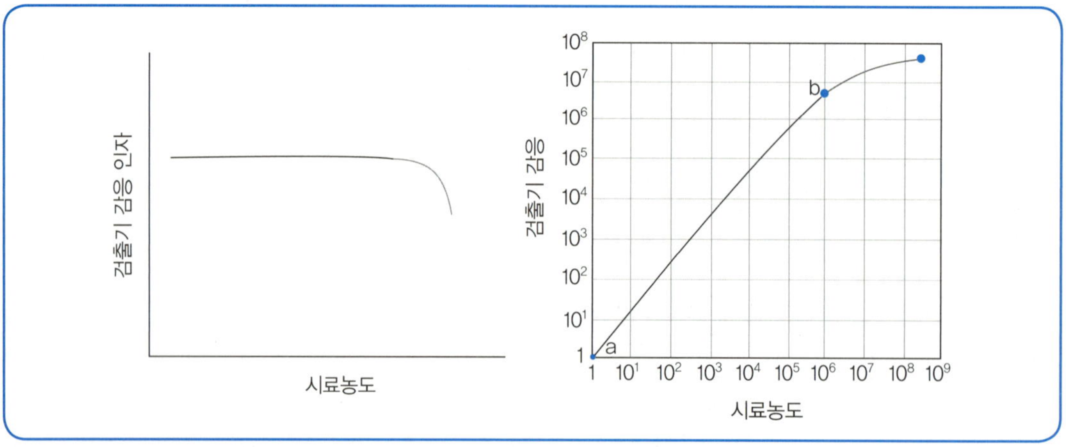

그림 2-29 감응인자와 직선농도범위

농도 곡선의 기울기 값으로 표시되기도 한다.

정밀한 정량분석은 검출기의 직선성에 의해 좌우되므로 검출기 감응이 농도와 직선성을 보이는 농도 범위 내에서 분석되어야 한다. LDR은 직선적 감응을 보이는 성분의 최소 검출농도에 대한 최대 검출농도의 비율로 나타낸다. 보통 최소 검출농도는 MDL로서 계산된다(그림 2-29).

$$\text{LDR} = \frac{\text{b}}{\text{a}}$$

시료의 미량성분 및 주성분들을 동시에 정량분석 하고자 할 때에 직선농도 범위가 넓어야 한다. 검출기가 심하게 포화되어서 검출한계를 초과하면 봉우리 높이가 증가하지 않고 다만 봉우리 꼭대기 부분이 시가(cigar) 형태 혹은 끝이 납작한(flat top) 형태로 일그러진다.

(5) 감응 선택성(Selectivity)

검출기의 감응 선택성은 검출기의 작동원리에 의해 결정된다. 검출기의 감응 선택성에 따라서 거의 모든 성분을 검출할 수 있는 일반적검출기(universal detector), 구성 원소나 특정 화학적 구조(특정 기능기) 등에만 감응하는 선택적검출기(selective detector)로 구분할 수 있다. 시료의 모든 성분들을 분석할 때에는 감응 일반성이 바람직한 검출기의 특성이지만 특정한 성분만 분석하고자 할 때에는 감응 선택성이 아주 유용한 특성이 된다.

열전도도 검출기(thermal conductivity detector, TCD)와 같은 일반적 검출기는 일반 기체를 제외하고 거의 모든 유기화합물을 차별하지 않고 감응을 보인다. 선택적으로 감응하는 검출기 중에서 불꽃 이온화 검출기(flame ionization detector, FID)는 공기/수소 불꽃에서 연소되어 이온화 될 수 있는 성분을 검출하는 넓은 선택적인 검출기에 속한다. 이에 비해서 전자포획 검출기(electron capture detector, ECD)는 할로겐 원소, 질소/인 검출기(nitrogen phosphorus detector, NPD)는 질소/인과 같은 특정 원소가 존재할 때에만 감응하므로 원소 선택적이면서 구조 선택적인(structure-selective) 검출기로 볼 수 있다. 인과 황 원소만을 확실히 검출하는 불꽃광도검출기(flame photometric detector, FPD)와 원하는 특정한 원소만 검출할 수 있도록 조절할 수 있는 원자발광검출기(atomic emission detector, AED)는 매우 선택적인 검출기로서 정성분석에 유용하게 이용할 수 있다.

특별히 고성능 모세관 칼럼의 검출기는 감응의 안전성과 재현성이 높고, 감응시간이 짧으며, 유사한 화합물들에 대하여 감응인자가 동일하고, 감응의 직선 농도 범위가 넓어야 한다. 또한 잡신호가 적어서 최소검출량이 낮고 감도가 높으며 시료를 파괴시키지 않고 검출기 내부 부피가 적고($<10\ \mu L$), 칼럼의 출구와 검출기 사이의 거리가 짧아서 봉우리 폭을 증가시키지 않아야 한다. 이제까지 이러한 모든 조건들을 구비한 이상적인 검출기는 아직 개발되지 못했으나 현존하는 검출기들의 내부 구조와 재질을 개선함으로써 문제점들이 계속 보완되고 있다. 표 2-9에 널리 사용되고 있는 GC 검출기들의 특성이 비교되어 있다.

표 2-9 GC 검출기의 특성 비교

이름	형태	선택적인 화합물	최소검출정도	직선성범위
FID	선택적/일반적	air/H_2 불꽃에서 이온화되는 화합물	5 pg C/sec	10^7
TCD	일반적	운반기체와 열전도도 차이가 있는 화합물	400 pg/mL carrier	10^6
ECD	선택적	전자친화력원자 포함화합물	0.1 pg Cl/sec	10^4
NPD	선택적	N, P 포함 화합물	0.4 pg N/sec 0.2 pg P/sec	10^4
FPD	선택적	P, S 포함 화합물	20 pg S/sec 0.9 pg P/sec	10^4
PID	선택적	UV 빛에 의해 이온화 되는 화합물	2 pg C/sec	10^7

2.4.4.2 검출기 종류

화학 물질들을 검출할 목적으로 알려진 물리 화학적 원리들을 응용하여 다양한 종류의 검출기가 개발되었다.

(1) 불꽃 이온화 검출기(Flame ionization detector, FID)

FID는 유기화합물에 대한 일반적인 감응성과 높은 감도, 오랜 시간에 걸친 안전성, 작동과 설치의 간편성, 적은 불용공간, 빠른 신호 감응, 넓은 직선 농도 범위 그리고 높은 신뢰성 등의 특성으로 가장 널리 사용되는 GC 검출기 중의 하나이다.

FID 작동원리는 유기화합물이 수소-공기 불꽃에서 연소될 때 양이온과 전자가 생성되는 불꽃 이온화 현상에 근거한 것이다. 생성된 이온과 전자가 분극 전압을 가진 전극에 각각 포집될 때 흐르는 작은 전류가(10^{-5}–10^{-12} A)전위계에 의해 증폭되어 전기적 신호를 산출하게 된다. 작동원리상 FID는 연소될 때 이온을 생성시키는 물질들에만 감응한다.

구조적으로 FID는 기체가 유입되는 금속 연소실로서 그 내부에 수소가 운반기체와 혼합되어 들어오는 입구에 분사기(jet)가 있고 또한 공기가 들어오는 입구가 있다. 분사기 끝에 수소-공기 불꽃을 점화시키는 점화기(ignitor) 그리고 양이온을 포집하는 음극 포집기(collector)가 들어있다. 분사기는 보통 스테인리스 스틸로 만들어진다. 석영유리 분사기는 활성이 아주 적어서 좋으나 검출기 내부의 위치에 따른 온도차이가 발생한다. 양이온들을 포집하기 위한 분극전압은 보통 100-400 V로서 분사기를 양극으로, 포집기는 음극으로 사용한다. 그림 2-30은 FID 단면도를 보여주고 있다.

정확한 불꽃 이온화 현상의 기전은 밝혀지지 않았으나 생성되는 이온의 수가 산화될 수 있는 탄소 원자의 수에 비례함이 밝혀졌다.

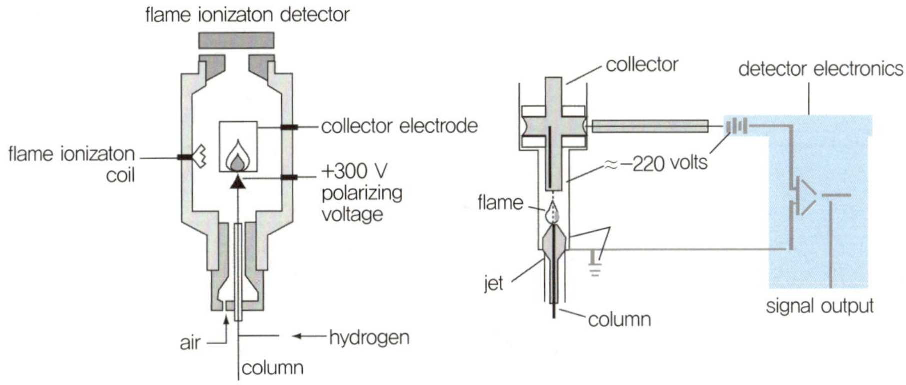

그림 2-30 불꽃 이온화 검출기의 단면도

FID 감도는 분자량이 작은 탄화수소에서는 5×10^{-9} g/sec, 분자량이 큰 유기화합물에는 2×10^{-12} g/sec가 되지만 보통 1 ng/sec가 실질적인 최소검출량이다. FID는 불활성 기체 및 H_2, N_2, O_2, H_2O, CS_2, CO, H_2S, SO_2, NO, N_2O, NH_3, CCl_4, $SiCl_4$, $SiHCl_3$, SiF_4 그리고 HCOOH 등에 감응을 보이지 않고 직선농도범위가 넓으므로($>10^7$) 공기오염성, 수질오염성 유기물의 미량분석에 이용된다. FID는 시료를 파괴하므로 검출 후 분리된 시료를 포집할 수 없는 결점이 있다.

(2) 열전도도 검출기(Thermal conductivity detector, TCD)

화학물질 고유의 열전도도차를 이용하여 분석대상 시료의 종류에 제한 없이 사용이 가능하며 H_2, N_2, O_2와 같은 순수기체 분석, CO, CO_2 등의 무기물 분석에 적합한 시료 비파괴형 검출기이다.

작동원리는 운반기체와 칼럼 용출물(운반기체+시료 성분)과의 열전도도 차이를 측정하는 것이며 GC 검출기 중에서 가장 낮은 감도를 가지며 어떤 화합물이나 검출가능한 일반적 검출기로서 시료가 파괴되지 않는 특징이 있다.

(3) 전자포획 검출기(Electron capture detector, ECD)

^{63}Ni에서 방사된 β 입자와 운반기체가 충돌하면 다량의 전자가 발생한다. 시료에 할로겐족 원소가 존재하면 전자들이 포획되어 전류량이 변화되는 원리에 의하여 시료 성분이 검출되므로 유기 염소계 농약 등과 같은 할로겐족 화합물을 함유한 물질에 대해 선택적으로 높은 감도를 나타낸다.

(4) 질소/인 검출기(Nitrogen phosphorus detector, NPD)

질소나 인을 포함한 화합물에 대해 높은 선택성을 갖는 NPD는 알칼리 금속염이 코팅되어 있는 활성원소가 전기적으로 가열되어 수소-공기에 의해 불꽃을 형성하고 이 불꽃은 질소나 인을 함유하고 있는 화합물을 선택적으로 이온화시켜 이때 변화하는 전류를 측정하여 시료 성분을 검출한다.

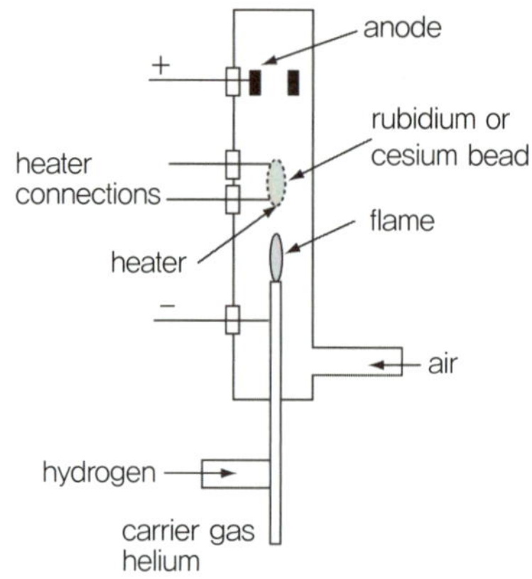

그림 2-31 질소/인 검출기의 단면도

(5) 불꽃광도검출기(Flame photometric detector, FPD)

황이나 인을 포함한 화합물이 불꽃에서 연소될 때 화학적 발광 성분을 생성하며 이 성분은 특정 시료 성분에 대해 특정파장의 빛을 발산한다. 이러한 시료 성분 고유의 불꽃 파장을 이용하여 황이나 인을 포함한 화합물에 대해 높은 선택성을 가진 검출기이다.

(6) 주기적 방전 검출기(Pulsed discharge detector, PDD)

PDD는 방사능 물질을 사용하지 않는 안전한 검출기로 특히 잔류농약 및 할로겐 물질 분석 시 기존의 ECD를 대체하여 사용할 수 있다. PDD는 헬륨기체의 주기적인 방전으로 생성된 광자가 dopant 가스인 메탄을 이온화시켜 자유전자를 발생시키고 이 자유전자가 수집전극에 감지되어 검출기 내부에 일정한 전류가 형성된다. 칼럼을 빠져나온 분석 물질이 검출기 셀 내부로 들어와 자유전자를 포획하면 전류가 감소하게 되고 이 변화량이 피크로 그려진다.

(7) 황분석 검출기(Sulfur chemiluminescence detector, SCD)

GC로부터 용리되는 각 성분이 SCD에서 산화되어 일산화황(SO)이 생성되면, SO와 SCD의 오존(O_3)과의 반응에 의해 방출되는 빛을 검출함으로써, 황 원소를 포함한 성분을 특이적으로 정성, 정량분석 할 수 있다.

(8) 질량분석검출기(Mass spectrometer, MS)

질량분석검출기는 시료에 존재하는 여러 가지 물질을 기체크로마토그래프에 의해 분리한 후, 기체 상태의 시료 분자를 필라멘트로부터 방출되는 전자빔으로 충돌하여 이온화시키고(전자이온화법), 이온화된 성분의 질량스펙트럼을 측정하는 검출기이다. 조각이온들의 상대적 세기를 질량 대 전하비(m/z)로 기록한 질량스펙트럼을 해석하여, 물질의 분자량 및 화학적 구조 등을 확인함으로써 정성 및 정량 분석을 수행할 수 있다. 질량분석기는 고진공 상태에서 작동이 되며, 전하를 띠고 있는 물질만이 검출될 수 있다는 문제점이 있다.

GC-MS는 고가이고 운용 비용이 많이 든다는 단점이 있지만 감도가 좋고 매우 선택적이면서도 광범위한 화합물의 검출이 가능하며, 질량스펙트럼으로부터 시료의 분자 구조에 관한 정보를 추가로 얻을 수 있다는 장점이 있어 점차 그 활용 범위가 넓어지고 있다. 특히 질량분석기는 시료의 m/z 값에 따라 검출을 하므로 비록 기체크로마토그래피에서 서로 분리되지 않은 물질이라 하더라도 각각의 물질이 나타내는 피크의 m/z값이 다르면 따로따로 분석이 가능하다. GC-MS에 널리 사용되는 질량분석관에는 사중극자 질량분석관(quadrupole mass analyzer), 비행시간 질량분석관(time of flight (TOF) mass analyzer), 이온트랩 질량분석관(ion trap mass analyzer), 직교자기장형 질량분석관(magnetic sector mass analyzer) 등이 있다.

GC-MS는 검출하는 방식에 따라 넓은 범위의 m/z값을 검출하는 주사(scan) 방식과 특정 m/z값만을 검출하는 선택이온검출(selected ion monitoring, SIM) 방식이 있다. 주사 방식에서는 미리 정한 m/z 값의 범위를 순차적으로 주사하면서 피크를 검출한다. 이 방법은 용리액 중의 전체 화합물을 검출할 수 있고, 각각의 화합물에 대한 질량스펙트럼을 얻을 수 있으므로 시료 중의 전체 화합물의 분포나 물질의 구조에 관한 정보를 얻는데 유리하다. 한편 SIM 방식에서는 특정한 m/z 값을 가진 물질만을 검출하므로 훨씬 검출감도가 좋아 정량의 목적이나 혼합물 중의 특정 화합물만을 선별적으로 분석하는 데에 유리하다.

최근에는 질량분석관이 두 개가 연이어 구성된 텐덤 질량분석기(tandem mass spectrometer, MS/MS)가 개발되어 시료내에 극미량으로 존재하는 성분의 정량 분석에 이용되고 있다. GC-MS/MS에 가장 널리 사용되는 질량분석관에는 삼중 사중극자(triple quadrupole) 텐덤 질량분석기와 사중극자-비행시간(quadrupole-TOF) 텐덤 질량분석기가 있다. 미량 성분의 정량 분석에는 선택반응 모니터링(selected reaction monitoring, SRM) 방식이, 물질의 구조 동정을 위한 정성 분석에는 생성이온 주사(product ion scan, PIS) 방식이 일반적으로 사용된다.

2.4.5 기체크로마토그래피-질량분석법(GC-MS)의 응용

2.4.5.1 유도체화(Derivatization)

많은 의약품들은 하이드록실기, 아미노기 또는 카르복실기와 같은 극성의 관능기를 가지고 있는데 이들 관능기에 의한 수소결합이나 이온상호작용과 같은 분자간 상호작용은 물질의 휘발성을 낮추고 칼럼과의 상호작용을 통해 분리도를 나쁘게 할 수 있다. 따라서 GC 분석에서는 유도체화 방법이 많이 이용되는데, 유도체화를 시킬 경우 비휘발성 물질은 휘발성 물질로 전환이 가능하고 GC 크로마토그램상 분리능의 향상을 가져오며, MS에서 특정 이온을 생성시킴으로서 의약품의 정성 분석이 용이하고 분석 감도도 우수하다. 유도체화 과정은 주로 관능기에 위치한 수소 원자를 치환하는 반응으로, 실릴화(silylation), 알킬화(alkylation) 및 아실화(acylation) 등 여러 가지 방법이 있다.

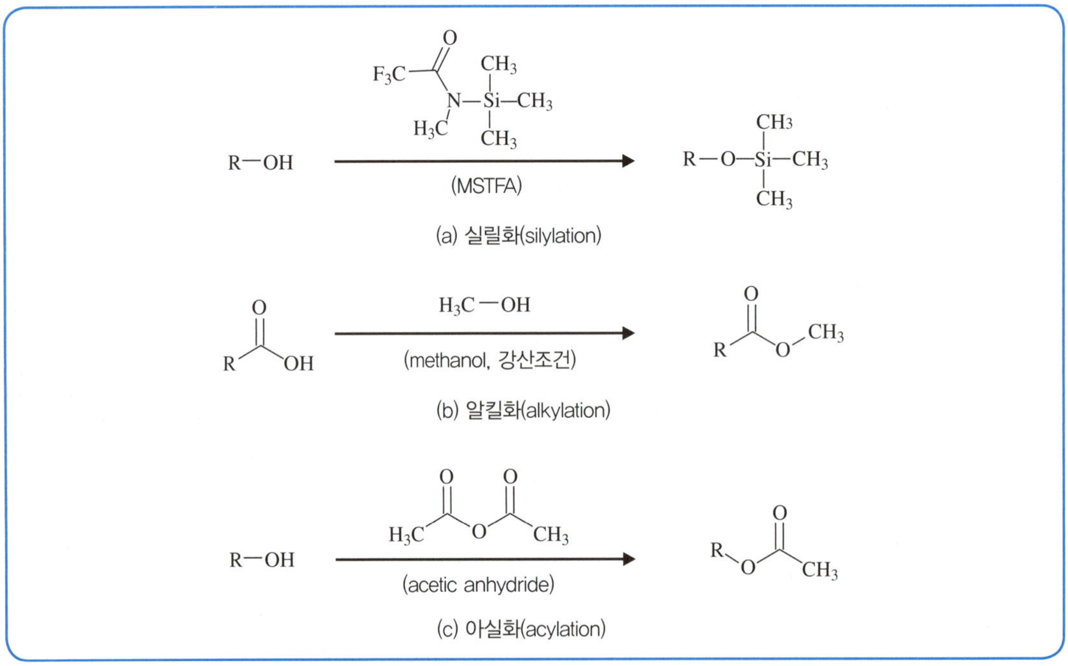

그림 2-32 기체크로마토그래피에서 사용되는 대표적인 화학적 유도체화법

2.4.5.2 슈도에페드린(Pseudoephedrine) 분석

슈도에페드린은 교감신경 수용체에 직접 작용하여 코점막의 혈관을 수축시키는 코막힘 증상 완화 약물로서 그 분자구조는 암페타민과 유사하여 하이드록실기와 2차 아민기를 가지고 있다. 이들 관능기는 분자간의 극성 상호작용을 높여 휘발성과 열적 안정성을 낮추고 칼럼과의 상호작용을

통해 기체크로마토그래피 상에서 분리도를 나쁘게 한다. 따라서 GC-MS로 분석하기 위해서는 하이드록실기와 2차 아민기를 먼저 유도체화하여야 한다. 슈도에페드린 분자 구조 내의 하이드록실기는 *N*-methyl-*N*-(trimethylsilyl) trifluoroacetamide (MSTFA) 시약을 사용하여 실릴화를 수행하고, 2차 아민기는 *N*-methyl-bis (trifluoroacetamide) (MBTFA) 시약을 사용하여 아실화를 수행하면 슈도에페드린의 열적 안정성과 휘발성을 높여 GC-MS 분석을 용이하게 할 수 있다. 또한 MSTFA와 같은 유도체화 시약을 사용할 경우 trimethylsilyl기(*m/z* 73)와 같은 특징적인 조각이온이 형성되어 유도체화된 화합물을 용이하게 식별할 수 있다.

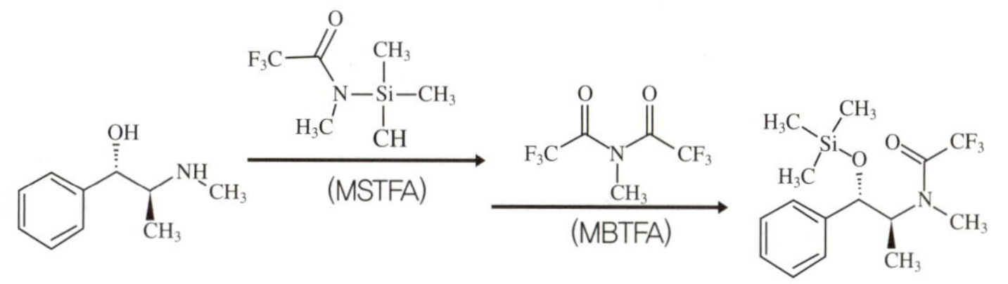

(a) 슈도에페드린의 화학적 유도체화 과정

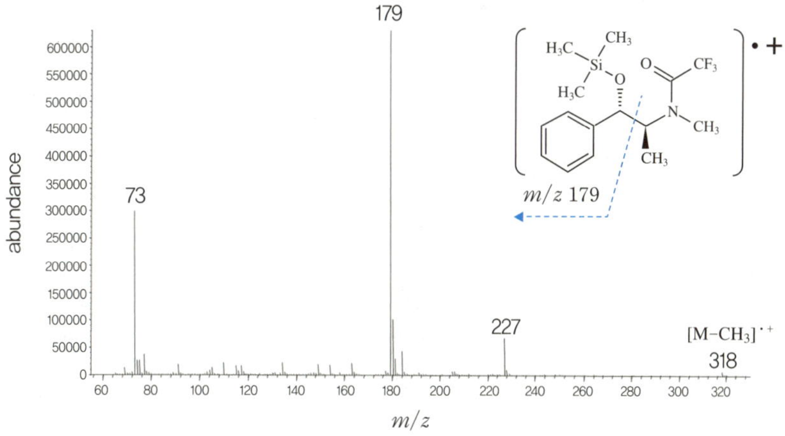

(b) 슈도에페드린 유도체의 질량스펙트럼

그림 2-33 슈도에페드린의 GC-MS 분석

2.4.5.3 *N*-니트로소디메틸아민(NDMA) 분석

N-니트로소디메틸아민(NDMA)은 세계보건기구(WHO) 산하 국제암연구소(IARC)에서 지정한 2A군(인간에게 발암물질로 작용할 가능성이 있는 물질)에 해당하는 발암물질로서 사람의 일생을 70년으로 하였을 경우 발암위험성을 자연 발생률보다 낮추기 위해서는 1일 96 ng 이하로 노출되어야 한다. 의약품에서 NDMA가 검출되는 대표적인 원인으로는 합성 원료의약품 제조공정에서 2차,

3차 아민이나 4차 암모늄 존재 하에서 아질산나트륨($NaNO_2$) 혹은 다른 아질산염을 사용하는 경우 NDMA가 생성되는 것으로 알려져 있으며 그 밖에도 사용하는 시약의 오염이나 완제의약품 제조 과정에서도 발생할 수 있다. 따라서 의약품을 복용하는 국민들의 안전과 보건증진을 위해서는 원료의약품 및 완제의약품에서 이와 같은 불순물이 잔류하거나 생성되지 않았는지 조사하여야 한다. 이를 위해서 질량분석법과 같은 고감도의 분석법이 요구되는데 특히 NDMA는 분자량이 작고 비점이 낮아 기체크로마토그래피와 결합된 GC-MS를 이용하여 분석할 경우 원료의약품 및 완제의약품 내 NDMA의 존재 여부를 쉽게 스크리닝할 수 있다. 다만 의약품의 화학구조에 아질산기와 2차 아민 등이 존재할 경우 기체크로마토그래프 주입구의 높은 온도로 인하여 NDMA가 생성되어 거짓 양성 결과를 도출할 수 있으므로 주의하여야 한다.

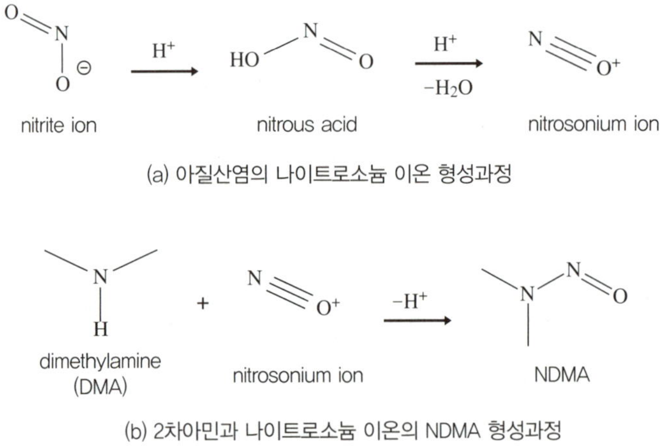

그림 2-34 합성 원료의약품 제조공정 중 일어날 수 있는 NDMA 형성 과정

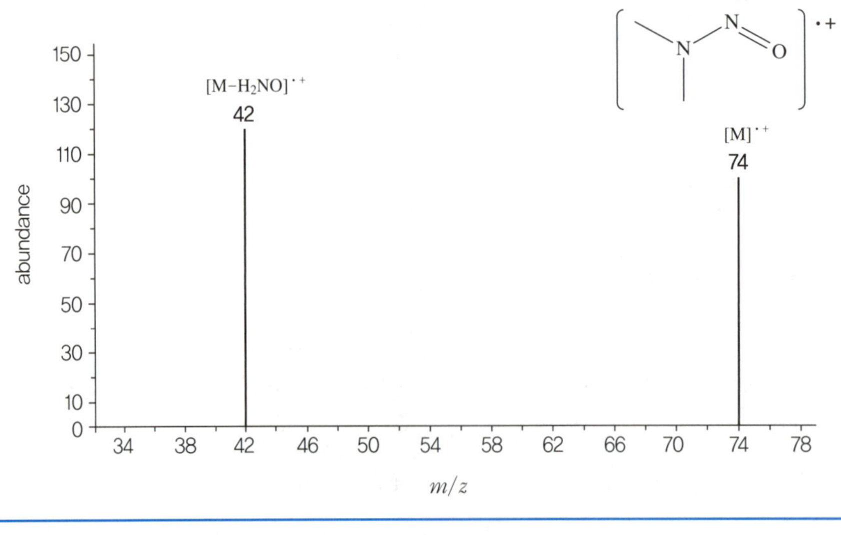

그림 2-35 NDMA의 GC-MS 분석 질량스펙트럼

2.4.6 기체크로마토그래피에 의한 대한민국약전 수재 의약품 분석

(1) 디에틸카르바마진시트르산염(Diethylcarbamazine citrate, $C_{10}H_{21}N_3O \cdot C_6H_8O_7$, 분자량 391.42)

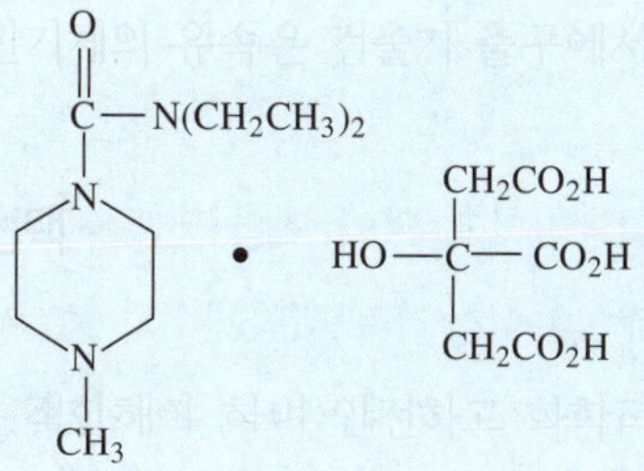

– 내부표준액: *n*–옥타데칸의 클로로포름용액(1→1250)

– 조작조건

- 검출기: 불꽃 이온화 검출기
- 칼럼: 안지름 약 3 mm, 길이 1–2 m인 유리관에 기체크로마토그래프용 35% 페닐메칠실리콘 폴리머를 실란 처리한 180–250 μm의 기체크로마토그래프용 규조토에 3%의 비율로 피복시킨 것을 충전한다.
- 칼럼온도: 145℃ 부근의 일정온도
- 운반기체: 질소
- 유량: 내부표준물질의 머무름시간이 8–11분이 되도록 조정한다.
- 칼럼의 선정: 표준액 2 μL를 가지고 위의 조건으로 조작할 때 디에칠카르바마진, 내부표준물질의 순서로 유출하고 그 분리도가 5 이상인 것을 쓴다.

(2) 펜토바르비탈나트륨(Pentobarbital sodium, $C_{11}H_{17}N_2NaO_3$, 분자량 248.25)

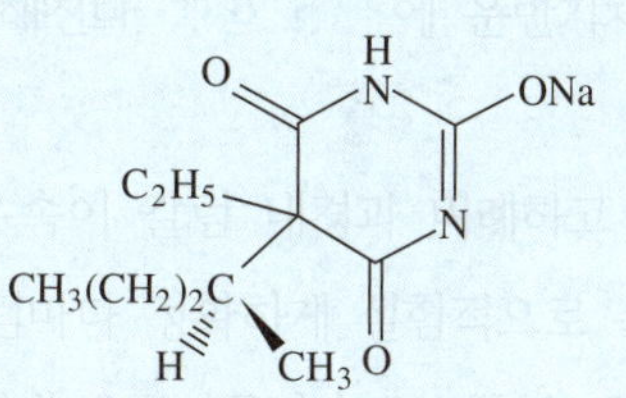

– 내부표준액: *n*–트리코산의 클로로포름용액(4→10000)

– 조작조건

- 검출기: 불꽃 이온화 검출기
- 칼럼: 안지름 약 4 mm, 길이 약 0.9 m인 관에 폴리아미드를 3%의 비율로 피복한 149–177 μm

기체크로마토그래프용 규조토를 충전한다.

- 칼럼온도: 200±10℃
- 주입부 및 검출기의 온도: 약 225℃
- 운반기체: 질소
- 유량: 60−80 mL/분

−시스템적합성

- 시스템의 성능: 표준액 5 μm를 가지고 위의 조건으로 조작할 때 n−트리코산, 펜토바르비탈의 순서로 유출하고 그 분리도가 2.3 이상이며 대칭계수가 2.0 이하이다.
- 시스템의 재현성: 표준액 5 μm를 가지고 위의 조건으로 6회 반복하여 주입할 때 피크면적비의 상대표준편차는 1.5% 이하이다.

(3) 프로피온산드로스타놀론(Drostanolone propionate, $C_{23}H_{36}O_3$, 분자량 360.53)

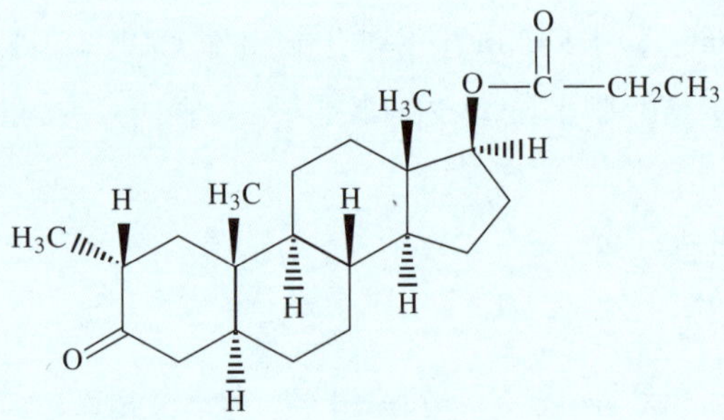

−내부표준액: 콜레스테롤의 클로로포름용액(1→200)

−조작조건

- 검출기: 불꽃 이온화 검출기
- 칼럼: 안지름 약 3 mm, 길이 약 1 m인 관에 기체크로마토그래프용 50% 페닐메칠실리콘폴리머를 125−150 μm의 기체크로마토그래프용 규조토에 3%의 비율로 피복한 것을 충전한다.
- 칼럼온도: 260℃ 부근의 일정온도
- 운반기체: 질소
- 유량: 프로피온산드로스타놀론의 머무름시간이 약 8분이 되도록 조정한다.
- 칼럼의 선정: 표준액 2 μL를 가지고 위의 조건으로 조작할 때 프로피온산드로스타놀론, 내부표준물질의 순서로 유출하고 그 분리도가 3 이상인 것을 쓴다.

(4) 프리미돈(Primidone, $C_{12}H_{14}N_2O_2$, 분자량 218.25)

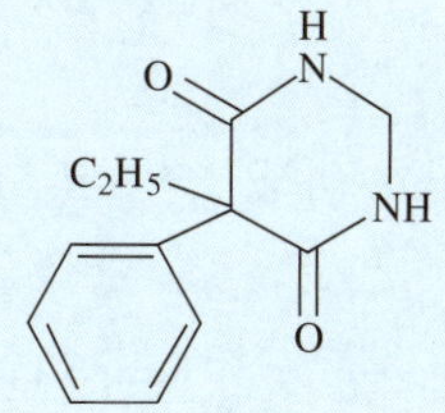

- 내부표준액: 스테아릴알코올의 피리딘용액(1→2000)
- 조작조건
  - 검출기: 불꽃 이온화 검출기
  - 칼럼: 안지름 약 3 mm, 길이 약 1.5 m인 관에 기체크로마토그래프용 50% 페닐메칠실리콘폴리머를 125−150 μm의 기체크로마토그래프용 규조토에 3%의 비율로 피복한 것을 충전한다.
  - 칼럼온도: 195℃ 부근의 일정온도
  - 운반기체: 질소
  - 유량: 스테아릴알코올의 머무름시간이 8~9분이 되도록 조정한다.
  - 칼럼의 선정: 표준액 2 μL를 가지고 위의 조건으로 조작할 때 프리미돈, 내부표준물질의 순서로 유출하고 그 분리도가 3 이상인 것을 쓴다.

(5) 황산아트로핀(Atropine sulfate, $(C_{17}H_{23}NO_3)_2 \cdot H_2SO_4 \cdot H_2O$, 분자량 694.83)

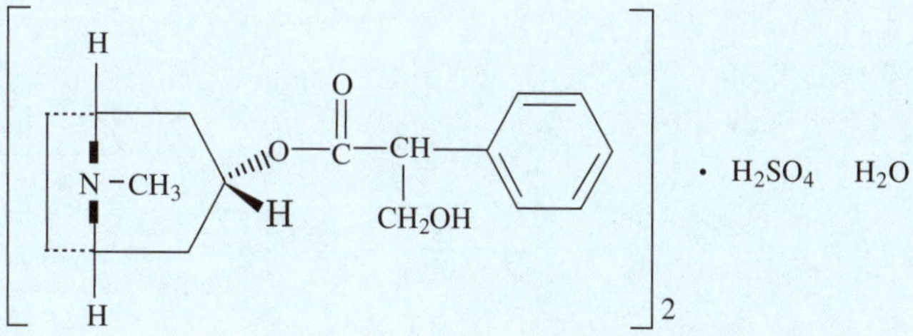

- 내부표준액: 브롬화수소산호마트로핀의 수용액(5→10000). 이 액은 쓸 때 만든다.
- 조작조건
  - 검출기: 불꽃 이온화 검출기
  - 칼럼: 안지름 약 2 mm, 길이 약 1.8 m인 관에 50% 페닐−50% 메칠폴리실록산을 3% 비율로 피복한 규조토를 충전한다.
  - 칼럼온도: 225℃

• 운반기체: 질소

• 유량: 25 mL/분

– 시스템적합성

• 시스템의 성능: 표준액 1 μL를 가지고 위의 조건으로 조작할 때 그 분리도가 4.0 이상이고 대칭계수가 2.0 이하이다.

• 시스템의 재현성: 표준액 1 μL를 가지고 위의 조건으로 6회 반복하여 주입할 때 피크면적비의 상대표준편차는 2.0% 이하이다.

• pH 9.0 인산염완충액 인산일수소칼륨 34.8 g을 물 900 mL에 녹이고 3 mol/L 염산시액 또는 1 mol/L 수산화나트륨시액을 가하여 pH를 9.0으로 조정한다.

2.5 고성능액체크로마토그래피

고성능액체크로마토그래피(high performance liquid chromatography, HPLC)는 이동상으로 액체를 사용하여 고성능으로 물질을 분리해내는 매우 정교한 분리분석 기법이다. HPLC에서 시료는 고정상과 이동상에 대한 친화력의 차이에 의하여 분리되는데 주로 흡착, 분배, 이온교환, 크기배제작용 등의 차이에 의하여 분리된다. 특히, HPLC는 기체상태의 시료를 분석하는 GC와 달리 용액상태에서 시료를 분석하기 때문에 응용폭이 매우 넓어 실제 의약품의 분석에 가장 널리 사용되는 방법이다.

HPLC에서는 대개 입자경이 3–10 μm 정도로 매우 작은 입자가 치밀하게 충진된 스테인레스 스틸 칼럼을 사용하여 물질을 분리한다. 이러한 작은 입자가 충진되어 있는 칼럼에 액체 이동상을 흘려보내기 위해서는 매우 고압의 펌프가 필요하다. 따라서 HPLC를 고압액체크로마토그래피(high pressure liquid chromatography)라고도 하며, 고전적인 칼럼크로마토그래피법에 비하여 분해성능이 매우 좋기 때문에 고성능액체크로마토그래피라고도 한다.

2.5.1 기기장치

HPLC는 액체의 이동상을 고압으로 흘려보낼 수 있는 펌프와 시료를 주입하는 시료주입기, 물질을 분리하는 칼럼, 분리된 물질을 검출하는 검출기, 검출기의 신호(signal)를 기록 및 가공하는 자료처리장치로 이루어져 있다(그림 2-36).

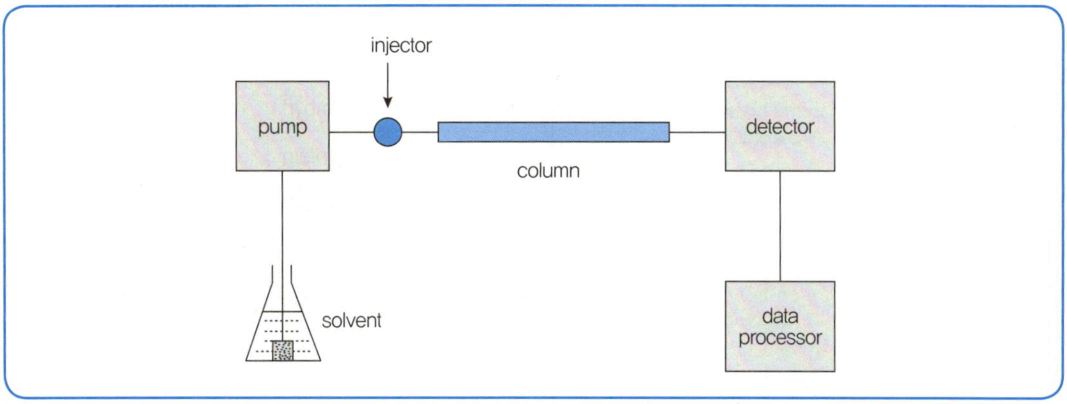

그림 2-36 HPLC의 구성 모식도

2.5.1.1 펌프

펌프는 이동상을 칼럼에 흘려 보내주는 역할을 한다. 특히 HPLC 펌프는 이동상을 정해진 속도로 일정하게 칼럼으로 흘려보내주어야 한다. 그런데 HPLC의 칼럼은 매우 입자경이 작은 물질이 치밀하게 충진 되어 있기 때문에 저항이 커서 매우 높은 압력으로 이동상을 흘려 보내주어야 한다. 따라서 HPLC의 펌프는 다음과 같은 조건을 갖추어야 한다.

① 일정한 유속을 유지할 수 있어야 한다.

② 고압에 견딜 수 있어야 한다.

③ 다양한 용매를 사용할 수 있어야 한다.

④ 정밀하게 정해진 유속으로 용매를 흘려보내야 한다.

이러한 목적으로 사용되는 펌프는 여러 가지 종류가 있으나 그림 2-37과 같은 왕복 피스톤 펌프가 가장 널리 사용되고 있다. 왕복 피스톤 펌프는 왕복 피스톤과 펌프 실린더, plunger seal, check valve로 되어 있고 모터에 연결된 캠이 피스톤을 왕복 운동시키면서 용매를 흡입 또는 배출한다. 왕복 피스톤 펌프는 그 종류에 따라 차이가 있긴 하지만 대개 한 번 왕복운동을 할 때 마다 약 30-400 μL의 용매를 흘려 보내준다. Plunger seal은 플라스틱 polymer로 되어 있으며, 피스톤이 왕복 운동을 할 때 용매가 펌프 외부로 흘러나오지 않도록 해준다.

한편 그림 2-37 (a)와 같은 왕복 피스톤을 사용하면 피스톤이 용매를 흡입하는 동안은 용매가 칼럼에 흐르지 않게 되어 유속이 피스톤의 왕복 운동에 따라 심하게 변하는 문제점이 생긴다. 이러한 문제점은 그림 2-37 (b)와 같이 콩 또는 콩팥 모양의 캠을 사용하면 상당 부분 해결할 수 있다. 그러나 보다 정밀하고 일정한 유속을 유지하기 위해서는 피스톤이 2개 장착된 펌프를 사용하는 것이 좋다. 용매의 역류를 방지하기 위하여 피스톤의 위와 아래에 2개의 check valve가 있는데 이 안에는

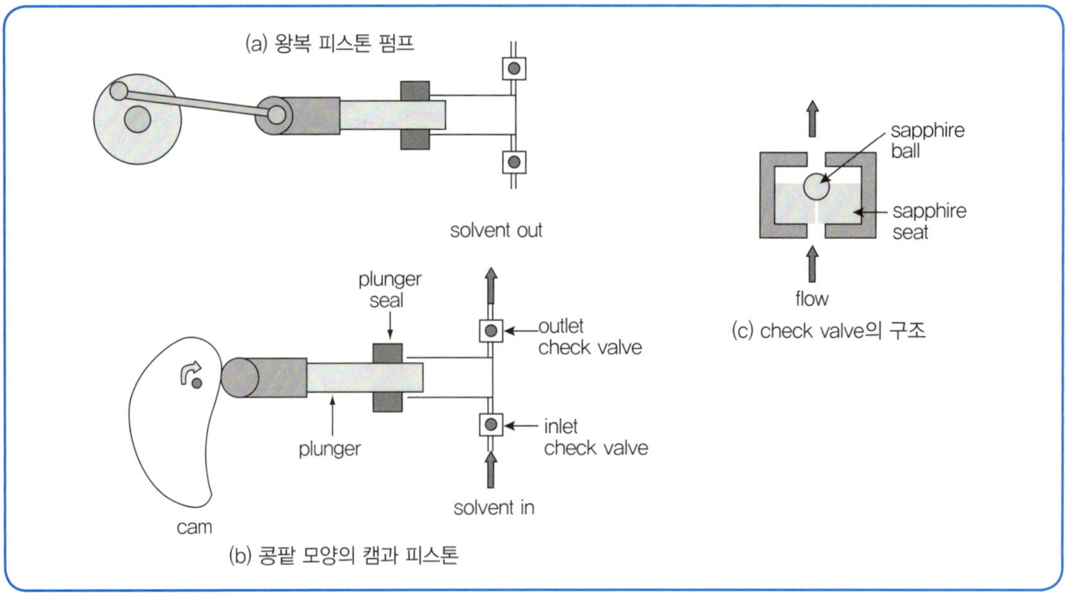

그림 2-37 펌프의 종류

그림 2-37 (c)와 같은 작은 사파이어 구슬이 있어 용매의 역류를 방지해주는 역할을 한다.

펌프는 HPLC에서 매우 중요한 부분이기 때문에 그 유지관리에 주의해야 한다. HPLC 펌프의 유지관리 방법은 다음과 같다.

① 이동상에 입자가 섞이면 피스톤과 plunger seal 사이에 입자가 끼어 seal에 흠집의 원인이 되고 용매를 새게 한다. 또한 입자는 check valve의 기능을 악화시키고 용매가 흐르는 관 내부를 막는다. 따라서 펌프 안에 입자가 들어가서는 안된다. 이를 위하여 0.2–0.45 μm의 pore size를 갖는 멤브레인 여과막을 사용하여 용매를 여과하여야 한다. 또는 미리 여과된 HPLC 전용 용매를 구입하여 사용한다.

② 펌프의 입구나 출구, 그리고 용매병으로부터 용매를 빨아들이는 부분에는 금속으로 되어 있는 다공성 필터가 있다. 이 필터는 주기적으로 세척하거나, 교체해 주어야 한다.

③ 용매가 없는 상태로 펌프를 작동시켜서는 안된다. 용매는 펌프 피스톤에서 윤활제의 역할도 한다. 오래 동안 사용하지 않아 펌프 피스톤 챔버가 건조한 경우에는 미리 용매로 챔버를 채워준 다음 펌프를 작동시켜야 한다.

④ 완충용액을 이동상으로 사용한 후에는 특히 물로 충분히 세척하여 완충용액 시약을 전체 HPLC 장치로부터 제거해 주어야 한다. 염이 HPLC 내부에서 침전하면 펌프의 손상, 관의 막힘, 밴드의 확산, 검출기 노이즈의 원인이 된다.

⑤ 펌프는 대개 5000 psi 정도의 고압에서도 견딜 수 있도록 고안되어 있다. 그러나 대개의 경우 2000 psi 이하에서 작동하는 것이 좋다.

⑥ 펌프에 기포가 들어가거나 내부에서 기포가 생성되면 유속이 불규칙해지고 밴드가 확산되며 검출기 노이즈의 원인이 되므로 기포가 생기지 않도록 주의해야 한다. 이를 위하여 HPLC 이동상은 반드시 탈기하여야 한다.

참고 1 kg/cm^2 = 14.2 psi

1 atm = 14.7 psi

1 bar = 14.5 psi

1000 psi = 68 atm = 69 bar = 70 kg/cm^2

2.5.1.2 시료주입기

고압의 용매가 계속 흐르고 있는 HPLC에 용매의 흐름을 방해하지 않고 시료를 칼럼에 주입하는 장치가 시료주입기이다. 시료주입기의 기본적인 원리는 그림 2-38에 나타난 6-way valve이다. 그림 2-38에서 (a)는 시료 루프(모세관)에 시료를 채우는 과정인데 이때 펌프는 시료 루프를 통과하지 않고 바로 칼럼으로 연결되어 있다. 시료 루프는 열린 모세관으로서, 관의 내경과 길이에 따라 다양한 부피를 가진다. 시료 루프는 HPLC에 주입되는 시료의 부피를 결정하는 장치로서, 6-way valve에 연결하여 사용할 경우 주입되는 시료의 양은 루프의 부피와 정확히 같다. 따라서, 시료 주입량과 부피가 정확히 일치하는 시료 루프를 선택하여 6-way valve에 연결하여 사용한다. 주사기를 이용하여 시료를 루프에 채워 넣은 다음 이를 칼럼에 주입하기 위해서는 가운데 있는 rotor를 60도 회전시키면 된다. 이때 그림 2-38 (b)에서와 같이 펌프에서 나온 이동상은 시료 루프를 통과하여 칼럼으로 연결된다. 이때 이동상이 루프를 통과하는 방향은 시료를 루프에 채워 넣는 방향과는 반대이다.

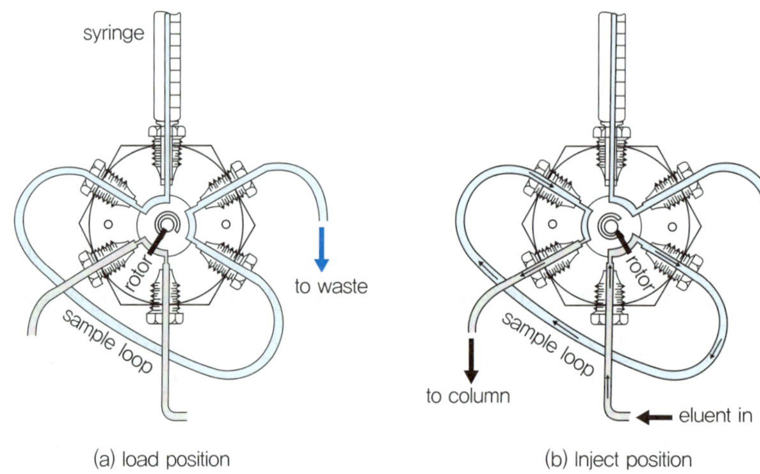

그림 2-38 6-Way valve (rheodyne injector)의 구조

실제 HPLC에서는 rheodyne injector가 주로 사용된다. 이 주입기의 원리는 6-way valve와 유사하다. Rheodyne injector에 시료를 주입하기 위해서는 바늘 끝이 뾰족하지 않고 편편한 마이크로주사기를 사용해야 한다. 또한 injector의 vent line은 injector의 입구 높이와 같게 해야 한다. Rheodyne injector를 사용하는 방법은 다음과 같다.

1) 주입기를 "inject" 위치에 놓고 약 1 mL 정도의 이동상을 이용하여 주입부를 세척한다.
2) 주입기를 "load" 위치에 놓고 마이크로주사기를 이용하여 원하는 만큼 시료를 주입한다.
3) 마이크로주사기를 꽂은 채로 주입기를 "inject" 위치로 돌린다.

2.5.1.3 HPLC 칼럼

칼럼은 시료가 분리되는 가장 중요한 부분이다. 분석용 칼럼은 내경이 2-5 mm 정도이고 길이가 5-30 cm인 스테인레스스틸 관에 입자크기가 3-10 μm 정도되는 충진물을 충진한 관을 사용한다.

이때 충진물이 밖으로 빠져 나오는 것을 막기 위하여 관의 양끝은 다공성의 금속 필터(frit)를 끼워 둔다. 한편 분취용으로는 내경이 10 mm 이상인 칼럼이 사용되며, 내경이 매우 작은 모세관을 칼럼으로 사용하기도 한다. 칼럼을 모세관과 연결할 때는 불용공간(dead volume)이 생기지 않도록 주의해야 한다.

(1) 칼럼 충진물

칼럼 충진물로 가장 많이 사용되는 것은 실리카 입자, 또는 실리카 입자의 표면을 화학적으로 변화시킨 입자이다. 실리카는 불규칙한 모양을 하고 있는 것과 구형의 규칙적인 모양을 하고 있는 것이 있는데 분석용 HPLC에는 구형의 실리카가 더 유리하다.

실리카는 다공성의 물질로 표면적이 매우 넓다. 입자의 내부까지 pore가 분포하고 있는 완전다공성 실리카(porous particle)의 경우 그 표면적이 300−600 m^2/g에 이른다. 완전다공성 실리카는 표면적이 넓기 때문에 시료를 분석할 수 있는 용량이 크다. 대부분의 HPLC 칼럼에는 완전다공성 실리카를 이용하고 있다.

한편 입자의 내부는 단단한 구조를 하고 있고 표면만 얇은 다공성 물질로 덮여 있는(pellicular) 실리카의 경우 시료가 고정상과 이동상 사이에서 평형에 이르는 시간이 짧아 분해능이 좋으나 표면적이 좁기 때문에 분석할 수 있는 시료용량이 작다.

충진물 입자의 크기는 HPLC에서 매우 중요하다. HPLC 칼럼에는 3−10 μm 정도의 입자를 충진하는데 다공성의 작은 입자는(예를 들면 입자경 3 μm) 빠른 분석에 유리하고, 더 작은 입자의 pellicular 입자는 훨씬 빠른 분석에 유리하다. 같은 조건의 경우 입자경이 작을수록 칼럼의 이론단수(N)는 커지지만 압력도 증가한다는 단점이 있다. 보통 3−5 μm의 다공성 입자가 충진된 칼럼이 가장 많이 사용된다. 충진 입자의 입자경의 분포도 분해능과 압력에 영향을 미친다. 가능하면 입자경의 분포가 좁은 것이 좋다. 실제 HPLC에서는 다공성 입자에 있는 pore 안에서 크로마토그래피 과정이 일어나기 때문에 pore의 크기도 매우 중요하다. 일반적으로 저분자물질을 분석하고자 할 때는 5−12 nm (50−120 Å) 정도의 pore를 갖는 입자를 사용한다. 시료의 분자량이 10,000 이상이 되어 분자 크기가 커지면 pore의 크기도 150 Å 이상으로 큰 것을 사용해야 한다. 실제 pore의 크기는 분자 크기의 4배 이상 되어야 분자가 pore 안쪽에서 고정상과 상호작용하면서 분리가 일어난다.

1) 실리카

실리카는 기계적 강도가 강하고 완전다공성으로 여러 가지 pore 크기와 여러 가지 입자경을 갖는 재료를 구하기 쉬우며, 고압에 잘 견디고, 압력이 적게 걸리며, 팽윤되지 않고, 수명도 길므로 HPLC 충진물의 원료로 가장 많이 사용된다.

실리카는 Si가 4개의 산소 원자와 결합하면서 폴리머를 이루고 있고 그 끝에는 silanol (Si−OH)

기가 노출되어 있다. 이 silanol기는 대개 세 가지 형태로 존재하는데, ① free silanol, ② geminal silanol, ③ associated silanol이다(그림 2-39). 이 중에서 특히 free silanol이 산성이 강하여 염기성물질을 강하게 흡착하는 성질이 있다.

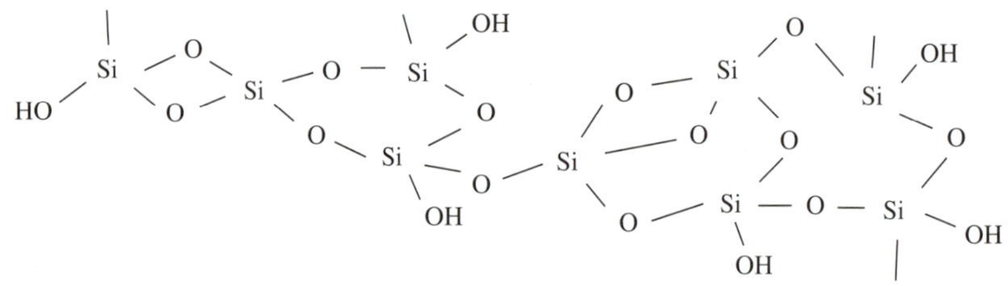

그림 2-39 HPLC 칼럼 충전물로 주로 사용되고 있는 실리카의 구조

실리카는 약한 산성물질로 높은 pH에서는 물에 조금씩 녹으므로 실리카로 충진된 칼럼은 pH 8 이하에서 사용하여야 한다.

2) **화학결합형 실리카**(Bonded silica)

실리카 표면의 실라놀 그룹에 화학적 방법을 이용하여 단분자 상태의 유기화합물층(monomolecular organic layer)을 만든 것으로 bonded stationary phase라고 한다(그림 2-40). Silanol기와 반응을 시키기 위한 목적으로 주로 dimethylalkylchlorosilane을 이용한다. 이때 알킬기의 종류에 따라 고정상의 특성이 달라진다(표 2-10). 이 충진물은 분해능, 안정성, 응용성이 매우 좋으므로 실제 HPLC에서 가장 널리 사용된다. 특히 탄소 18개인 octadecylsilyl기를 치환시킨 충진물은 가장 많이 사용되는 충진물이다. 이 충진물로 충진된 칼럼은 대개 ODS, C18, RP-18 등의 기호가 붙어 있다.

실리카를 화학적으로 반응시켜도 실리카에 있는 모든 silanol기가 반응하는 것은 아니다. 실제로

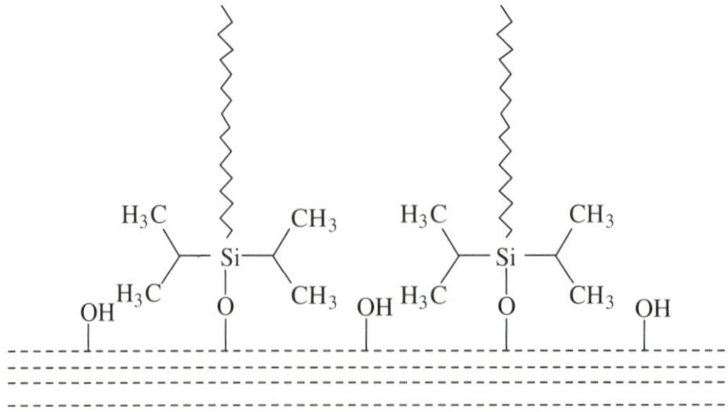

그림 2-40 표면의 실라놀 그룹이 diisobutyloctadecylsilyl기로 치환된 화학결합형 실리카(sterically protected bonded phase)

반응시킬 수 있는 silanol기는 전체의 50%에도 못 미친다. 따라서 화학결합된 실리카의 표면에는 항상 silanol기가 남아 있기 마련이다. 같은 종류의 관능기를 결합시킨 충진물이라 해도 제조회사 또는 제조방법에 따라 치환되는 정도가 달라진다. 충진물에 치환되어 있는 탄소의 함량을 알면 치환된 관능기의 양을 알 수 있다. 탄소의 함량이 높을수록 치환된 충진물의 함량이 높아지며 비극성 시료는 칼럼에 더 강하게 머무르게 되어 머무름시간이 길어진다.

C8이나 C18 칼럼의 경우 남아있는 silanol기를 trimethylsilylation시켜 silanol기로 인한 피크의 확산(silanol effect)을 막기도 한다. 이를 end capping이라고 하는데 여기에는 trimethylchlorosilane (TMCS)과 같은 짧은 실릴화 시약이 사용된다. 그러나 이러한 관능기는 특히 산성용액에서 잘 분해되는 단점이 있다. 보통 화학결합형 실리카를 만드는 데는 dimethylalkylsilyl 유도체를 만들어 준다. 그런데 dimethyl 유도체 대신 diisopropyl, 또는 diisobutyl기를 사용하면 steric effect 때문에 silanol effect가 감소하며, 치환기도 안정해져서 내구성이 강해진다. 이러한 고정상을 sterically protected bonded phase라고 한다.

표 2-10 화학결합된 실리카의 종류

$$-Si-OH+Cl-Si-(CH_3)_2-R \rightarrow -Si-O-Si-(CH_3)_2-R$$

Bonded Group (Column 명칭)	R
Octadecyl (ODS, C18, RP-18)	$-(CH_2)_{17}-CH_3$
Octyl (C8, RP-8)	$-(CH_2)_7-CH_3$
Aminopropyl (Amino, NH_2)	$-CH_2-CH_2-CH_2-NH_2$
Propionitrile (Cyano, CN)	$-CH_2-CH_2-CN$
Vic-Hydroxyl (Diol)	$-CH(OH)-CH_2-OH$
Phenyl	$-C_6H_5$

(2) 보호칼럼 및 전칼럼

칼럼을 보호하기 위한 목적으로 작은 보호칼럼(guard 칼럼)을 시료주입기와 칼럼 사이에 끼워 넣기도 한다. 보호칼럼은 본 칼럼과 동일한 충진물로 충진된 작은 칼럼으로 시료 중에 칼럼과 상호작용할 수 있는 물질들과 미리 작용하여 본칼럼을 보호하는 역할을 한다. 보호칼럼은 수시로 교체하여 주어야한다. 한편, 실리카는 물과 같이 극성이 큰 용매를 사용하면 약간씩 녹아나온다. 이를 방지하기 위하여 시료주입기 전에 실리카를 충진한 칼럼을 끼워 넣으면 용매가 미리 실리카로 포화되어 칼럼 중의 실리카가 녹아 나오는 현상을 줄일 수 있다. 이러한 목적으로 사용하는 칼럼을 전칼럼(pre-column)이라고 한다. 전칼럼은 주입기 앞에 있으므로 밴드폭에 영향을 주지 않으나 보호칼럼은 주입기 다음에 있으므로 밴드폭을 넓히는 효과가 있다.

(3) 칼럼의 세척과 보관

칼럼을 오래 사용하다 보면 칼럼 내부는 여러 물질들에 의해 오염되고 칼럼 입구의 다공성 금속 필터(frit)에 입자가 끼어 압력이 높아질 수 있다. 칼럼을 세척하기 위해서는 만약 필터 부분에 입자가 끼었다면 필터를 분해하여 초음파세척기에서 세척을 하여준다. 칼럼 내부를 세척하기 위해서는 칼럼 충진물에 따라 표 2-11에서와 같은 용매로 세척하여 준다. 칼럼을 세척하기 전에 반드시 보호 칼럼은 떼어내고 칼럼의 앞쪽과 뒤쪽을 바꾸어 세척용매를 흘려보내는 것이 좋다. 칼럼을 보관할 때는 보관용매로 칼럼을 채워 칼럼이 완전히 마르지 않도록 하는 것이 좋다.

표 2-11 칼럼 세척방법과 보관용매

칼럼	보관용매
C18, C8, Phenyl, CN 칼럼	75 mL water+4×100 μL DMSO (injection) 75 mL of MeOH 75 mL of $CHCl_3$ 75 mL of MeOH

2.5.1.4 검출기

이상적인 HPLC의 검출기는 다음과 같은 조건을 갖추어야 한다.

① 분석물질에 대한 신속한 감응

② 좋은 감도

③ 이동상에 감응하지 않고 유속이나 온도의 변화에 무관

④ 정량성(좋은 직선성, 넓은 dynamic range)

⑤ 비파괴성(용이한 시료의 회수)

⑥ 낮은 밴드 확장 효과

⑦ 물질의 구조에 관한 정보 제공

⑧ 사용의 편리성, 경제성

물론 이러한 조건을 모두 만족시키는 검출기는 없다. 특히 HPLC에서는 GC의 FID와 같이 감도가 좋으면서도 모든 시료를 검출할 수 있는 검출기가 개발되어 있지 않다. HPLC에서 가장 흔히 사용되는 검출기는 UV/Vis 검출기, 형광검출기, 굴절율검출기, 전기화학적검출기, 증기화광산란검출기, 질량분석기 등이다. 한편 검출기는 감응하는 시료의 범위에 따라 거의 모든 시료를 검출할 수 있는 만능검출기(universal detector)와 특별한 부류의 시료만 검출되는 선택적검출기(selective detector)로 구분하기도 한다(표 2-12).

표 2-12 HPLC에서 흔히 사용되는 검출기의 분류

분류	특징	검출기
Selective detector	specific less influenced by changing solvent sensitive	UV/Vis fluorescence ECD mass
Universal detector	universal wider range of application	RI ELSD mass

(1) 자외가시부흡광검출기(Ultraviolet/visible detector, UV/Vis 검출기)

자외가시부흡광검출기는 일반적인 HPLC에서 가장 널리 사용되는 검출기이다. 기본적인 구조는 자외가시부흡광광도계와 비슷하지만, 보다 많은 부분이 단순화되어 있다. 가장 큰 차이점은 매우 작은 Flow cell을 사용한다는 점이다. Flow cell은 그림 2-41에서와 같이 Z자 모양을 하고 있다. 그림 2-41은 단일 파장에서 시료를 검출하는 자외가시부흡광검출기를 보여주고 있다.

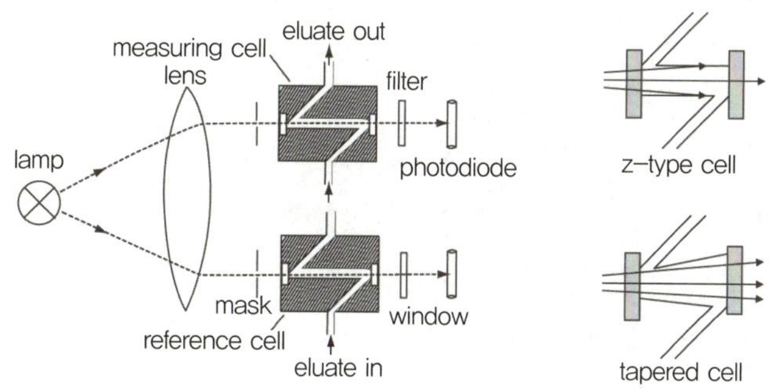

그림 2-41 UV/Vis 검출기의 구조, flow cell의 구조

그러나 photodiode array detector를 사용하면 한꺼번에 여러 개의 파장에서 검출이 가능하므로 실제 실시간으로 칼럼에서 나오는 시료의 UV/Vis 스펙트럼을 얻을 수 있다는 장점이 있다. Photodiode array detector에는 수백~1000개 이상의 광다이오드가 일렬로 배치되어 있어 넓은 영역의 파장의 빛을 동시에 검출할 수 있다(그림 2-42).

UV/Vis 검출기는 다음과 같은 장점이 있다.

① 감도가 좋다.

② 직선성이 우수해 정량성이 좋다.

③ flow cell을 작게 만들 수 있으므로 band 확장효과가 적다.

④ 이동상의 영향을 비교적 적게 받으므로 기울기용리를 적용하기 쉽다.

⑤ 시료를 파괴하지 않는다.

⑥ 검출 파장을 바꿔줌에 따라 어느 정도 선택적인 시료의 검출이 가능하다.

⑦ photodiode array 검출기를 이용하여 흡광스펙트럼을 얻을 수 있으므로 물질의 구조에 관한 정보를 얻을 수 있다.

⑧ 사용이 편리하다.

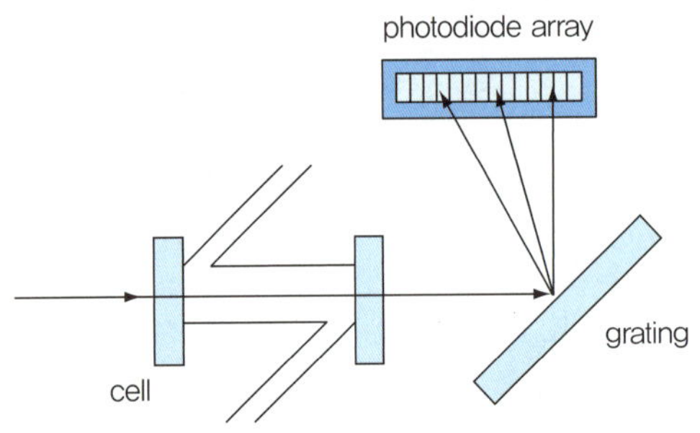

그림 2-42 Photodiode array detector의 구조

(2) 형광검출기(Fluorescence detector)

형광검출기는 특히 UV/Vis 검출기와 비슷한 장점을 가지고 있다. 그러나 자연계에 형광을 발하는 물질은 매우 제한되어 있기 때문에 분석 가능한 시료의 범위가 UV/Vis 검출기보다 제한된다. 대신, 형광물질의 경우 훨씬 선택적으로 검출할 수 있다는 장점이 있다. 또한 형광검출기는 자외선 검출기에 비해 100–1000배 정도 감도가 좋기 때문에 미량분석에 많이 이용된다. 한편, 형광이 없는 물질의 경우 형광체화 반응을 통하여 형광이 있는 물질로 전환한 후 분석하는 방법도 폭넓게 연구되어

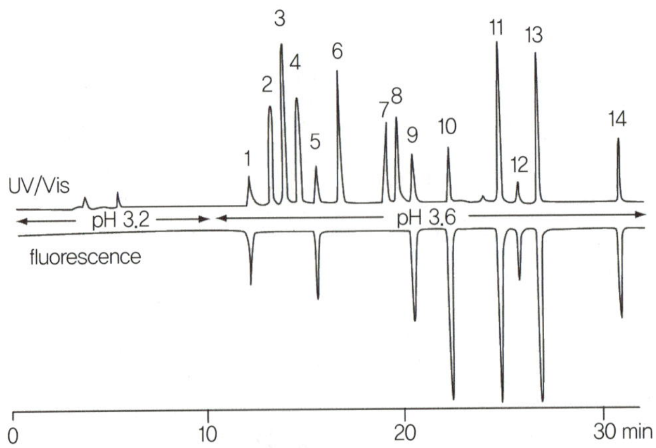

그림 2-43 자외가시부흡광검출기와 형광검출기를 이용한 검출(dual detector)

있다. 아미노산 분석법이 그러한 대표적인 예이다.

형광검출기는 입사광과 직각인 방향에서 검출을 하므로 시료셀은 대개 원통형으로 되어 있다. 이러한 원통형 셀은 자외선검출기의 셀보다 부피가 크므로 그림 2-43에서와 같이 자외가시부흡광검출기와 형광검출기를 직렬로 연결하여 분석하고자 하는 경우 자외선 검출기를 먼저 통과시킨 후 형광검출기를 통과시키는 것이 좋다.

(3) 증기화광산란검출기(Evaporative light scattering detector, ELSD)

증기화광산란검출기는 비교적 최근에 개발된 검출기로, 칼럼에서 분리된 용리액을 분무시킨 다음 용매를 모두 휘발시키고 남은 시료입자에 빛을 쪼여주어 시료입자에 의하여 산란된 빛을 측정함으로써 시료를 검출하는 방법이다.

ELSD에서 검출은 다음과 같은 3단계를 거친다.

① 분무: 칼럼에서 나온 용리액을 공기나 질소(질소가 더 좋다)로 분무하여 작은 droplet으로 만들어 준다.

② 용매 휘발: 작은 droplet을 가열된 관을 통과시킴으로써 이동상을 휘발시키고 건조된 시료입자만 남도록 한다.

③ 산란광 검출: 여기에 직선광(주로 레이저광)을 쪼여주면 시료입자가 빛을 산란시킨다. 산란된 빛을 광다이오드로 검출한다.

ELSD는 다음과 같은 장점을 갖고 있다.

① 만능검출기: 이론적으로 이동상보다 비휘발성인 모든 시료를 검출할 수 있다.

② 좋은 감도: ng 수준의 검출이 가능하다.

③ 검출기의 감도가 물질의 질량과 비례한다. 즉, 피크강도가 물질의 양과 거의 비례한다.

④ 용매는 미리 휘발시키므로 피크가 나타나지 않는다. 따라서 기울기 용리가 용이하고 UV 흡수가 강한 용매도 사용 가능하다.

(4) 굴절율검출기(Refractive index detector)

굴절율검출기는 어떤 물질이 HPLC 용리액에 녹아 있으면 용액의 굴절율이 달라진다는 점을 이용한 검출법이다. 그림 2-44에서와 같이 굴절율검출기에서 셀은 2 부분으로 나누어져 있다. 대조셀(reference cell)에는 이동상이 채워져 있고 시료셀(sample cell)은 용리액이 흐르도록 되어 있다. 만약 용리액에 어떤 물질이 녹아 있으면 빛의 굴절률이 달라져서 검출기에 도달하는 빛의 양이 달라지므로 굴절율검출기는 이동상의 굴절율에 영향을 주는 거의 모든 물질을 검출할 수 있다.

굴절율검출기는 다음과 같은 특징이 있다.

① 이동상의 굴절율에 영향을 주는 모든 물질을 검출할 수 있는데 거의 모든 물질이 이에 해당하므로 실질적으로 굴절율검출기는 만능검출기이다.

② 감도가 좋지 않다.

③ 용매의 조성에 따라 매우 민감하므로 기울기용리에 적용하기 어렵다.

④ 용액의 온도와 유속에 매우 민감하다.

⑤ 비파괴적이므로 시료의 회수가 용이하다.

⑥ 시료에 따라 음의 피크가 나오기도 한다.

굴절율검출기는 사용 전에 대조셀을 이동상으로 채워주어야 하고, 온도에 민감하므로 사용 전에 충분한 안정화과정이 필요하다.

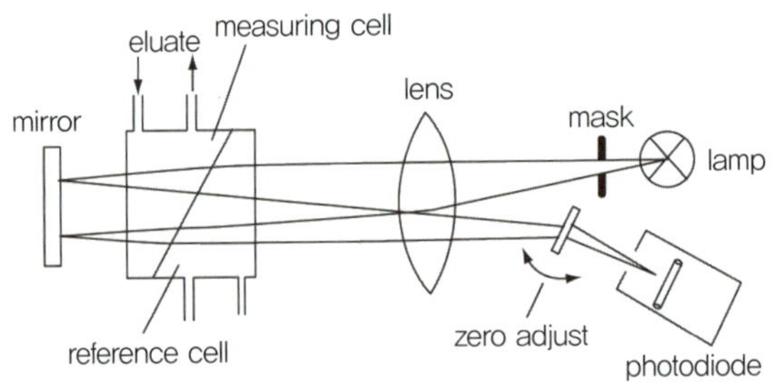

그림 2-44 **굴절율검출기의 구조**

(5) 전기화학검출기(Electrochemical detector)

전기화학검출기는 산화 또는 환원되는 물질을 검출하는데 사용한다. 전기화학검출기의 활동전극에 일정한 전압을 걸어주고 HPLC 용리액이 전극을 흐르도록 한다. 시료가 전극을 지나면서 활동전극에 의해서 산화 또는 환원되면 전극에 흐르는 전류의 양이 변화하게 되므로 시료를 검출할 수 있다.

전기화학검출기는 산화방식과 환원방식의 두 가지 방식으로 검출할 수 있다. 일반적으로 산화방식이 사용하기 쉽고, 활동전극을 계속 사용할 수 있도록 유지해 주므로 널리 사용된다. 환원방식은 특히 용액이나 검액 중에 녹아 있는 산소가 환원되면서 noise의 원인이 되므로 활용 빈도가 떨어진다. 어떤 방식으로 검출할 것인가는 물질의 구조에 따라 결정해야 한다. 전기화학검출기에서 검출기의 신호는 시료분자의 구조와 농도, 그리고 활동전극에 걸린 전압의 영향을 받는다. 특정 물질을 분석하기에 적합한 전위는 시료를 주입하면서 단계적으로 전압을 변화시켜 보면 된다.

전기화학검출기는 매우 감도가 좋고, 구조가 간단하다는 장점이 있어서 자외가시부흡광검출기보다 더 좋은 감도를 얻기 위한 목적으로 사용한다. 이러한 면에서 전기화학검출기는 형광검출기와 비슷한 특성을 지니는데 전기화학검출기가 더 좋은 감도를 나타낼 수 있지만, 전기화학검출기에서 검출되는 화합물의 종류가 형광을 갖는 화합물보다 훨씬 많아 선택성에서는 떨어진다.

전기화학검출기는 많은 장점에도 불구하고 다음과 같은 단점이 있어 실제 응용성을 떨어뜨린다.

① 활동전극은 쉽게 감도가 떨어지므로 수시로 세척해 주어야 한다.

② 온도, 유속의 변화(pump pulsation)와 외적인 전기신호에 매우 민감하다.

③ 매우 순수한 용매를 사용해야 한다.

④ 이동상이 물을 함유하고 있어야 하므로 순상(normal phase)에는 사용이 어렵다.

⑤ 측정조건이 조금만 변화하여도 검출기의 신호가 많이 변하므로 재현성이 떨어진다.

(6) 펄스식 전기화학검출기(Pulsed amperometric detector, PAD)

전극의 표면에는 용리액에 포함된 여러 물질이 침착하여 감도를 떨어뜨리는 문제점이 있다. 이를 극복하기 위하여 시간에 따라 전극전위를 일정하게 바꾸어 주는 방법을 이용하여 전극을 세척하면서 검출할 수도 있다. 이 방법을 펄스식 전기화학검출법이라고 하는데 다음과 같은 3가지 단계를 반복하면서 신호를 검출한다.

① 측정단계: 측정전압을 걸어주어 시료가 산화되는 과정을 측정하는 단계

② 산화단계: 측정전압보다 훨씬 높은 전압을 걸어주어 전극표면에 침착된 물질들을 산화시켜 제거해 주는 단계. 이 단계에서는 전극 표면이 산화된 다. 예를 들면 Au 전극은 AuO로, Pt 전극은 PtO로 산화된다.

③ 환원단계: 측정전압보다 훨씬 낮은 전압을 걸어주어 산화되어 있는 전극표면을 환원시켜 다음 측정을 준비하는 단계

(7) 질량분석검출기(Mass detector, MS)

질량분석검출기(질량분석기)를 HPLC의 검출기로 사용하기에는 극복해야 할 문제점이 많다. 특히 HPLC에서 시료는 용액상태에 있으나 질량분석기에서 시료는 기체 상태에 있어야 한다. 또한 질량분석기는 고진공 상태에서 작동이 되며, 전하를 띠고 있는 물질만이 검출될 수 있다는 문제점이 있다.

이러한 어려움 때문에 질량분석기를 HPLC의 검출기로 사용하는 것은 많은 제약이 있었으나 최근 기술의 발달로 질량분석기가 HPLC의 검출기로 상용화되었다. 특히 HPLC와 질량분석기를 연결하는 interface가 중요한데 interface는 첫째, 액체상태의 HPLC 용리액을 기체화 시켜야 하고, 둘째, 상압의 기체를 고진공의 질량분석기와 연결이 가능하도록 단계적으로 감압해 주어야 하고, 셋째, 질량분석기가 검출할 수 있도록 시료를 이온화 시켜주어야 한다. 여러 가지 LC-MS interface가

개발되었으나 electrospray ionization (ESI)와 atmospheric pressure chemical ionization (APCI)가 가장 널리 사용되고 있다. LC-MS는 고가이고 운용 비용이 많이 든다는 단점이 있지만 감도가 좋고 매우 선택적이면서도 광범위한 화합물의 검출이 가능하며, 질량스펙트럼으로부터 시료의 분자 구조에 관한 정보를 추가로 얻을 수 있다는 장점이 있어 점차 그 활용 범위가 넓어지고 있다. 특히 질량분석기는 시료의 *m/z*(질량 대 전하 비, mass to charge ratio)값에 따라 검출을 하므로 비록 HPLC에서 서로 분리되지 않은 물질이라 하더라도 각각의 물질이 나타내는 피크의 *m/z*값이 다르면 따로따로 분석이 가능하다.

LC-MS는 검출하는 방식에 따라 넓은 범위의 *m/z*값을 검출하는 주사(scan) 방식과 특정 *m/z*값만을 검출하는 선택이온검출(selected ion monitoring 또는 recording, SIM 또는 SIR) 방식이 있다. 주사 방식에서는 미리 정한 *m/z*값의 범위를 순차적으로 주사하면서 피크를 검출한다. 이 방법은 용리액 중의 전체 화합물을 검출할 수 있고, 각각의 화합물에 대한 질량스펙트럼을 얻을 수 있으므로 시료 중의 전체 화합물의 분포나 물질의 구조에 관한 정보를 얻는데 유리하다. 한편 SIM 방식에서는 특정한 *m/z*값을 가진 피크만을 검출하므로 훨씬 검출감도가 좋아 정량의 목적이나 혼합물 중의 특정 화합물만을 선별적으로 분석하는 데에 유리하다.

(8) 액체크로마토그래피-질량분석법(LC-MS)의 응용

액체크로마토그래피는 질량분석기와 연결되어 의약품의 분석 분야에서 다양하게 활용되고 있다. 즉, 약물대사 과정 중 생성되는 대사물질의 동정(metabolite identification) 및 극미량의 의약품 불순물 검출 등과 같이 신약개발과정 및 품질관리 분야에서 넓은 활용성을 보이고 있다.

LC-MS를 이용한 대사물질 구조 동정은 다음과 같이 수행한다. 우선 모화합물을 MS에 직접 주입하여 조각화 과정을 확인한다. 다양한 종류의 텐덤 질량기(QQQ, Q-TOF, ion trap 등)를 이용하여 첫 번째 질량분석관(Q1)에서 모화합물 만을 선택하여 두 번째 질량분석관(Q2)으로 보내고, Q2에서 비활성 기체와 충돌시켜 조각이온을 만든다. 이후 세 번째 질량분석관(Q3)에서 product ion scan을 수행하여 MS/MS (MS^2) 스펙트럼을 얻어 조각이온의 구조를 해석하여 화합물을 규명한다. 이와같이 조각화 과정을 통하여 생성되는 MS^2 스펙트럼은 화합물마다 고유한 스펙트럼을 가지고 있으므로 대사물질 동정에 이용될 수 있다.

대사물질은 LC를 이용하여 칼럼에서 분리하고, 검출기인 질량분석기에서 대사물질의 MS^2 스펙트럼을 얻은 후 조각이온의 질량값 변화를 이용하여 대사물질의 구조에 대한 정보를 얻을 수 있다(표 2-13).

고분해능 질량분석기를 이용하면 의약품 및 대사물질에 대한 정확한 질량(accurate mass)값을 얻을 수 있다. 질량값 변화에 따라 발생하는 대사과정은 잘 알려져 있으며, 이에 따라 대사물질 생성과 관련된 대사과정을 예측할 수 있다. 예를 들면, 도네페질의 생체 내 대사물질에서 질량값이

14.0156 Da 감소하였다면 해당 대사물질은 탈메틸화(demethylation)로 인한 desmethyldonepezil 임을 알 수 있다(그림 2-45). 대표적으로 알려진 질량값 변화에 따른 대사과정은 다음과 같다(표 2-14).

표 2-13 조각이온의 질량값 변화를 이용한 대사과정 확인

대사과정	모화합물 대비 조각이온의 질량값 변화
Aliphatic hydroxylation	loss of H_2O (18 Da)
O-Demethylation	loss of CH_2 (14 Da)
Glucuronide conjugation	loss of $C_6H_8O_6$ (glucuronic acid, 176 Da)
Glutathione conjugation	loss of $C_5H_7NO_3$ (pyroglutamic acid, 129 Da) and $C_2H_5NO_2$ (pyroglycine, 75 Da) in negative ionization mode
Sulfate conjugation	loss of SO_3 (80 Da) from phenolic sulfate and HSO_4 (97 Da) from aliphatic sulfonate in negative ionization mode
Acetylation	loss of CH_2CO (ketene moiety, 42 Da)

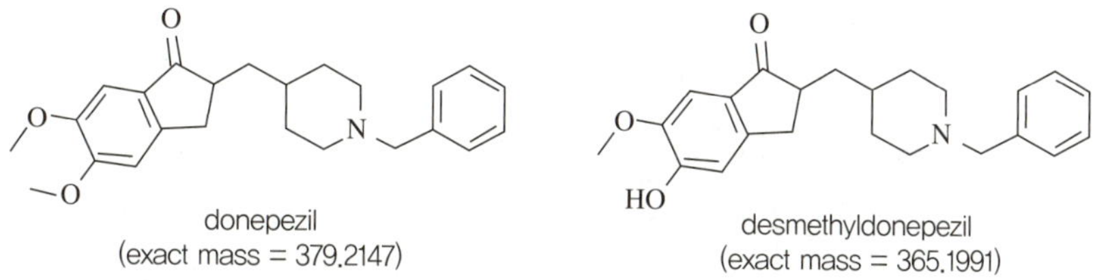

그림 2-45 도네페질 및 탈메틸화 대사물질(desmethyldonepezil)의 구조와 분자량

표 2-14 일반적인 대사과정과 이에 수반되는 질량값 변화

대사과정	Accurate mass shift (Da)	질량값 변화의 분자식
Decarboxylation	−43.9898	$-CO_2$
Depropylation	−42.0470	$-C_3H_6$
Deacetylation	−42.0106	$-C_2H_2O$
Deethylation	−28.0313	$-C_2H_4$
Dehydration	−18.0106	$-H_2O$
Demethylation	−14.0156	$-CH_2$
N/*S*-oxidation	15.9949	O
Phosphorylation	78.9585	PO_3
Sulfate conjugation	79.9568	SO_3
Glucuronide conjugation	176.0321	$C_6H_8O_6$
S-Glutathione conjugation	305.0682	$C_{10}H_{15}N_3O_6S$

LC-MS는 의약품에 미량으로 존재하는 분순물 분석에도 유용하게 사용되고 있다. 최근 의약품 내 불순물로 발암물질인 니트로사민류 화합물이 검출되어 전세계적으로 시장에서 해당 의약품이 회수되는 사례가 발생하였다(발사르탄 제제 중 *N*-니트로소디메틸아민(NDMA) 검출, 라니티딘 제제 중 NDMA 검출 등). 이에 따라 각국의 규제기관에서는 높은 관심을 가지고 해당 불순물에 대한 분석을 활발하게 진행하고 있다.

특히 니트로사민류는 일일섭취허용량(acceptable daily intake, ADI)이 수 ng에서 수십 ng 수준으로 매우 낮아, 니트로사민류에 대한 정확한 정량분석을 위해서는 고감도의 분석법을 필요로 한다. 현재 니트로사민류에 대한 고감도 분석에 액체크로마토그래피-텐덤질량분석기(LC-MS/MS)가 널리 사용되고 있다(그림 2-46).

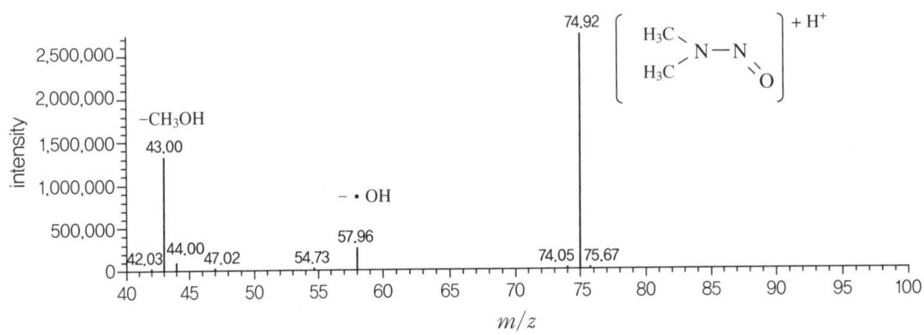

그림 2-46 *N*-니트로소디메틸아민(NDMA)의 텐덤 질량 스펙트럼

2.5.2 실제 시료의 HPLC 분석

2.5.2.1 실제 시료 분석을 위한 준비 과정

실제 시료를 분석하기 위해서는 여러 가지 준비가 필요하다. 먼저 분석의 목적과 시료의 특성을 파악하여 적절한 시료전처리 방법을 검토해야 하며, 목적에 적합한 고정상 칼럼 선정, 이동상 조건 확립, 검출기 선택을 고려해야 한다.

2.5.2.2 시료 분석 준비 및 시료전처리

검체를 채취하는 과정에서 검체는 통계적으로 전체시료를 대표할 수 있도록 한다. 필요한 경우 검체를 건조하여 수분을 제거하거나, 분말화를 통해 대표성을 확보할 수 있다. 어떤 검체는 바로 HPLC에 주입할 수 있지만, 대부분의 경우 검체를 HPLC에 주입 시킬 수 있는 상태로 만들기 위한 시료전처리가 필요하다. 시료전처리는 채취한 검체를 적절한 용매에 녹이거나, 희석, 농축, 여과, 추출, 원심분리 등의 조작을 의미한다. 제조된 검액은 0.2−0.45 μm 정도의 pore를 갖는 멤브레인 여과막을 이용하여 여과하여야 한다.

2.5.2.3 이동상의 조제

검액이 준비되고 초기에 시도해 볼 이동상과 고정상이 결정되었으면 실제 이동상을 조제하여야 한다. 이동상은 HPLC용으로 최순도의 것을 사용하는 것이 좋으며 멤브레인 여과막을 이용하여 여과하여야 하는데 보통 pore 크기가 0.45 μm의 여과막을 가장 많이 사용한다. 멤브레인 여과막은 물을 여과할 수 있는 수용매용과 유기용매용으로 나뉘어져 있는데 특히 수용매용은 유기용매에 녹고 유기용매용은 소수성으로 물은 여과가 되지 않는다. 한편 용매에는 어느 정도의 공기가 녹기 마련인데 HPLC 내부에서 공기기포가 발생하지 않도록 미리 탈기하여야 한다. 탈기하는 방법은 다음과 같다.

① 감압하는 방법
② 가온하는 방법
③ 초음파를 쪼여주는 방법
④ 용매에 비활성 기체를 계속적으로 흘려보내 purge하는 방법
⑤ 온라인 탈기장치를 사용하는 방법: 기체만 통과할 수 있는 재질로된 튜브를 통하여 이동상을 흘려주면서 감압으로 용존 기체를 제거하는 방법

일반 실험실에서는 감압하면서 동시에 초음파를 쪼여주면 빠른 시간 안에 탈기가 가능하다. 탈기를 너무 오랫동안 하면 휘발성 용매가 휘발하여 용매 조성이 달라질 수 있으므로 조심해야 한다. 어느 경우나 비록 탈기하였다 하더라도 공기 중에 노출되면 공기를 흡수하므로 탈기한 용매는 기밀하게 막아두어야 한다. 또한 완충용액의 경우 미생물이 번식할 수 있으므로 필요할 때 조제하여 바로 사용하도록 한다.

2.5.2.4 이동상 용리 조건 확립

일반적으로 HPLC 용매는 2종류의 용매를 혼합하여 사용하는 경우가 많다. 이때 용매강도가 약한 용매를 A라하고, 용매강도가 강한 용매를 B로 표시한다. 용매강도가 강하다는 것은 시료에 대한 친화력이 크다는 것을 뜻하며, 따라서 강한 용매에서 시료의 머무름시간은 짧아진다. 반대로 약한 용매에서는 시료가 고정상에 머무는 시간이 길어지고 머무름시간은 길어진다. 한편 고정상의 경우도 비슷한 용어를 사용할 수 있다. 고정상이 강할수록 시료가 강하게 머무르기 때문에 머무름

시간이 길어진다.

용매강도가 서로 다른 2종 이상의 용매를 혼합하여 사용하는 경우, 이동상의 용리방법은 시간에 따른 이동상 용매들의 조성 변화 유무에 따라 두 가지로 구분될 수 있다. 등용매 용리법(isocratic elution)은 분석하는 동안 용매 조성을 일정하게 유지하는 방법이다. 이 방법은 분석 대상 성분을 포함한 성분 조성이 비교적 단순한 검액 또는 설정된 이동상 용매 조성에서 모두 용리가 가능한 성분들로만 구성된 검액의 분석에 적합하다. 또한, 이동상의 조성이 일정하게 유지되기 때문에, 연속하여 추가 시료를 분석할 수 있는 장점을 가진다. 그렇지만, 설정된 이동상 조성에서 고정상과 친화력이 매우 큰 물질들은 칼럼에서 용리시키기 어렵다. 그렇기 때문에, 머무름 시간이 매우 길어지거나, 물질의 확산이 증가하여 피크폭이 증가하거나, 때로는 칼럼에서 용리되지 않고 축적될 수 있다. 반면, 기울기 용리법(gradient elution)은 시간에 따라 용매의 혼합 비율을 변화시키는 방법이다. 일반적으로 기울기 용리법은 용매강도가 낮은 조성에서 시작하여 높은 조성으로 변화시키며 용리시킨다. 이러한 경우 고정상과 친화력이 낮은 물질은 낮은 용매강도에서 빠른 시간 안에 용리되며, 같은 조건에서 용리가 어려운 고정상과 친화력이 큰 물질들은 시간이 지남에 따라 용리강도가 높은 이동상으로 바뀌기 때문에 용리가 용이해질 수 있다. 따라서, 기울기 용리는 서로 다른 여러 분석 물질들을 포함하는 검액의 분석에서 물질들의 머무름 시간을 적절히 조정하여 피크의 형상을 개선하고, 분석 시간을 단축시키는 장점이 있다. 그렇지만 하나의 분석이 마무리된 후, 연속된 다음 분석을 위하여 분석 초기 조건에서 칼럼을 안정화시키는 충분한 시간이 필요하다.

그림 2-47은 이동상의 용리방법이 HPLC 분석 결과에 미치는 영향을 보여주는 가상의 분석 결과이다. 15개 물질 함유 시료의 분석은 역상 칼럼(150 mm×4.6 mm)과 물/메탄올 이동상을 두 가지 용리방법 조건에서 용리시키는 방법을 사용하였다. 여기서 용매강도가 상대적으로 강한 용매는 메탄올이라 할 수 있다. 먼저 이동상을 60% 메탄올로 일정하게 유지시키는 등용매 용리법을 이용한 분석에서 1-2번 물질의 완벽한 분리는 이루어지지 않았고, 7번까지의 물질은 매우 좁은 간격으로 용리되었다. 분석의 중반부터 후반까지 용리된 물질들은 상대적으로 피크의 간격이 매우 넓고 칼럼에 머무른 시간이 길어짐에 따라 확산이 증가하여 피크의 폭이 넓어지는 현상을 관찰할 수 있다. 심지어 15번 물질은 40분까지도 칼럼을 통과하여 용리되지 않았다. 반면에 50% 메탄올에서 시작하여 10분에 100% 메탄올이 되는 기울기 용리 조건을 사용한 분석 결과에서는 모든 물질들이 10분 이내에 칼럼에서 용리되었고, 머무름시간이 짧아짐에 따라 물질의 확산 현상이 줄어들어 피크의 폭이 좁아지고 형상이 개선되었다. 1-7번 피크의 간격도 상대적으로 개선되어 완벽한 물질 분리가 일어남을 알 수 있다. 이와 같이 HPLC 분석에서는 함유된 물질들의 종류와 특성에 따라 적절한 이동상 용리방법을 선택하면 분석 방법의 효율성을 증가시킬 수 있다.

실제 HPLC를 이용하여 시료를 분석할 때, 다음과 같은 두 단계의 과정을 통해 피크들의 분리가 용이한 최적의 이동상 조건을 확립할 수 있다.

① 용매강도(%B)를 조절하여 적절한 k'를 맞춘다($0.5 < k' < 20$).

② 칼럼 selectivity (α)를 변화시켜 피크가 잘 분리되도록 한다.

α를 변화시키기 위해서는 이동상의 조성을 바꾸거나, 고정상을 바꾸거나, 칼럼 온도를 바꾸어 준다. 그림 2-48은 이동상 조성의 변화가 용량인자와 분리인자에 미치는 영향을 보여주고 있다.

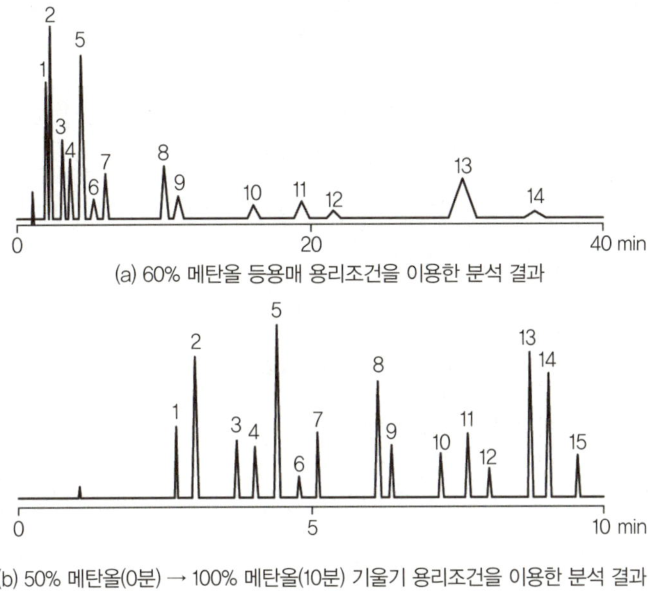

그림 2-47 이동상의 용리방법이 HPLC 분석 결과에 미치는 영향. 15개의 물질이 함유된 시료를 역상 칼럼(150 mm × 4.6 mm), 물/메탄올 이동상 조건에서 분리된 가상의 HPLC 크로마토그램임

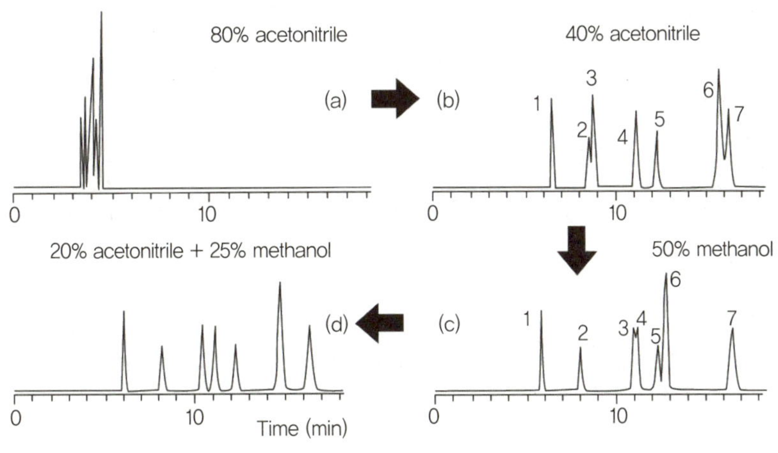

그림 2-48 이동상 조성의 변화가 용량인자와 분리인자에 미치는 영향

2.5.3 HPLC 분석을 응용하는 대한민국약전 수재 의약품

(1) 시트르산나트륨수화물(Sodium citrate hydrate, $C_6H_5Na_3O_7 \cdot 2H_2O$, 분자량 294.10)

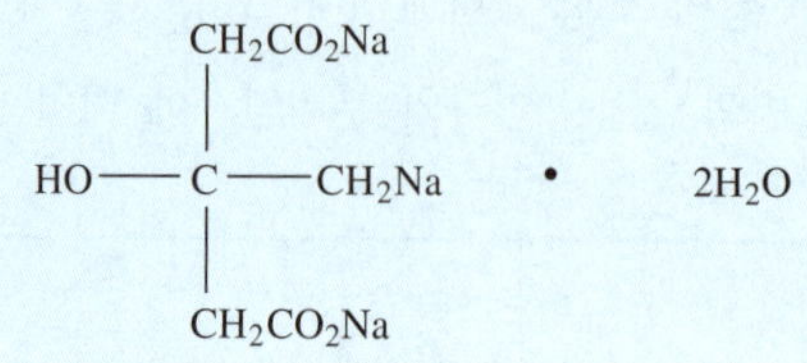

– **정량법**: 이 약을 건조하여 약 0.1 g을 정밀하게 달아 물을 넣어 녹인 다음 내부표준액 10 mL를 정확하게 넣고 물을 넣어 정확하게 100 mL로 하여 검액으로 한다. 따로 미리 건조한 시트르산나트륨수화물표준품 약 0.1 g을 정밀하게 달아 물을 넣어 녹인 다음 내부표준액 10 mL를 정확하게 넣고 물을 넣어 정확하게 100 mL로 하여 표준액으로 한다. 검액 및 표준액 20 μL씩을 가지고 다음 조건으로 액체크로마토그래프법에 따라 시험하여 내부표준물질의 피크면적에 대한 시트르산나트륨의 피크면적비 Q_T 및 Q_S를 구한다.

$$\text{시트르산나트륨}(C_6H_5Na_3O_7)\text{의 양(mg)}$$
$$= \text{시트르산나트륨수화물표준품 중의 시트르산나트륨의 양(mg)} \times \frac{Q_T}{Q_S}$$

– **내부표준액**: 아세트산용액(1→100)

– **조작조건**

- 검출기: 자외부흡광광도계(측정파장 214 nm)
- 칼럼: 안지름 약 4 mm, 길이 15–30 cm인 스테인레스강관에 액체크로마토그래프용옥타데실실릴실리카겔을 충전한다.
- 이동상: 인산수소이암모늄 2.64 g 및 트리에틸아민 2 mL를 물 1000 mL에 녹여 인산을 넣어 pH 2.5로 조정한다.
- 유량: 시트르산나트륨의 머무름시간이 약 5분이 되도록 조정한다.
- 칼럼의 선정: 표준액 20 μL를 가지고 위의 조건으로 조작할 때 내부표준물질, 시트르산나트륨의 순서로 유출하고 분리도가 2.0 이상인 것을 쓴다.

(2) 베타메타손발레레이트(Betamethasone valerate, $C_{27}H_{37}FO_6$, 분자량 476.58)

– **정량법**: 이 약 및 베타메타손발레레이트표준품을 건조하여 약 10 mg 씩을 정밀하게 달아 각각을 메탄올에 녹여 정확하게 100 mL로 한다. 이 액 10 mL씩을 정확하게 취하여 각각에 내부표준액 10 mL를 정확하게 넣어 검액 및 표준액으로 한다. 이들 액 10 μL를 가지고 다음 조건으로

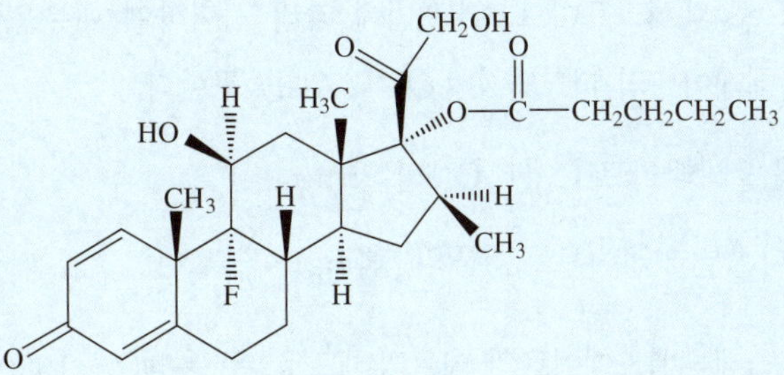

액체크로마토그래법에 따라 시험하여 내부표준물질의 피크면적에 대한 베타메타손발레레이트의 피크면적비 Q_T 및 Q_S를 구한다.

$$\text{베타메타손발레레이트}(C_{27}H_{37}FO_6)\text{의 양(mg)} = \text{타메타손발레레이트표준품의 양(mg)} \times \frac{Q_T}{Q_S}$$

– **내부표준액**: 벤조산이소아밀의 메탄올용액(1 → 1000)

– **조작조건**

- 검출기: 자외부흡광광도계(측정파장 254 nm)
- 칼럼: 안지름 약 4 mm, 길이 20–25 cm인 스테인레스강관에 7 μm의 액체크로마토그래프용옥타데실실릴실리카겔을 충전한다.
- 칼럼온도: 25℃ 부근의 일정 온도
- 이동상: 메탄올 · 물혼합액(7 : 3)
- 유량: 베타메타손발레레이트의 머무름시간이 약 10분이 되도록 조정한다.
- 칼럼선정 : 표준액 10 μL를 가지고 위의 조건으로 조작할 때 베타메타손발레레이트, 내부표준물질의 순서로 용출하고 분리도가 5 이상인 것을 쓴다.

(3) 에스트라디올발레레이트(Estradiol Valerate, $C_{23}H_{32}O_3$, 분자량 356.50)

– **정량법**: 이 약 및 에스트라디올발레레이트표준품 약 25 mg씩을 정밀하게 달아 각각을 내부표준액에 녹여 정확하게 25 mL로 하여 검액 및 표준액으로 한다. 검액 및 표준액 10 μL씩을

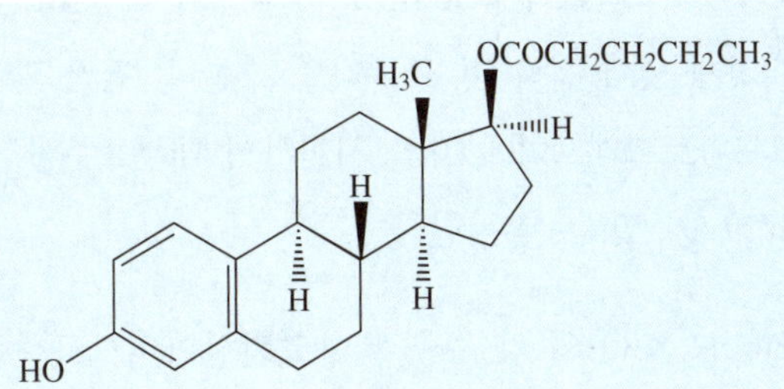

가지고 다음 조건으로 액체크로마토그래프법에 따라 시험하여 내부표준물질의 피크면적에 대한 에스트라디올발레레이트의 피크면적비 Q_T 및 Q_S를 구한다.

$$\text{에스트라디올발레레이트}(C_{23}H_{32}O_3)\text{의 양(mg)} = \text{에스트라디올발레레이트표준품의 양(mg)} \times \frac{Q_T}{Q_S}$$

– **내부표준액**: 테스토스테론벤조에이트의 테트라히드로푸란용액(2→1000)

– **조작조건**

- 검출기: 자외부흡광광도계(측정파장 280 nm)
- 칼럼: 안지름 약 4 mm, 길이 약 30 cm인 스테인레스강관에 5~10 μm의 액체크로마토그래프용옥타데실실릴실리카겔을 충전한다.
- 이동상: 질산암모늄 0.8 g을 물 300 mL에 녹이고 아세토니트릴 700 mL를 넣어 섞는다.
- 유량: 2 mL/분

– **시스템적합성**

- 시스템의 성능: 표준액 10 μL를 가지고 위의 조건으로 조작할 때 에스트라디올발레레이트, 내부표준물질의 순서로 유출하고 분리도는 3 이상이다.
- 시스템의 재현성: 표준액 10 μL씩을 가지고 위의 조건으로 시험을 6회 반복할 때 피크면적비의 상대표준편차는 1.5% 이하이다.

(4) 니코틴산아미드(Nicotinamide, $C_6H_6N_2O$, 분자량 122.13)

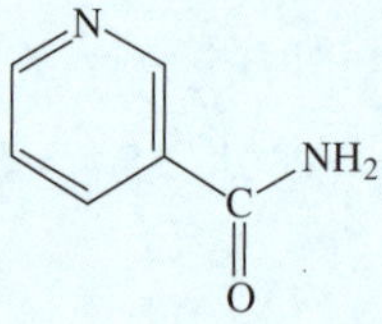

– **정량법**: 이 약 및 니코틴산아미드표준품을 건조하여 약 25 mg씩을 정밀하게 달아 각각을 물 3 mL에 녹인 다음 각각에 이동상을 넣어 정확하게 100 mL로 한다. 이 액 8 mL씩을 정확하게 취하여 각각에 이동상을 넣어 정확하게 50 mL로 한다. 이 액 5 mL씩을 정확하게 취하여 내부표준액 5 mL씩을 정확하게 넣어 검액 및 표준액으로 한다. 검액 및 표준액 20 μL씩을 가지고 다음 조건으로 액체크로마토그래프법에 따라 시험하여 내부표준물질의 피크면적에 대한 니코틴산아미드의 피크면적비 Q_T 및 Q_S를 구한다.

$$\text{니코틴산아미드}(C_6H_6N_2O)\text{의 양(mg)} = \text{니코틴산아미드표준품의 양(mg)} \times \frac{Q_T}{Q_S}$$

– 내부표준액: 니코틴산용액(1 → 25000)

– 조작조건

- 검출기: 자외부흡광광도계(측정파장 254 nm)
- 칼럼: 안지름 약 4.6 mm, 길이 약 25 cm인 스테인레스강관에 5 μm의 액체크로마토그래프용 옥타데실실릴실리카겔을 충전한다.
- 칼럼온도: 25℃ 부근의 일정 온도
- 이동상: 1–헵탄설폰산나트륨 1.0 g을 물에 녹여 1000 mL로 한다. 이 액 700 mL에 메탄올 300 mL를 넣는다.
- 유량: 니코틴산아미드의 머무름시간이 약 7분이 되도록 조정한다.

– 시스템적합성

- 시스템의 성능: 표준액 20 μL를 가지고 위의 조건으로 조작할 때 니코틴산, 니코틴산아미드의 순서로 유출하며 분리도는 5 이상이다.
- 시스템의 재현성: 표준액 20 μL씩을 가지고 위의 조건으로 시험을 6회 반복할 때 내부표준물질의 피크면적에 대한 니코틴산아미드의 피크면적비의 상대표준편차는 1.0% 이하이다.

2.6 모세관 전기영동 분석법

모세관 전기영동(capillary electrophoresis, CE)은 비교적 최근에 상용화된 분석법으로 HPLC나 GC와 같은 크로마토그래피 분석법과 상호보완적으로 사용될 수 있는 고성능 기기 분석법이다. CE는 전기영동법의 일종으로 모세관을 분리칼럼으로 하여 모세관의 양단에 고전압을 걸어 이온성 및 비이온성물질을 분리하는 방법이다(그림 2-49). CE의 장점은 미량의 샘플과 시료로 분석이 가능하며, 분석시간이 비교적 짧고, 이론단수가 백만 정도로 분리능이 뛰어나며, attomole 양을 검출할 수 있을 정도로 감도가 좋고, 많은 시료의 자동분석이 가능해 조작이 간편하고 분석비용이 적게 든다는 점 등을 들 수 있다. CE는 범용적으로 사용되는 HPLC 등을 대체하거나 보완할 수 있는 분석기술로 의약품 분석에서 중요한 위치를 차지한다.

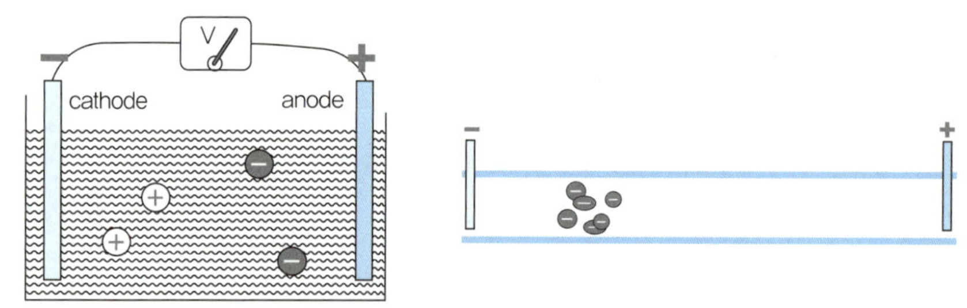

그림 2-49 **전기영동(좌)과 모세관 전기영동(우)에서 물질분리의 원리**

전기영동은 전기장내에서 인력 또는 반발력에 의해서 이온이 서로 다르게 이동하는 현상이다. 분리기술로서의 전기영동법은 1937년 Tiselius가 처음으로 도입하였다. Tiselius는 관에 있는 완충액 사이에 단백질 혼합물을 넣고 전기장을 걸어줌으로써 시료 성분이 각각의 전하와 분자량에 따라 일정한 방향과 속도로 이동하는 것을 관찰하였고, 1948년 혈청단백질의 전기영동에 관한 연구로 노벨화학상을 수상하였다. 모세관을 이용하는 전기영동법은 1979년 미국의 Mikker에 의해 소개된 이후 검출장치 등의 개발이 본격적으로 시작되었다. 이때까지 CE는 전하를 가진 시료에만 적용할 수 있다고 생각되었으나, 1984년에 Terabe가 미셀(micelle)을 이용하여 중성물질의 분리에 성공한 이후 더욱 주목받게 되었다. CE는 분리 메커니즘이 다른 다양한 작동 모드가 있으며, 이들은 대부분 완충액의 조성을 바꾸면 쉽게 전환이 가능하다.

2.6.1 기본원리

2.6.1.1 기기의 구성

기기는 내경 50–100 μm, 길이 25–150 cm 정도의 모세관과 전해질(electrolyte)을 담고 있는 저장용기, 30 kV까지 사용할 수 있는 전력공급장치(power supply)와 전극(electrode), 검출기로 구성된다(그림 2-50). 모세관 둘레에는 줄 발열(Joule heat)을 효과적으로 제거하기 위한 냉각장치가 되어 있다. 시료는 모세관의 한쪽 끝으로 주입되어 다른 쪽에서 검출된다. 초기에는 테플론이나 유리로 된 모세관이 사용되었으나 지금은 거의 공통적으로 용융실리카 모세관(fused silica capillary)이 사용되고 있다. 모세관은 광섬유에 사용되는 것과 같은 고순도의 silicon dioxide이다. 내경이 2 μm까지 있으나 50–100 μm 정도의 것이 일반적으로 사용되며 바깥부분은 유연성을 주기위해 polyimide로 코팅되어 갈색을 띠고 있다. 모세관의 내부는 여러 가지 목적에 따라 화학적으로 처리되어 사용되기도 한다.

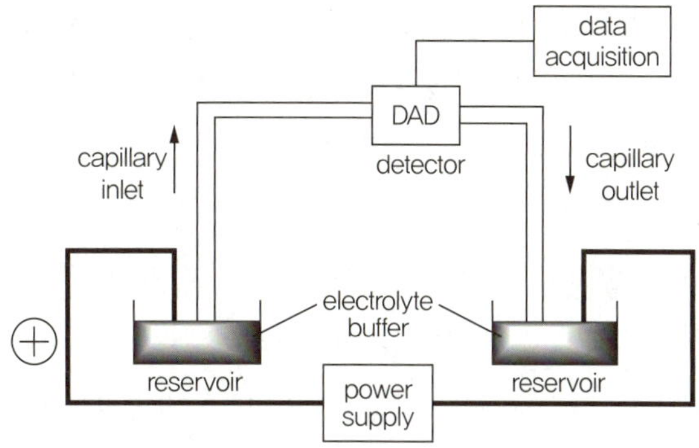

그림 2-50 **모세관 전기영동 장치의 기본 구조**

2.6.1.2 전기영동 흐름

모세관에서 물질이 이동하는 원동력으로는 기본적인 전기영동적 흐름(electrophoretic flow)뿐만 아니라 전기삼투흐름(electroosmotic flow, EOF)이 작용한다(그림 2-51). 전기영동적 흐름은 전하를 띤 물질이 반대전하를 띤 전극으로 이동하는 것이다. 이때 이동하는 속도 즉, 전기영동속도(electrophoretic velocity)는 검출기까지의 모세관길이를 이동시간으로 나눈 값이다. 전기영동이동도(electrophoretic mobility)는 속도를 전기장강도로 나눈 값으로 전압과 모세관의 길이와는 관계가 없다. 전기장강도는 적용한 전압을 모세관 전체 길이로 나눈 값이다.

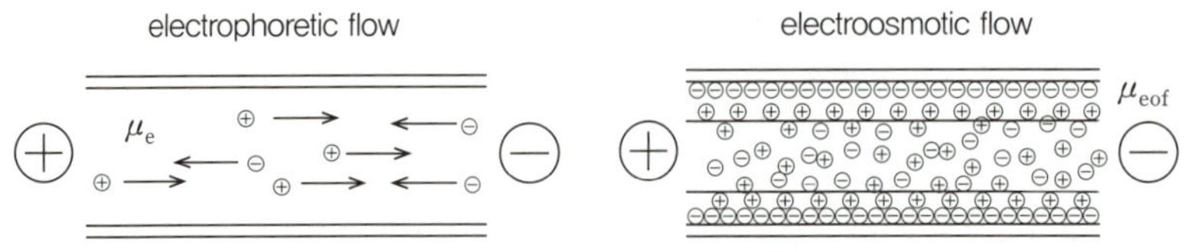

그림 2-51 전기영동적 흐름(electrophoretic flow)과 전기삼투흐름(electroosmotic flow)

$$v = \mu_e E$$

v : 이온의 이동속도, μ_e : 전기영동이동도, E : 전기장강도

구형의 이온에 대한 전기영동이동도는 다음 식으로 구할 수 있다.

$$\mu_e = \frac{q}{6\pi\eta r}$$

q : 이온의 전하량, η : 용액의 점도, r : 이온반경

이 식으로부터 이온반경이 작고 전하가 큰 경우에는 이동도가 큰 반면, 이온반경이 크고 전하가 작은 경우에는 이동도가 작다는 것을 알 수 있다. 실제로 전기영동이동도에 영향을 미치는 인자는 이온반경, 전하 등 이온 고유의 성질 외에도 용매의 유전상수, 온도, 이온강도, pH, 유기변형제 등이 있으므로 실제 분석에 있어서는 이들 인자를 고려하여 적절한 전해질을 제조하여야 한다.

전기삼투 또는 전기삼투흐름(EOF)은 모세관 내의 반대전하를 띠어 전기영동적 흐름으로는 이동되지 않는 전해질까지 일정한 방향으로 흐르게 하는 역할을 한다. 용융실리카 모세관은 전해질과 접촉하는 모세관 내벽에 이온화된 silanol기를 갖고 있어 pH 3 이상의 수용액 중에서 음전하를 띤다. 따라서 실리카표면과 용액 사이의 접촉면에서는 양전하를 띤 전해질이 모여 전기적 이중층을 만들고 제타 전위(zeta potential)라는 전위차가 생기게 된다. 모세관에 전압을 걸어주면 표면 가까이의 확산 가능한 양이온들은 음극으로 이동하고, 이때 이온들이 용매화되어 있어서 전해질도 같이 음극으로 끌려가게 된다. EOF의 크기는 다음과 같이 나타난다.

$$V_{EOF} = (\varepsilon/\zeta)E$$

$$\mu_{EOF} = (\varepsilon\zeta/\eta)$$

V_{EOF} : EOF의 속도, μ_{EOF} : EOF의 이동도, ε : 용매의 유전상수, ζ : 제타 전위,
η : 용액의 점도, E : 전기장강도

중성물질이 검출기까지 도달하는 시간을 측정함으로써 EOF의 크기를 예측할 수 있는데 이때

주로 사용되는 중성물질은 메탄올, 아세톤, mesityl oxide 등이다. 용융실리카 표면의 silanol기의 이온화정도는 전해질의 pH로 조절되는데 높은 pH일수록 음전하들이 많아져 EOF는 커지게 된다.

EOF를 억제하고자 할 때에는 무극성 혹은 극성이 약한 고분자물질, 예를 들면 hydroxypropyl methylcelluose나 polyvinyl alcohol 등을 전해질 용액에 첨가하기도 한다. 전해질 용액의 pH를 2 이하로 조절하여 silanol기의 해리를 낮추어도 EOF는 억제된다. EOF의 크기는 이외에도 전해질의 이온강도, pH, 온도, 유기변형제, 계면활성제 등으로 조절할 수 있다. 테플론과 같은 비이온성물질도 EOF를 나타내는데 이는 음이온의 흡착으로 인한 결과라고 추측된다.

EOF의 결과로 모세관내의 모든 성분은 전하에 관계없이 같은 방향으로 이동하게 된다. 정상 조건 하에서 EOF는 양극에서 음극으로 향한다. 음이온도 음극으로 흐르게 되는데 이는 EOF의 크기가 음이온의 전기영동흐름의 크기보다 크기 때문이다. 그러므로 양이온성, 음이온성 및 중성물질이 모두 한 방향으로 이동하여 한 곳에서 검출될 수 있다. 이동속도는 양이온이 가장 빠르고, 중성물질이 EOF와 같은 속도로 이동하며 음이온이 가장 느리게 움직인다(그림 2-52).

유체의 흐름은 HPLC의 경우 유체의 속도가 관의 벽에서 거의 0인 반면 벽에서 멀어짐에 따라 속도가 거리의 제곱에 비례하므로 용액이 압력의 차이에 따라 모세관을 통과할 때 포물선 형태를 보인다. CE에서는 전하의 불균형이 용액의 접촉면에서만 일어나기 때문에 EOF가 수직흐름(flat flow)의

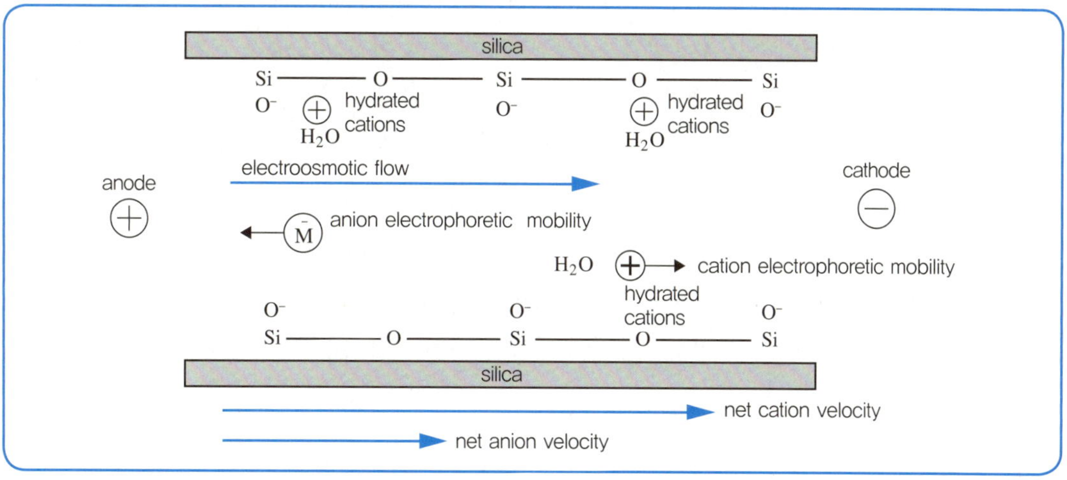

그림 2-52 모세관 전기영동에서 이온의 흐름

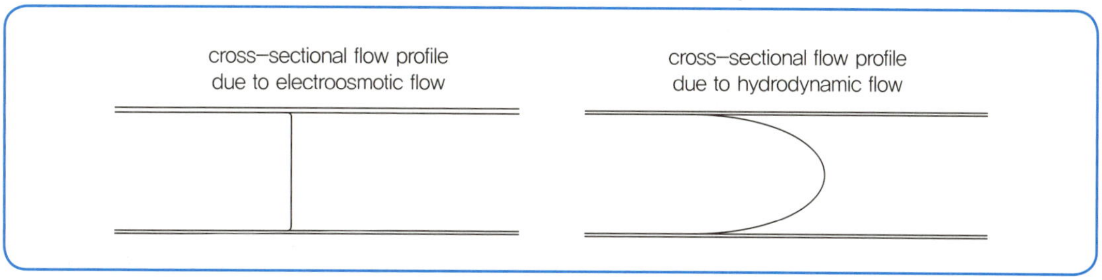

그림 2-53 전기삼투흐름과 hydrodynamic flow의 단면도

양상으로 나타난다(그림 2-53). 수직흐름으로 인해 CE에서는 HPLC에서 보다 분리대의 확산이 적어 높은 분리능을 가지게 된다.

2.6.2 분석모드

CE에는 다양한 분석모드가 있어서 여러 면에서 응용될 수 있으며, 각각의 모드는 작용기전이 달라 서로 상호보완적으로 사용될 수 있다. 기본적인 분석모드로는 모세관 구역 전기영동법(capillary zone electrophoresis, CZE), 미셀 동전기 크로마토그래피(micellar electrokinetic chromatography, MEKC), 모세관 겔 전기영동법(capillary gel electrophoresis, CGE), 모세관 등전 집중법(capillary isoelectric focusing, CIEF), 모세관 등속 전기영동법(capillary isotachophoresis, CITP) 등이 있다. 이들은 완충액의 조성이나 모세관을 바꾸어서 다른 모드로 전환된다.

2.6.2.1 모세관 구역 전기영동법

모세관 구역 전기영동법(capillary zone electrophoresis, CZE)은 free solution CE라고도 하며 CE에서 가장 기본적인 모드로서 물질의 전하대질량비(charge to mass ratio)의 차로 분석되는 방법이다. 이 방법은 작동원리가 간단하고 적용범위가 넓어서 가장 널리 이용되고 있다. CZE에서는 전해질의 선택이 매우 중요하다. EOF는 전해질의 pH에 민감하므로 pH를 일정하게 유지하기 위하여 완충액을 사용한다(표 2-15). 사용 pH는 $pK_a \pm 1$ 범위이고, 농도는 보통 50-100 mmol/L이다. 완충액은 검출파장에서 흡광도가 낮고, 이온의 크기가 크며 전하가 작아 전류발생이 적을수록 좋다.

CZE에서는 메탄올, 아세토니트릴 등과 같은 유기용매나 계면활성제를 첨가하여 분리능을 개선시킬 수 있다. CZE에서 모세관 벽에 양이온 물질이 정전기적으로 흡착되는 현상이 발생하는데 이것은 주로 단백질분석에서 분석물의 pK_a 보다 낮은 pH의 전해질을 사용할 경우 주로 나타난다.

표 2-15 CZE에서 주로 사용되는 완충액

Name	pK_a	Name	pK_a
Phosphate	2.12, 7.21, 12.32	MOPS	7.20
Citrate	3.06, 4.74, 5.40	HEPES	7.55
Formate	3.75	TRICINE	8.15
Succinate	4.19, 5.57	TRIS	8.30
Acetate	4.75	BICINE	8.35
MES	6.15	Borate	9.24
PIPES	6.80	CAPS	10.40
ACES	6.90		

이것의 해결방법 중 하나로는 내벽이 화학적으로 코팅된 모세관을 사용하는 것이다.

완충액에 키랄선택제를 가함으로써 광학이성질체의 분리도 가능하다. 일반적인 키랄선택제로는 cyclodextrin, crown ether, bile salt, 구리착화합물 등이 사용된다. CZE에서는 키랄선택제의 종류와 농도를 바꾸거나, 알코올, 계면활성제, 요소 또는 금속이온을 첨가하여 선택성을 조절할 수도 있다.

2.6.2.2 미셀 동전기 크로마토그래피

미셀 동전기 크로마토그래피(micellar electrokinetic chromatography, MEKC)은 전기영동과 크로마토그래피의 분리 원리가 적용된 CE 분석법이다. 1984년 Terabe에 의해 처음 소개된 이후 주로 중성물질의 분리를 위한 CE모드로 많이 이용되고 있다. 이 방법은 이온성 물질 뿐만 아니라 비이온성물질에도 적용되는데 전해질에 임계미셀농도(critical micelle concentration, CMC) 이상의 계면활성제를 넣어줌으로서 미셀과 용질간의 상호작용의 차이에 의해 용질의 이동속도를 다르게 하여 분리하는 방법이다. SDS와 같은 음이온계 계면활성제를 넣어줄 경우 미셀은 EOF에 의해 음극으로 이동하나 표면이 음전하를 띠므로 매우 느린 속도로 이동한다(그림 2-54). 용질 중 SDS와 강하게 반응하는 물질에 대해서는 SDS 미셀이 역상 HPLC에서의 고정상과 같은 역할을 하여 이동속도를 낮추는 역할을 하게 된다. 따라서 중성물질이 역상 HPLC에서와 같이 소수성(hydrophobicity)의 차이에 따라 분리되고, SDS 미셀을 움직이는 고정상 또는 가짜 고정상(pseudostationary phase)이라 부른다. 일반적으로 사용되는 계면활성제와 임계미셀농도는 표 2-16에 나타내었다.

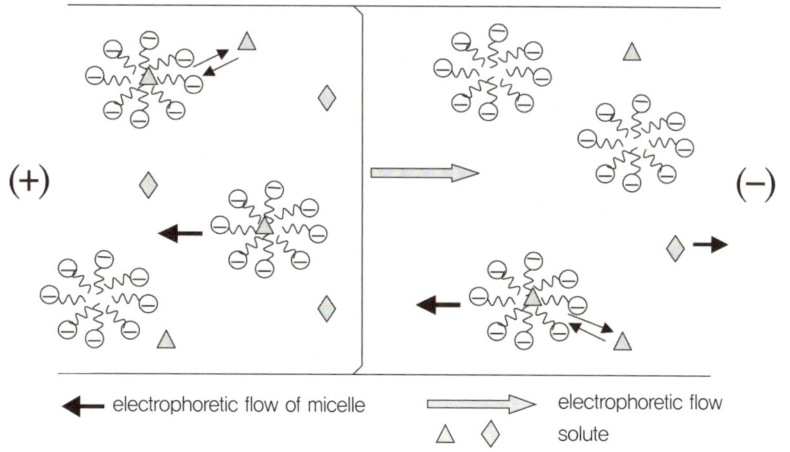

그림 2-54 미셀 동전기 크로마토그래피의 분리 기전

표 2-16 일반적으로 사용되는 계면활성제와 임계미셀농도(n: aggregation, K_p: Krafft point)

Surfactant	CMC[a] (mmol/L)	n	K_p
Sodium dodecyl sulfate (SDS)	8.1	62	16
Sodium tetradecyl sulfate (STS)	2.1 (50℃)	138b	32
Sodium decanesulfonate	40	40	–
Sodium dodecanesulfate	7.2	54	37.5
Sodium *N*–lauroyl–*N*–methyltaurate (LMT)	8.7	–	〈0
Sodium polyoxyethylene dodecyl ether sulfate	2.8	66	–
Sodium *N*–dodecanoyl–L–valinate (SDVal)	5.7 (40℃)	–	–
Sodium cholate	13–15	2–4	–
Sodium deoxycholate	4–6	4–10	–
Sodium taurocholate	10–15	5	–
Sodium taurodeoxycholate	2–6	–	–
Potassium perfluoroheptanoate	28	–	25.6
Dodecyltrimethylammonium chloride (DTAC)	16 (30℃)	–	–
Dodecyltrimethylammonium bromide (DTAB)	15	56	–
Tetradecyltrimethylammonium bromide (TTAB)	3.5	75	–
Cetyltrimethylammonium bromide (CTAB)	0.92	61	–

a: 25℃ in 0.10 mol/L NaCl

2.6.2.3 모세관 겔 전기영동법

모세관 겔 전기영동법(capillary gel electrophoresis, CGE)은 모세관에 겔을 채워 고분자의 물질을 크기에 따라 분리하는 방법이다. 겔은 가교형 폴리아크릴아미드(polyacrylamide)가 가장 널리 사용되고 있는데 모세관 내에서 중합반응을 일으켜 만들어지며 모세관에서 제거되지 않는다. 가교형 겔 대신에 용액상태의 선형폴리머를 사용할 수도 있다. 이것은 모세관 내에서 중합시켜 만들 수도 있고, 중합된 폴리머를 완충액에 녹여 모세관 속으로 주입시킬 수도 있다. CGE는 전통적인 SDS–PAGE 겔 전기영동과 분리기전이 유사하므로 직접 비교가 가능하다. 겔의 농도가 증가하면 분리능은 개선되지만 측정가능한 시료의 분자량의 범위가 감소하게 된다. 이것은 주로 DNA, oligonucleotide, PCR산물, DNA 제한절편이나 단백질의 분석에 이용된다. DNA 염기서열분석도 이 방법을 사용하면 기존의 전기영동보다 간단하게 빠르고 정확한 결과를 얻을 수 있다.

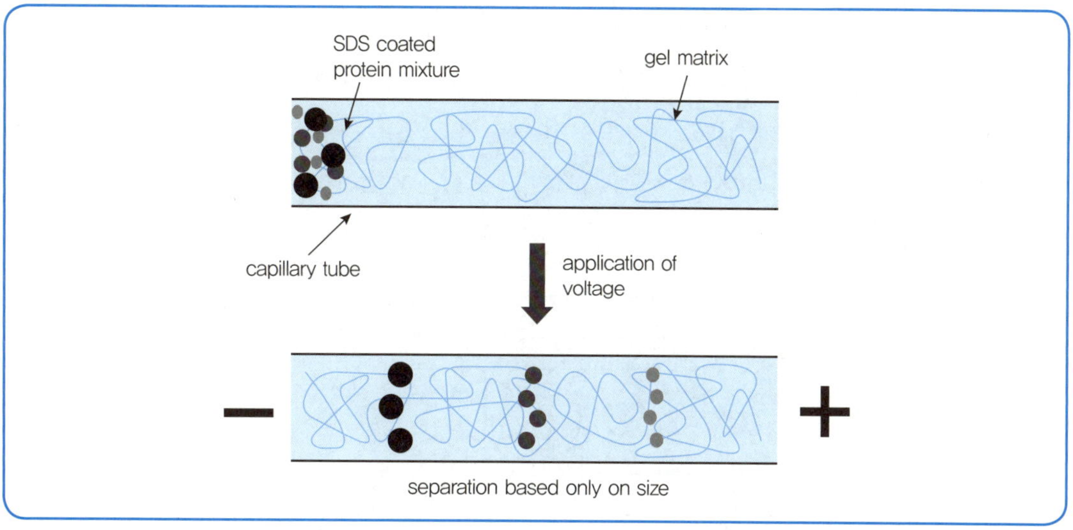

그림 2-55 모세관 겔 전기영동법의 분리 기전(참고문헌: Bhimwal R *et al.*, Journal of Chromatography A. 2022, 1682, 463453)

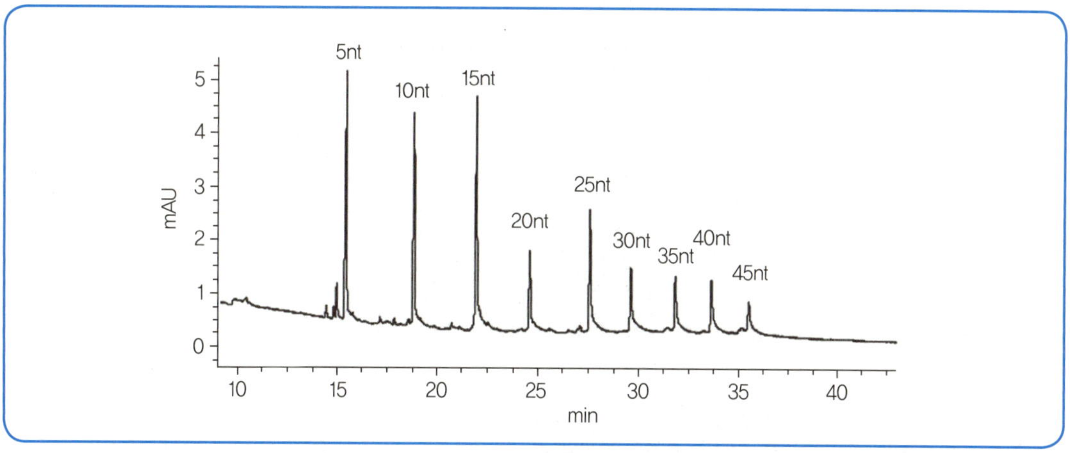

그림 2-56 모세관 겔 전기영동법을 이용한 RNA 합성 혼합물의 분리(참고문헌: Barciszewska M *et al.*, Scientific Reports. 2016, 6, 19437)

2.6.2.4 모세관 등전 집중법

모세관 등전 집중법(capillary isoelectric focusing, CIEF)은 등전점(pI)의 차이를 이용하여 단백질, 펩타이드, 아미노산, 의약품과 같은 양쪽성 물질을 분리하는 방법으로 양쪽성 전해질을 모세관에 주입하여 생긴 pH 기울기를 이용하여 물질을 분리한다. CIEF에서는 모세관에 양쪽성 물질과 시료를 주입하고 전류를 흘려주면 양전하를 띤 양쪽성 물질은 음극으로 이동하고 음전하를 띤 양쪽성 물질은 양극으로 이동하여 pH는 모세관의 음극 쪽에서 증가하고 양극 쪽에서 감소하여 pH 기울기가 생기게 된다. 양쪽성 물질은 이동 중 등전점에 도달하게 되어 전하를 띠지 않게되면 더 이상의 이동이 중지되고 정류 상태가 된다.

pH 기울기가 생성되면 모세관에 압력을 가하거나 전해질 용액 중 하나에 염을 첨가해 주어 pI 마커와 함께 시료를 분석하게 된다. 시료가 음전하를 띠고 있는 경우 양극으로, 시료가 양전하를 띠고 있는 경우 음극으로 이동하다가 시료의 pH와 pI가 같은 지점에 도달하면 멈추게 되며 시료 중 포함되어 있는 물질 각각의 고유 pI에 의한 분리가 일어나게 된다.

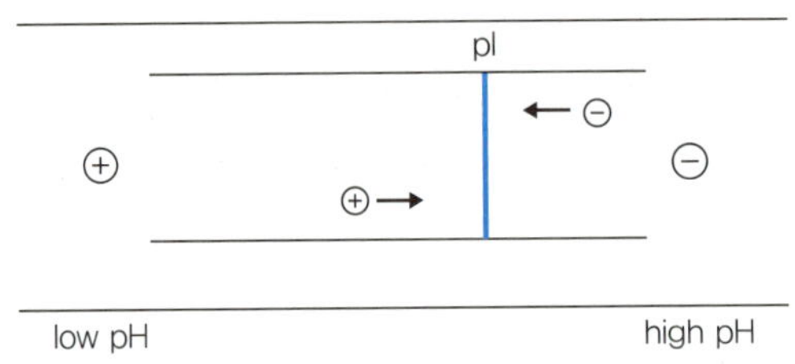

그림 2-57 모세관 등전 집중법의 분리 기전(참고문헌: Beckman coulter, Introduction to capillary electrophoresis)

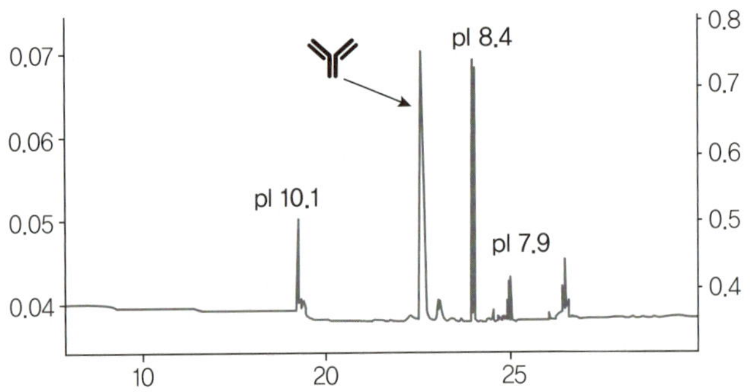

그림 2-58 모세관 등전 집중법을 이용한 D2E7 항체와 pI 마커(pI 10.1, 8.4, 7.9)의 분석(참고문헌: Krull I *et al.*, Methods in Molecular Biology. 2003, 213, 197)

2.6.2.5 모세관 등속 전기영동법

모세관 등속 전기영동법(capillary isotachophoresis, CITP)에서는 서로 다른 두 가지 완충액을 사용하는데 시료는 선도 전해질(leading electrolyte)과 종료 전해질(terminating electrolyte) 사이에 끼워져 각 용질이 모두 같은 속도로 이동하게 된다. 전기장은 용질이 일정한 속도를 유지할 수 있도록 보정된다. 이때 용질의 이동속도는 이동도와 전기장강도의 곱으로 나타나므로 가장 높은 이동도를 갖는 용질의 구역에 가장 낮은 전기장이 가해진다. 이 방법은 주로 전 농축단계에 이용되며 큰 내경의 모세관을 사용한다.

2.6.3 시료주입방법

CE에 사용되는 모세관은 내부 공간이 매우 작기 때문에 여기에 주입할 수 있는 시료의 양은 나노리터(nL) 범위이다. 그래서 분석에 필요한 시료의 양이 적다는 장점도 있겠지만 저농도 시료의 경우 감도가 낮다는 단점도 있다. 정확한 양의 시료를 주입하기 위하여 많은 방법과 주입장치가 개발되었는데, 그중 유체역학주입(hydrodynamic injection)과 계면동전기주입(elecrtokinetic injection) 방법이 주로 사용되고 있다.

2.6.3.1 유체역학주입

이 방법은 모세관 양쪽의 압력을 서로 다르게 하여 시료를 주입하는 방법으로 가장 일반적으로 사용된다. 압력차를 주기 위해서는 시료용기에 압력을 걸어 주거나 반대편 용기를 진공으로 하거나 또는 용기의 높이를 다르게 하여 중력의 힘을 이용하기도 한다(그림 2-59). 이 방법으로는 매트릭스에 무관하게 일정한 양의 시료가 주입되므로 재현성이 비교적 우수하다. 이 방법에 의해 주입된 시료의 양은 직접 측정할 수 없고 압력 차이와 주입시간을 이용하여 다음 식으로 계산할 수 있다. 이 식에 의하면 길이 75 cm, 내경 50 μm인 모세관에 점도 1(25℃)인 시료를 5.0 mbar의 압력 차로 2초간 주입시 주입량은 약 2 nL정도이고 이것은 모세관 1 mm에 해당된다. 내경이 75 μm인 모세관이라면 주입량은 약 10.4 nL이고 이 양은 모세관 2.36 mm에 해당된다.

$$V = \frac{\Delta P d^4 \pi t}{128 \eta L}$$

V : 시료 주입량(nL), ΔP : 모세관 양단의 압력차, d : 모세관의 내경, t : 주입시간,
η : 완충액의 점도, L : 모세관의 길이

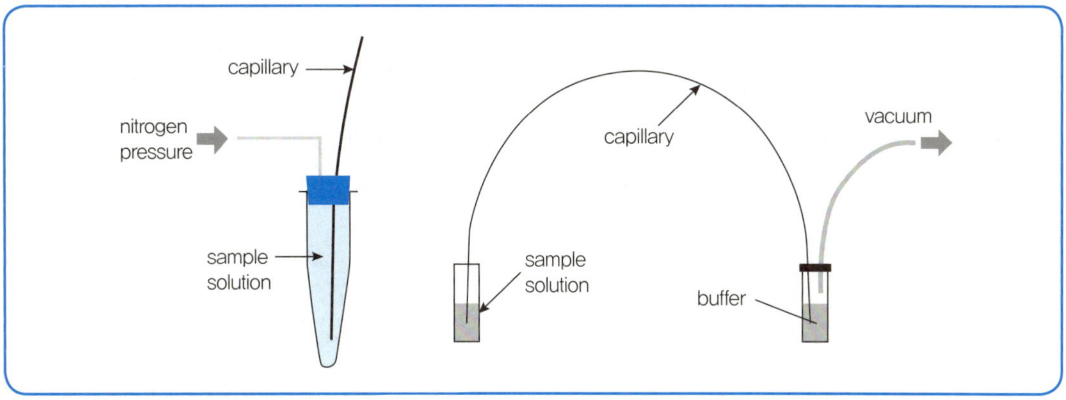

그림 2-59 유체역학주입의 모식도

2.6.3.2 계면동전기주입

이 방법은 모세관 양단에 시료를 분리할 때의 1/3–1/5정도의 전기장을 걸어 시료가 전하에 의해 이동하게 하는 방법으로 전기이동주입(electromigration injection)이라고도 한다. 이 방법의 특징은 주입량이 시료 각 성분의 전기영동이동도에 의해 결정된다. 특히 다량으로 존재하는 타 이온으로 인하여 주입량이 변하게 되므로 재현성이 비교적 좋지 않다. 하지만 장치가 간단하고, 점도가 큰 매질이나 겔을 사용하는 경우에는 효과적일 수 있다. 이 방법에 의해 주입된 시료의 중량는 전압과 주입시간을 이용하여 다음 식으로 계산할 수 있다.

$$Q = \frac{(\mu_e + \mu_{EOF}) V \pi r^2 C t}{L}$$

Q : 시료 주입량(g 또는 mol), μ_e : 전기영동이동도, μ_{EOF} : EOF 이동도, V : 전압,
r : 모세관 반경, C : 농도, t : 주입시간, L : 모세관의 길이

2.6.4 검출법

CE에 사용 가능한 검출방법은 여러 가지가 있으며, HPLC에 사용되는 검출기와 유사한 것이 많다(표 2-17). HPLC에서도 가장 범용적으로 사용되는 자외/가시광 검출기 이외에 연속으로 스펙트럼을 측정할 수 있는 diode array 검출기가 있고, 극미량을 검출하기 위한 노력의 일환으로 개발된 전기화학검출기, 형광검출기, 방사선검출기 등이 있다. 형광 검출의 경우 레이저유도형광(laser-induced fluorescence, LIF) 검출기가 개발되어 고감도 검출이 요구되는 미량분석에 주로 사용되며, 질량분석기를 연결한 CE-MS 검출기는 물질의 구조 추정과 극미량 분석에 이용된다.

2.6.4.1 자외가시부 흡광법

자외가시부 흡광법은 검출범위가 넓어서 가장 널리 사용되는 검출법이다. 용융실리카 모세관을 이용할 경우 200 nm 이하의 자외선 영역부터 가시광선 영역까지 사용할 수 있다. 모세관의 내경이 클수록 빛이 통과할 수 있는 광로가 길어지므로 감도가 증가하지만 상대적으로 전류가 많이 흐르게 되므로 모세관의 내경은 제한된다. 모세관의 내경을 그대로 두고 광로 부분만의 내경을 크게 만든 기포형 셀도 사용되고 있다.

자외/가시부 검출기에는 고정된 파장의 빛만 사용할 수 있는 고정파장형(fixed wavelength) 검출기, 원하는 파장을 선택할 수 있는 가변파장형(variable wavelength) 검출기, 광 diode를 이용하는 diode array 검출기(DAD) 등이 있다. DAD를 이용하면 여러 파장을 동시에 볼 수 있을 뿐 아니라

표 2-17 CE의 검출법

Method	Mass detection limit (mol)	Conc. detection limit (M)*	Remarks
UV/Vis absorption	$10^{-13}-10^{-16}$	$10^{-5}-10^{-8}$	• universal • diode array offers spectral information
Fluorescence	$10^{-15}-10^{-17}$	$10^{-7}-10^{-9}$	• sensitive • usually requires sample derivatization
Laser-induced fluorescence (LIF)	$10^{-18}-10^{-20}$	$10^{-10}-10^{-12}$	• extremely sensitive • usually requires sample derivatization • expensive
Amperometry	$10^{-18}-10^{-19}$	$10^{-10}-10^{-11}$	• sensitive • elective but only for electroactive analytes • requires capillary modification
Conductivity	$10^{-15}-10^{-16}$	$10^{-7}-10^{-8}$	• universal • requires special electronics and capillary modification
Radiometry	$10^{-17}-10^{-18}$	$10^{-9}-10^{-10}$	• sensitive • extremely selective
Mass spectrometry	$10^{-16}-10^{-17}$	$10^{-8}-10^{-9}$	• sensitive and offers structural information • interface between CE ans MS complicated
Indirect detection	10-100 times less than direct method		• universal • lower sensitivity than direct method

*at 10 nL injection volume

각각의 성분에 대한 스펙트럼도 얻을 수 있으므로 실험자료의 분석이 간단해진다. 최적파장을 확인하는 것은 물론 피크의 순도를 확인하거나 중첩된 피크를 정량하는 것도 가능하다. 또한 얻어진 피크의 스펙트럼을 이미 저장된 표준품의 스펙트럼과 비교하여 물질을 동정하는데에도 유용하게 사용할 수 있다.

2.6.4.2 레이저 유도 형광검출기

레이저로 유도된 형광을 이용하는 검출기로 자외가시부 검출기에 비해 100–1000배 이상의 감도를 갖기 때문에 고감도 검출이 요구되는 분석에 유리하다. CE에 있어서 형광검출기의 장점은 신호대노이즈비(signal-to-noise ratio)가 광로의 길이에 크게 영향을 받지 않는다는 점이다. 이 검출기의 단점으로는 중요한 생체물질 중의 상당수가 형광이 없거나 약하다는 것인데 이런 경우에는 형광을 내는 물질과 반응시켜 유도체화 시킨 후에 분석한다. 각 물질군에 대해 여러가지 형광시약이 있는데, 아민기를 가지는 화합물의 경우 5-dimethylaminonaphthalenesulfonyl (DANSYL) chloride, fluorescamine, o-phthalaldehyde (OPA) 등을, 지방산이나 카르복시산을 가진 경우에는 4-methyl-7-methoxycoumarine (MMC), 4-bromo-MMC (Br-MMC) 등을, 지방족 알코올에는

1-ethoxy-4-(dichloro-s-triazinyl) naphthalene (EDTN) 등을 이용할 수 있다.

2.6.4.3 CE-MS 검출기

CE-MS 검출기는 감도가 좋고 질량분석기의 질량 분석 범위 안에 있는 모든 용질들을 분석 가능하다는 장점이 있다. 질량분석기에서 시료가 이온화되고 쪼개지는 조각화(fragmentation)가 일어나는데 각각의 조각들을 분석해 질량 스펙트럼으로 나타나게 된다. 질량 스펙트럼은 질량 대 전하 비율(mass to charge ratio, m/z) 대 강도를 나타낸 것으로 각 조각에 대한 정량 분석이 가능하다.

모세관 전기 영동은 액체 전해질에 의해 분리가 일어나는 반면 질량분석기의 경우 기체 상태로 분리가 일어난다. 따라서 액체 상태의 시료를 온전하게 증발시키는 과정이 중요하다. 주로 전자 분무 이온화법(electrospray ionization)을 사용한다. CE-MS의 경우 시료가 주입되는 양극 쪽의 모세관만 전해질 용기에 담겨있고 음극 쪽엔 전자 분무 바늘이 있다. 전자 분무 바늘을 통해 이온 방울들이 분출되며 용매가 증발되고 단분자 이온만 검출기 쪽으로 유입되게 된다. CE-MS는 용매에 의한 시료 희석이 없어 검출 감도가 좋아지고 자외가시부 흡광법에서는 할 수 없었던 시료의 분자량과 구조적 정보 분석도 가능하다는 장점이 있다.

2.6.5 실험방법

2.6.5.1 시료조제

CE법을 위한 특별한 시료조제법은 없지만 참고적으로 다음 사항을 염두에 두면 좋다.

- 시료의 용매는 전해질과 섞일 수 있어야 하며 모세관 내에서 시료가 석출되면 안 된다.
- 시료의 pH가 극단적으로 높거나 낮으면 지지전해질의 조건이 바뀌어서 재현성이 나빠진다.
- 실제 주입되는 시료의 양은 수 nL이지만 조작을 위해 필요한 양은 수 μL-수십 μL 정도이다.
- 시료의 농도는 검출기와 시료에 따라 다르지만 자외가시부 흡광도법의 경우 보통 수 μM-수십 μM 정도면 무난하다.

2.6.5.2 완충액

완충액은 CE분석에서 가장 중요한 부분을 차지한다. 문헌이나 자료집에서 적당한 완충액의 조성을 찾더라도 공존이온이나 매트릭스에 따라 분리조건이 달라질 수 있다는 것을 생각해야 한다. 경우에 따라 계면활성제나 유기변형제를 첨가하여 선택성을 높일 수도 있다. 유기변형제의 양은

50% 이내로 해야 한다. 그렇지 않으면 저항으로 열이 발생되고 이것이 노이즈의 원인이 된다. 완충액을 탈기함으로써 기준선이 불안하거나 피크이동시간의 재현성이 떨어지는 현상을 방지할 수 있다.

2.6.5.3 모세관

모세관은 화학적, 전기적으로 안정하고 자외선 및 가시부 영역의 빛을 흡수하지 않으며 사용의 편이성을 위해 유연하고 튼튼해야 한다. 이러한 조건을 잘 만족시키는 것이 용융실리카이다. 일반적으로 사용되는 모세관은 내경이 50-100 μm, 유효길이(시료도입부부터 검출기까지의 길이)가 20-100 cm 정도이다. 길이가 짧을수록 분석시간이 단축되지만 분리능은 나빠진다. 모세관은 기종에 따라 카트리지에 장착된 것도 있고 외부로 노출된 것도 있다. 모세관을 사용자가 새로 장착할 때에는 검출기와 연결되는 모세관 부위의 polyimide 코팅을 불로 태우거나 칼로 벗겨내어 검출 윈도우를 만든다. 제작사마다 모세관을 정확하게 장착할 수 있는 키트를 제공하고 있다.

2.6.5.4 CE의 작동순서

제작회사에 따라 약간의 차이가 있지만 대체로 다음 순서에 의하여 작동한다.

① 질소가스를 80-85 psi로 맞춘다. 유체역학주입시나 카트리지의 탈착, 용기의 이송 등에 가스의 압력이 요구된다. 정확한 압력은 기기 내부에서 자동적으로 조절된다.

② 모세관이나 시료를 냉매로 냉각시키는 경우에는 냉매가 충분한지를 확인한다.

③ 모세관을 장착하고 기기의 전원을 켠다.

④ 모세관을 처음 사용하는 경우에는 0.1 mol/L NaOH로 5분, H_2O로 5분, 사용 완충액으로 10분 정도 모세관을 세척한다. 시료도입부 쪽에는 위의 용액을 넣고 다른 한 쪽에는 빈 용기를 둔다.

⑤ 검출기의 파장과 항온조의 온도를 설정하고 항온이 되기를 기다린다.

⑥ 시료를 주입한다. 통상 유체역학주입으로 시간은 5초 내외로 한다.

⑦ 모세관의 양쪽에 완충액 용기를 넣고 전압(10-30 kV)을 걸어 분리를 시작한다.

⑧ 분리가 끝나면 다음 분석을 시작하기 전에 0.1 mol/L NaOH로 2분, H_2O로 2분 정도 모세관을 세척한다. 분석할 시료가 남았으면 바로 시료를 주입하여 분석할 수도 있다.

⑨ 모세관의 분리능이 월등히 떨어질 경우 20% 메탄올로 세척하면 좋다.

⑩ 시료의 분석이 완전히 끝났으면 모세관을 H_2O 채워 보관한다.

⑪ 모세관을 제거한다. 제거할 필요가 없으면 그대로 장착해 둔다.

⑫ 전원을 끄고 가스를 잠근다.

연습문제 Exercise

01 이론단의 높이(HETP)와 유속(μ)간에는 다음 식이 성립한다. $HETP = A + B/\mu + C\mu$, 이론단의 높이를 최소화하는 방법을 설명하시오.

02 크로마토그래피에서 내부표준물질이 갖추어야 할 조건을 설명하시오.

03 크로마토그램의 분리도에 영향을 미치는 것을 설명하시오.

04 20개 필수 아미노산을 동시에 확인, 정량할 수 있는 가장 적절한 분석기기는?

05 단백질의 분자량을 확인하는데 이용될 수 있는 가장 유용한 크로마토그래피의 종류는?

06 피크의 폭이 1분인 두 물질의 머무름시간은 각각 22분과 24분이다. 두 물질의 분리도는 얼마인가?

07 길이 20 cm인 칼럼으로 어떤 성분을 분리하였더니 머무름시간이 30분이었고 피크의 폭은 1분이었다. 이 칼럼의 이론단수는?

08 길이가 25 cm인 칼럼의 이론단수는 10,000이다. 이 칼럼의 이론단의 높이는 얼마인가?

09 물질 A는 톨루엔과 물에 대한 분배계수가 3이다(물에 비해 톨루엔에 3배 분배됨). 10 mL 수용액에 들어 있는 물질 A를 10 mL의 톨루엔으로 2번 추출하였다면 수용액에 남아있는 물질의 %는?

10 분배크로마토그래피에서 가장 많이 사용되는 담체를 설명하시오.

11 분배크로마토그래피로 분석할 때 기울기용리(gradient elution)를 해야하는 경우를 설명하시오.

12 액체크로마토그래피의 시료처리에 있어서 유도체화를 하는 이유를 설명하시오.

13 산화환원이 되는 물질을 액체크로마토그래피로 정량할 때 가장 적합한 검출기는?

14 박층크로마토그래피에서 박층의 제작에 사용되는 고정상을 설명하시오.

15 박층크로마토그래피에서 Rf치를 설명하시오.

16 할로겐을 함유하고 있는 분자에 민감하여 살충제 분석 시 많이 사용되는 기체크로마토그래피의 검출기는?

17 기체크로마토그래피로 화합물의 정성분석하는 방법을 설명하시오.

18 기체크로마토그래피의 검출기 중 아민, 알코올, 탄화수소와 같은 화합물에는 감응하지 않지만 할로겐, 니트로와 같은 전기음성도가 큰 작용기에 대하여 감도가 큰 것은?

19 끓는점 이상으로 가열하면 분해될 가능성이 있는 시료의 열린관 칼럼을 사용한 시료주입방법을 설명하시오.

20 GC에서 온도프로그래밍을 하는 이점을 설명하시오.

21 기체크로마토그래피에서 고정상의 액체의 선택기준을 설명하시오.

22 어떤 사람이 실수로 유기용매인 CH_2Cl_2 마시고 혼수상태에 빠졌다. 이 사람의 혈중 CH_2Cl_2의 농도를 측정하는데 가장 적합한 분석기기는 어느 것인가?

제3장 전기화학분석법

용액에서 전극 반응에 의한 전위차, 전기량, 전도도 변화 등 물질과 전기와의 관계를 다루는 학문을 전기화학이라고 하며, 이 원리를 물질의 화학분석에 이용하는 분야를 전기화학 분석법이라 한다. 전해질을 포함한 시료 용액에 적당한 전극을 담가 전기화학전지를 만들고 전극전위를 측정하여 물질을 정량하는 방법은 전위차법(potentiometry), 전극 사이의 전기저항을 측정하는 방법을 전도율측정법(conductometry), 전극을 통하여 흐르는 전기량을 측정하는 방법을 전기량법(coulometry), 전류를 측정하여 분석하는 방법을 전류법(amperometry), 반응 생성물에 의한 전극중량 증가분을 측정하는 전해중량분석법(electro-gravimetry)이라 한다. 이 밖에 두 가지 전기적 성질을 동시에 측정하여 분석하는 방법으로 전류와 전압의 관계를 측정하는 방법을 전류-전압법(voltammetry)이라 하며 이 방법의 한 가지가 폴라로그래피(polarography)법이다. 전기화학 방법은 자발적인 전극반응을 통하여 발생한 셀 전위차를 측정하는 전위차법(potentiometric method)과 셀에 전압 또는 전류를 인가하여 전극반응을 일으키는 전해법(electrolytic method)으로 나눌 수 있다. 현재 전기화학은 분석법으로만 응용되지 않고 새로운 센서개발, 기능성막 제작, 새로운 전지 및 소재개발, 생체계에서 전자이동과정의 연구 등에 이용되고 있으며 고분자, 생명공학, 재료, 의학, 약학의 많은 분야에서 활용되고 있다.

3.1 전위차 분석

전위차 분석법은 용액 내 특정 화학종의 활동도(또는 농도)에 감응하는 셀 전위차, 즉 지시전극(indicator electrode)과 기준전극(reference electrode)간의 전위차를 측정하여 목적성분의 농도(또는 활동도)를 구하는 방법이다. 기준전극은 고유한 값의 전극전위를 나타내는 반쪽전지이며, 지시전극은 목적성분의 농도(또는 활동도)변화에 따라 전극전위가 변한다. 기준전극으로는 보통 은-염화은 전극(Ag-AgCl electrode), 칼로멜 전극(calomel electrode)과 같이 금속과 그 금속이온의 난용성염으로 입힌 전극이 쓰이며, 지시전극으로 각종 금속전극, 이온 선택성 막전극(membrane electrode), 기체감지 전극(gas–sensing electrode), 효소전극(enzyme electrode) 등이 활용되고 있다. 전위차 분석법은 셀의 전위차로부터 농도를 바로 구하는 직접 전위차법 뿐만 아니라 적정 종말점 결정에 전위차 변화를 이용하는 전위차 적정법이 분석에 이용된다.

3.1.1 기준전극

기준전극은 수소기체를 흡착한 백금흑을 입힌 백금을 염산용액에 담가 만든 수소전극이 있다. 표준수소전극(standard hydrogen electrode, SHE: Pt | H_2 (g, 1.0 atm) | H^+ (aq, A = 1.0 M) ||)의 전위를 기준(0 V)으로 할 때, 다른 산화환원계의 전위를 표준환원전위로 정한다. 보통 사용되는 두 기준전극, 은–염화은 및 칼로멜 전극의 내부용액은 시료용액과 세라믹 마개 등을 통하여 접촉한다. 전위는 염소이온의 활동도에 의하여 정해진다. 은–염화은 및 칼로멜 전극의 구조는 각각 그림 3–1 (a) 및 (b)와 같다.

참고 접촉전위(junction potential, liquid junction potential): 서로 다른 두 전해질 용액이 접촉할 때 두 계면사이에 미소 전압(일반적으로 ~수 mV)의 접촉전위가 생긴다. 전압은 두 반전지를 연결하는 염다리 각 끝 부분에서 나타난다. 염교에서 포화 KCl을 사용하는 이유는 양이온(K^+)과 음이온(Cl^-)의 이동도 차이가 적기 때문이다.

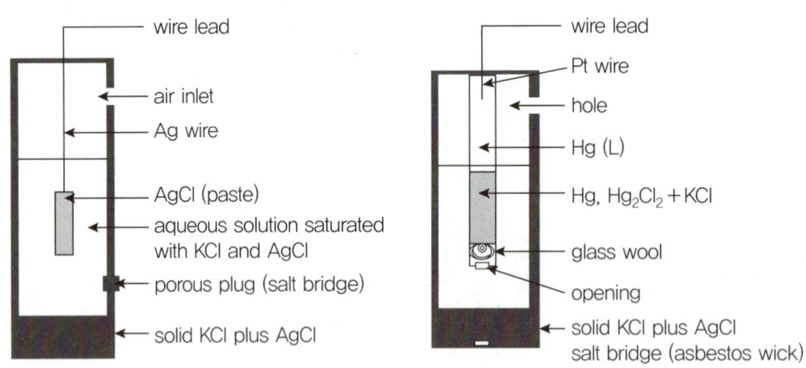

(a) 은–염화은 전극

$AgCl(s) + e^- \leftrightarrow Ag(s) + Cl^-$
$E° = +0.222$ V (25℃, $A_{Cl^-} = 1$)
$E = E° - (0.05916/1) \log [Cl^-]$
$E = +0.197$ V (25℃, sat'd KCl)
Ag(s) | AgCl (sat'd), KCl (x M) ||

(b) 칼로멜 전극

$Hg_2Cl_2(s) + 2e^- \leftrightarrow 2Hg(l) + 2Cl^-$,
$E° = +0.268$ V (25℃, $A_{Cl^-} = 1$)
$E = E° - (0.05916/2) \log [Cl^-]^2$
$E = +0.241$ V (25℃, sat'd KCl)
Hg (s) | Hg_2Cl_2 (sat'd), KCl (sat'd) ||

그림 3–1 기준전극

3.1.2 지시전극

전기화학 셀의 지시전극으로는 사용 목적에 따라서 여러 가지 형으로 나눌 수 있다. 즉 금속이온을 측정하는 제1형 전극, 음이온을 측정하는 제2형 전극 및 백금 등과 같이 불활성 전극이 쓰인다.

금속형 지시전극은 제1형 전극(first-order electrodes)으로 부르는데 몇 가지 금속(예로써 Ag, Cu, Zn, Cd 그리고 Hg)은 수용액 중 이들 금속이온의 지시전극으로 사용된다. 그림 3-2와 같이 구성한 셀에서 은 전극은 용액 중 Ag^+의 농도(활동도)를 측정할 수 있다. 기준 및 지시전극 반응은 식 (3-1) 및 식 (3-2)와 같다. 셀 전위차는 Nernst 식으로부터 식 (3-3)과 같이 나타낼 수 있다.

$$\text{지시전극반응}: Ag^+ + e^- \rightleftharpoons Ag(s) \quad E^\circ = +0.799 \text{ V} \tag{3-1}$$

기준전극반응:

$$Hg_2Cl_2(s) + 2e^- \rightleftharpoons 2Hg(l) + 2Cl^- \quad E^\circ = +0.268 \text{ V} \ (E_{SCE} = +0.241 \text{ V}) \tag{3-2}$$

$$E = E^+ - E^- = \left(0.799 - 0.05916 \log \frac{1}{[Ag^+]}\right) - 0.241$$

$$\therefore E = 0.558 + 0.05916 \log [Ag^+] \tag{3-3}$$

따라서 $[Ag^+]$이 10배 변할 때마다 셀 전압(25℃)은 59.16 mV씩 변하므로 Ag^+의 농도를 바로 측정할 수 있다. 그러나 대부분의 금속은 적합하지 않은데 왜냐하면, 금속표면에서 $M^{n+} + n^- \rightarrow M$ 평형이 빨리 이루어지지 않기 때문이다.

금속 전극은 그 금속이온의 침전이나 착이온을 형성하는 음이온의 농도(또는 활동도)에 감응할 수 있다. 예를 들면, 은 전극은 할로겐 음이온에 대한 2형전극(electrode of the second type)으로 이용될 수 있다. 예로써 반응, $AgI(s) + e^- \rightarrow Ag(s) + I^-$ ($E^\circ = -0.151$ V)에서 Ag전극의 전위는

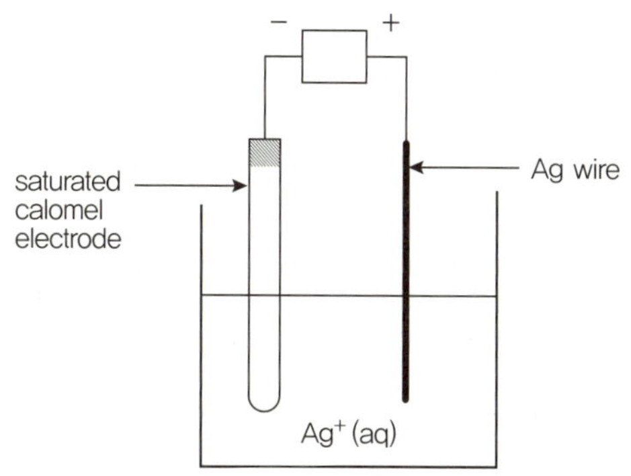

그림 3-2 은 전극

다음 식 (3-4)와 같이 AgI로 포화된 용액에서 I^- 이온의 농도를 반영한다.

$$E_{ind} = -0.151-(0.05916) \log [I^-] \quad (3-4)$$

한편 불활성전극(inert metallic electrodes)은 산화환원에 직접적으로 관여하지 않고 화학적으로 불활성인 Au, Pt, 탄소전극으로 전극전위는 용액 중 여러 가지 산화환원 종의 성질과 농도에 좌우된다. 그림 3-3은 Fe^{2+}/Fe^{3+}를 측정할 수 있는 갈바니 전지이다(Ag(s) | AgCl [sat'd], KCl [x M] ‖ (Fe^{2+}, Fe^{3+}) | Pt) 지시전극 반응은 식 (3-5)와 같고, 셀 전위는 식 (3-6)과 같이 Fe^{2+}/Fe^{3+}에 상관성을 가진다.

$$\text{지시전극 반응} : Fe^{3+} + e^- \rightleftharpoons Fe^{2+} \quad E^\circ = +0.771\ V \quad (3-5)$$

$$\begin{aligned} E_{cell} &= E_{\text{지시전극}} - E_{\text{기준전극}} \\ &= \{0.771-(0.05916/1)\log[Fe^{2+}]/[Fe^{3+}]\}-\{0.222-(0.05916/1)\log[Cl^-]\} \\ &= 0.549-0.0591\log\{[Fe^{2+}]/[Fe^{3+}][Cl^-]\}(\text{여기서 기준전극의 } [Cl^-]\text{은 일정}) \end{aligned} \quad (3-6)$$

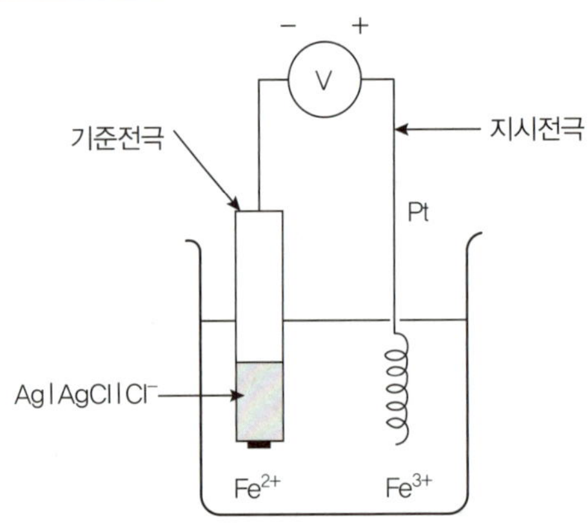

그림 3-3 Fe^{2+}/Fe^{3+}를 측정할 수 있는 갈바니 전지

3.1.3 이온선택성 전극

이온선택성 전극(ion-selective electrode, ISE)은 막전극으로, 그 구성에 따라 분류하면 pH, 및 Na^+를 측정하는 유리막 전극, 액상고분자 막전극, 결정성막전극, 기체감응 전극 및 고정화 효소막으로서 감응막 면을 입힌 효소전극 등으로 나눌 수 있다.

이러한 막전극은 전극내부에 일정한 활동도의 이온이 있고, 시료용액을 구분하는 얇은 막(membrane)을 가지고 있다. 또한, 이 막은 용액 내의 특정 화학종에만 선택적으로 감응하므로 전극전위는 전자의 주고받기 반응이 아니라 막 양쪽 사이에 생기는 전위차(막전위, membrane potential)에

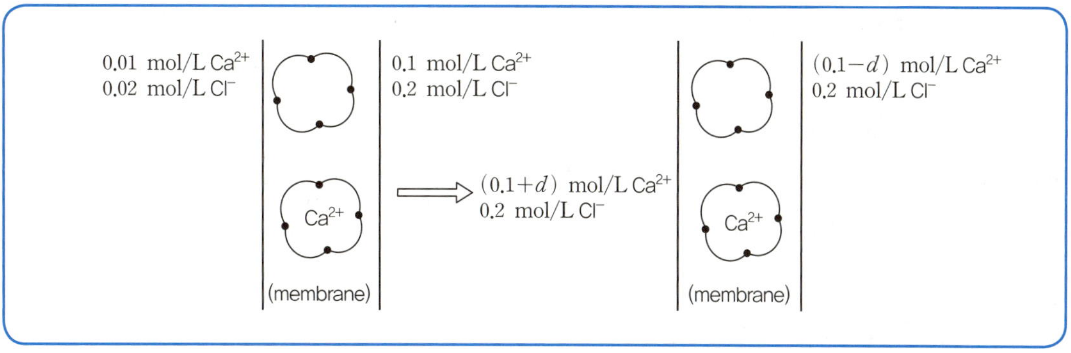

그림 3-4 **칼슘이온 선택성 전극의 원리**

의하여 정해진다. 막 사이의 전위차는 분석물질의 활동도와 내부용액의 활동도 차이에 의해 결정된다. 그림 3-4는 Ca^{2+} 측정용 막전극의 원리를 보이고 있다. 막은 Ca^{2+}만을 수송할 수 있는 carrier가 포함되어 막 양쪽의 Ca^{2+} 농도 차이에 의해 전위차가 발생하며 Ca^{2+}의 활동도 비가 10배 변할 때마다 29.58 mV의 전위차가 생성함을 알 수 있다.

$$E = \frac{0.05916}{n} \log \frac{A_1}{A_2} \tag{3-7}$$

그림 3-5는 여러 가지 형태의 막전극 구조를 개략적으로 나타내었다. 막의 재료가 난용성 무기염으로 이루어진 고체상태 막전극에서는 거의 대부분이 그림 3-5 (b)와 같이 감응막에 도선이 연결되어 있는 구조로 되어 있다. 액체 막전극은 이온교환체나 중성 운반체로 이루어진 액체상이 감응막이고, 액체상은 다공성막에 머물러 있다. 기체감지 전극에서는 안에 들어 있는 이온 선택성 전극의 감응막면을 기체 투과막으로 입히고, 막면과 기체 투과막 사이에는 내부용액의 얇은 층이 들어 있다. 효소전극은 이온 선택성 전극의 감응막면이 효소가 포함되어 있는 막으로 입혀져 있다.

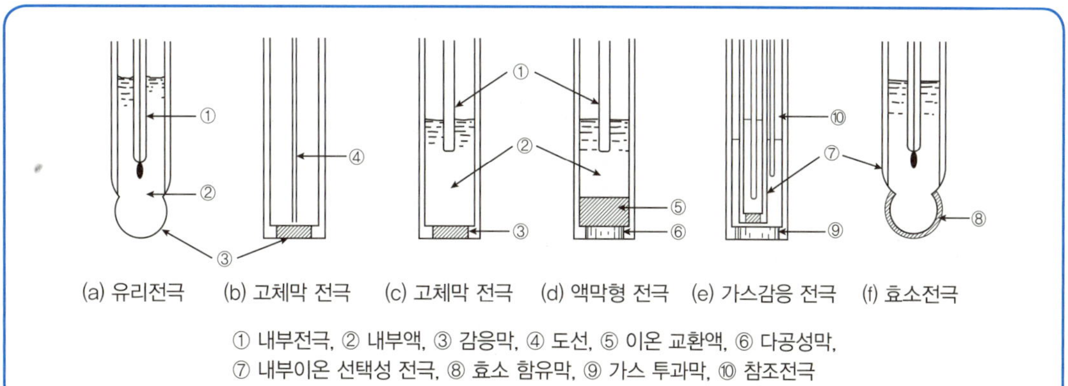

그림 3-5 **막전극의 구조**

3.1.3.1 유리막 전극

유리막 전극으로써 pH 전극이 있다. 유리막 전극은 pH 측정 외에도 Al_2O_3를 많이 함유한 유리막은 Na^+에 대한 선택성이 높고, 혈액 및 요 중 Na^+의 측정에 이용되고 있다. 표 3-1에 몇 가지 유리막 전극의 특성을 나타내었다.

표 3-1 유리막 전극

감응이온	막의 조성	감응범위
H^+	Na_2O (21.4%)−CaO (6.4%)−SiO_2 (72.2%)	0−10 (pH)
	Li_2O (28%)−Ca_2O (3%)−La_2O_3 (4%)−SiO_2 (65%)	0−14 (pH)
Li^+	Li_2O (15%)−Al_2O_3 (25%)−SiO_2 (60%)	
Na^+	Na_2O (11%)−Al_2O_3 (18%)−SiO_2 (71%)	$1-10^{-8}$ (mol/L)
	Li_2O (26.2%)−Al_2O_3 (12.4%)−La_2O_3 (4%)−SiO_2 (65%)	
K^+	Na_2O (27%)−Al_2O_3 (4%)−SiO_2 (69%)	$1-5\times10^{-6}$ (mol/L)

일반적으로 사용하는 combination type의 pH 전극 구조는 그림 3-6과 같다.

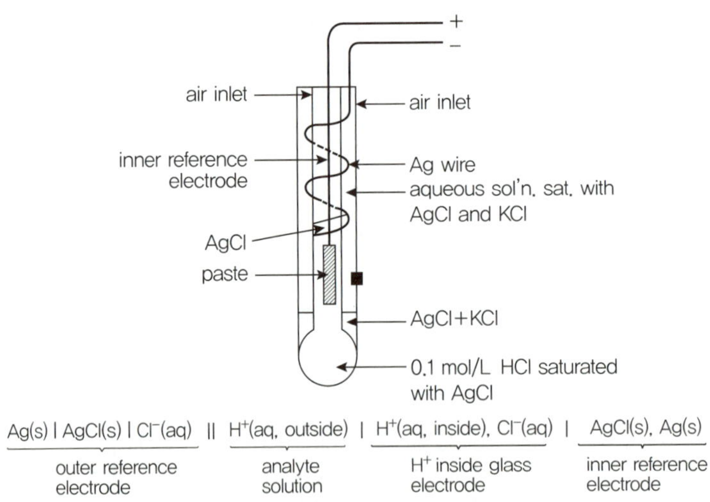

그림 3-6 pH 측정용 유리전극(combination type)의 구조

3.1.3.2 액체막 전극

액체막 전극은 감응막으로 이온 교환체 또는 거대 환상화합물 등 하전이 없는 중성 운반체를 고급알코올에 녹인 것을 사용하며 Ca^{2+}, Cl^-, NO_3^-, ClO_4^-, K^+ 등의 측정용이 있다. 그림 3-7과 같이

K^+은 세라믹 filter를 통과하여 발리노마이신(valinomycin) 환상구조 안에 들어가서 포접형 착이온을 형성한다. 이때 유기층과 시료 간에 생성되는 전위차를 측정한다. 이 K^+이온 센서는 선택성이 우수하고 생체 중 K^+의 신속측정에 잘 이용되고 있다. 다양한 액체막 전극이 개발되어 사용되고 있다.

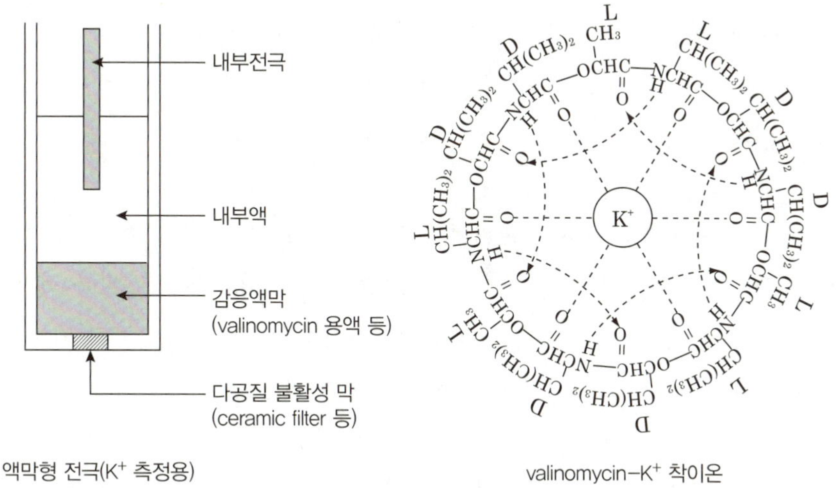

그림 3-7　K^+ 이온센서

3.1.3.3 고체막 전극

고체막 전극은 난용성 금속염의 단결정막 및 수종의 결정을 융해시킨 다결정막 등을 감응막으로 이용하고 있다. Cl^- 이온선택성 전극(그림 3-8)은 AgCl 및 AgCl–Ag_2S를 막물질로 사용하고 불소전극은 플루오르화물의 단결정막을 이용한다. 이 유형의 다른 전극으로는 Br^-, Cd^{2+}, Cu^{2+}, CN^-, I^-, Pb^{2+}, Ag^+, S^{2-}, SCN^- 전극 등이 있다.

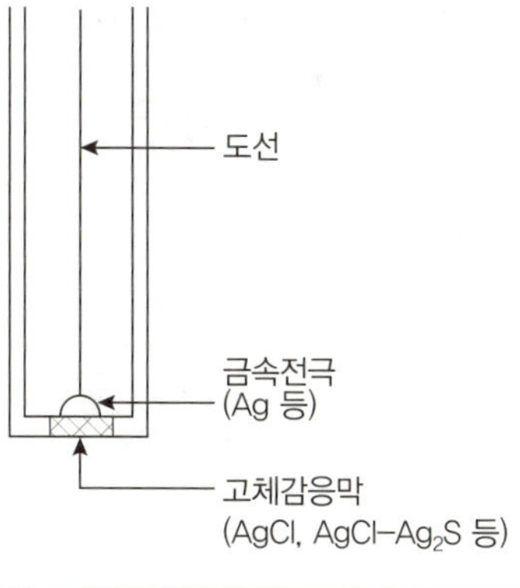

그림 3-8　고체막 전극(Cl^- 이온센서)

3.1.3.4 기체감지 전극

기체감지 전극은 기체 투과막을 통과한 목적성분(기체)이 전극 내부용액의 조성을 변화시킨다. 이 변화를 내부에 들어 있는 전극이 검출한다. 예를 들면 암모니아 전극에서는 기체 투과막을 통과한 암모니아가 내부용액의 pH를 바꾸며, 이 pH 변화를 내부의 유리전극이 검출한다.

3.1.3.5 효소전극

효소전극의 바이오센서의 하나로 작용원리를 나타내는 그림은 그림 3-9와 같다. 식별소자로는 고분자 막이나 겔로 고정화(포접 또는 흡착)된 효소가 사용되며, 화학적신호를 전기신호로 변환하는 device로는 pH 전극, 산소전극, 암모니아전극, 과산화수소전극 등이 이용되는데 내부의 전극은 효소작용에 의하여 기질로부터 생긴 분해 생성물에 감응한다. 임상화학분야에서는 혈당측정용 glucose sensor (glucose oxidase/산소전극 또는 과산화수소전극)이나 요소센서(urease/ammonia전극) 등이 이용되고 있다. 요소 측정용 전극에서는 요소 가수분해 효소(urease)를 포함하는 폴리아크릴아미드의 얇은 막으로 양이온 감응 유리전극의 감응막 부분을 입힌다. 시료 용액 속의 요소는 가수분해되어 암모늄 이온과 이산화탄소가 생긴다. 유리전극은 암모늄 이온을 검출한다. 현재 여러 가지 무기· 유기성분에 감응하는 효소전극이 개발되어 있다. 표 3-2에 몇 가지 효소전극을 나타내었다.

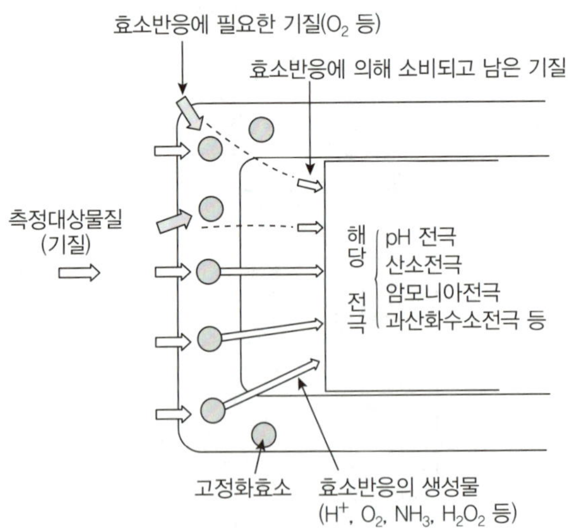

그림 3-9 효소전극

표 3-2 효소전극

측정물질	효소	반응	감응성분	내장전극	측정범위 (mol/L)
요소	urease	요소 + $H_2O \rightarrow NH_4^+ + HCO_3^-$	NH_4^+	양이온감응 유리전극	10^{-2}–5×10^{-5}
			NH_4^+	실리콘고무 베이스노낙틴 NH_4^+ 감응 전극	$10^{-1.5}$–10^{-4}
			CO_2	CO_2 전극	10^{-1}–10^{-4}
L–아미노산 (L–페닐알라닌)	L–아미노산 옥시다아제 (L–AAO)	$R-CHNH_2COO^- + O_2 + H_2O \xrightarrow{L-AAO} R-CO-COO^- + NH_4^+ + H_2O_2$ $R-CO-COO^- + H_2O_2 \rightarrow R-COO^- + CO_2 + H_2O$	NH_4^+	양이온 감응 유리 전극	10^{-2}–10^{-4}
D–아미노산 D–페닐알라닌 D–알라닌 D–발린 D–메티오닌 D–로이신 등	D–아미노산 옥시다아제 (D–AAO)	$R-CHNH_3^+COO^- + O_2 + H_2O \xrightarrow{D-AAO} R-CO-COO^- + NH_4^+ + H_2O_2$ $R-CO-COO^- + H_2O_2 \rightarrow R-COO^- + CO_2 + H_2O$	NH_4^+	양이온 감응 유리전극	5×10^{-2}–10^{-4}
아미그달린	β–글루코시다아제	$C_6H_5CHCNOC_{12}H_{21}O_{10} \rightarrow C_6H_5CHO + 2C_6H_{12}O_6 + HCN$	CN^-	CN^- 전극	10^{-2}–10^{-5}
글루코오스	글루코오스옥시다아제+퍼옥시다아제	글루코오스 + $O_2 \rightarrow$ 글루콘산 + H_2O_2 $H_2O_2 + 2I^- + 2H^+ \rightarrow I_2 + 2H_2O$	I^-	I^- 전극	10^{-3}–10^{-4}

3.1.4 분석법

3.1.4.1 직접법(검량선법)

검량선을 만들어 두고, 시료용액에 대하여 측정한 전위와 검량선을 대조하여 농도를 구하는 방법이다. 이 방법의 예로서 pH 측정의 경우를 보면, pH는 식 (3–8)로 정의된다.

$$\mathrm{pH} = -\log a_{\mathrm{H}^+} = -\log f_{\mathrm{H}^+}[\mathrm{H}^+] \tag{3–8}$$

여기에서 a_{H^+}은 수소이온의 활동도이고 f_{H^+}는 활동도 계수이다. 이온의 활동도(또는 활동도 계수)는 실제로 잴 수 없는 양이기 때문에 실제로는 f_{H^+}가 이론에 가능한 한 일치하도록 표준액을 정하고, 이것을 기준으로 하여 pH를 측정하고 있다(pH 표준액을 표 3–3에 나타내었다). 보통 pH는 유리전극을 써서 잰다. 유리전극의 전위는 식 (3–9)로 표시된다.

$$E = \text{const.}+\text{s} \log \alpha_{H^+} \tag{3-9}$$

유리전극을 중성 인산염 표준용액과 프탈산염 표준용액(또는, 붕산염 표준용액 등)을 써서 교정한다. 전자로써 const.항을, 후자로써 기울기를 보정하고 있다. 곧, 실제의 전극에서는 식 (3-10)의 s가 이론값 $2.303\ RT/F$와 엄밀하게 일치하지 않기 때문이다.

여러 가지의 이온 선택성 전극이 등장함으로서, 많은 이온에 대하여 pH 측정과 마찬가지의 방법으로 이온의 활동도 또는 농도를 측정할 수 있게 되었다. 활동도 측정에 있어서 여러 가지 이온(할로겐이온, 칼슘이온 등)에 대한 표준액이 제안되어 있다. 이온농도의 측정이 목적일 때에는 표준액과 시료용액의 바탕조성(pH, 이온세기, 착체 생성의 조건 등)을 가능한한 같도록 한다. 전체 농도를 잴 때에 착체생성이 문제가 되면 착체 해리제를 가하여 측정하면 된다.

표 3-3 유리전극을 표정하는데 사용하는 pH 표준용액

표준용액	pH	
	25℃	37℃
0.1 mol/kg Potassium tetroxalate	1.48	1.49
0.1 mol/dm^3 Hydrochloric acid+0.09 mol/dm^3 potassium chloride	2.07	20.8
0.05 mol/kg Potassium hydrogen phthalate	4.005	4.022
0.10 mol/dm^3 Acetic acid+0.10 mol/dm^3 sodium acetate	4.644	4.647
0.10 mol/dm^3 Acetic acid+0.10 mol/dm^3 sodium acetate	4.713	4.722
0.02 mol/kg Pipezazine phosphate	6.26	6.14
0.025 mol/kg Disodium hydrogen phosphate+0.025 mol/kg potassium dihydrogen phosphate	6.857	6.828
0.05 mol/kg Tris (hydroxymethyl) methane hydrochloride+0.01667 mol/kg tris (hydroxymethyl) methane	7.648	7.332
0.05 mol/kg Disodium tetraborate (borax)	9.182	9.074
0.025 mol/kg Sodium bicarbonate+0.025 mol/kg sodium carbonate	9.995	9.889
Saturated calcium hydroxide	12.43	12.05

3.1.4.2 표준물 첨가법

측정이온을 포함하는 시료용액에 농도를 이미 알고 있는 용액을 넣고, 그 전후의 전위변화로부터 시료 속의 측정이온의 전체 농도를 구한다. 시료용액의 목적이온 농도를 C, 농도기지의 첨가용액(표준액)을 일정한 양 가하였을 때 시료의 농도증가를 ΔC, 전위의 변화를 ΔE라고 하면,

$$E = E^0 + s \log f C \tag{3-10}$$

$$E + \Delta E = E^0 + s \log f' (C + \Delta C) \tag{3-11}$$

가 된다. 용액을 첨가해도 활동도 계수가 변하지 않을 때에는 $f = f'$이므로, 식 (3-12)가 얻어진다.

$$C = \frac{\Delta C}{10^{\Delta E/s} - 1} \tag{3-12}$$

ΔC는 첨가용액의 농도와 부피 및 시료용액의 부피로부터 알 수 있는 값이다. 따라서 ΔE를 측정하면 C가 구해진다. 또, s가 이론치와 상당히 다를 때도 있으므로 미리 s를 실측하여 둔다. 이 방법의 변법으로서 표준용액에 시료를 첨가하는 방법도 있다.

3.1.4.3 전위차 적정법

중화, 침전, 킬레이트, 산화환원 적정의 종말점 검출에 전위차 적정법을 쓸 수 있다. 전위차 적정법은 직접 전위차 분석법이나 표준물 첨가법 등에 비하여 정밀도가 높은 분석을 할 수 있다. 또한 착색시료, 현탁시료 및 적당한 지시약이 없을 때 등에 쓸모 있을 뿐만 아니라, 자동적정 장치와 쉽게 아울러 쓸 수 있다. 그림 3-10에는 은적정 곡선을 나타냈다. 적정은 전극에 직접 감응하는 이온만이 아니라 이 이온과 정량적으로 반응하는 성분에 대해서도 가능하다. 더욱이, 적정제나 정량대상 성분 어느 것에도 감응하는 전극이 없을 때에도 종말점을 검출할 수 있다.

예를 들면, EDTA에 의한 아연의 적정에 있어서 Cu-EDTA를 시료용액에 넣고, 구리전극으로 전위를 측정한다(그림 3-11). 적정종말점에서 Zn^{2+}의 소실과 동시에 유리된 Cu^{2+}의 농도도 급변하고

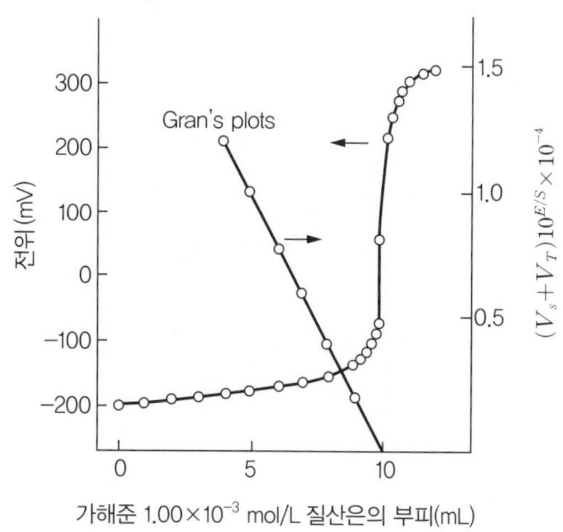

그림 3-10 은적정의 적정곡선과 Gran's plot(시료액: 1.00×10^{-3} mol/L 요드화나트륨 10 mL)

전위도 급변한다. 전위차 적정법은 단순히 분석수단으로서만 아니라 용액 내 반응의 평형해석에도 유용하다. 산염기 반응, 용액평형, 착체생성 반응 등의 평형상수값은 대부분이 전위차 적정법에 의하여 얻어지고 있다.

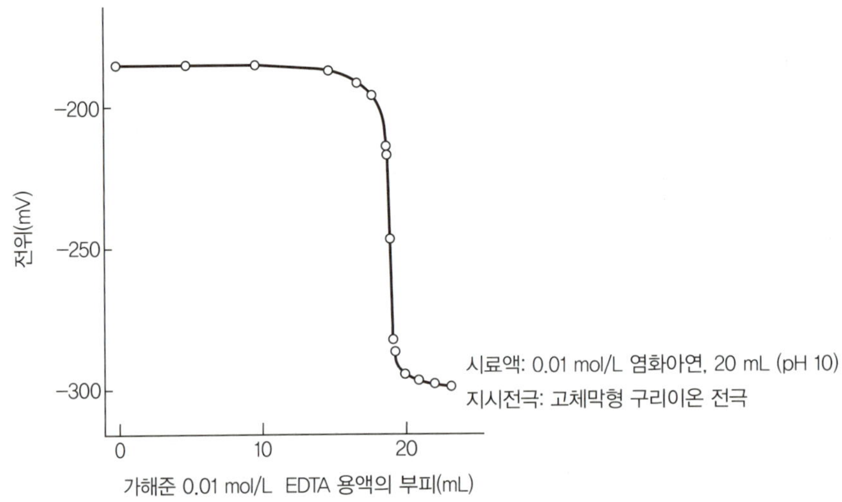

그림 3-11 Cu-EDTA 지시약 구리이온 전극을 병용한 아연의 EDTA에 의한 킬레이트 적정곡선

3.1.5 온라인, 온사이트, *in vivo* 전위차 측정 임상화학

이온 선택성 전극은 온라인 자동분석과 연속분석 등에 이용된다. 흐름 주입 분석법(flow injection method)을 이용하면 시간당 수백 시료를 분석하는데 체액 중 K^+, Na^+, Ca^{2+}, Mg^{2+}, H^+ 또는

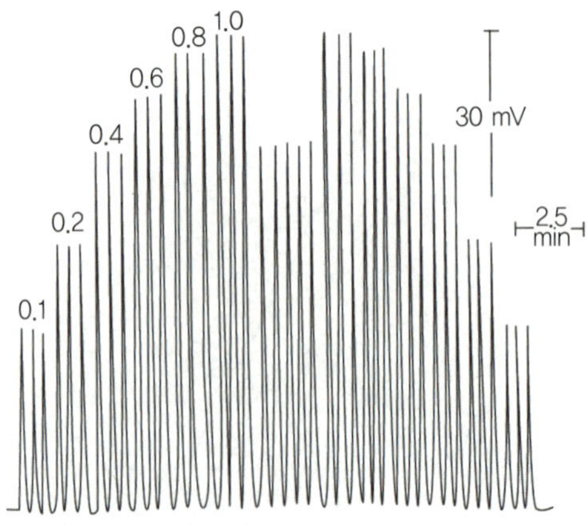

그림 3-12 혈청 중 K의 전위차 흐름주입 분석(참고문헌: Meyerhoff ME and Kovach PM, Journal of Chemical Education. 1983, 60, 766)

음이온(예로써, Cl^- 등)을 이온선택성 전극으로 측정하고 있다. 그림 3-12는 K^+ 선택성 전극을 사용하여 시간당 100 시료의 속도로 혈청 중 K의 흐름주입 분석을 보인다. 이러한 분석법은 대부분의 병원에서 통상 이용되고 있다.

3.2 전도율측정법

전도율측정법은 수용액 중에서 전류의 흐름의 용이성(전기전도성)을 전도율계 또는 저항률계를 써서 측정하는 방법이며 순도시험 등에 쓴다.

3.2.1 전도율의 계산

용액의 전도율 K는 저항률 ρ의 역수로 정의되는 양이며 액성전도체에서의 이온전도성의 강약의 지표가 된다. 저항률은 단위면적 및 단위길이 당 전기저항을 뜻하며 저항률 ρ $(\Omega \cdot m)$, 단면적 A (m^2), 길이 l (m)로 할 때 저항 R (Ω) 및 전도율은 다음 식과 같다.

$$R = \rho \frac{l}{A} \tag{3-13}$$

$$K = \frac{1}{\rho} = \frac{1}{R} \times \frac{l}{A} \tag{3-14}$$

즉, l/A을 알면 저항 또는 전기전도도 F $(= R^{-1})$를 측정하여 구할 수 있다.

국제단위계(SI)에 따르면 전도율의 단위는 Siemens per meter $(S \cdot m^{-1})$이지만 보통 용액의 전도율은 $\mu S \cdot cm^{-1}$이며 저항률은 $\Omega \cdot cm$로 표시한다. 따로 규정이 없는 한 전도율 또는 저항률은 20℃를 기준온도로 한다.

3.2.2 전도율계

전도율계 또는 저항률계는 지시부(조작부, 표시부, 기록부 등)와 검출부로 구성되고 검출부는 전도율 측정용 셀을 의미한다. 전도율 측정용 셀에는 한 쌍의 백금전극이 들어있으며 두 개의 전극사이에 끼어있는 액주의 전기저항 또는 전기전도도가 측정된다. 이 장치에서는 전극의 분극에 의한 영향을 피하기 위해 교류전류를 쓴다. 또한 보통 전도율의 온도변화에 대한 온도보상기능이 내장되어 있다. 전도율의 측정은 보통 침적형셀을 쓴다. 셀 내에는 평행으로 놓여있는 한 쌍의 백금전극이 있으며 그 표면은 보통 백금흑으로 코팅되어 있고 셀 내의 전극부분은 물리적 충격을 피하기 위해 유리관으로 보호하고 있다. 전극표면적 A (cm^2), 전극간 거리 l (cm)로 할 때 셀정수 C (cm^{-1})는 식 (3-15)와 같다.

$$C = \alpha \cdot \frac{l}{A} \tag{3-15}$$

α : 셀의 디자인에 따라 정해지는 무차원의 수치계수

3.2.3 염화칼륨 표준액

전도율 측정용 염화칼륨을 가루로 하고 500−600℃에서 4시간 건조한다. 표 3−4에 기재한 양의 건조한 전도율 측정용 염화칼륨을 달아 새로 끓여 식힌 증류수 또는 정제수(전도율 2 μS · cm^{-1} 이하)에 녹여 전체양을 1000.0 g으로 하여 각각의 염화칼륨 표준액을 만든다. 표준액은 폴리에틸렌병 또는 경질유리병에 마개를 하여 보존한다.

표 3−4 염화칼륨 표준액의 전도율 및 저항률(20℃)

농도(g/1000.0 g)	전도율 K (μS · cm^{-1})	저항률 ρ (Ω · cm)
0.7455	1330	752
0.0746	133.0	7519
0.0149	26.6	37594

20℃에서 측정하지 않을 때는 염화칼륨 표준액의 전도율을 보정한다. 다만 식 (3−16)은 15−30℃의 온도범위에서 유효하다.

$$K_T = K_{20}\,[1+0.021(T-20)] \qquad (3-16)$$

T : 의약품각조에 규정한 측정온도
K_T : T ℃에서의 염화칼륨 표준액의 전도율(μS · cm^{-1})
K_{20} : 20℃에서의 염화칼륨 표준액의 전도율(μS · cm^{-1})

3.2.4 셀정수

전도율 측정용 셀은 예상되는 검액의 전도율에 맞추어 적절한 것을 선택한다. 예상되는 전도율이 높을수록 전기저항이 쓰는 장치의 측정가능범위에 들어가도록 셀정수가 큰 셀을 선택할 필요가 있다. 보통 셀정수가 0.1 cm^{-1}, 1 cm^{-1} 및 10 cm^{-1}의 순서로 셀을 쓴다. 셀정수의 결정 또는 확인할 때는 예상되는 검액의 전도율에 맞추어 적절한 염화칼륨 표준액을 선택하여 만든다. 염화칼륨 표준액의 온도를 확인한 전기저항 R_{KCl} 또는 전기전도도 G_{KCl}을 측정하여 셀정수 C (cm^{-1})를 계산한다.

$$C = R_{KCl} \cdot K_{KCl} \text{ 또는 } C = K_{Cl}/G_{KCl} \qquad (3-17)$$

R_{KCl} : 측정한 전기저항(mega Ω)
G_{KCl} : 측정한 전기전도도(μS)

K_{KCl} : 사용한 염화칼륨 표준액의 전도율(μS · cm^{-1})

검액의 전도율은 전기전도도 G_T (μS) 또는 전기저항 R_T (mega Ω)을 측정하여 셀정수를 써서 구한다.

$$K_T = CG_T \text{ 또는 } K_T = C/R_T \tag{3-18}$$

3.3 전해 분석법

전기분해는 외부 에너지원으로부터 인가한 힘(전압 또는 전류)에 의해 전기화학 반응이 추진된다. 전기분해를 응용하는 분석방법에는 전해중량분석법(electrogravimetric analysis), 전기량법(coulometry), 전류법(amperometry), 전압전류법(voltammetry) 등이 있다.

3.3.1 전기분해와 전극전위

음극 및 양극으로 백금(Pt) 전극을 사용하고 양극 사이에 직류전류를 가하여 황산구리 용액을 전기분해할 때 두 극 사이의 전위차가 작으면 전류가 거의 흐르지 않으나, 걸어준 전압의 크기가 일정량 이상이 되면 용액저항에 반비례하는 전류가 흐르게 된다. 이때 전극 면에서 음극에서는 금속 구리가 석출하고, 양극에서는 산소기체가 발생한다.

$$\text{음극(cathode)}: Cu^{2+} + 2e^- \rightleftharpoons Cu(s) \qquad E° = +0.339\ V$$

$$\text{양극(anode)}: H_2O \rightarrow \frac{1}{2}O_2(g) + 2H^+ + 2e^- \qquad E° = -1.229\ V$$

이때 인가전압(E_{appl}), 양극전위(E_a), 음극전위(E_c), 그리고 전해전류(I) 사이에는 다음과 같은 관계가 있다.

$$E_{appl} = E_a - E_c + IR = (E_{a(\mathrm{N})} + \eta_a) - (E_{c(\mathrm{N})} + \eta_c) - IR \tag{3-19}$$

여기서 $E_{a(\mathrm{N})}$ 및 $E_{c(\mathrm{N})}$은 Nernst 식으로 표시되는 전극전위값, R은 용액저항, η_a와 η_c는 전해를 전류 I의 속도로 일으키기 위하여 양극와 음극에 각각 걸어 주어야만 하는 전압이며, 이를 과전압(overvoltage)이라 한다. η_a 및 η_c의 크기는 전해반응의 종류, 전극재료 및 전류밀도에 따라 변한다. 과전압은 기체를 발생하는 반응이 금속이 석출하는 경우보다 훨씬 크다.

표준전위가 비슷한 다른 전극반응을 고려해야 할 때에는 전극반응이 일어나는 작업전극(working electrode)의 전위를 일정하도록 하여 일정 전위 전해(constant potential electrolysis)를 한다. 기준전극에 대하여 작업전극의 전위를 조절하는 일정전위 전해장치의 개략도를 그림 3-13에 나타내었다. 그림에서 전량계는 일정전위 전기량 분석에 쓰인다. 일정전위 전해에서는 목적 성분의 농도가 감소함에 따라 전류는 줄어들고, 마지막에는 거의 0이 된다.

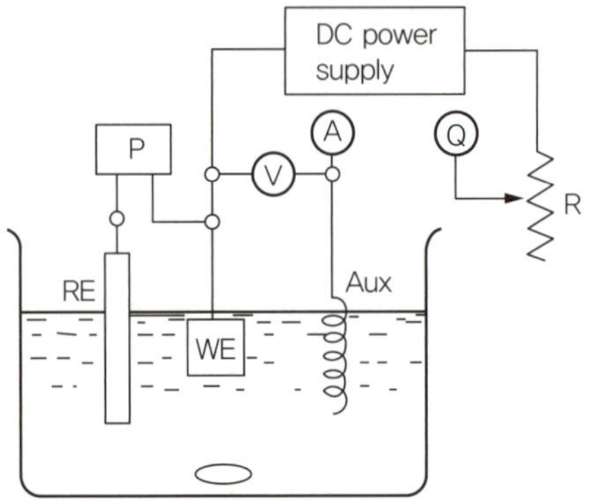

P: 전위차계(potentiometer), V: 전압계(voltmeter),
A: 전류계(ammeter), Q: 전기량계(coulometer),
WE: 작업전극(working electrode), RE: 기준전극(reference, electrode),
Aux: 보조전극(auxiliary electrode)

그림 3-13 일정전위 전해장치

3.3.2 전해중량분석법(Electrogravimetric analysis)

시료 중 목적성분(전체 양)을 전극에 석출시킨 다음, 전극중량의 증가분을 칭량하는 방법으로 전이금속 외에도 Ag, Cu, Zn 등 금속분석에 적용된다. 원하는 금속만을 전해 석출시켜야 하므로 표준전위가 비슷한 금속이 공존할 때에는 일정전위에서 전해하여 분리 분석한다. 또 이 방법은 금속 중 미량성분을 분석할 때 방해하는 주성분을 분리제거하는 등 전처리수단으로도 이용될 수 있다. 수은음극을 쓰면 수소기체의 발생이 억제되고, E_c가 낮은 금속, 예를 들면 알칼리 금속까지도 전해분리가 가능하다.

3.3.3 전기량법(Coulometry)

1F의 전기량에 의하여 음극과 양극에서 각각 1당량에 해당하는 산화·환원 반응이 일어난다(Faraday의 법칙). 이온이나 혼합물의 1몰의 양을 M그램, 이들 물질 1몰이 산화 또는 환원되는데 관계하는 전자수를 n이라고 하면, 1당량은 M/n그램이다. 음극 또는 양극에서 원하는 전해반응만 일어나고(전류효율 100%라고 한다), 또 목적성분에 대한 전해반응이 끝날 때까지 흐른 전기량을 쿨롱(Q)이라고 하면, 성분량(W)그램은 다음 식과 같다.

$$W = \frac{Q}{F} \cdot \frac{M}{n} \qquad (3-20)$$

이와 같이 패러데이 법칙을 써서 전해에 소비된 전기량을 측정하여 분석하는 방법을 전기량법(coulometry)이라고 한다. 예를 들면, 구리의 전기량법에서는 음극에서 구리의 석출반응($Cu^{2+} + 2e^-$

→ Cu)이 전류효율 100%로 이루어진다면 시료 용액 중 Cu^{2+} 전부를 석출하는데에 흐른 전기량 Q를 구하면 W는 다음과 같다. 전기량법은 일정 전위법과 일정 전류법으로 나누어진다.

$$W = (Q/965000) \cdot (63.55/2) \quad (3-21)$$

3.3.3.1 일정전위 전기량법

일정전위법은 전위를 조절하여 원하는 전해반응을 전류효율 100%로 일으키는 것으로, 전해전류가 시간이 지남에 따라 지수함수적으로 감소하고, 일정전류법에 비하여 전해시간이 많이 걸린다. 일정전위 전기량법의 장치의 개략은 그림 3-13에 나타내었다. 전량계에는 $Ag^+ + e^- \rightarrow Ag$의 전해석출 반응이나 물의 전해에 의한 H_2 또는 O_2 기체의 발생량이 패러데이 법칙에 따르는 것을 화학적으로 이용한 전량계가 있으나, 현재는 전기적인 적분회로를 이용한 것이 주로 쓰이고 있다. 작업전극으로는 Pt, Ag, Hg 등이 쓰인다. Ag, Cd 등과 같이 전극반응 생성물이 전극에 석출하지 않는 경우 등에도 응용할 수 있다. 또 클로로벤젠, 니트로메탄 등의 유기 할로겐화물, 니트로 화합물 등의 정량, 은양극(Ag anode)을 이용한 Cl^-, Br^-, I^- 등의 정량도 가능하다.

3.3.3.2 일정전류 전기량법

일정전류법은 일정한 전류를 계속하여 흘리므로, 구하고자 하는 반응의 종말점을 검출하는 방법이 있어야 한다. 이것은 보조적인 전극을 써서 반응이 끝나는 점의 전위나 전류의 변화 또는 첨가한 지시약의 색깔변화 등을 측정하는 방법이다. 일정전류 전기량법 장치의 개략을 그림 3-14에 나타냈다. 통과한 전기량은 반응이 끝나기까지의 시간을 재기만 하여도 알 수 있다.

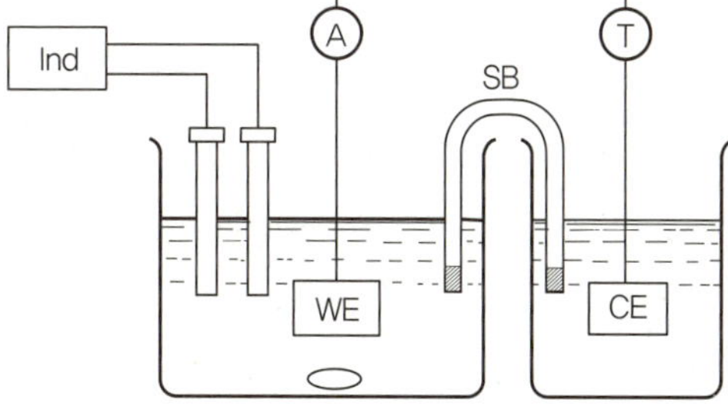

PS: 일정전류전원(galvanoistat), Ind: 종말점지시장치, A: 전류계(mA 측정기 등), WE: 작업전극(working electrode), CE: 상대전극(counter electrode), SB: 염다리(salt bridge)

그림 3-14 일정전류 전기량법 장치의 개략도

3.3.3.3 전기량 적정법

전기량 적정법(coulometric titration method)은 일정전류 전기량법으로 부피분석에서 적정제에 해당하는 시약을 전해에 의하여 발생시키고, 이것을 목적성분과 반응시키는 방법이 많이 쓰이고 있다. 구하고자 하는 성분 전체가 반응하는 데에 필요한 시약양은 흐른 전기량값으로부터 계산한다. 중화적정에서는 0.1 mol/L 황산나트륨을 전해용액으로 쓰고, H^+ 또는 OH^- 중의 어느 한쪽을 음극 또는 양극에서 발생시켜 염기나 산을 전기량으로 적정할 수 있다. 침전적정에서는 양극에서 은이온을 발생시킨다. 산화환원 적정에서는, 예를 들면, Pt극을 써서 $Fe^{3+} + e^- \rightarrow Fe^{2+}$에 의하여 Fe^{2+}을 발생시키고, 시료 속의 산화된 형을 Fe^{2+}으로 환원시키는 반응을 이용해서 분석한다. 킬레이트 적정에서도 음극으로서 Hg극을 써서 0.1 mol/L Hg−EDTA를 전해하고, Hg−EDTA의 Hg^{2+}을 Hg로써 석출시켜 유리된 EDTA를 적정제로 할 수 있다. 반응시약의 발생량은 통해 준 전기량으로부터 계산하며, 표정을 할 필요는 없다. Br_2 표준용액과 같이 불안정한 표준용액도 쉽게 만들 수 있고, 분석성분과 바로 반응시켜 정밀도를 높게 분석할 수 있는 것도 하나의 특징이다. 일정전류 전기량법, 특히 전기량 적정법은 무기·유기의 여러 가지 성분에 대하여 적용할 수 있다. 미량성분의 분석에 적당하지만 주성분의 정밀분석에도 쓰이고 있다. Karl Fischer 적정도 전기량 적정법이 쓰이며, 미량의 수분을 신속하고도 정밀도 좋게 분석할 수 있도록 되었다.

3.3.4 전류법

전류법(amperometry)에서는 전기분해 반응을 유도하는 전극 간의 전류를 측정한다. 반응물 중 하나는 분석대상 물질이며 측정된 전류는 분석물질의 농도에 비례한다. 혈액과 같은 용액 중에서 산소농도를 측정하는 방법도 전류법에 기초를 두고 있다. 여러 가지 바이오센서는 전기적 신호 측정에 주로 전류법을 이용하는데, 효소, 항체, DNA 같은 생물학적 요소를 사용하여 분석물질에 대한 선택적 감응을 얻는다. 그림 3-15는 혈당측정계의 모식도로 1회용 전극 스트립은 2조의 탄소 작업전극과 기준전극으로 구성되어 있고 소량의 혈액이 모세관을 통해 전극과 접촉하도록 되어 있다. 작업전극1(WE1)에는 glucose oxidase와 전자수송매개체(1,1'−dimethylferricinum cation 등)이 포함되어 있고, 작업전극 2(WE2)에는 매개체만 도포되어 있어서 blank 보정용 전극이다. 혈액 중의 포도당(glucose)는 WE1에서 glucose oxidase에 의해 산화되어 glucuronolactone과 H_2O_2를 생성한다. WE에는 +0.6 V를 걸어 주고 있으므로, 생성된 H_2O_2는 WE1(+0.6 V vs. Ag/AgCl)에서 재차 O_2로 산화된다. 이 산화전류는 혈액 중 포도당 농도에 비례한다.

$$\text{Glucose} + O_2 \xrightarrow{\text{glucose oxidase}} \text{Gluconolactone} + H_2O_2 \tag{3-22}$$

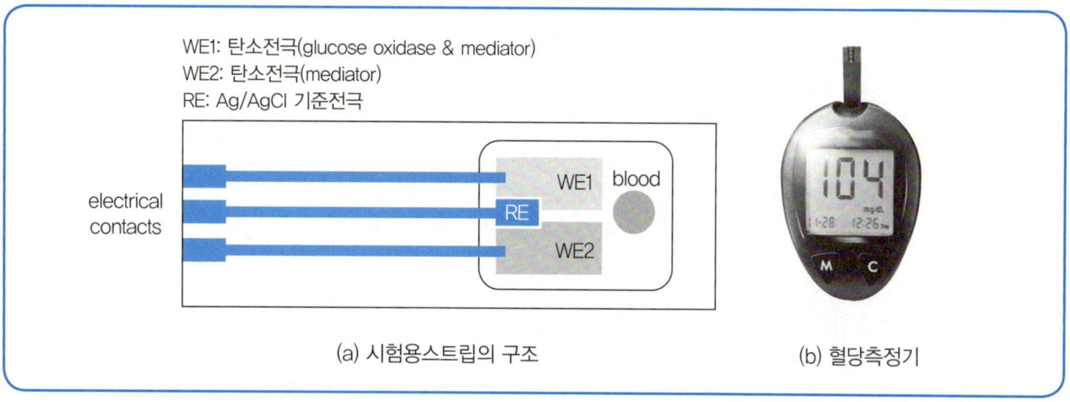

그림 3-15 **혈당측정계의 모식도**

$$H_2O_2 \rightarrow O_2 + 2H^+ + 2e^- \tag{3-23}$$

그러나 초기의 혈당계에서는 만약 효소 중 O_2 농도가 낮으면, 마치 포도당 농도가 낮은 것처럼 나타나기 마련이다. 따라서 효소 중 O_2 의존도를 줄이기 위해 효소층에 O_2 대체물질을 도입하는 방법이 고안되었다. 즉 분석대상 성분과 전극 사이에 전자를 수송하는 물질을 매개체(mediator)라 하며 매개체의 하나로 전자수송체인 1,1'-dimethylferricinum cation이 정량적으로 1,1'-dimethylferrocene를 생성하고 작업전극1(WE1)의 산화전압에서 1,1'-dimethylferricinum cation으로 산화되므로 작업전극의 전류는 1,1'-dimethylferrocene 농도에 비례하고 그것은 곧 혈액 내 포도당의 농도에 비례한다.

문제점은 혈액 내 아스코르빈산, 요산, 아세트아미노펜과 같은 성분이 +0.6 V(vs. Ag/AgCl)과 같이 높은 산화전위에서 동시에 산화된다는 점이다. 따라서 이것을 보정하기 위해서 작업전극2(WE2)에는 매개체만 입힌 전극을 사용하여 보정한다.

3.3.5 전압 전류법

전압전류법(voltammetry)은 지시전극을 써서 전압-전류 곡선을 측정하는 방법의 총칭이다. 작업전극에서 산화 또는 환원에 의한 전류변화를 기록한 것으로, 그림 3-16과 같이 환원전류를 +, 산화전류를 -로 규약하고 있다. 지시전극으로는 백금, 금, 흑연 및 유리질탄소(glassy carbon) 등 고체의 작은 전극(원판모양 또는 선모양), 탄소반죽 전극(carbon paste) 및 매달린 수은방울 전극(hanging mercury drop electrode, HMDE) 등이 쓰인다. 수은 이외의 전극을 쓰면 +전위 쪽의 측정범위가 크게 넓어진다. 전압-전류 곡선(voltammogram) 측정은 용액과 전극을 정지상태에서 측정할 때와 전극을 회전시키면서 측정할 때가 있다.

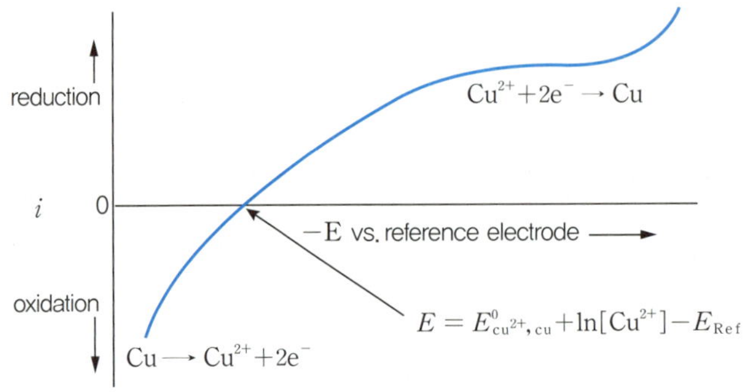

그림 3-16 **전압-전류 곡선**

3.3.5.1 폴라로그래피

폴라로그래피는 미소전극을 쓰는 전기분해이며 작업전극은 적하수은전극(dropping mercury electrode, DME)이 쓰인다. 다른 전극(상대극)은 미소전극에 비하여 표면적이 큰 비편극전극(non-polarizable electrode)이며, 기준전극이 쓰인다. 전해되는 물질을 감극제(depolarizer)라고 하며 전해와 직접 관계가 없는 지지전해질(supporting electrolyte)을 감극제에 비하여 과잉으로 넣는다. 이와 같은 조건에서 두 전극 사이의 전압을 일정 범위 내에서 변화시킬 때 얻어지는 전류-전압 관계를 나타내는 곡선을 폴라로그램(polarogram) 또는 폴라로그래피파(polarographic wave)라 한다. 폴라로그래피에는 직류법, 교류법, 네모파법 및 펄스법 등 여러 가지 방법이 적용된다.

(1) 직류폴라로그래피

폴라로그래피 장치는 그림 3-17과 같이 감극제 포함 전해액을 전해병에 넣고, DME와 포화칼로멜전극(saturated calomel electrode, SCE) 사이에 음의 값으로 전압을 소인시킬 때 전압변화에 수반하여 변하는 전류를 기록하면 그림 3-18 (b)와 같은 폴라로그램이 얻어진다. 전극 모세관 끝에서 수은방울이 커졌다가 떨어지므로 전류 값이 크게 진동하지만, 적당히 제어하여 진동을 작게 할 수 있으므로, 전압전류 곡선은 톱니모양의 곡선이다. 이 진동의 중앙점이 적하수은전극 각의 방울의 평균전류이고 이 중앙점을 연결하면 평균 전압전류 곡선이 된다. 그림 3-18 (a)는 지지전해질만을 포함하는 용액에서 얻어지는 곡선으로, 약 −1.2 V 부근까지 잔류전류(residual current)가 흐르고 그보다 음의 전위에서는 HCl의 환원에 의한 전류가 흐르기 시작한다. 잔류전류는 수은-용액 계면에 형성된 전기이중층(electric double layer)을 충전하는데 흐르는 전류이다. 그림 3-18의 (b)는 (a)용액에 Cd(Ⅱ)을 5×10^{-4} mol/L 되도록 첨가한 용액의 전압-전류 곡선이다. −0.6 V 부근부터 Cd(Ⅱ)의 환원전류가 흐르기 시작하지만, 약 −0.7 V보다 낮은 음의 전위에서는 더 이상 환원전류는 증가하지 않고 일정한 값을 나타낸다. 파고(wave height)에 해당되는 전류를 한계전류(limiting current)라 하며 한계전류의 1/2이 되는 점의 전위를 반파전위($E_{1/2}$, half wave potential)라 한다. 반파전위는 주어진 조건에서 유·무기화합물의 고유정수이다. 그리고 환원전류에 의한 파를 환원파(reduction wave), 산화전류에 의한 것을 산화파(oxidation wave)라고 한다.

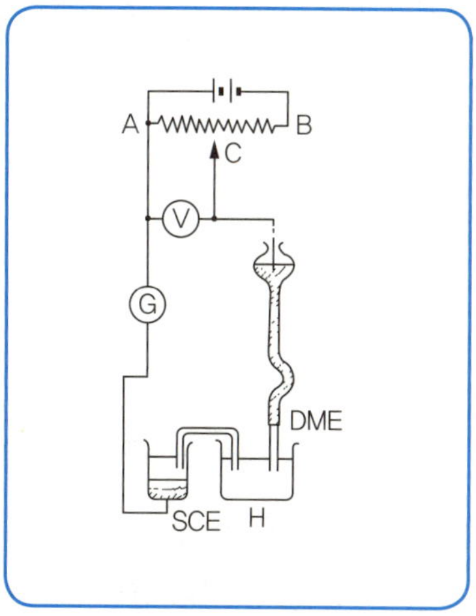

그림 3-17 **폴라로그래피**

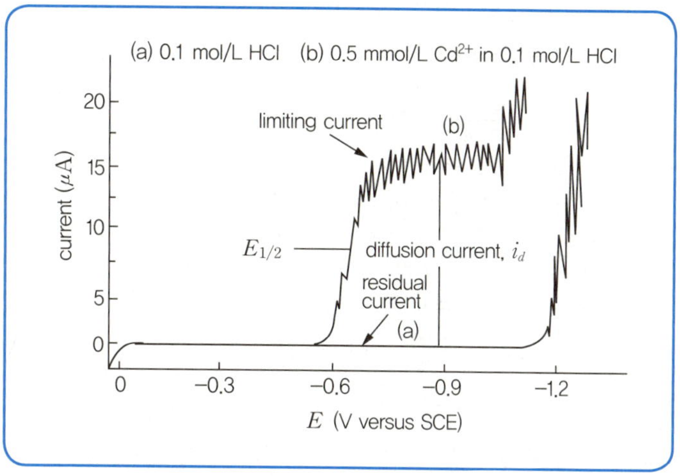

그림 3-18 **직류폴라로그램**

1) 확산전류

용액(모액)으로부터 전극표면으로의 물질이동은 이동과 확산을 생각할 수 있다. 이 중 이동은 용액저항이 크고, 용액 속에 전위기울기가 있을 때에 생긴다. 그러나 폴라로그래피에서는 지지전해질이 과잉이므로 용액저항은 작고 이동은 생기지 않는다. 따라서 물질이동은 확산에 의해서만 일어난다고 생각해도 좋다. 확산은 전극표면과 용액 사이의 농도기울기에 의하여 일어난다. 확산만에 의하여 지배되는 전류를 확산전류(diffusion current)라고 한다. 평균 확산전류에 대한 여러 가지 인자의 영향은 식 (3-24)의 Ilkovic 식으로 주어진다.

$$i_d = 607\, nCD^{1/2}m^{2/3}t^{1/6} \tag{3-24}$$

여기서 i_d는 평균 확산전류(μA), n은 전해관여 전자수, D는 확산 계수(cm^2/s), C는 농도(mmol/L), m은 수은 유출속도(mg/s), t는 수은방울의 적하간격(s), $m^{2/3}t^{1/6}$은 모세관상수(capillary constant)이다. 식 (3-23)에 있어서 m, t 및 온도를 일정하게 하면 i_d는 농도에 비례한다. 이것이 정량분석의 기초가 된다. D, m 및 t는 온도의 영향을 받지만, 확산전류의 온도계수는 20℃ 부근에서 1℃ 당 1~2%이다.

2) 전압전류 곡선식

금속 이온이 DME에서 다음과 같이 환원되는 경우를 생각해 보자.

$$M^{n+} + ne^- + Hg \rightleftarrows M(Hg) \tag{3-25}$$

여기서 M^{n+}은 금속 이온, M(Hg)은 아말감이다. 이 반응이 가역적이라고 하면, 이 반응의 전압전류 곡선 식은 Nernst식과 Ilkovic식에 의하여 식 (3–26)로 표시된다.

$$E = E_{1/2} - \frac{0.05916}{n} \log \frac{i}{i_d - i} \text{ (at 25℃)} \tag{3-26}$$

$$E_{1/2} = E^0 - \frac{0.05916}{n} \log \frac{K}{K'} \text{ (at 25℃)} \tag{3-27}$$

여기서 E는 전극전위, $E_{1/2}$은 i가 i_d의 1/2일 때의 전위(반파전위), K 및 K'은 용액 및 금속 아말감에서의 금속이온의 확산 계수를 포함하는 상수, E^0는 금속의 아말감 전극의 표준전위이다. 반파전위는 금속이온의 농도에 관계없이, 온도나 용액조성 등 실험조건이 일정하면 그 금속의 고유한 상수이며 이것이 정성분석의 기초가 된다. 식 (3–26)에 있어서 $\log\{i/(i_d - i)\}$를 전극전위 E에 대하여 도시하면 직선이 얻어지며, 직선의 기울기는 $0.05916/nV$ 이므로 전극반응에 관여하는 전자수 n을 구할 수 있다. 이와 같이 폴라로그래피 파형해석은 전극반응의 가역성을 검토하는 유력한 수단이다.

많은 경우 유기화합물의 전극반응은 수소이온이 관여한다. 식 (3–28)에서 산화형을 Ox, 환원형을 Red라 하고, 두 형 모두 가용성이면, 전압전류 곡선식은 다음 식 (3–29)과 같이 표시할 수 있다.

$$Ox + ne^- + H^+ \rightleftarrows Red \tag{3-28}$$

$$E_{1/2} = E^0 - \frac{0.05916}{n} \log \frac{K}{K'} + 0.05916 \frac{m}{n} \log [H^+] \text{ (25℃)} \tag{3-29}$$

여기서 E^0는 표준환원전위, K와 K'은 각각 산화형과 환원형의 확산 계수를 포함하는 상수이다. 반파전위는 $[H^+]$에 따라서 변하지만, pH가 일정하면 주어진 감극제에 대하여 일정하다.

3) 3전극 일정전위기(Three electrode potentiostat)

저농도의 지지 전해질이나 비수용매에서의 전해는 용액저항이 크고, iR 강하를 무시할 수 없으므로 이를 없애기 위해 삼전극 폴라로그래프법이 적용된다. 이것은 일정전위 전해법으로 전해 셀 속에 작업전극, 기준전극 및 보조전극의 3전극을 넣고, 일정전위기(potentiostat)를 써서 기준전극에 대하여 작업전극의 전위가 원하는 값으로 유지되도록, 작업전극–보조전극 사이의 인가전압을 조절하면서 전해하는 방법이다.

(2) 네모파 전압전류법

패러디전류(faradaic current)는 물질의 산화 또는 환원에 의해 흐르는 전해전류이다. 교류 폴라로그래피에서 정현파 교류가전압 대신에 그림 3-19와 같은 네모파 전압을 중첩시키는 것이 네모파 폴라로그래피(square wave polarography)이다. 전해반응이 일어나는 전위에서 전극에 네모파 전압을 걸었을 때의 전류변화를 그림 3-19에 나타내었다.

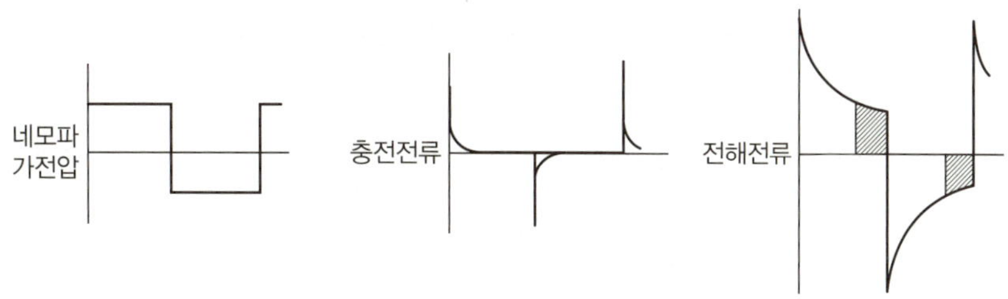

그림 3-19 **네모파 전압과 네모파 전류**

네모파 전압의 반주기(半周期)에 있어서 전압이 인가된 순간에는 전해전류, 충전전류가 모두 큰 값을 나타내지만, 충전전류는 지수 함수적으로 감소하며 반주기가 끝날 무렵에는 거의 무시할 수 있는 값이 된다. 그러나 전해전류의 감쇠는 느리고, 반주기가 끝날 무렵에는 거의 전해전류만으로 된다. 따라서 반주기가 끝날 무렵의 전류만을 끄집어내어 측정하면, 충전전류가 제거되었기 때문에 고감도가 얻어지며, 가역계에 대하여는 10^{-8} mol/L 정도의 측정이 가능하고 미분형의 폴라로그램이므로 다성분의 측정에 적합하다.

(3) 펄스폴라로그래피

이 방법은 Barker 등이 네모파 폴라로그래피로부터 발전·개발한 것이다. 네모파 폴라로그래피는 직류 가전압에 진폭이 수~수십 mV의 네모파 전압(약 200 Hz)을 중첩시키는 방법이지만, 펄스 폴라로그래피는 수은방울이 성장하는 마지막의 짧은 시간 사이에 한 번만 네모파 펄스를 걸고, 그 다음의 방울마다 펄스전압을 증가시켜 펄스 뒷부분의 전류를 채취하는 방법이다. 이 방법에 따라 정상펄스 폴라로그래피(normal pulse polarography, NPP)와 미분펄스 폴라로그래피(differential pulse polarography, DPP)가 있다.

1) 정상펄스 폴라로그래피

이 방법에 있어서 전압과 전류 사이의 시간에 따른 변화를 그림 3-20 (a)에 나타냈다. 우선, 전극전위를 감극제의 전해가 일어나지 않는 전위 E_o에 맞추고, 다음에 수은방울이 떨어지고 난 다음 일정한 시간(1−4 s) 뒤에 네모파 펄스(50−100 ms)를 걸어 전위를 E로 올린다. 올라가는 전위는 각 방울마다 수 mV씩 커간다. E가 전해전류를 일으키는 전위가 되면, 펄스 뒷부분의 전류는 거의 전해전류로 간주할 수 있으므로, 펄스가 끝나기 바로 전의 전류(15–30 ms)만을 채취한다. 이때 채취한 전류의 적분값은, 다음 방울의 전류를 채취할 때까지의 사이에, 일정한 출력으로써 기록계에 기록된다. 따라서 폴라로그램은 직류 폴라로그램과 같이 S자 모양이지만, 전류의 작은 진동은 없으며, 전류증가는 계단 모양으로 된다. 수은방울은 펄스종료와 동시에 강제 적하시키고, 그 다음의 방울에서도 똑같은 순환과정을 되풀이한다. 이 방법에 의한 정량하한은 10^{-7} mol/L정도로, 환경시료 중의 저 농도의 중금속이나 유기물질, 또는 금속 중의 불순물의 정량에 이용되고 있다.

2) 미분펄스 폴라로그래피

이 방법의 가전압(加電壓)은 그림 3-20 (b)에 나타낸 것처럼, 일정한 속도(1–2 mV/s)로 천천히 변화하는 직류전압에 각 방울이 끝날 즈음, 한 번만 일정한 진폭(10–100 mV)의 네모파 펄스(5–100 ms)를 중첩시켜서 실시한다. 전류의 채취는 펄스를 걸기 바로 전의 일정한 시간(τ')과 펄스가 끝나기 바로 앞의 일정한 시간(τ)에 두 번 실시하고, 이 전류차이를 전자회로에 의하여 채취기록한다. 따라서 폴라로그램은 전류차이를 직류전위에 대하여 도시한 것이며, 직류 폴라로그램의 미분형이 된다. 이 방법은 현재 이용하고 있는 폴라로그래피 중에서 가장 감도가 높으며, 가역계에 있어서는 10^{-8} mol/L, 비가역계에 대해서는 5×10^{-8} mol/L까지 검출할 수 있다. 게다가 벗김전압 전류법과 조합시키면 정량하한은 10^{-11} mol/L까지 이르게 된다.

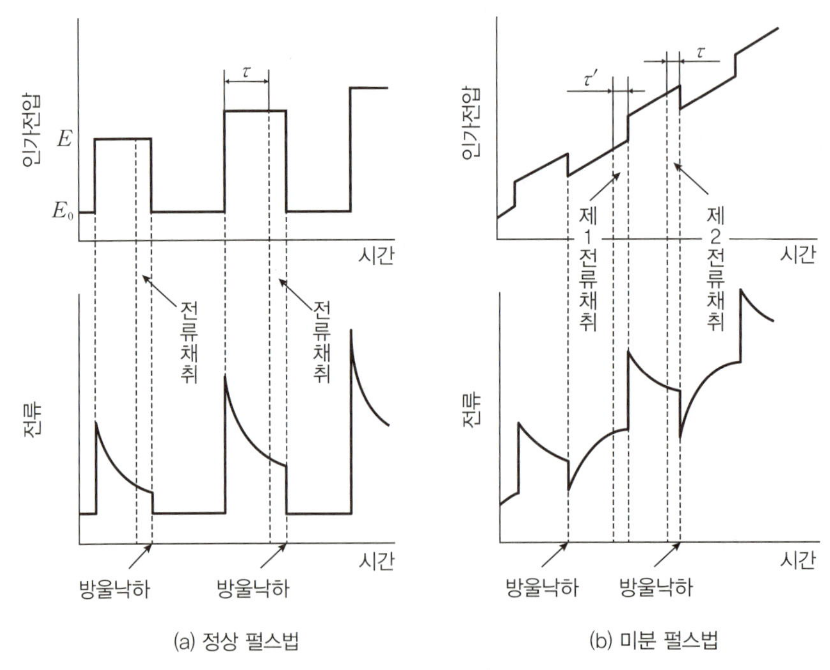

그림 3-20 펄스폴라로그래프법에 있어서 인가전압과 전류의 시간변화

3.3.5.2 선형훑음 전압-전류법

정지 지시전극(전극면적 A cm^2)을 쓰고, 전위를 초기전위 E_i로부터 + 또는 − 쪽으로 일정속도 v (Vs^{-1})로 변화시켜서 전압-전류 곡선을 측정하는 방법이 선형훑음 전압-전류법(linear sweep voltammetry, LSV)이다. 그림 3-21과 같이 봉우리를 가진 전압-전류 곡선이 얻어지며, 전극반응이 가역적일 때 봉우리전류 i_p는 식 (3-30)로 주어진다. D는 확산 계수(cm^2 s^{-1})이며, C는 농도(mol/L)이다.

$$i_p = 0.466\,nFAC\left(\frac{nF}{RT}\right)^{1/2} v^{1/2}D^{1/2} = (2.69\times10^5)n^{3/2}AD^{1/2}v^{1/2}C\ [25℃] \tag{3-30}$$

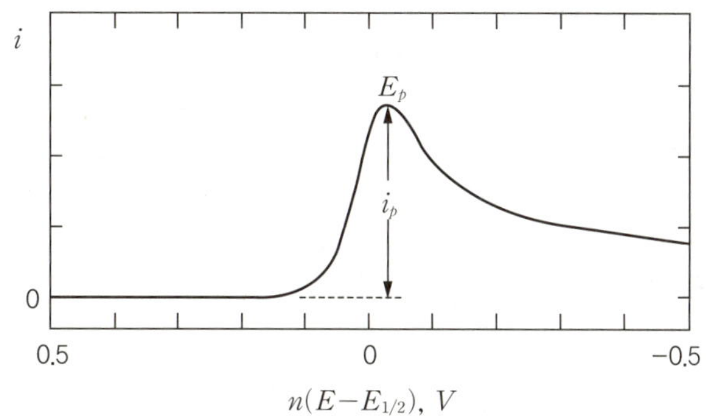

그림 3-21 선형훑음 전압-전류 그림

3.3.5.3 순환 전압-전류법

선형훑음 방향을 역전시켜서 전압-전류 곡선을 측정하는 방법이 순환 전압-전류법(CV, cyclic voltammetry)이며, 가역반응에 대하여는 그림 3-22의 곡선 (a)와 같은 전압-전류 그림을 얻는다. 전극반응 물질이 Ox일 때, 전위를 − 방향으로 훑으면, 환원반응이 일어나고 환원생성물 Red가 생긴다. 다음에 선형훑음 방향을 역전시켜서 + 쪽으로 훑으면, 전극근방의 Red의 재산화가 일어나서 Ox로 되돌아 간다. 전극반응이 가역일 때, 환원과 재산화의 봉우리전류는 같고($|i_{pc}|=|i_{pa}|$), 또 봉우리전위 E_{pc}와 E_{pa}의 차이는 $(58/n)$ mV, 두 전위의 평균값은 반파전위와 같다. 전극반응의 가역성이 줄어들면 봉우리전위 E_{pc}와 E_{pa}의 차이는 커지고(곡선 (b)), 완전히 비가역으로 되면 재산화의 봉우리는 나타나지 않는다. 또 환원생성물이 불안정하고 전극비활성인 물질로 바뀔 때에는 그 변화의 속도에 따라서 재산화의 봉우리전류가 감소한다(곡선 (c)). CV법은 LSV법과 마찬가지로 선형훑음 속도를 광범위하게 변화시킬 수 있으며, 전극반응의 가역성이나 반응생성물의 안전성을 연구하는 수단으로서 매우 유력하다.

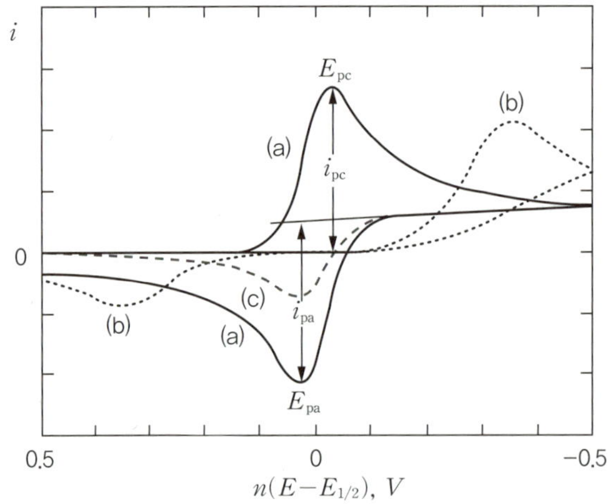

전극반응 Ox + ne^- ↔ Red가 (a) 가역일 때, (b) 비가역일 때 및
(c) Red가 전극비활성인 물질로 변할 때

그림 3-22 순환 전압-전류 그림

3.3.5.4 벗김전압 전류법

벗김전압 전류법(stripping voltammetry, SV)은 전위를 소인(掃引)하기 전에 전극 또는 전극표면에서 감극제를 농축시키기 때문에 고감도로 정량할 수 있다. 지금 전해용기 속에 작용전극으로서 적하 수은방울 전극을 설치하고, 전해액 속에 CD^{2+}과 Pb^{2+}을 가하여 놓았다고 하자. 폴라로그래프 장치를 써서 이들 금속이온이 환원되기에 충분한 전위(예를 들면 −0.8 V vs. SCE)로 일정한 시간 동안 유지하고, 저으면서 일정전위에서 전해를 실시한다. 이렇게 하면 두 금속이온은 수은방울상에서 환원되어 수은방울 표면에 전착(電着)(이 예에서는 아말감화)된다. 이 과정을 전전해(pre−electrolysis)라고 부른다. 전전해 후 전해액을 일정한 시간 동안 그대로 둔 다음, 작용전극의 전위를 양전위 방향으로 일정한 속도(0.1−1 V/min)로 소인하고 이때의 전류전위 곡선을 기록하면 **그림 3-23**와 같은 전압-전류 곡선이 얻어진다. 이 과정을 용출 또는 벗기기(stripping)라고 부른다. 전전해 과정에 있어서 전해용기 속을 재현성 좋게 저어주고 시간을 정확하게 설정하면, 전극에 전착되는 금속량은 전해용기 속의 금속이온 양과 매우 양호한 상관관계가 성립한다. 따라서 벗기기 과정에서 얻어지는 **그림 3-23**의 피크 높이(h) 또는 넓이(A)는 전해액 속의 구하고자 하는 금속이온의 농도에 비례한다. 전전해 시간은 목적이온의 농도에 따라 다르지만, 일반적으로 그 농도가 10^{-7} mol/L 이상에서는 5분 동안, 10^{-8} mol/L에서는 15분간, 10^{-9} mol/L 이하에서는 30−60분간 정도이다. 벗김법의 정량하한은 10^{-8}−10^{-10} mol/L 정도이며, 직류 폴라로그래피의 10^{-5} mol/L 값과 비교하면 매우 우수하다. 앞의 보기와 같이 벗기기 과정을 양극 소인법으로 하는 경우를 양극벗김

전압전류법(anodic stripping voltammetry, ASV)이라고 하며, 주로 금속이온의 정량에 쓰이고 있다.

이 방법과 달리 음극 소인법은 음극벗김 전압전류법(cathodic stripping voltammetry)이라고 하며, 이 방법은 주로 할로겐화물 이온이나 황화이온의 정량에 쓰이고 있다. 벗김전압 전류법에 쓰이는 작용전극에는 적하 수은방울 전극, 수은도금한 백금전극, 유리질 탄소전극, 백금전극 등의 여러 가지가 고안되어 있다.

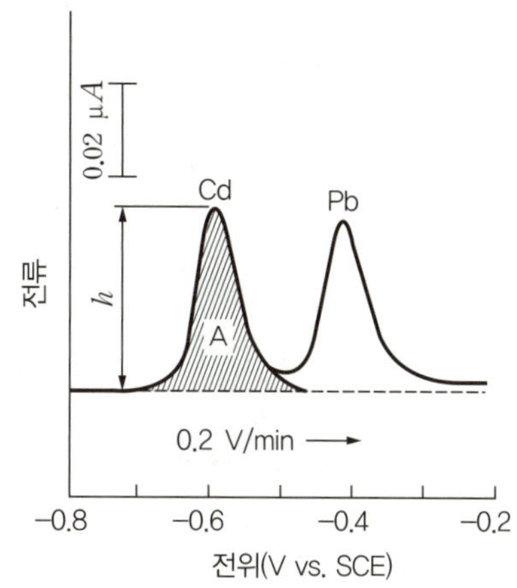

그림 3-23 **벗김전압 전류 곡선**

제4장 공정분석기술

4.1 공정분석기술의 정의

FDA의 "Guidance for industry PAT−a framework for innovative pharmaceutical development, manufacturing, and quality assurance"에 명시된 공정분석기술(process analytical technology, PAT)의 정의는 다음과 같다. "The agency considers PAT to be a system for designing, analyzing, and controlling manufacturing through timely measurements (i.e., during processing) of critical quality and performance attributes of raw and in−process materials and processes, with the goal of ensuring final product quality". 즉, PAT는 완제의약품 품질 보증을 목적으로 원료, 공정 중 물질(반제품), 공정의 핵심 품질 특성을 공정 중 적시에 평가하여 제조공정을 설계, 분석, 관리하는 시스템이다. PAT의 궁극적인 목적은 제조공정 이해를 향상하고 제조공정을 관리하는 것으로, 최종 완제의약품에 대한 충분한 이해와 사전 정의된 품질의 최종 완제의약품이 일관되게 생산되는 공정을 설계하고 개발하는 설계기반 품질고도화(quality by design, QbD)의 기본 원칙에 부합한다. PAT의 적용은 QbD 구현을 위해 의약품 공정에 대한 전반적인 이해를 도우며, PAT 도구를 통한 공정 모니터링을 통해 실시간으로 공정을 관리할 수 있다. 또한, 공정 중 실시간 모니터링이 수행되기 때문에 완제의약품에 대한 실시간 출하 시험(real time release testing, RTRT)이 가능하다.

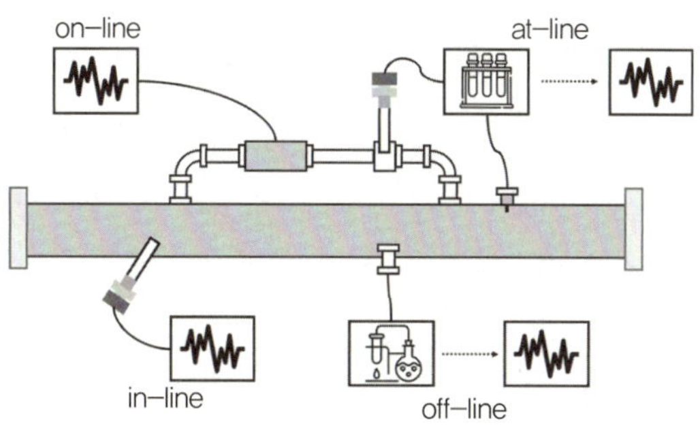

그림 4−1 공정분석기술(PAT)의 센서 기반 측정 방법

PAT 도구에는 ① 설계, 데이터 습득, 분석을 위한 다변량 도구, ② 공정 분석 장치, ③ 공정 관리 도구, ④ 지속적 개선 및 지식 관리 도구가 있다. 이러한 도구의 일부 또는 전체를 조합하여 단위 공정 및 전체 제조공정의 품질 보증에 사용할 수 있다.

PAT를 구현하기 위해서는 설계, 분석, 제어의 3단계가 필요하다(Rathore *et al.*, Analytical and Bioanalytical Chemistry. 2010, 398(1), 137). 첫 번째 단계에서는 다변량 통계적 도구를 사용함으로써 주요 품질특성(critical quality attributes, CQAs)과 성능에 영향을 미칠 수 있는 주요 물질특성(critical material attributes, CMAs)와 주요 공정 매개변수(critical process parameters, CPPs)를 파악할 수 있다. 두 번째 단계에서는 공정 모니터링에 적합한 분석 장치가 식별된다. 공정 분석은 공정 관리 및 모니터링 등을 위한 센서(sensors) 기반의 측정 방법을 나타내며, at-line, on-line, in-line, off-line의 방법으로 사용될 수 있다. 공정 분석 장치의 다양한 측정 방법을 통한 모니터링은 수많은 데이터를 생산하기 때문에 효율적인 공정 관리 및 품질 보증을 위해 다변량 통계적 도구를 사용해야 한다. 세 번째 단계인 제어 단계에서는 습득된 데이터를 기반으로 실시간으로 공정을 조정하고 일관된 공정 성능 및 제품품질을 보장할 수 있도록 공정 이해를 기반으로 관리전략을 개발한다. 세 번째 단계에서는 공정 관리도구, 지속적 품질향상 및 지식관리 도구가 사용될 수 있다. 공정 관리도구로는 다변량 통계적 공정 관리(multivariate statistical process control, MSPC)와 같은 방법이 사용되며, 지속적 품질향상 및 지식관리 도구를 통해 제품의 전주기에 걸쳐 정보를 수집하고 분석함으로써 지속적으로 공정에 대한 이해를 향상하고 이를 기반으로 공정을 개선한다.

표 4-1 공정 관리 및 모니터링을 위한 측정 방법 정의

측정 방법	정의
In-line	공정 흐름에서 검체를 채취하지 않고 소프트웨어를 이용하여 실시간으로 모니터링하는 방법. 침습과 비침습적 경우로 나뉨
At-line	공정과 인접한 곳에서 검체 채취 후 분리하여 분석
On-line	제조공정에서 검체를 측정하고 사양을 만족하는지 적합성을 판단하여 다시 공정에 반환하거나 폐기 처리
Off-line	공정 중 시료를 채취하여 분석실에서 시료 측정

제약공정에서의 PAT는 검체 비파괴적으로 시료의 특성을 적시에 측정할 수 있어서 공정 모니터링 및 최적화에 적합하다. PAT를 활용한 실시간 공정 모니터링을 통해 공정을 실시간으로 조정함으로써 부적합한 제품의 생산을 방지하여 불량률을 감소시킬 수 있고, 다양한 변동의 원인에 의한 의약품 품질의 가변성을 방지하여 일관된 품질의 의약품을 제조할 수 있다. 또한, 분석의 반복성(repeatability) 및 재현성(reproducibility)이 높으며, 여러 가지 시료를 동시에 측정할 수 있다. PAT는 주기적인 소모품 교체가 적으며 유지 비용이 낮다.

4.2 PAT를 활용한 의약품 품질분석

제약산업에서의 PAT 도입을 위해 다양한 규제기관에서는 PAT와 관련된 공정서, 가이드라인을 출판하고 있으며, PAT와 관련된 주요 공정서 및 가이드라인은 표 4-2와 같다.

미국식약처(FDA)는 PAT의 도입을 권장하기 위하여 'Guidance for industry PAT–a framework for innovative pharmaceutical development, manufacturing, and quality assurance'를 2004년에 제정하였으며, PAT 원칙 및 방법, PAT 도구, 위험기반 접근법, 실시간 출하 등에 대한 개념을 명시하고 있다. 이 가이드라인에서는 설계, 다변량 통계 도구, 공정 분석기기, 공정 관리도구, 지속적 품질향상 및 지식관리 도구가 PAT 도구로서 제시되었다. 그리고 ICH (international council for harmonisation)의 Q8, Q9, Q10에는 QbD와 PAT와 관련된 내용이 명시되어 있으며, 특히 ICH Q8에는 제품 및 공정에 대한 이해 증가를 위해 PAT를 사용할 수 있다고 명시되어 있다. ICH Q8에 명시된 PAT의 정의는 'a system for designing, analyzing, and controlling manufacturing through timely measurements (i.e., during processing) of critical quality and performance attributes of raw and in-process materials and processes with the goal of ensuring final product quality'로, PAT는 최종 완제의약품의 품질을 보장하기 위해 원료나 공정 중 물질의

표 4-2 공정관리를 위한 공정서 및 가이드라인

공정서 및 가이드라인		출판연도
Q8 (R2) Pharmaceutical development	ICH	2004
Guidance for industry PAT–a framework for innovative pharmaceutical development, manufacturing, and quality assurance	FDA	2004
Q9 (R1) Quality risk management	ICH	2005
Mock P2 for "examplain" hydrochloride: draft discussion paper	EFPIA	2006
Q10 Pharmaceutical quality system	ICH	2008
Sakura tablet–quality overall summary mock P2	MHLW	2009
Guidance for industry process validation: general principles and practices	FDA	2011
Quality by design for abbreviated new drug applications (ANDAs): an example for modified–release dosage forms	FDA	2011
의약품 제조 및 품질보증을 위한 QbD/PAT 기반 구축방안 개발 연구	MFDS	2011
Quality by design for ANDAs: an example for immediate–release	FDA	2012
Sakura bloom tablet–quality overall summary mock P2	MHLW	2014
공정분석기술(PAT) 적용 의약품 제조공정 기초기술 개발 보고서	MFDS	2016
연속적 공정검증과 지속적 공정검증을 이용한 의약품 설계기반 품질고도화 관리전략 수립 방법 및 구축연구	MFDS	2020

품질 및 성능을 적시에 측정하여 제조공정을 설계, 분석, 제어하는 시스템이다. 또한, ICH Q8에는 전통적인 접근방식에 비해 QbD 기반의 접근방식에서 PAT 도구를 사용하여 의약품 개발을 함으로써 적절한 공정 관리를 실시할 수 있다고 명시되어 있다.

'Guidance for industry process validation: general principles and practices'에는 공정 관리 전략에 PAT를 사용할 경우 PAT를 사용하지 않을 경우보다 더 높은 수준의 공정 관리가 가능하다고 명시되어 있으며, 공정 관리 전략의 개발에서 PAT를 사용하여 공정 중 물질의 품질을 적시에 분석하고 관리 루프를 활용하여 공정 조건 조정을 통해 일관된 품질의 의약품을 제조할 수 있다고 명시되어 있다. PAT를 사용한 경우의 공정 적격성 평가 방식은 다른 공정 설계와는 다를 수 있으며, 상세한 내용은 FDA의 'Guidance for industry PAT–a framework for innovative pharmaceutical development, manufacturing, and quality assurance'를 참조한다고 명시되어 있다. 또한, PAT를 적용한 제조공정의 경우 PPQ (process performance qualification)를 다른 방식으로 활용해야 하며, 공정 중 물질의 품질을 실시간으로 측정하고 적시에 관리 루프를 통해 공정 조건을 조정함으로써 목표하는 품질의 제품이 생산되도록 PAT 공정을 설계해야 한다고 명시되어 있다.

식품의약품안전처의 '의약품 제조 및 품질보증을 위한 QbD/PAT 기반 구축방안 개발 연구'에서는 국내 실정에 맞는 QbD/PAT 도입 계획을 마련하기 위해 국내외에서의 QbD, PAT 도입 경위 제시, 국내외 규제기관의 규정 및 제도 분석, 실사례 분석을 실시하였다. '공정분석기술(PAT) 적용 의약품 제조공정 기초기술 개발 보고서'에는 PAT에 대한 기초기술로서 제약 제조공정 모니터링에 일반적으로 사용되는 NIR, Raman 분광분석기술과 계량분석화학을 사용하여 내용고형제의 유동층 건조 공정, 혼합 공정, 코팅 공정에서 품질특성 모니터링을 위한 PAT 모델을 개발하였다. 연속적 공정검증 및 지속적 공정검증에 대한 기초기술로서 연속적 공정검증의 활용 방법 및 사례 제시를 통해 공정 밸리데이션 적용 방안에 대해 제시하고, PAT 및 다변량 통계적 공정 관리도구를 제시하여 연속적 공정검증의 구체적인 접근 방법을 제시하였다.

유럽제약산업협회는 mock P2 for "examplain" hydrochloride: draft discussion paper에서 정제 제조공정의 품질 관리전략 개발을 위해 다음과 같은 방법을 사용하였다.

① 소분(dispensing): 모든 원료의 NIR 스펙트럼을 습득하여 확인시험을 수행할 수 있으며, NIR 스펙트럼은 원료의 물리화학적 특성 차이를 감지하는 데 사용될 수 있다.

② 과립화: Power consumption을 PAT 도구로써 사용하여 공정 모니터링을 수행할 수 있다.

③ 유동층 건조: NIR (near–infrared spectroscopy) 및 FBRM (focused beam reflectance measurement)을 이용한 PAT를 통해 건조 종료 시점을 결정할 수 있으며, on–line 방법에 따른 NIR 분광법 및 FBRM을 통해 건조 중 과립의 수분함량과 입자 크기 분포를 실시간 모니터링할 수 있다. 수분함량 및 입자 크기 분포 모니터링을 통해 수분함량이 정의된 설계공간 내에 머물도록 건조공정의 공정변수(공기 흐름 및 유입 공기 온도)를 조정할 수 있다. 건조 종료 시점

은 NIR PAT를 통해 측정된 과립의 수분함량이 1.5–2.0% 범위에 도달했을 경우로 설정할 수 있다.

④ 혼합: 활택제가 혼합물에 고르게 분포되고 혼합균일성 보장을 위해 on–line 방법에 의한 NIR 분광법을 사용하여 혼합 종료 시점을 설정할 수 있다.

⑤ 타정: 자동 중량 제어 및 in–line NIR PAT 방법으로 타정기의 공급 제어 및 압축 제어 시스템에 대한 피드백을 제공할 수 있다. 압축 제어 시스템은 타정 과정 중 허용되지 않는 압축력의 위험을 제거한다. 또한, at–line NIR PAT 방법으로 함량균일성을 모니터링하여 타정 공정 중 혼합물의 분리를 방지하며, 최종 정제의 수분함량을 모니터링할 수 있다.

4.3 NIR과 Raman 분광분석을 활용한 공정분석기술

NIR과 Raman은 제약산업에서 주로 사용되는 PAT 도구로, NIR 분광법은 근적외선 범위의 파장(780−2500 nm)을 물질에 조사하여 전자기복사선과 물질 사이의 상호작용을 기반으로 정성 및 정량적 측정을 하는 기술이다. NIR의 파장은 물질 분자들의 진동에 의한 에너지 흡수 및 방출을 야기하며, 이로 인한 에너지 변화를 이용하여 샘플의 정성적 및 정량적 정보를 제공한다. 제약산업에서 NIR은 혼합, 과립화 공정, 건조공정 등에 적용될 수 있으며, 수분함량, 주성분 함량 등의 품질특성 관련 모니터링에 사용될 수 있다. NIR은 검체 비파괴적으로 적시에 공정 모니터링을 수행할 수 있지만, 스펙트럼에 대한 물리적 특성의 영향과 참조방법을 사용하여 모델 보정이 필요하다는 단점이 있다.

FT−IR (Fourier transform infrared spectroscopy)는 적외선을 물질에 조사하여 적외선의 흡광도, 투과율, 반사율을 측정하여 물질의 정성 및 정량적 측정을 하는 기술이다. 물질에 적외선이 조사되면 일부 복사선은 물질에 흡수되고 일부는 투과되는데, 이러한 특성은 물질에 따라 다르므로 이를 기반으로 물질의 화학적 특성을 파악한다. FT−IR은 NIR과 마찬가지로 검체 비파괴적으로 적시에 공정 모니터링에 사용될 수 있다.

Raman 분광법은 빛의 비탄성 산란을 기반으로 하는 기술로, 단색광과 분자 사이의 충돌 중 에너지가 변할 때 산란이 발생하여 산란광의 주파수가 변화된다. 이러한 주파수의 변화를 통해 분석중인 시료의 분석이 가능하다. Raman은 검체 비파괴적으로 적시에 물질을 분석할 수 있으며 시료크기에 제한이 없다는 장점이 있지만, 형광 발생 및 높은 계측 비용 등의 단점이 있다. Raman 분광법은 제약산업에서 과립화 공정, 건조공정, 코팅공정 등에 적용될 수 있으며, 혼합균일성 등의 모니터링에 사용될 수 있다.

4.4 NIR과 Raman을 이용한 PAT 모델 개발 방법

4.4.1 실험계획 및 수행

실험계획법(design of experiment, DoE)과 같은 통계적 방법을 사용하여 체계적이고 효율적인 실험 디자인을 구상한 후 실험을 수행하여 데이터를 수집한다. 이때 NIR, Raman 프로브/센서 등을 사용하여 in/at/on-line 등의 방법으로 공정 내에서 물질에 대한 스펙트럼 데이터를 습득한다. 모델 개발을 위해선 데이터 습득을 위한 샘플 방향, 샘플 크기, 유리 제품의 광학 품질, 온도, 환경 조건, 샘플과 프로브 사이의 인터페이스 등을 최적화해야 한다. 특히 on-line 방법으로 시료를 측정할 때는 프로브와 같은 샘플링 장치가 최적화되고 검증되었음을 입증하여야 한다. 모델 검증을 위한 샘플과 모델 보정을 위한 샘플은 독립적으로 제조되어야 하며, 검증 및 보정 결과 또한 독립적이어야 한다.

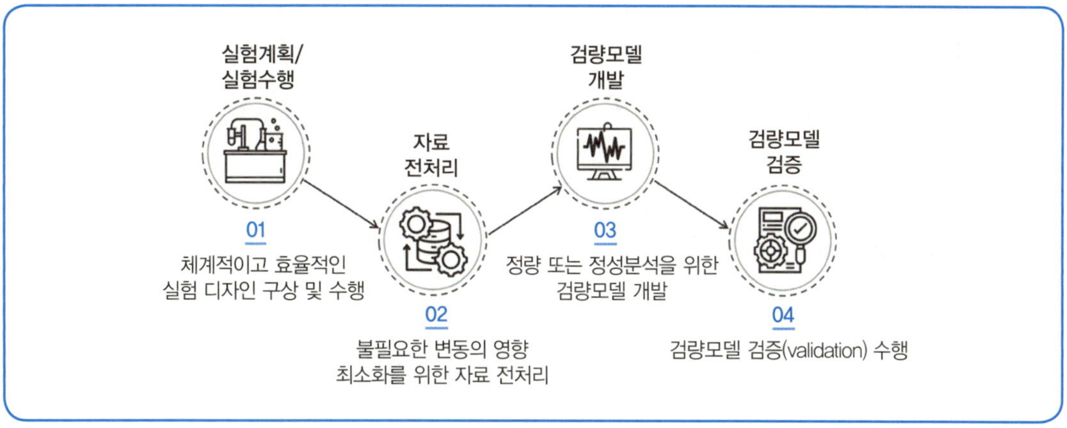

그림 4-2 NIR과 Raman을 이용한 PAT 모델 개발 방법

4.4.2 자료 전처리

NIR과 Raman 스펙트럼은 물리적 및 화학적 간섭과 함께 여러 정보를 제공하며, 이러한 스펙트럼은 다변량이기 때문에 NIR 스펙트럼에는 다변량 분석(multivariate analysis, MVA) 또는 계량분석화학(chemometrics)이 필요하다. 또한, 습득된 스펙트럼은 온도 및 습도와 같은 환경조건 및 다양한 간섭으로 영향을 받으며, 이로 인해 스펙트럼에 노이즈가 발생할 수 있다. 스펙트럼의 노이즈를 제거하지 않으면 데이터 해석의 오류가 발생할 수 있으며, 이로 인해 검체 품질의 정량적 및 정성적 예측에 영향을 받는다. 따라서 이러한 스펙트럼의 외부 요인에 대한 영향을 최소화하기 위해선

스펙트럼에 다양한 전처리 기법을 사용하며, 이때 스펙트럼은 전체 범위 또는 일부 파장 범위의 스펙트럼이 사용될 수 있다.

NIR과 Raman 스펙트럼 등에 사용될 수 있는 전처리 방법에는 평활화(smoothing), 기준선 보정(baseline correction) 등이 있다(Bauer *et al.*, Methods Mol Biol. 2011, 696, 341, 공정분석기술: 첨단 분석기술의 새로운 패러다임. 분석과학, 2008, 21(5), 345). 일반적으로 기기에 대한 노이즈를 제거하기 위해 기준선 보정 방법을 사용하며, 기준선 보정 방법에는 1차 및 2차 미분, Savitzky–Golay에 의한 미분이 있다. 산란에 의한 기준선 보정 방법에는 multiplicative scatter correction (MSC), standard normal variate (SNV) 등의 방법이 있다(Gholizadeh *et al.* Soil and Water Research. 2015, 10(4), 218–227; Roger *et al.*, Molecules. 2022, 27(20), 6795; Yang *et al.*, Infrared Physics and Techmology. 2022, 126, 104359). 변수에 대한 전처리 방법으로 평균중심화(mean–centering) 등의 방법이 있다(Schoot *et al.*, Chemometrics and Intelligent Laboratory Systems. 2020, 204, 104105).

스펙트럼 데이터에 전처리 기법을 적용함으로써 피크 겹침 문제를 해결하여 해상도를 향상하고 검체 간의 기준선 차이를 제거할 수 있다. 이러한 전처리 방법은 단독으로 사용하거나 여러 방법을 결합하여 사용할 수 있다.

이외에도 정규화(normalization), 가중치(weighting) 도입과 같은 전처리 방법이 있으며, 적절한 전

표 4-3 자료 전처리 방법

전처리 방법	정의
평활화(Smoothing)	측정 장치에 의한 스펙트럼의 노이즈 제거
기준선 보정 (Baseline correction)	스펙트럼의 기준선 이동과 차이를 보정하기 위해 스펙트럼의 최소값에 위치한 데이터로 기준선을 구한 후 이를 보정함
1, 2차 미분	측정환경 변화 등에 의한 기준선의 이동 제거
Savitzky–Golay	• 기준선 이동과 같은 노이즈 제거 • 기준선 제거(1차 미분) • 기준선과 선형 추세 제거(2차 미분)
Multiplicative scatter correction (MSC)	• 스펙트럼 측정 시 광산란의 영향 제거 • 광산란에 의한 기준선의 이동이나 기울기 및 곡률 변화 보정 • 모든 스펙트럼을 이상적인 스펙트럼에 의해 보정 • 이상적인 스펙트럼을 습득하기 어렵기 때문에 전체 스펙트럼의 평균을 이상스펙트럼으로 정의함
Standard normal variate (SNV)	• 스펙트럼 측정 시 광산란의 영향 제거 • MSC와 달리 이상적인 스펙트럼이 필요하지 않음 • 각 스펙트럼을 전체 스펙트럼의 표준편차로 정규화하여 광산란의 영향 제거 • 각 변수의 측정값에서 시료의 평균값을 뺀 후 시료의 표준편차로 나눠줌
평균중심화(Mean–centering)	각 변수의 측정값에서 해당 변수의 평균값을 뺌

처리 방법을 사용하지 않을 경우, 원래 스펙트럼이 가지고 있는 정보를 변형시켜 데이터 해석에 오류가 발생할 수 있으므로 습득된 데이터에 대한 이해를 기반으로 적합한 전처리 방법을 선정해야 한다.

4.4.3 정성/정량분석 검량모델 개발

스펙트럼의 전처리 이후 목적에 따라 정성 또는 정량분석 모델을 개발해야 한다. 일반적으로 정성분석에 사용되는 방법에는 패턴인식기법(pattern recognition)이 있으며(Workman, Spectroscopy. 2005, 18), 패턴인식기법은 숫자로 이루어진 데이터의 유사성과 거리를 사용하여 비슷한 유형의 자료를 분류함으로써 정량적으로 자료를 분석한다. 패턴인식기법에는 이미 알고 있는 유형의 시료를 측정하여 학습에 의해 패턴을 인식하는 지도학습패턴인식(supervised pattern recognition)과 자율학습형 패턴인식(unsupervised pattern recognition)으로 나뉘며, 자율학습형 패턴인식은 이상치를 찾아야 하는 경우에 사용한다.

자료의 전처리 이후 시료 특성치의 정량적 예측을 위해 계량분석화학적 자료해석기법을 적용하여 습득된 스펙트럼 데이터와 시료의 특성 사이의 관계에 대한 수학적 검량모델을 수립해야 한다. 수학적 검량을 위한 다변량 통계적 방법에는 다중선형회귀(multiple linear regression, MLR), 부분최소자승회귀(partial−least squares regression, PLS), 주성분 분석(principal component analysis, PCA) 등이 있다(Challa *et al.*, Applied Biochemistry and Biotechnology. 2013, 169, 66). 이러한 다변량 통계적 도구의 사용을 통해 다양한 시료를 동시에 분석할 수 있으며, 정밀도 향상, 측정오류 발견 등을 할 수 있다. PCA와 PLS는 스펙트럼을 통한 정량분석을 위해 가장 많이 사용되고 있는 다변량 통계적 방법으로 PCA는 서로 다른 직교축을 따라 투영한 후 데이터 세트의 기본구조를 식별하는 데 사용되며, PLS는 회귀 모델에서 변수 간의 관계 및 상관관계를 도출하는 데 사용된다.

4.4.4 개발된 검량모델 검증

정성/정량분석 모델 개발 후 개발된 모델이 적합한지 확인하기 위해 수학적 통계 방법을 사용한다. 모델 적합성 확인을 위한 수학적 통계 방법에는 root mean square error of calibration (RMSEC), root mean square error of calibration and validation (RMSECV), root mean square error of prediction (RMSEP), 최소자승법(R^2) 등이 있다(Jawaid *et al.*, Analytical Methods. 2014, 6, 5269; Sans et al., Agronomy. 2020, 10(6), 828). RMSEC는 교정 오류 측정을 통해 데이터와 검량모델 사이의 적합도를 측정하기 위해 사용되며, RMSEC 값이 0에 가까울수록 적합하다. RMSECV는 교차 검증을 하는 방법으로 데이터 세트를 기반으로 미래의 검체 데이터 예측이 가능

하며, RMSECV 값이 0에 가까울수록 적합하다. RMSEP는 예측 오류를 나타내며, 참조방법을 통해 습득된 값과 검량모델을 통한 예측 값을 비교하여 검량모델의 예측 능력을 판단하기 위해 사용되며, RMSEP 값이 0에 가까울수록 적합하다. R^2는 회귀 모델로 설명되는 예측 능력을 나타내기 위해 사용되며, 0–1 사이의 값을 가지고 R^2 값이 1에 가까울수록 예측 능력이 높다는 것을 의미한다.

4.5 NIR과 Raman PAT 적용 공정 모니터링

제약산업의 다양한 단위공정에서 NIR과 Raman PAT를 사용하여 여러 품질특성을 모니터링할 수 있다. 아래 그림은 NIR과 Raman PAT를 사용한 단위공정별 측정 가능한 품질특성을 나타내며, 제약산업에서 NIR과 Raman PAT의 적용은 이에 국한되지 않는다. NIR과 Raman은 제약 제조공정에서 주로 주성분의 함량, 함량균일성, 수분함량을 모니터링할 수 있다.

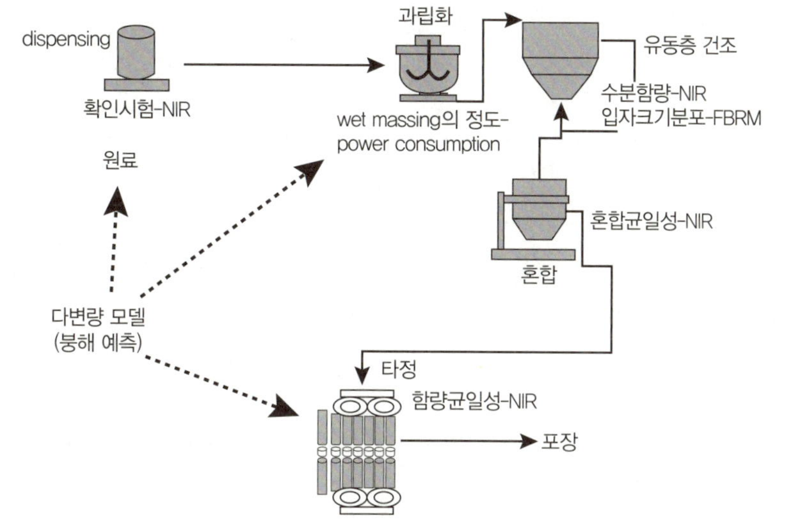

그림 4-3 공정분석기술(PAT)을 활용한 제조공정 관리전략 모식도

4.5.1 경구용 고형제제 제조 공정 중 함량균일성 분석

경구용 고형제제(예시: Sakura 정)에 대한 QbD 적용 예시 모델에서는 함량균일성의 실시간 출하시험을 위해 혼합공정에서 in-line 방법으로 NIR 센서를 사용하였으며, 타정공정에서 정제 중량으로 계산된 정제 중량 모니터링을 사용하였다. 혼합공정에서 in-line NIR 센서는 혼합기 측면에 부착되었으며, diffuse reflectance 방법을 사용하여 NIR 스펙트럼을 습득하였다. 타정공정에서는 정제의 압축 압력에 대한 on-line 모니터링 제어가 사용되었으며, 압축 압력에 대한 데이터를 기반으로 충전 깊이를 조정하고 사양 외의 정제를 압력 제어 장치로 공정에서 제거하였다. 또한, 정기적으로 자동 샘플링되는 정제의 평균 중량 정보를 피드백하여 충전 깊이를 조정하였다.

혼합공정에 대한 in-line NIR PAT 모델 검증(validation)을 위해 150개의 샘플을 사용하여 검량선을 그렸으며, 참조방법으로는 off-line 분석이 사용되었다. NIR 스펙트럼의 전처리를 위해

MSC (multiplicative scatter correction) 방법을 사용하였으며, PLS 방법을 사용하여 검량(calibration) 모델을 개발하였다. 파일럿 규모의 3개의 배치에서 혼합공정에 NIR 센서를 사용하여 함량을 모니터링하였으며, 그림 4-4 아래 왼쪽 그림은 NIR PAT를 통한 모니터링 및 참조방법(UV)의 결과를 나타낸다.

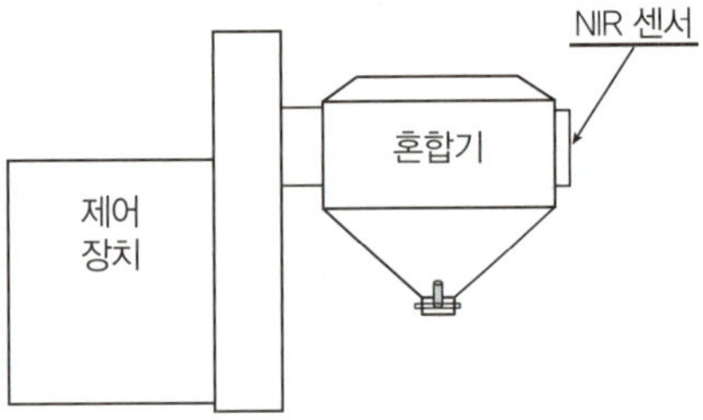

Comparison of content uniformity results

	content (%)		
	batch XX1	batch XX2	batch XX3
Mean	99.8	100.1	101.4
RSD	1.2	1.5	1.4
Result by ultraviolet-visible spectrophotometry			
Mean (min-max)	97.4 (96.4-102.1)	99.1 (97.4-101.0)	100.3 (96.5-102.3)
Relative standard deviation (%)	1.6	1.8	1.9
Determined value	3.9	4.0	2.6

그림 4-4 혼합공정에서 모니터링 예시 자료

파일럿 규모의 3개의 배치에서 타정공정에서 on-line 모니터링을 하였으며, 그림 4-5 아래 왼쪽 그림은 모니터링 및 참조방법(HPLC)의 결과를 나타낸다.

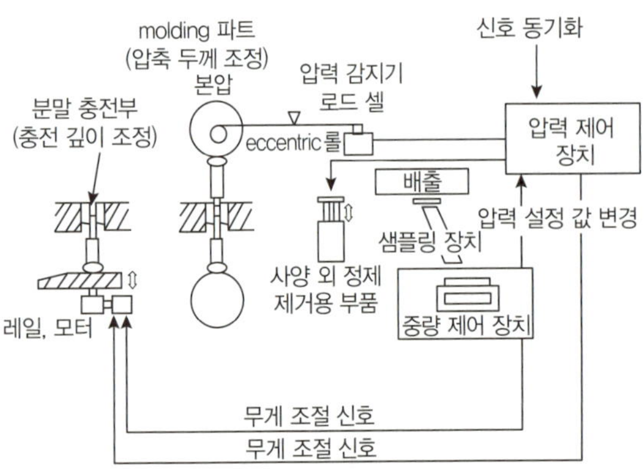

Results of tablet weight and content

	weight (mg)		
	batch XX1	batch XX2	batch XX3
Mean	99.5	100.3	99.1
Relative standard deviation (%)	0.9	1.2	1.5
Results of content by HPLC	98.4%	100.2%	99.1%

그림 4-5 타정공정에서 모니터링 예시 자료

4.5.2 공정분석기술(PAT)의 적용

4.5.2.1 서방정 제조를 위한 혼합공정 최적화

서방정에 대한 QbD 예시 모델에서는 혼합 종료 시점 설정을 위해 혼합공정(V-blender)에 in-line 방법으로 NIR PAT를 사용하여 혼합균일성을 모니터링할 수 있다. NIR PAT 모델 검증을 위해 참조방법으로는 HPLC를 사용한 오프라인 분석이 수행되었으며, NIR PAT를 통해 습득된 데이터와 참조방법으로 습득된 데이터를 비교하였다. 혼합공정 중 실시간으로 혼합균일성을 측정하기 위해 NIR 프로브를 비침습적으로 공정 내에 삽입시켜 스펙트럼을 획득한다. 그림 4-6은 실험실 규모 및 파일럿 규모에 대해 NIR PAT 모델을 통해 측정된 혼합균일성을 나타낸다. NIR PAT를 통한 실시간 혼합균일성 모니터링을 통해 실험실 규모에서는 12분, 파일럿 규모에서는 20분 내에 혼합균일성이 달성됨을 확인할 수 있다. 따라서 서방정에 대한 QbD 예시 모델은 개발된 NIR PAT 모델이 혼합공정 중 실시간으로 혼합균일성을 정확하게 모니터링할 수 있으며, 혼합공정의 종료 시점을 제어하는 데 사용될 수 있음을 제시한다.

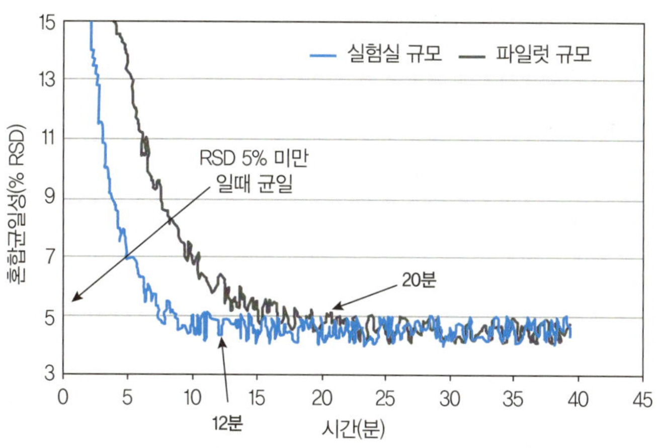

그림 4-6 실험실 및 파일럿 규모에서 in-line NIR 방법으로 측정된 혼합균일성 예시 자료

4.5.2.2 속방정 제조를 위한 혼합공정 최적화

속방정에 대한 QbD 예시 모델에서는 혼합 종료 시점 설정을 위해 혼합공정(V-blender)에 in-line 방법으로 NIR PAT를 사용하여 혼합균일성을 모니터링할 수 있다. 참조방법으로는 HPLC를 사용한 오프라인 분석이 수행되었으며, NIR PAT 모델 검증을 위해 습득된 혼합균일성 데이터

와 참조방법의 데이터를 비교하였다. D90이 각각 10, 20, 30 μm인 아세트립탄을 사용하여 혼합공정을 실시하였으며, 비침습적으로 NIR 프로브를 사용하여 공정 중 혼합균일성을 모니터링하였다. 또한, 입자 크기 및 경로 길이의 영향을 최소화하기 위해 NIR 스펙트럼은 전처리 되었다. 그림 4-7의 위쪽 그림은 D90이 각각 10, 20, 30 μm인 아세트립탄을 사용하여 실시한 혼합공정 중 NIR PAT 모델을 통한 실시간 혼합균일성 모니터링 결과를 나타내며, 각각 368, 285, 234회 회전일 때 혼합균일성이 달성되어 혼합 종료 시점을 설정하였다. NIR PAT 모델을 통해 결정된 혼합 종료 시점이 적합한지 판단하기 위해 혼합 종료 시점(285회전수) 이상에서도 공정을 수행하였으며, 결과적으로 설정된 혼합 종료 시점 이후에도 혼합균일성이 달성됨을 확인할 수 있다.

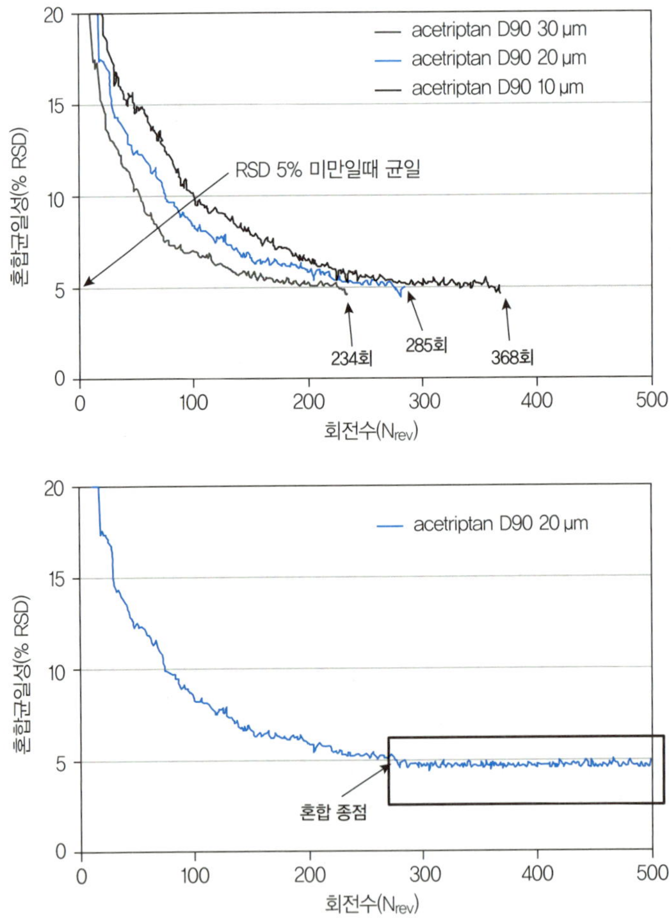

그림 4-7 NIR 방법으로 측정된 혼합균일성 예시 자료

4.6 NIR과 Raman 외의 다양한 PAT 도구

현재 제약공정에서는 PAT 도구로써 NIR과 Raman이 주로 사용되지만, 이외에도 다양한 PAT 도구가 사용될 수 있으며 이를 통해 여러 품질특성을 측정할 수 있다. 아래 표는 제약공정에서 NIR과 Raman 외의 다양한 PAT 도구의 종류및 특징을 나타낸다.

표 4-4 다양한 PAT를 위한 분석 도구

도구	정의 및 특징
Focused beam reflectance measurement (FBRM)	레이저 광의 후방 산란을 기반으로 분산된 입자의 코드 길이 측정. 현탄액, 에멀전, 결정화, 과립에서 입자 크기, 크기 분포, 입자 성장 거동의 모니터링에 적용됨.
Spatial filter velocimetry (SFV)	움직이는 입자의 현 길이를 측정. 유동층 과립화, 코팅, 분쇄, 분무 건조 등에서 입자 크기, 크기 분포의 모니터링에 적용됨. 후방 산란 레이저 광을 사용하는 FBRM과 달리 그림자를 적용하여 입자 코드 길이를 계산함. 수집된 빛을 Spatial filter를 사용하여 입자를 관찰하여 입자의 속도 측정.
초분광 이미징 (Hyperspectral imaging, HSI)	화학적 또는 분광 이미징으로 기존의 이미징 및 분광 기술을 통합하여 시료의 공간 및 스펙트럼 정보를 습득할 수 있는 검체 비파괴적 PAT 도구. 가시광선, 근적외선, 단파적외선 등의 다양한 파장 범위에 적용 가능. 습득된 이미징 데이터는 데이터 큐브 형성을 위해 3차원적으로 결합 및 처리됨.
질량분석법 (Mass spectrometry, MS)	높은 해상도와 질량 정확도로 작은 분자의 정성 분석에 사용될 수 있음. 짧은 분석시간으로 여러 유형의 화합물 측정 가능. 시료의 하전 입자에 대한 질량 대 전하 비율 측정.
테라헤르츠 펄스 이미징 (Terahertz pulse imaging ,TPI)	테라 헤르츠 흡수 스펙트럼은 3D 배열과 관련이 있으며, 0.1–4.0 THz의 스펙트럼 범위 포함. 적외선에 비해 파장이 길어 산란이 거의 발생하지 않음. 비이온화 방사선을 사용하기 때문에 안전함. 실시간 이미징을 위해 사용되며 주요 코팅 두께를 모니터링하는 데 사용됨.
음향 공명 분광법 (Acoustic resonance spectrometry, ARS)	비침습적으로 제약공정에서 발생하는 소리를 감지하고 분석. 혼합, 분쇄, 유동층 과립화 등에 적용됨. 시료가 변형되거나 파괴될 때 발생하는 음향을 탄성파로 방출하여 센서를 통해 탄성파를 측정함.
X선 형광 (X–ray Fluorescence, XRF)	유도결합플라즈마 원자방출 분광법(ICP–AES)이나 원자 흡수 분광법(AAS)과 유사하게 시료의 구성 요소를 측정하는데 사용되는 원자 분석 기술임. 시료에 X선을 조사하여 시료에 존재하는 원소의 이산 에너지 특성을 갖는 형광 X선의 방출 유발. 정제 코팅 두께와 조성 모니터링에 적용 가능.
광 간섭 단층 촬영(Optical coherence tomography, OCT)	시료의 깊이를 비파괴적으로 측정할 수 있는 이미징 방법임. TPI와 동일한 원리를 통해 코팅 공정 중 코팅 두께 및 균일도 측정 가능.
Microwave resonance technology (MRT)	물 분자와 변화하는 전자기장 사이의 상호작용을 통해 비파괴적으로 과립화 공정에서의 수분함량 측정. NIR과 Raman과 달리 수집된 데이터의 전처리가 필요하지 않음.

제5장 원료의약품의 분석법

5.1 알코올, 에스테르, 알데히드와 케톤류 약물의 분석

5.1.1 알코올계열 약물의 분석

전형적인 알코올류 약물은 에탄올, 글리세롤(glycerol), 디메르카프롤(dimercaprol)과 D−소르비톨(D−sorbitol)이 있다.

5.1.1.1 확인시험

(1) 요오드포름(Iodoform)반응

에탄올은 요오드용액에서 요오드에 의해 산화되어 포름산염으로 되며 요오드포름을 형성하여 요오드포름의 특유의 냄새가 있고 노란색 침전을 생성한다.

$$CH_3CH_2OH + 4I_2 + 6NaOH \rightarrow CHI_3\downarrow + 5NaI + HCOONa + 5H_2O$$

(2) 아크롤레인(Acrolein)반응

1) 글리세린의 확인

이 약 2−3방울에 황산수소칼륨 0.5 g을 넣어 가열할 때 아크롤레인의 냄새가 난다.

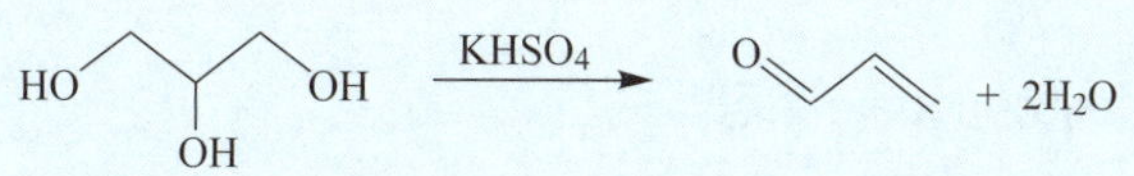

2) 디메르카프롤의 확인

① 이 약 1방울을 염화코발트육수화물용액(1→200) 1방울 및 물 5 mL의 혼합액에 넣을 때 액은

황갈색을 나타낸다.

② 이 약 및 디메르카프롤표준품을 가지고 적외부스펙트럼측정법의 액막법에 따라 측정할 때 같은 파수에서 같은 강도의 흡수를 나타낸다.

③ 중국약전에 의하면, 디메르카프롤은 Na_2CO_3과 같이 가열하면 아래와 같은 반응이 일어난다.

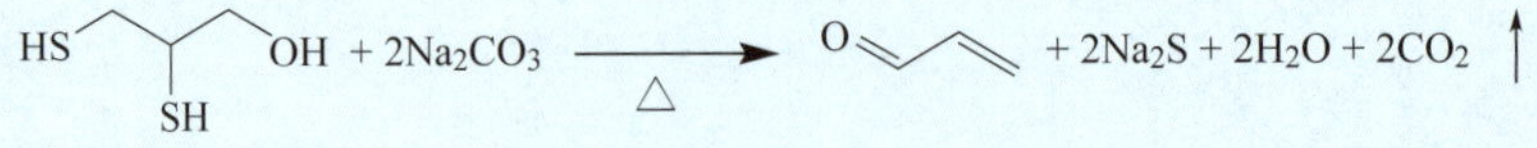

(3) 침전반응

디메르카프롤과 아세트산납시액이 반응하면 노란색의 lead mercaptide 침전이 생긴다.

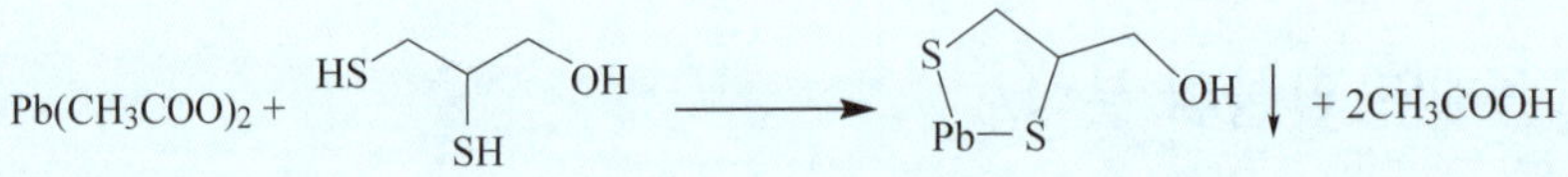

5.1.1.2 함량측정

(1) 요오드적정법(Iodometry)

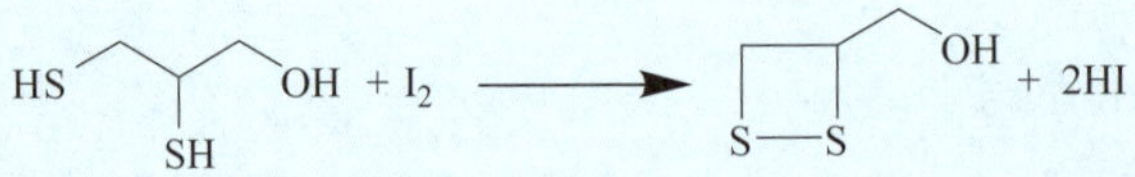

디메르카프롤 구조에서 디메르카프토기가 강한 환원성이 있기 때문에 요오드적정법으로 직접 함량을 측정할 수 있다.

이 약 약 0.15 g을 마개가 달린 플라스크에 정밀하게 달아 메탄올 10 mL를 넣어 녹이고 곧 0.05 mol/L 요오드액으로 액이 연한 노란색이 나타날 때까지 적정한다. 같은 방법으로 공시험을 하여 보정한다.

$$0.05\ \text{mol/L 요오드액 } 1\ \text{mL} \equiv 6.212\ \text{mg}\ \ C_3H_8OS_2$$

(2) Sodium (potassium) periodate 측정법

인접한 위치(vicinal)에 두 개 혹은 여러 개의 히드록시기가 있는 화합물은 모두 과요오드산(periodic acid)에 의해 산화되어 작은 분자의 산이나 알데히드를 생성한다. n개의 인접한 위치의 히드록시기를 갖고 있는 화합물은 과요오드산에 의해 산화할 때 $(n-1)$ mol의 과요오드산을 소비한다.

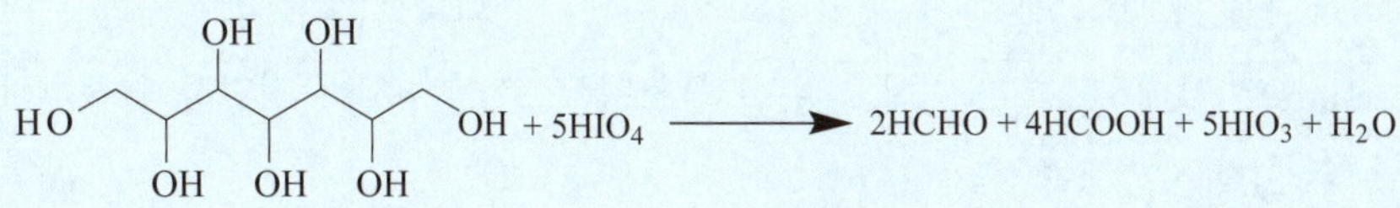

남은 과요오드산과 반응 중에 생긴 요오드산은 다시 요오드화칼륨(potassium iodide)과 작용하여 유리 요오드를 생성하는데 이것을 티오황산나트륨(sodium thiosulfate)으로 적정한다.

- D-소르비톨 정량법: 이 약을 건조하여 약 0.2 g을 정밀하게 달아 물에 녹여 정확하게 100 mL로 한다. 이 액 10 mL를 정확하게 취하여 요오드병에 넣고 과요오드산칼륨시액 50 mL를 정확하게 넣어 수욕에서 15분간 가열한다. 식힌 다음 요오드화칼륨 2.5 g을 넣고 곧 마개를 하여 잘 흔들어 섞고 어두운 곳에 5분간 방치한 다음 유리된 요오드를 0.1 mol/L 티오황산나트륨액으로 적정한다(지시약: 전분시액 3 mL). 같은 방법으로 공시험을 한다.

$$0.1\ \text{mol/L 티오황산나트륨액}\ 1\ \text{mL} \equiv 1.8217\ \text{mg}\ C_6H_{14}O_6$$

5.1.2 에테르계열 약물의 분석

에테르계열의 약물분석은 마취용 에테르(anesthetic ether)의 분석 예로 설명한다.

마취용 에테르의 표준시험법에는 확인시험과 정량법이 포함되어있지 않다. 순도시험 대상 항목이 비교적 많은데 산도검사 외에도 알데히드, 과산화물, 악취, 불휘발성물질 등이 있다. 이 불순물들은 주로 생산과정과 저장과정에서 생긴다.

5.1.2.1 마취용 에테르의 제조방법

에탄올을 원료로 황산으로 에스테르화한 후 다시 에테르화하여 얻는다. 이 반응과정은 아래와 같다.

$$C_2H_5OH \xrightarrow[H_2SO_4]{\text{에스테르화}} C_2H_5OSO_3H \xrightarrow[C_2H_5OH]{\text{에테르화}} C_2H_5OC_2H_5$$

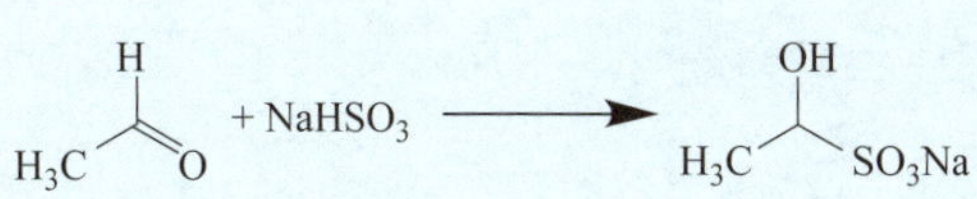

제조품에는 에탄올, 알데히드, 황산 등이 들어있는데 수산화나트륨과 물로 차례로 세척하고 다시 sodium bisulfite로 알데히드를 제거하고 수산화나트륨으로 탈수시켜 정밀하게 증류하면 마취용 에테르를 얻을 수 있다.

5.1.2.2 오염물질의 형성과 검사

에테르는 공기와 햇빛의 영향으로 과산화물, 알데히드 등 불순물이 생기고 알데히드는 계속하여 산화되어 아세트산을 형성한다.

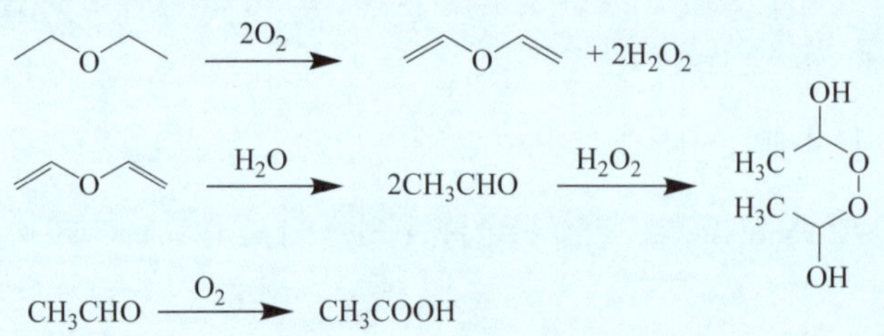

따라서 마취용 에테르에는 아래와 같은 검사항목이 있다.

(1) 산도

주로 에테르의 산화산물인 아세트산의 양을 검사한다. 산도가 크면 호흡 기도를 자극하여 기침을 유발시키고 또한 마취용 에테르의 안정성에 영향을 끼친다.

검사방법은 물 10 mL(thymol blue를 지시약으로 하고 NaOH 표준액(0.2 mol/L)으로 적정하여 파란색이 되게 한다)과 본 품 25 mL을 취하여 뚜껑을 막고 흔들어 혼합한 다음 NaOH 표준액(0.02 mol/L) 0.30 mL을 넣고 흔든 후 물 층이 계속 파란색이어야 한다.

(2) 알데히드

알데히드는 자극성을 갖고 있어서 마취할 때 분비물을 증가시킨다. 검사방법은 알데히드가 sodium bisulfite와 첨가반응을 하는 원리를 기초로 하여 남은 sodium bisulfite와 요오드를 적정하여 전분시액이 옅은 남색을 띤 후 과량의 $NaHCO_3$을 넣어 첨가반응물질이 해리되게 한 후 규정량의 요오드표준액을 넣어 용액이 남색을 띠면 알데히드가 기준치에 부합되는 것이고 만일 남색을 띠지 않으면 알데히드가 기준치를 초과한 것이다.

(3) 과산화물

마취용 에테르의 저장과정에서 쉽게 과산화합물이 유입되게 된다. 그중의 주요성분은 디히드록시기 과산화물이다. 일정한 부피의 마취용 에테르를 취하여 과량의 KI 전분시약을 넣은 후 1분간 강력히 흔들고 어두운 곳에 30분간 방치한 후 두 용액층이 모두 발색되지 말아야한다. 이 방법으로 과산화물을 검사한다.

5.1.3 알데히드계열 약물의 분석

알데히드계열 약물에는 포름알데히드(formaldehyde)용액, 포수클로랄(chloral hydrate) 등이 있다.

5.1.3.1 확인시험

(1) 포름알데히드의 확인

포름알데히드는 환원성이 있어 산화성이 있는 금속염을 환원시키고 알데히드기는 산화되어 상응하는 카르복시산으로 된다. 금속염은 산화되어 상응하는 금속이나 기타 저가의 산화물로 된다.

포름알데히드는 질산은암모니아용액을 환원시켜 금속 은을 석출하여 미세한 회색침전을 형성하거나 시험관 벽이 은도금이 되게 된다.

$$HCHO + 2Ag(NH_3)_2OH \rightarrow HCOONH_4 + 2Ag\downarrow + 3NH_3\uparrow + H_2O$$

(2) 포수클로랄의 확인

① 이 약 0.2 g을 물 2 mL에 녹이고 수산화나트륨시액 2 mL를 넣을 때 액은 혼탁하고 가온할 때 맑은 두 액층이 된다.

$$CCl_3CH(OH)_2 + NaOH \rightarrow CHCl_3 + HCOONa + H_2O$$

② 이 약 0.2 g에 아닐린 3방울 및 수산화나트륨시액 3방울을 넣고 가열할 때 페닐이소시아니드(유독)의 불쾌한 냄새가 난다.

5.1.3.2 함량측정

(1) 산화 후 적정법

포름알데히드가 염기성 조건에서 산화되어 포름산나트륨(sodium formate)이 형성되는 원리를 이용하여 과산화수소와 일정한 양의 NaOH를 과량으로 적정하여 수조에서 15분간 가열한 후 BTB(bromothymol blue)용액을 지시약으로 하여 남은 염기를 염산으로 적정하는 방법으로 포름알데히드 용액의 함량을 측정할 수 있다.

(2) Mohr법

이는 포수클로랄의 측정방법이다. 약 4 g의 포수클로랄을 취하여 정밀히 중량을 잰 다음 물 10 mL에 용해시킨 후 정확히 30 mL의 NaOH 용액(1 mol/L)을 넣고 잘 흔든다. 2분간 방치한 후 페놀프탈레인(phenolphthalein)용액 몇 방울을 넣고 황산표준액(0.5 mol/L)으로 빨간색이 없어질 때까지 적정한다. 다시 크롬산칼륨(potassium chromate) 6방울을 넣고 질산은표준액(0.1 mol/L)으로 적정한다. NaOH용액(1 mol/L)의 부피(mL)에서 소모된 황산표준액(0.5 mol/L)의 부피(mL)를 빼고 다시 소모된 질산은표준액(0.1 mol/L) 부피(mL)의 2/15를 빼면 된다.

1 mL의 NaOH 표준액(1 mol/L)는 165.4 mg의 $C_2H_3Cl_3O_2$에 해당한다.

$$CCl_3CH(OH)_2 + NaOH \rightarrow CHCl_3HCOONa + H_2O$$

$$2NaOH + H_2SO_4 \rightarrow Na_2SO_4 + 2H_2O$$

가수분해되어 생긴 클로로포름은 과량의 염기가 존재할 때 염기를 소모하고 포름산나트륨과 NaCl로 된다.

$$4NaOH + CHCl_3 \rightarrow HCOONa + 3NaCl + H_2O$$

비록 클로로포름이 소모한 염기의 양은 적지만 함량측정의 정확도에 영향을 주게 된다. 측정오차를 교정하기 위하여 산염기적정 후의 용액을 다시 질산은으로 적정한 수용액을 상응한 NaOH용액으로 계산하여 산염기적정 후의 결과에서 빼야 한다.

반응식에서 알 수 있듯이 1 mol 클로로포름은 4 mol의 NaOH를 소모하고 3 mol의 NaCl을 생성한다. 1 mol의 NaCl은 1 mol의 질산은으로 적정하여야 한다. 1 mL의 질산은표준액(0.1 mol/L)은 2/15 mL($1 \times 4/3 \times 1/10 = 2/15$)의 NaOH용액(1 mol/L)에 해당한다.

5.1.4 케톤류 약물의 분석

5.1.4.1 개요

케톤류 약물은 프리미돈(primidone), 프라지쿠안텔(praziquantel), 케토티펜푸마르산염(ketotifen fumarate) 등이 있다.

케톤류 약물은 화학적 성질이 그다지 활발하지 않기 때문에 약전에서 화학적 확인시험이 비교적 적다. 주로 자외선흡수스펙트럼과 적외부스펙트럼으로 검사한다.

정량분석방법도 전형적인 방법을 위주로 프리미돈의 함량은 질소측정법으로, 케토티펜푸마르산염은 비수적정법으로 하고 프라지쿠안텔은 HPLC법으로 분석한다.

5.1.4.2 확인시험

프리미돈을 예로 설명한다.

(1) 분해산물의 반응

1) 프리미돈은 산을 만나면 분해하여 포름알데히드를 생성하고 크로모트로프산(chromotropic acid)과 같이 수조에서 가열하면 용액이 자색으로 변한다. 후자는 포름알데히드의 전용발색반응이다.

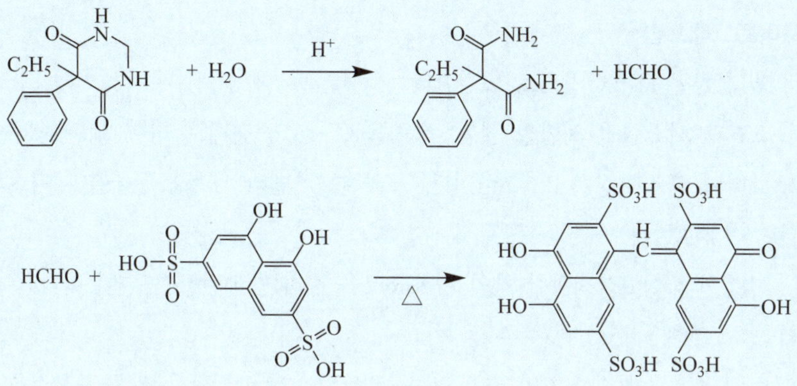

2) 프리미돈 약 0.2 g에 무수탄산나트륨 0.2 g을 넣어 섞고 가열할 때 발생하는 암모니아 기체는 적신 빨간색리트머스시험지를 파란색으로 변화시킨다.

(2) 적외부스펙트럼

프리미돈의 적외부스펙트럼의 주요 흡수피크는 아래와 같다.

표 5-1 프리미돈의 적외부스펙트럼의 주요 흡수피크

아마이드	ν_{H-N}	3200 cm^{-1}
	$\nu_{C=O}$	1708, 1664 cm^{-1}
벤젠 링	$\nu_{C=C}$	1595, 1490 cm^{-1}
	δ_{ring}	7000 cm^{-1}
벤젠	ν_{CH}	760 cm^{-1}

5.1.4.3 함량측정

(1) 비수적정법

케토티펜푸마르산염의 함량측정: 케토티펜푸마르산염 약 0.35 g을 정밀하게 달아 아세트산탈수물·아세트산(100)혼합액(7:3) 80 mL를 넣어 녹이고 0.1 mol/L 과염소산으로 적정한다. 이때 종말점은 적정종말점검출법의 전위차적정법을 이용하여 구하며, 같은 방법으로 공시험을 하여 보정한다. 1 mL의 과염소산(0.1 mol/L)은 42.55 mg의 $C_{19}H_{19}NOS \cdot C_4H_4O_4$에 해당한다.

(2) 액체크로마토그래프법

프라지쿠안텔의 함량은 HPLC법으로 측정한다.

- HPLC의 조건과 시스템의 적합성 실험: 칼럼을 C-18 충진제로 하여 메탄올:물(100:40)을 이동상으로 하며 측정파장은 263 nm이다. 프라지쿠안텔과 내부표준물질의 피크의 분리도는 요구에 부합되어야 한다.
- 내부표준물질용액의 제조: 적당한 양의 α-asarone을 취하여 메탄올을 넣어 희석하여 0.4 mg/mL로 만든다.

조작 약 100 mg의 시료를 취하여 10 mL의 용량플라스크에 넣고 정확히 내부표준물질용액 5 mL을 넣고 흔들어 용해시킨 다음 메탄올을 넣어 눈금까지 희석시킨 후, 10 μL을 주입(injection)하여 피크를 기록한다. 새로 프라지쿠안텔표준품을 같은 방법으로 측정하고 내부표준법으로 피크의 면적을 계산하면 된다.

5.2 방향족 카르복실산 및 에스테르류 약물의 분석

이 종류의 약물의 분자구조 특성은 벤젠고리와 카르복실기를 동시에 갖고 있거나 다른 치환기를 갖고 있다는 것이다. 따라서 카르복실기가 유리될 수 있다면 산성을 띠며 염이나 에스테르로 될 수 있다. 카르복실기가 직접 벤젠고리와 연결되어 있으면 방향족 카르복실산 및 에스테르 계열에 속하게 되는데 예를 들면 살리실산이나 벤조산이다. 카르복실기가 다른 탄화수소 등으로 연결되어 있으면 기타 방향족 카르복실산과 에스테르 약물에 속하게 된다.

5.2.1 살리실산계열 약물의 분석

약전에 수록된 살리실산(salicylic acid)계열의 약물은 아스피린, 살리실산디에틸아민(diethylamine salicylate), 아미노살리실산나트륨(sodium aminosalicylate), 살살레이트(salsalate) 등이 있다. 여기에서는 주로 아스피린과 아미노살리실산나트륨의 검사에 대해 중점 고찰한다.

5.2.1.1 화학적 성질

살리실산계열의 약품은 모두 고체이고 일정한 녹는점을 갖고 있는데 살리실산디에틸아민과 아미노살리실산나트륨은 물에 쉽게 녹고 기타 약물은 물에 아주 적게 녹거나 거의 녹지 않지만 에탄올, 에테르나 클로로포름과 같은 유기용매에 잘 녹는다. 용해성은 시료용액의 조제나 함량측정 시 적정 용매의 선택의 근거로 할 수 있다.

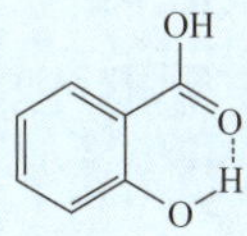

이상의 화학적 성질을 기초로 하여 살리실산, 아스피린 및 기타 정제는 모두 중성 에탄올에서 페놀프탈레인지시약으로 NaOH을 표준액으로 적정하여 함량을 측정할 수 있다.

5.2.1.2 확인시험

(1) $FeCl_3$ 반응

살리실산과 그 염은 중성 또는 약산성 조건에서 $FeCl_3$과 반응을 하여 연보라색의 철 배위화합물을 생성한다.

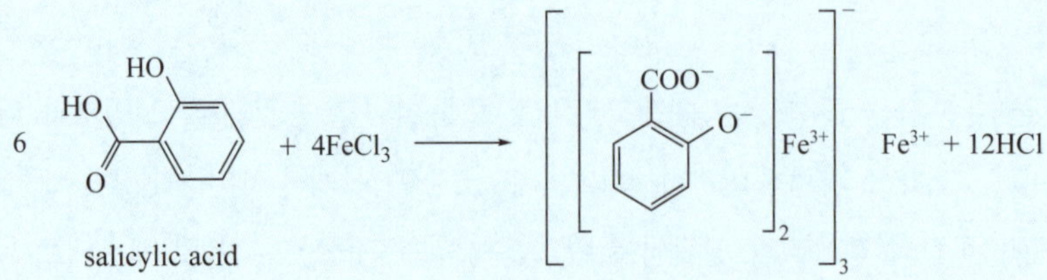

반응에 적합한 pH값은 4−6이고 강산성 용액에서 배위화합물은 분해된다. 이 반응은 매우 민감한 반응이므로 묽은 용액으로 실험을 진행한다. 시료를 너무 많이 취하게 되면 발색이 진하게 되는데 이때 물을 넣어 희석시킨 후 검사할 수 있다.

표 5-2 $FeCl_3$와 반응할 수 있는 살리실산계열의 약물

약품		시험방법	결과
아스피린	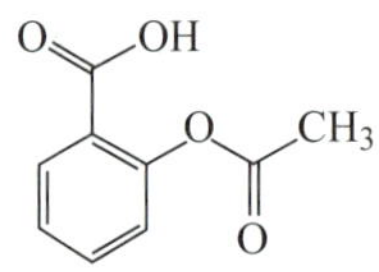	가열하여 가수분해 후 반응	연보라색
살리실산디에틸아민	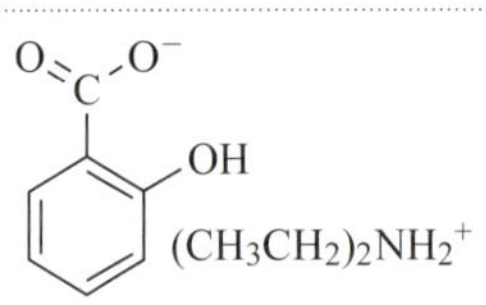	묽은 염산을 넣어 산성을 띤 후 반응	적자색

(2) 가수분해반응

아스피린과 Na_2CO_3 시약은 가열하면 가수분해하여 살리실산나트륨과 아세트산나트륨을 얻게 된다. 과량의 묽은 황산을 넣어 산성화시키면 살리실산의 백색침전이 석출되고 아세트산의 냄새가 나게 된다.

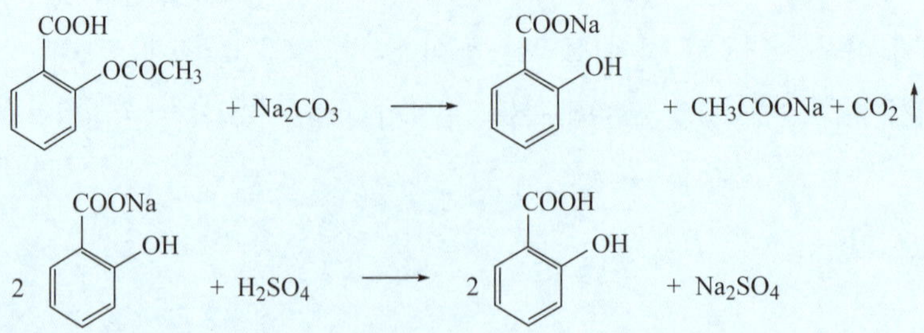

$$2CH_3COONa + H_2SO_4 \longrightarrow 2CH_3COOH + Na_2SO_4$$

5.2.1.3 아스피린의 순도시험과 함량측정

(1) 아스피린 합성 과정

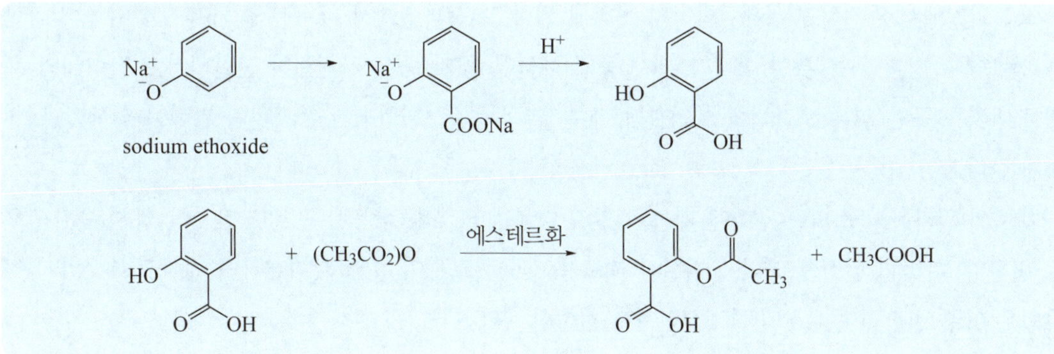

(2) 순도시험

'강열잔류검사'와 '중금속검사'를 제외하고 아래와 같은 특수 불순물의 검사항목이 있다.

1) 용액의 투명도

더운 Na_2CO_3 용액에 녹지 않는 불용성물질을 검사한다. 여기에는 반응이 완전히 가지 않은 페놀류와 살리실산의 정제과정에서 온도가 너무 높아서 생긴 페놀부산물 및 합성과정에서 부반응으로 생긴 아세트산벤젠에스테르, 살리실산벤젠에스테르와 아세틸살리실산벤젠에스테르 등이 있다. 이런 불순물들은 모두 탄산나트륨용액에 녹지 않지만 아스피린은 녹는다. 이런 용해성의 차이를

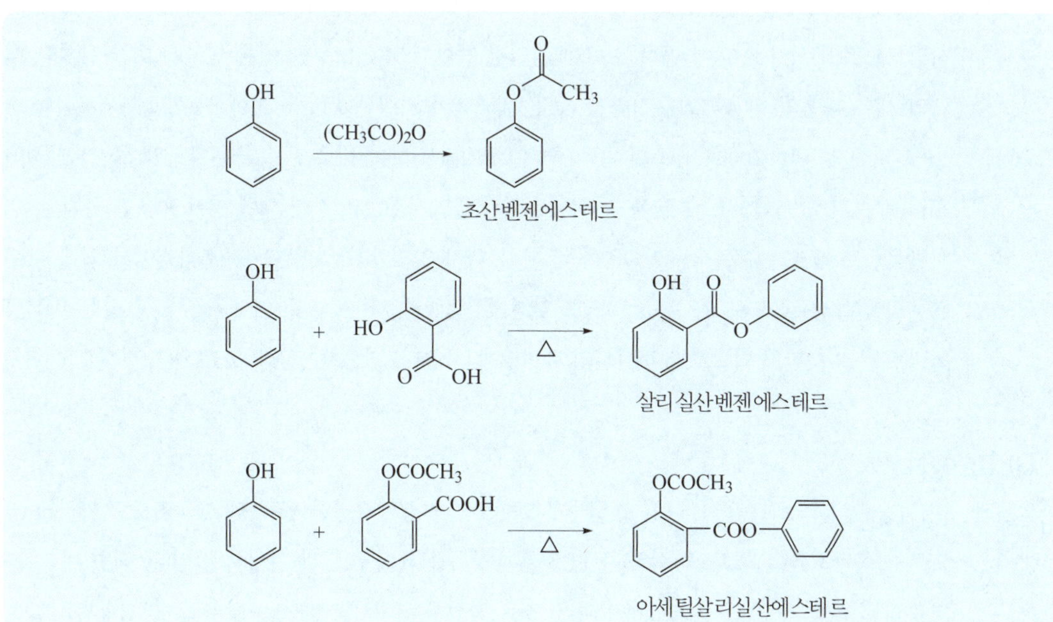

이용하여 탄산나트륨 시약의 투명도로 검사할 수 있다.

2) 살리실산

생산과정에서 완전하게 아세틸화하지 못하게 된다. 저장과정에서 가수분해 되어 생성된 살리실산은 인체에 독성이 있을 뿐만 아니라 분자 중의 페놀은 공기 중에서 천천히 산화되어 퀴논형태의 유색물질(예를 들면 옅은 노란색에서 적갈색, 짙은 갈색 등)로 변화되어 아스피린 완성품의 색깔을 변하게 한다.

검사의 원리는 아스피린 구조에 페놀이 없기 때문에 Fe^{3+}와 작용할 수 없지만 살리실산은 자색으로 변한다. 따라서 일정한 양의 살리실산 대조용액과 비교하여 유리 살리실산을 검사할 수 있다. 이 방법은 아주 민감하여 1 μg의 살리실산까지 검출할 수 있다.

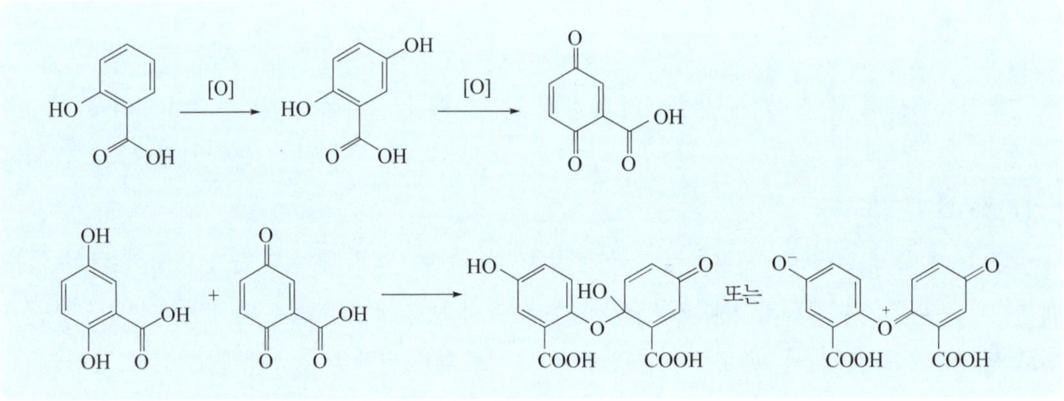

조작 아스피린 약 2.5 g을 에탄올(95)에 녹여 25 mL로 하고 이 액 1.0 mL를 취하여 새로 만든 묽은황산암모늄철(Ⅲ)시액 1 mL에 물을 넣어 네슬러관 중에서 50 mL로 한 액에 넣어 30초간 방치할 때 액의 색은 다음의 비교액보다 진하지 않다.(비교액 살리실산 0.1 g을 물에 녹이고 아세트산(100) 1 mL 및 물을 넣어 1000 mL로 한다. 이 액 1.0 mL를 취하여 새로 만든 묽은황산암모늄철(Ⅲ)시액 1 mL에 에탄올(95) 1 mL 및 물을 넣어 네슬러관 중에서 50 mL로 한 액에 넣어 30초간 방치한다.) 일반적으로 제제는 원료약품의 불순물 검사를 하지 않지만 아스피린은 제조과정에서 쉽게 가수분해되어 살리실산으로 될 수 있으므로 약전에서는 아스피린에 대하여서는 앞에서 말한 비색법 원리 또는 비슷한 방법으로 살리실산의 함량을 검사한다. 기준치는 각각 0.3%와 1.5% 이하이다.

(3) 함량측정

조작 이 약을 건조하여 그 약 1.5 g을 정밀하게 달아 0.5 mol/L 수산화나트륨액 50 mL를 정확하게 넣고 이산화탄소흡수관(소오다석회)을 단 환류냉각기를 써서 10분간 가만히 끓인다. 식힌 다음 곧 과량의 수산화나트륨을 0.25 mol/L 황산으로 적정한다(지시약: 페놀프탈레인시액 3방울). 같은 방법으로 공시험을 한다.

$$0.5\ \text{mol/L 수산화나트륨액 1 mL} \equiv 45.04\ \text{mg}\ C_9H_8O_4\ \text{(aspirin)}$$

5.2.2 벤조산(Benzoic acid)계열 약물의 분석

이 종류의 약물은 벤조산과 그 나트륨염을 예로 설명한다.

5.2.2.1 확인시험

(1) $FeCl_3$ 반응

벤조산의 염기성수용액이나 벤조산나트륨의 중성용액은 $FeCl_3$와 반응하여 황토색의 침전을 형성한다.

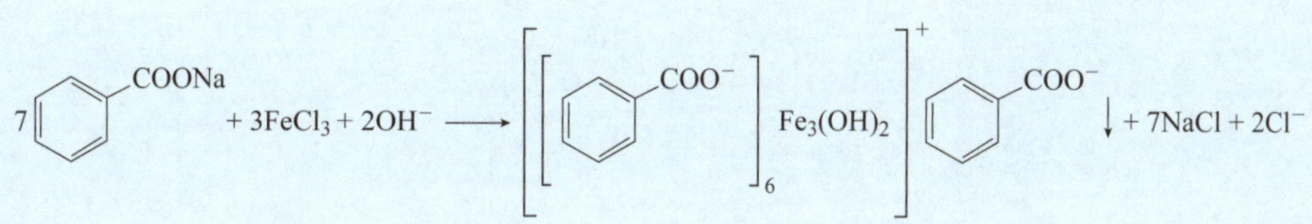

(2) 분해산물의 반응

벤조산염은 분해되어 벤조산 승화물로 되는데 승화된 벤조산을 감별에 쓸 수 있다. 예를 들면 벤조산나트륨을 건조한 시험관에 넣고 황산을 넣은 다음 가열하면 탄화되지 않고 벤조산이 석출되어 시험관 벽에 백색의 승화물이 응결되게 된다.

5.2.2.2 함량측정

벤조산나트륨은 벤조산 금속염이기 때문에 쉽게 물에 녹아 염기성을 띠게 된다. 염산적정법으로 적정하면 물에 녹지 않는 유리산이 석출되기 때문에 적정종말점의 pH가 선명하지 않아 정확히 판단하기 어렵다. 따라서 벤조산이 유기용액에 녹는 성질을 이용하여 물층에 물과 섞이지 않는 유기용매를 넣고 분액깔때기에서 적정하면 적정과정에서 생성된 벤조산은 대부분 유기층으로 추출되어 물층의 벤조산의 농도가 감소되어 적정반응이 완전히 진행되게 되고 벤조산이 해리되는 것도 낮출 수 있다.

조작 벤조산나트륨을 건조하여 약 1.5 g을 정밀하게 달아 300 mL의 유리마개플라스크에 넣고 물 25 mL를 넣어 녹이고 에테르 75 mL 및 브로모페놀블루시액 10방울을 넣어 0.5 mol/L 염산으로 적정한다. 적정은 물층과 에테르층을 잘 흔들어 섞으면서 한다. 종말점은 물층이 지속하는 연한 초록색을 나타낼 때로 한다.

$$0.5\ \text{mol/L 수산화나트륨액 1 mL} \equiv 72.05\ \text{mg}\ \ C_7H_5NaO_2$$

5.2.3 기타 방향족산(Aromatic acid)계열 약물의 분석

클로피브레이트(clofibrate)의 분석방법을 예를 들어 설명한다.

5.2.3.1 화학구조와 확인시험

(1) 클로피브레이트의 화학명은 ethyl-2-(4-chlorophenoxy)-2-methylpropanoate인데 atromid-S 라고도 명명한다.

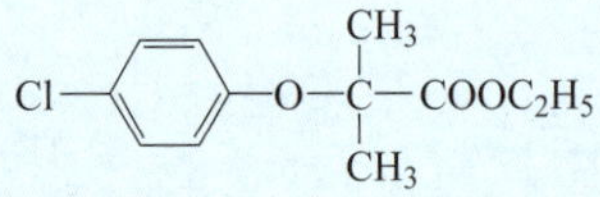

(2) 클로피브레이트의 분자구조를 보면 에스테르구조를 갖고 있어 염화철과 반응하여 유색의 hydroxamic acid의 Fe염을 형성하고 자색을 띠게 된다.

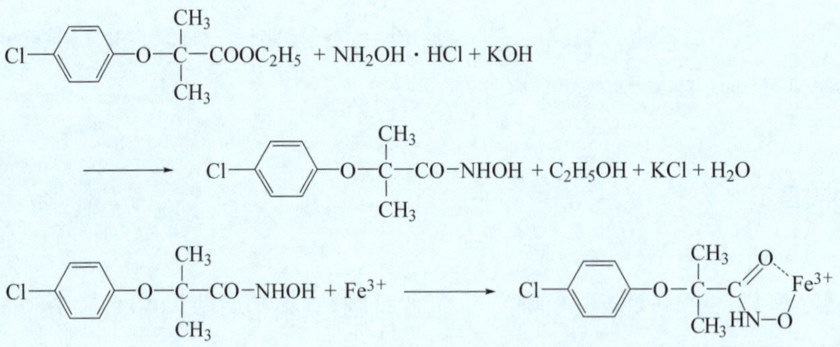

(3) 이 약 및 클로피브레이트표준품의 무수에탄올용액(1 → 10000)을 가지고 자외가시부흡광도측정법에 따라 흡수스펙트럼을 측정할 때 같은 파장에서 같은 강도의 흡수를 나타낸다. 또 이 약 및 클로피브레이트표준품의 무수에탄올용액(1 → 100000)을 가지고 흡수스펙트럼을 측정할 같은 파장에서 같은 강도의 흡수를 나타낸다.

(4) 이 약 및 클로피브레이트표준품을 가지고 적외부스펙트럼측정법의 액막법에 따라 측정할 때

같은 파수에서 같은 강도의 흡수를 나타낸다.

5.2.3.2 함량측정

조작 이 약 약 0.5 g을 정밀하게 달아 0.1 mol/L 수산화칼륨·에탄올액 50 mL를 정확하게 넣고 이산화탄소흡수관을 단 환류냉각기를 써서 수욕에서 가끔 흔들어 섞으면서 2시간 가열한다. 식힌 다음 곧 과량의 수산화칼륨을 0.1 mol/L 염산으로 적정한다(지시약: 페놀프탈레인시액 3방울). 같은 방법으로 공시험을 한다.

0.1 mol/L 수산화칼륨·에탄올액 1 mL = 24.270 mg $C_{12}H_{15}ClO_3$

5.3 아민계열 약물의 분석

약전에 수록된 아민계열의 약품은 종류가 아주 많은데 화학적구조에 따라 지방족아민(aliphatic amine), 방향족아민(aromatic amine), 3급 아민(tertiary amine) 등으로 나눌 수 있다. 이번 장에서는 방향족아민, 페닐에틸아민(phenylethylamine)과 아미노에테르(amino ether) 유도체계열의 약물의 분석에 대하여 설명한다.

5.3.1 방향족아민계열 약물의 분석

방향족아민계열에는 1급 방향족아민, 2급 방향족아민이나 치환기에 치환된 방향족아민이 있다. 대표적 약물로는 프로카인염산염(procaine hydrochloride)과 아세트아미노펜(acetaminophen)이 있다.

5.3.1.1 기본구조와 화학적 성질

(1) 프로카인염산염의 기본구조와 화학성질

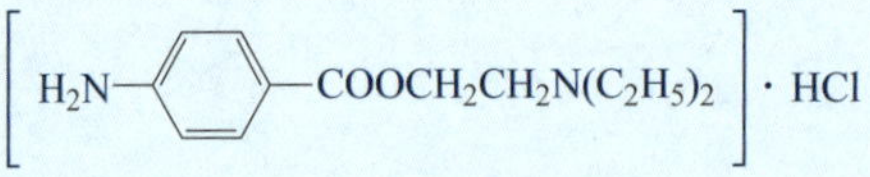

1) 1급 방향족아민의 특성: diazotization-coupling reaction(방향족제일아민 반응), 벤즈알데히드 축합 반응, 쉽게 산화되어 변색한다.

2) 에스테르계 약물로 쉽게 가수분해되는 특성이 있으며, 특히 빛, 열의 영향을 받거나 또는 염기성 조건의 영향을 받으면 약물의 가수분해가 더 촉진된다. 가수분해산물은 주로 *p*-아미노벤조산(*p*-aminobenzoic acid: PABA)이다.

3) 유리염기(free base)는 물에 잘 녹지 않고 염기성이 약하다. 약물구조 중에는 1급 방향족아민 구조와 동시에 지방족아민의 구조를 갖고 있다. 유리염기는 대부분 염기성 오일 상태이거나 녹는점이 낮은 고체로서 물에 잘 녹지 않고 유기용매에 잘 녹으며 그 염산염은 백색결정이거나 결정성 분말인데 일정한 녹는점을 갖고 있다. 프로카인염산염은 물이나 에탄올에 쉽게 녹고 에테르, 클로로포름 등 유기 용매에 잘 녹지 않는다. 약물의 염기성이 비교적 약하고 수용액에서 직접 중화적정하기에는 적합하지 않지만 비수적정법이나 아질산나트륨 적정법으로 그 함량을 측정할 수 있다.

(2) 아세트아미노펜의 기본구조와 화학성질

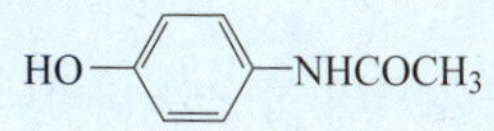

1) 가수분해된 산물은 1급 아민의 특성을 갖고 있다. 약물의 구조 중에는 acetamide구조를 갖고 있어 산성용액에서 쉽게 가수분해 되어 1급 아민을 형성한다. 따라서 약물의 가수분해산물은 1급 아민의 특성반응을 진행할 수 있다.

2) 가수분해산물은 에스테르화 된다. 아세트아미노펜은 가수분해 되어 아세트산을 형성하여 염기성용매 중에서 에탄올과 반응하여 에틸아세테이트의 향기를 낸다.

3) $FeCl_3$와 발색반응을 한다. 아세트아미노펜은 페놀구조를 갖고 있어 $FeCl_3$와 발색반응을 한다.

이상의 물성과 화학반응, 자외선흡수와 적외부스펙트럼 등은 모두 이들의 분석에 사용할 수 있다.

5.3.1.2 확인시험

(1) Diazotization–coupling 반응

약물분자 중의 1급 아민은 산성용액에서 아질산나트륨과 디아조화반응을 하여 디아조화합물을 형성하고 염기성에서 β–나프톨을 coupling하여 유색의 azo dyes를 형성한다. Diazotization–coupling 반응법은 아래 약물의 확인에 쓸 수 있다.

1) 프로카인염산염의 확인: 시료 50 mg을 취하여 묽은 염산 1 mL을 넣는다. 필요할 때에는 천천히 가열하여 용해시킨 후 냉각시킨 다음 0.1 mol/L의 아질산나트륨용액 몇 방울을 넣고 염기성 β–나프톨 몇 방울을 넣어 주황색에서 선홍색의 침전이 형성되어야 한다.

2) 아세트아미노펜의 확인: 아세트아미노펜에 묽은 염산을 넣고 수조에서 40분간 가수분해하여 p–aminophenol을 생성한다. 냉각된 후 반응용액 0.5 mL을 취하여 아질산나트륨시약 5방울을 떨어뜨리고 잘 흔들어서 물 3 mL로 희석한 후 염기성 β–나프톨시약 2 mL을 넣고 흔들어 빨간색을 띠어야 한다.

(2) $FeCl_3$ 반응

아세트아미노펜 수용액에 $FeCl_3$를 넣으면 남보라색을 띤다.

– 대한민국약전 프로카인염산염 확인시험

① 이 약 및 프로카인염산염표준품의 수용액(1→100000)을 가지고 자외가시부흡광도측정법에

따라 흡수스펙트럼을 측정할 때 같은 파장에서 같은 강도의 흡수를 나타낸다.

② 이 약 및 프로카인염산염표준품을 건조하여 적외부스펙트럼측정법의 브롬화칼륨정제법에 따라 측정할 때 같은 파수에서 같은 강도의 흡수를 나타낸다.

③ 이 약의 수용액(1→10)은 염화물의 정성반응을 나타낸다.

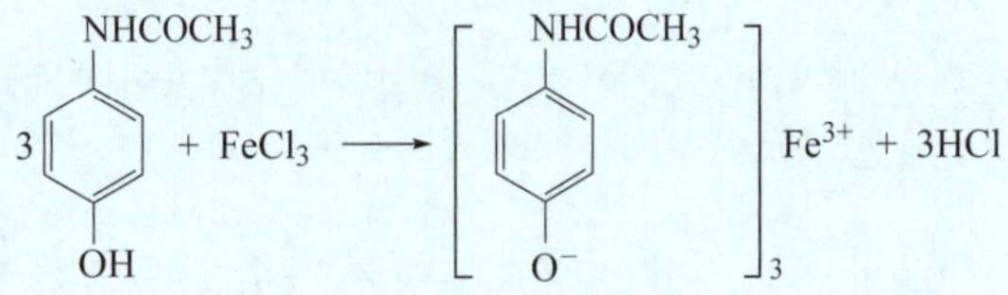

– 대한민국약전 아세트아미노펜 확인시험

이 약 및 아세트아미노펜표준품을 건조하여 적외부스펙트럼측정법의 브롬화칼륨정제법에 따라 측정할 때 같은 파수에서 같은 강도의 흡수를 나타낸다.

5.3.1.3 함량측정

(1) 프로카인염산염의 정량법: 이 약을 건조하여 약 0.4 g을 정밀하게 달아 염산 5 mL 및 물 60 mL를 넣어 녹이고 여기에 브롬화칼륨용액(3→10) 10 mL를 넣어 15℃ 이하로 식힌 다음 0.1 mol/L 아질산나트륨액으로 적정종말점검출법의 전위차적정법 또는 전류적정법에 따라 적정한다.

$$0.1\ \text{mol/L 아질산나트륨액 1 mL} \equiv 27.277\ \text{mg}\ \ C_{13}H_{20}N_2O_2 \cdot HCl$$

(2) 아세트아미노펜의 정량법: 이 약 및 아세트아미노펜표준품을 건조하여 약 20 mg씩을 정밀하게 달아 메탄올 2 mL에 녹이고 물을 넣어 정확하게 100 mL로 한다. 이들 액 3 mL씩을 정확하게 취하여 물을 넣어 정확하게 100 mL로 하여 검액 및 표준액으로 한다. 검액 및 표준액을 가지고 물을 대조로 하여 자외가시부흡광도측정법에 따라 시험하여 파장 244 nm에서의 흡광도 A_T 및 A_S를 측정한다.

$$\text{아세트아미노펜}(C_8H_9NO_2)\text{의 양(mg)} = \text{아세트아미노펜표준품의 양(mg)} \times \frac{A_T}{A_S}$$

5.3.2 페닐에틸아민(Phenylethylamine)계열 약물의 분석

5.3.2.1 기본구조와 전형적인 약물

이 종류 약물의 기본구조는 아래와 같다.

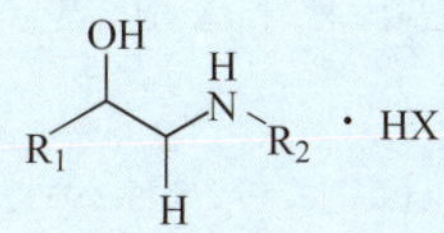

약전에서 수록된 페닐에틸아민계열의 원료약물은 거의 20가지가 된다. 여기서는 다만 에피네프린(epinephrine)계열 약물(표 5-3)의 확인, 검사 및 함량측정방법을 예로 든다.

표 5-3 페닐에틸아민계열의 원료약물

약물이름	R_1	R_2	HX
에피네프린 (Epinephrine)	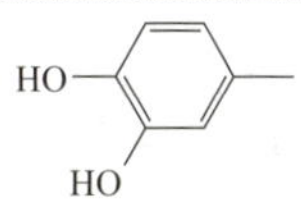	$-CH_3$	
노르에피네프린 타르타르산염 (Norepinephrine tartrate)	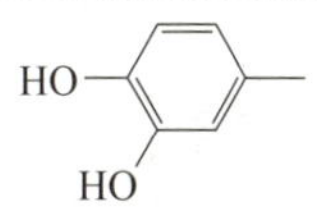	$-H$	CH(OH)COOH | CH(OH)COOH
페닐레프린 염산염 (Phenylephrine hydrochloride)	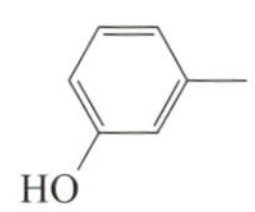	$-CH_3$	HCl
이소프로테레놀 염산염 (Isoproterenol hydrochloride)	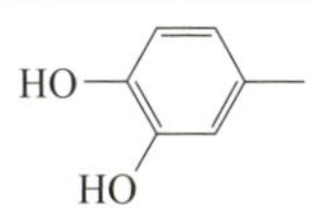	$-CH(CH_3)_2$	HCl

이 종류의 약물은 알킬아민(alkylamine) 구조를 갖고 약염기성이다. 유리염기는 유기용매에 녹고 그 염은 물에 녹는다. 분자중에 *o*-dihydroxybenzene(또는 페놀)구조를 갖고 있는 약물은 중금속이온과 착화합물을 이루고 발색한다. 공기에 노출되거나 빛을 받으면 쉽게 산화되어 색깔은 점점 짙어지고 염기성 용액에서 더 쉽게 색이 변한다.

5.3.2.2 확인시험

(1) $FeCl_3$ 반응

에피네프린 등의 약물은 Fe^{3+}과 complexation하여 발색반응을 한다. 염기성 용액을 넣으면 바로

Fe^{3+}에 산화되어 보라색 또는 자홍색을 띤다(표 5-4).

표 5-4 페닐에틸아민계열 약물의 발색반응

약물	발색반응
에피네프린	초록색, 암모니아시약을 넣으면 자색→적자색
노르에피네프린타르트타르산염	초록색, 탄산나트륨시약을 넣으면 남색→적색
페닐레프린염산염	자색
이소프로테레놀염산염	짙은 녹색, 새로 제조한 5% 수소탄산나트륨시약을 넣으면 남색→적색

(2) 산화반응

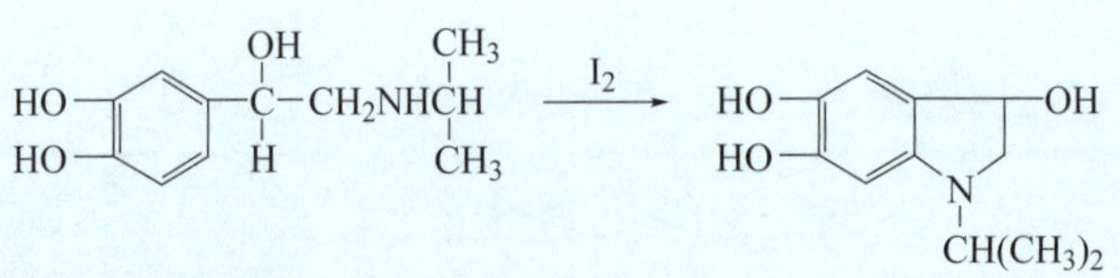

이소프로테레놀염산염은 산성조건하에서 신속히 요오드에 의해 산화되어 이소프로테레놀을 생성한다. 티오황산나트륨을 넣어 요오드의 갈색이 사라지게하면 용액은 옅은 빨간색을 띤다.

노르에피네프린타르트타르산염은 위에서 언급한 조건하에서는 비교적 안정하여 거의 요오드에 의해 산화되지 않는다. Potassium hydrogen tartrate 포화용액(pH = 3.56)에서만이 산화될 수 있는데 용액은 무색이거나 옅은 적색 또는 옅은 자색이다. 이 반응을 이용하여 이소프로테레놀과 구별할 수 있다.

에피네프린은 산성조건에서 과산화수소에 의해 산화된 후 용액은 빨간색을 띤다.

(3) 포름알데히드-황산반응

노르에피네프린타르트타르산염은 포름알데히드-황산시약과 발색하는데 이는 방향족 화합물의 발색반응이다. 이 반응은 다른 약물과의 구별에 쓸 수 있다(표 5-5).

표 5-5 페닐에틸아민계열 약물의 황산반응

약물	노르에피네프린타르트타르산염	이소프로테레놀염산염	에피네프린
색상	등황색-자색	자색	자색

(4) 자외선 및 적외부스펙트럼

이소프로테레놀염산염은 그 수용액(0.05 mg/mL)을 280 nm에서의 흡광도 0.50으로 확인할 수 있고 적외부스펙트럼으로도 확인할 수 있다.

5.3.2.3 함량측정

페닐에틸아민계열 약물의 정량법은 주로 비수적정법과 브롬적정법이다. 제제에 대한 분석법은 비교적 많은데 예를 들면 추출적정법, 음이온 표면활성제적정법, 자외가시부흡광도측정법, 발색법과 HPLC법 등이 있다.

(1) 비수적정법

전형적인 4개의 약물에서 페닐레프린염산염을 제외한 3개 약물의 원료는 비수적정법으로 함량을 측정한다. 자주 사용하는 용액조건은 아세트산무수물을 용매로 하여 아세트산수은으로 할로겐화수소의 영향을 제거하고 결정지시약으로 적정종말점을 확인한다.

(2) 브롬적정법

페닐에프린염산염 및 주사액은 브롬적정법으로 함량을 측정한다. 약물분자중의 페놀의 구조를 이용하여 산성용액에서 페놀의 오르쏘, 파라 위치의 활발한 프로톤이 과량의 브롬으로 적정할 때 정량적으로 bromination반응이 일어난다. 다시 요오드측정법으로 남은 브롬을 측정한다. 소모된 브롬 및 티오황산나트륨 두 표준액의 양으로 시료의 함량을 측정한다.

1) 브롬적정법 반응식

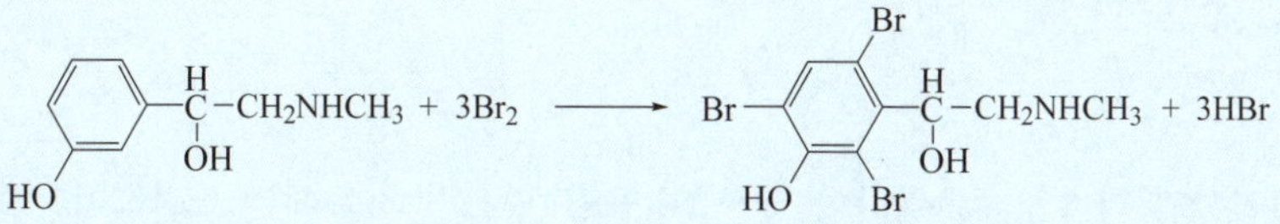

$$Br_2 + 2KI \longrightarrow 2KBr_2 + I_2$$

$$I_2 + 2Na_2S_2O_2 \longrightarrow 2NaI + Na_2S_4O_6$$

2) 조작 요점

- 유리브롬과 요오드는 휘발되기 쉽기 때문에 조작과정에 유실되는 것을 방지해야 한다.
- 너무 과량의 브롬용액을 넣으면 안 된다. Bromination에서 페놀의 산화 혹은 브롬화반응을 일으킬 수 있다. 일반적으로 2% 정도 초과하여 넣는다.
- 조작 과정 중의 브롬과 요오드의 유실된 양을 보정하기 위하여 공시험을 해야 한다.

5.3.3 아미노에테르(Amino ether)계열 약물의 분석

이 종류의 약물은 디펜히드라민염산염(diphenhydramine hydrochloride) 및 그의 분석을 위주로 설명한다. 주로 확인시험과 함량측정방법을 고찰하여 같은 유형의 제형의 약물 분석방법과 이론적 기초에 도움이 되도록 하기 위함이다.

5.3.3.1 기본구조와 성질

디펜히드라민염산염의 구조식은 아래와 같다.

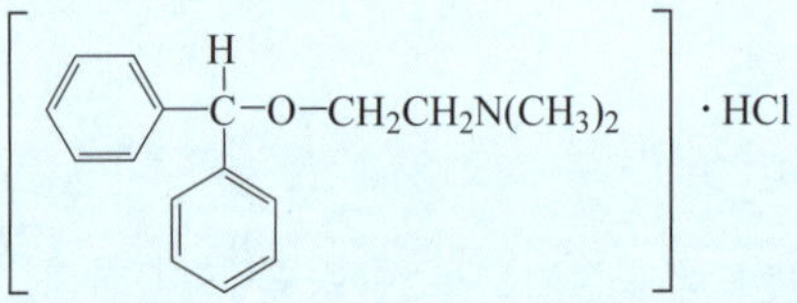

디펜히드라민염산염은 백색결정성 분말이다. 빛을 받으면 분해되어 벤조페논, 디페닐메탄올과 β-디메틸아미노에탄올 등으로 분해된다. 산성용액에서는 점차 분해되어 디페닐메탄올과 β-디메틸아미노에탄올로 된다.

5.3.3.2 확인시험

(1) 발색반응

디펜히드라민염산염 약 5 mg을 취하여 황산 1방울을 넣으면 처음에는 노란색이지만 점차 주홍색으로 되고, 물을 적가하면 백색의 혼탁액으로 된다.

(2) 가수분해반응

디펜히드라민염산염 수용액은 산을 만나면 가수분해되어 수용성이 매우 낮은 디페닐메탄올 [$(C_6H_5)_2CHOH$]을 생성하여 물층에 분산되어 있으므로 유백색의 혼탁액을 형성하게 된다. 몇분 동안 가열하면 오일상태의 액체로 되고 냉각하면 백색 바세린형태로 된다.

(3) 질산은반응

디펜히드라민염산염 수용액에 질산은시약을 떨어뜨리면 바로 백색의 유상침전이 형성된다. 만일 암모니아시약을 넣으면 염이 석출되어 유탁액으로 되기 때문에 이 반응으로 감별할 수 있다.

(4) 자외선 및 적외부스펙트럼 측정

디펜히드라민염산염용액을 0.1 mol/L 염산용액에 용해시킨 후 0.5 mg/mL의 용액을 만들어 자외선흡수스펙트럼에서 253 nm와 258 nm에서 두 개의 큰 피크가 나타난다.

적외부스펙트럼에서 벤젠링과 기타 mono-치환링의 특정 피크를 제외하고 2700 cm^{-1}-2400 cm^{-1}에 3차아민 ν_{N-H}의 피크가 있고, 1115 cm^{-1}에 에테르의 ν_{C-O} 피크가 있다.

5.3.3.3 함량측정

(1) 비수적정법

디펜히드라민의 원료는 디펜히드라민염산염이다. 아세트산무수물에 녹인 후 아세트산수은(mercuric acetate)을 넣고 과염소산(perchloric acid)과 정량으로 반응하여 디펜히드라민의 과염소산염을 생성한다.

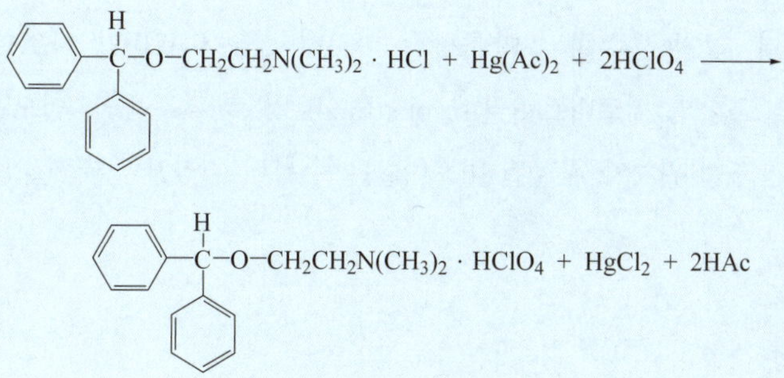

조작 이 약을 건조하여 약 0.4 g을 정밀하게 달고 아세트산탈수물·아세트산무수물혼합액(7:3) 50 mL를 넣어 녹이고 0.1 mol/L 과염소산으로 적정종말점검출법의 전위차적정법 또는 전류적정법에 따라 적정한다. 같은 방법으로 공시험을 하여 보정한다.

0.1 mol/L 과염소산 1 mL ≡ 29.182 mg $C_{17}H_{21}NO \cdot HCl$

5.4 바르비탈계열 약물의 분석

5.4.1 기본구조와 성질

5.4.1.1 기본구조

바르비탈(barbital)계열 약물의 모핵은 바르비투르산(barbituric acid)이다. 그 구조의 식은 아래와 같다.

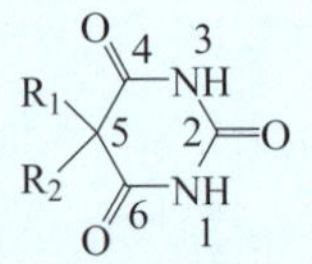

상용약은 바르비투르산의 5, 5번 치환산물이고 1, 5, 5−치환 또는 2번 위치가 황으로 치환된 sulfur 치환산물도 있다. 약전에 수록된 약물에는 바르비탈 및 바르비탈 나트륨염과 아모바르비탈(amobarbital) 및 그 나트륨염, 세코바르비탈(secobarbital) 및 그 나트륨염, 티오펜탈나트륨(thiopental sodium)이 있고 1, 5, 5번 위치가 치환된 바르비탈은 수록되어 있지 않다.

5.4.1.2 특성

(1) 약산성

바르비탈계열의 고리화합물은 1, 3−디아미드구조를 갖고 있어 쉽게 엔올레이트 구조로 변화되어 수용액에서 2차 해리가 일어난다. 그러므로 바르비탈계열 약물의 수용액은 약산성을 띠고 있어 강염기와 수용성 염을 형성한다.

구조변화 및 2차 해리반응은 아래와 같다.

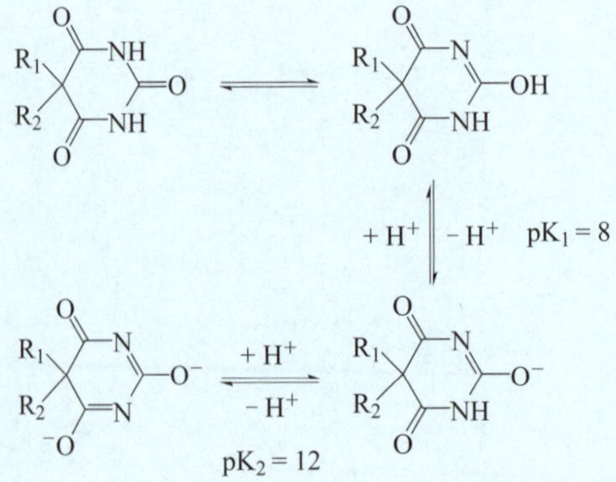

강염기와의 반응은 아래와 같다.

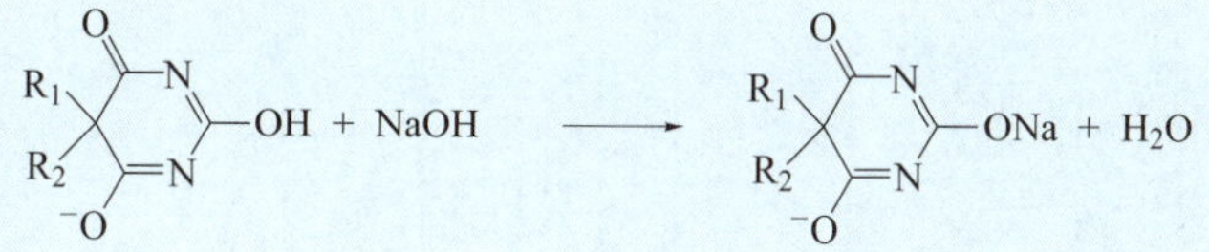

바르비탈계열 나트륨염 약물의 수용액은 염기성을 나타내기 때문에 만일 산을 넣어 산성으로 만들면 유리된 바르비탈 약물은 결정을 석출하여 생성된 침전을 여과처리한 후 녹는점을 측정하거나 화학반응에 쓸 수 있다. 물론 유기용매로도 유리된 바르비탈계열 약물을 추출하여 쓸 수 있다.

앞에서 말한 바르비탈과 그 염의 성질들은 확인, 추출분리 및 함량측정에 쓸 수 있다.

(2) 가수분해

바르비탈 구조 중의 imide 구조는 염기용액과 같이 가열하면 가수분해되어 암모니아 기체를 방출하고 젖은 적색의 리트머스시약을 파란색으로 변하게 한다.

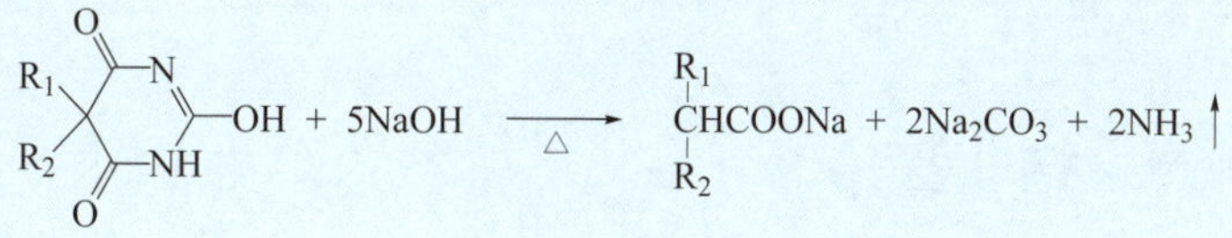

(3) 중금속이온과의 반응

바르비탈계열 약물의 분자구조에서 malonylurea는 적당한 pH 값에서 일부 중금속이온, 예를 들면 은 이온, 구리 이온 등과 착화합물을 생성하여 유색의 침전을 형성한다. 이 특성은 바르비탈계열 약물의 확인과 함량측정에 자주 쓰인다. 관련 화학반응식은 '확인시험'에서 찾아 볼 수 있다.

(4) 자외선흡수스펙트럼

5, 5-치환바르비탈 계열 약물의 자외선흡수스펙트럼은 해리차수에 따라 변화를 나타낸다. 산성용액에서는 해리되지 않기 때문에 뚜렷한 흡수피크가 없지만 pH 10의 염기성용액에서는 1차 해리가 생기고 240 nm에서 최대흡수가 있다. pH 13인 강염기성 용액에서는 2차 해리가 생겨 그림 5-1에 표시한 것처럼 최대 흡수피크가 255 nm로 이동한다.

티오펜탈계열은 산성 또는 염기성에서 모두 뚜렷한 피크가 있는데 그림 5-2에 표시한 것과 같다. 산성용액에서는 두 개의 흡수피크가 287 nm와 238 nm에 있고 염기성 용액에서는 304 nm와 255 nm(작은 피크)로 이동한다. 강염기성 용액에서는 255 nm의 피크가 없어지고 304 nm의 피크만을 관찰할 수 있다.

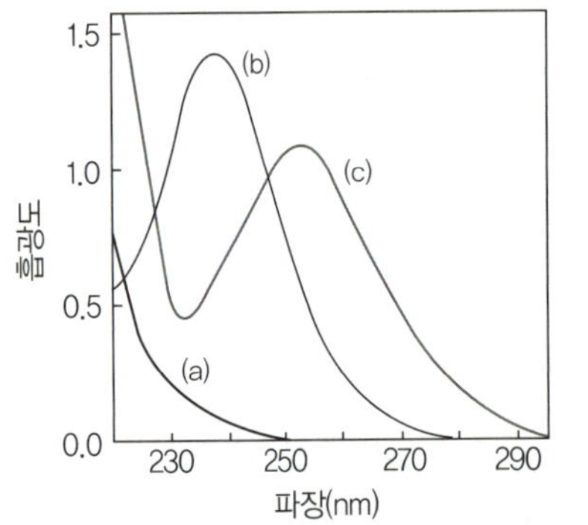

그림 5-1 바르비탈계열 약물의 자외선흡수스펙트럼 (2.5 mg/100 mL)

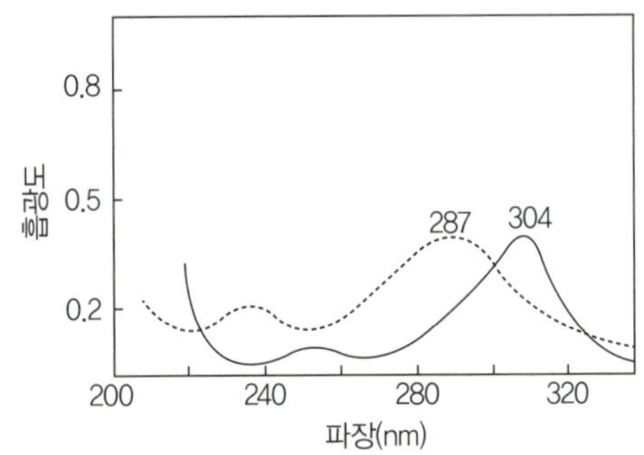

그림 5-2 티오펜탈의 자외선흡수스펙트럼

5.4.2 확인시험

5.4.2.1 Malonylurea 계열의 반응

약전의 '일반확인시험'에 있는 malonylurea 계열에 대한 확인시험은 은염반응과 구리염반응이 있다.

(1) 은염반응

바르비탈계열의 약물은 탄산나트륨용액에서 흔들어 용해시키고 여액에 질산은시약을 적가하면 백색침전이 생기고 흔들면 침전이 용해된다. 계속하여 과량의 질산은용액을 적가하면 침전은 더 이상 용해되지 않고 앞의 백색침전은 질산은 용액이 부분적으로 농도가 높아 형성된 것으로서 일부에 바르비탈 2차은염이 형성되지만 흔들게 되면 가용성 1차염으로 되고 계속하여 질산은용액을 과량으로 적가하게 되면 난용성의 2차염이 되어 더 이상 용해되지 않는다.

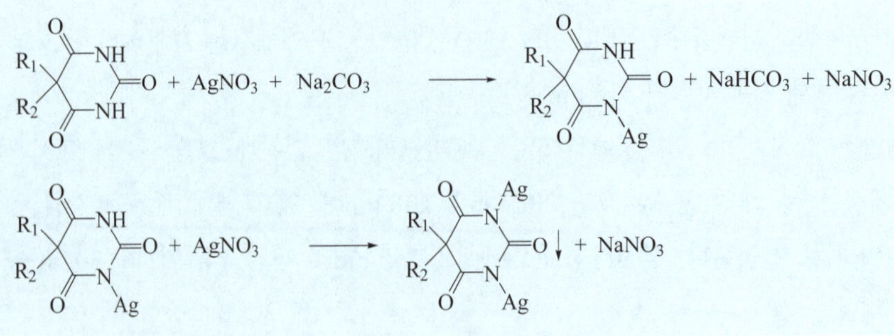

(2) 구리염반응

바르비탈계열 약물은 피리딘–구리시약과 작용하여 배위화합물을 형성하여 자색을 띠거나 자색 침전을 석출한다. 티오펜탈나트륨은 녹색을 띤다. 이 반응은 확인 또는 바르비탈계열과 티오펜탈계열 약물의 구별에 쓸 수 있다.

피리딘 용액에서 황산구리와의 반응식은 아래와 같다.

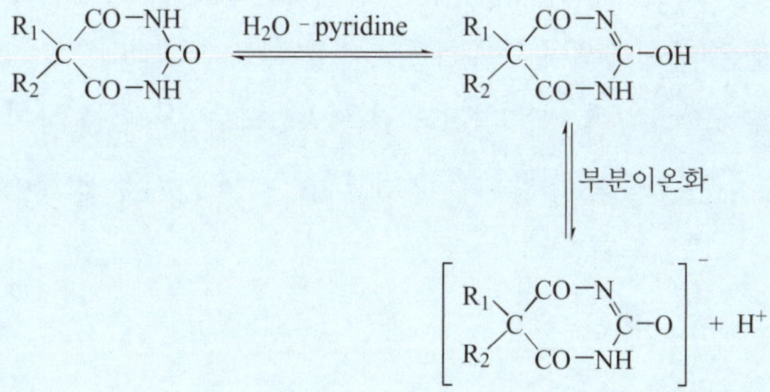

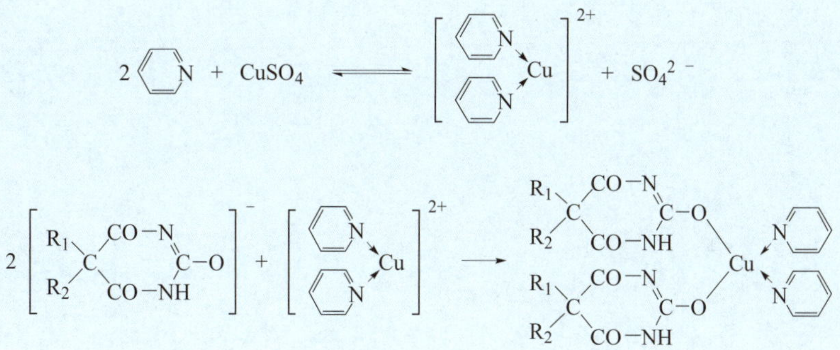

Malonylurea 계열의 반응은 페노바르비탈(phenobarbital), 아모바르비탈(amobarbital), 세코바르비탈(secobarbital) 확인에 쓸 수 있다.

5.4.2.2 녹는점 측정

특정 의약품의 녹는점은 물리상수로 의약품의 확인에 자주 쓰일 뿐만 아니라 그 순도도 반영하여 의약품의 품질을 평가하는 중요한 지표이다.

바르비탈계열 나트륨염의 약물은 쉽게 물에 녹고 산을 넣고 가열하면 바르비탈약물의 침전이 생기는데 침전은 여과 후 건조시켜 녹는점을 측정하는 방법으로 확인할 수 있다.

5.4.3 함량측정

5.4.3.1 페노바르비탈

– 정량법: 이 약을 건조하여 약 0.5 g을 정밀하게 달아 디메틸포름아미드 50 mL에 녹여 0.1 mol/L 수산화칼륨 · 에탄올액으로 적정한다(지시약: 알리자린옐로우 GG · 티몰프탈레인시액 1 mL). 다만 적정의 종말점은 액의 황색이 황록색으로 변할 때로 한다. 따로 *N*, *N*–디메틸포름아미드 50 mL에 에탄올 22 mL를 넣은 액을 가지고 같은 방법으로 공시험을 하여 보정한다.

0.1 mol/L 수산화칼륨 · 에탄올액 1 mL ≡ 23.224 mg $C_{12}H_{12}N_2O_3$

5.5 설폰아미드(sulfonamide)계열 약물의 분석

5.5.1 구조, 성질 및 확인시험

5.5.1.1 구조와 성질

설폰아미드 계열의 약물은 세균성 감염을 치료하는 약물이다. 구조상에서는 모두 *p*-aminobenzene sulfonamide의 유도체이다. 일반적으로 설폰아미드에 있는 질소는 N_1이고 벤젠 링에 있는 질소는 N_4이다. N_1 또는 N_4의 치환기가 다름에 따라 다른 설폰아미드약물이 형성된다. 이 장에서는 설파디아진(sulfadiazine)과 설파메톡사졸(sulfamethoxazole)에 대하여 대표적으로 고찰한다.

그 구조는 아래와 같다.

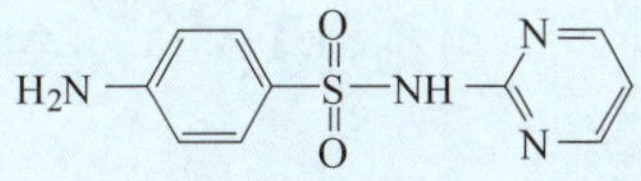

sulfadiazine

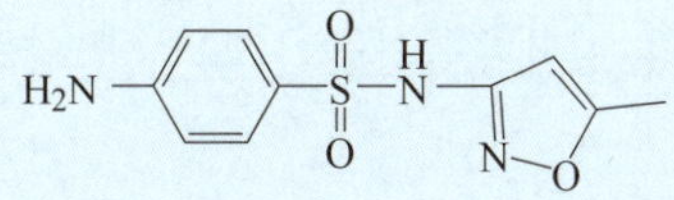

sulfamethoxazole

이 종류의 약물은 방향족아민(aromatic amine)과 설파민(sulfamine) 구조를 갖고 있기 때문에 대부분 양쪽성화합물이다. 이 중 설파민의 수소원자는 설파민의 친전자효과가 비교적 활발하여 약물이 일정한 산성을 띠고 있다. 그러므로 일부 금속과 난용성염으로 침전될 수 있다.

다른 설폰아미드 약물과 황산구리가 반응하면 다른 색깔의 구리염 침전이 형성되기 때문에 설폰아미드계열 약물의 확인에 쓰인다.

설파디아진과 설파메톡사졸은 N_4에는 치환기가 없는 방향족아민이다. 방향족아민은 산성조건에서 아질산나트륨과 디아조화반응을 할 수 있다. 그러므로 아질산나트륨으로 적정하여 그 함량을 측정할 수 있다. 방향족아민은 diazotization-coupling 반응을 할 수도 있고 방향족알데히드와 축합반응을 하여 유색의 Schiff base를 형성할 수도 있어 확인시험에 쓸 수 있다.

5.5.1.2 확인시험

(1) 방향족아민의 반응

1) Diazotization-coupling **반응**

이는 방향족아민 계열의 반응으로써 약전의 "일반시험법"에 방향족 1차 아민의 확인반응으로 수록

되어 있다. 검체시료 확인방법은 다음과 같다. 시료 50 mg을 취하여 묽은 염산 1 mL을 넣고 아질산나트륨용액(0.1 mol/L) 염기성 β–나프톨 몇 방울을 넣으면 등황색에서 붉은 색의 침전이 형성된다.

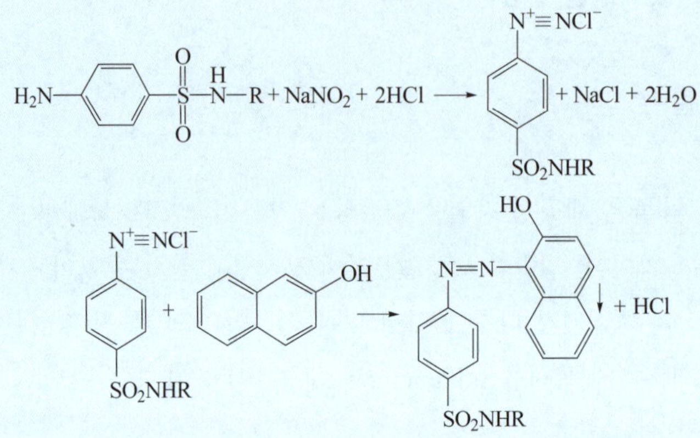

설파디아진과 설파메톡사졸은 모두 방향족아민을 갖고 있기 때문에 이 반응으로 확인할 수 있다.

2) 방향족알데히드와의 축합반응

이 종류 약물들의 방향족아민은 모두 방향족알데히드(예를 들면 p–디메틸아미노벤즈알데히드, 바닐린, 살리실 알데히드)와 산성용액에서 축합반응을 하여 유색의 Schiff base를 형성하여 확인할 수 있다. 예를 들면 p–디메틸아미노벤즈알데히드와 산성조건에서 반응하면 노란색의 Schiff base가 형성된다.

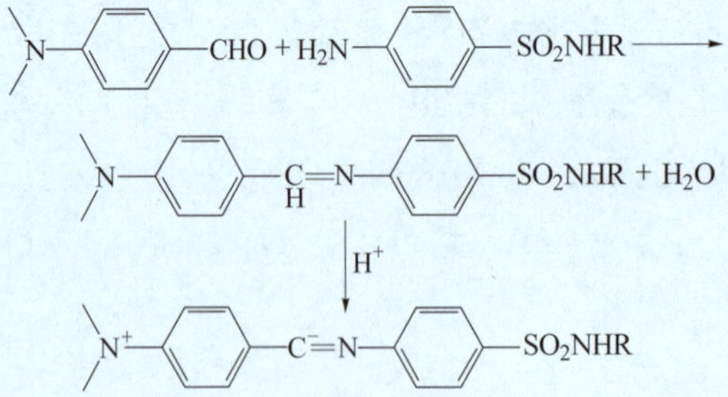

3) 황산구리와 염을 형성

이 종류 약물의 설파민구조의 수소원자는 비교적 활발하여 산성을 나타내고 있다. 그러므로 금속이온(예를 들어 Cu^{2+}, Ag^{+}, Co^{2+} 등)과 반응하여 난용성 침전을 형성한다. 그 중 황산구리의 반응은 이 종류 약물의 확인에 자주 사용된다.

- **설파메톡사졸의 확인방법:** 설파메톡사졸 약 0.1 g을 취하여 물과 0.4% NaOH 용액 각 3 mL을 넣고 흔들어서 용해시키고 여과하여 여액에 황산구리시약 1방울을 넣으면 바로 초록색의 침전을 나타낸다.

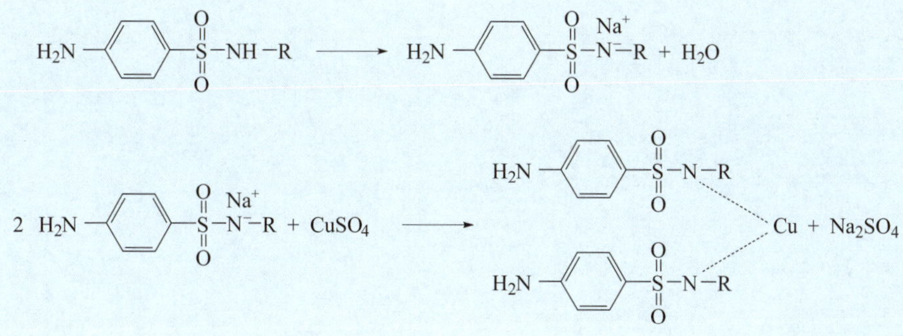

5.5.2 함량측정

5.5.2.1 설파메톡사졸의 측정방법

이 약을 건조하여 약 0.4 g을 정밀하게 달아 *N*, *N*−디메틸포름아미드 30 mL에 녹이고 물 10 mL를 넣은 다음 0.1 mol/L 수산화나트륨액으로 엷은 청색을 나타낼 때까지 적정한다(지시약: 티몰프탈레인시액 0.5 mL). 따로 디메틸포름아미드 30 mL에 물 26 mL를 넣은 액을 가지고 같은 방법으로 공시험을 하여 보정한다.

$$0.1\ \text{mol/L 수산화나트륨액}\ 1\ \text{mL} \equiv 25.328\ \text{mg}\ \ C_{10}H_{11}N_3O_3S$$

5.5.2.2 용출시험

설폰아미드류 약물의 용출시험은 염산용액(9→1000)을 용매로 하고 자외가시부흡광도측정법으로 비흡광도를 이용해 용출도를 검사한다.

- **설파디아진 용출시험:** 설파디아진을 취하여 용출시험법에 따라 측정한다. 염산용액(9→1000) 1000 mL를 용매로 하고 회전속도는 100회/분으로 하여 60분 뒤 용액 5 mL을 취하여 여과하고 여액 1 mL을 50 mL의 용량플라스크에 넣고 0.1 mol/L의 NaOH 용액으로 눈금까지 희석하여 분광광도법에 따라 254 nm의 파장에서 흡광도를 측정하여 $C_{10}H_{10}N_4O_2S$의 비흡광도

($E^{1\%}_{1cm}$)를 866으로 하여 정제 당 용출량을 계산하고 기준치는 표시량의 70% 규정에 만족시켜야만 한다.

$$\text{용출도}(\%) = \frac{A \times 50 \times 100}{E^{1\%}_{1cm} \times 100 \times 1 \times \text{표시량}} \times 100$$

5.6 헤테로사이클계열 약물의 분석

헤테로사이클(heterocycle)계열 약물은 분자구조에 헤테로사이클구조를 갖고 있는 약물이다. 고리에는 탄소를 제외한 원소로 질소, 산소, 황 등이 들어 있다. 헤테로사이클계열 약물의 종류는 아주 많은데 이 장에서는 비교적 자주 쓰이는 피리딘(pyridine)계열, 페노티아진(phenothiazine)계열과 벤조디아제핀(benzodiazepine)계열에 대하여 소개하도록 한다.

5.6.1 피리딘계열 약물의 분석

5.6.1.1 대표적 약물의 구조와 화학성질

대표적 약물은 이소니아지드(isoniazid)와 니케타미드(nikethamide)가 있다.

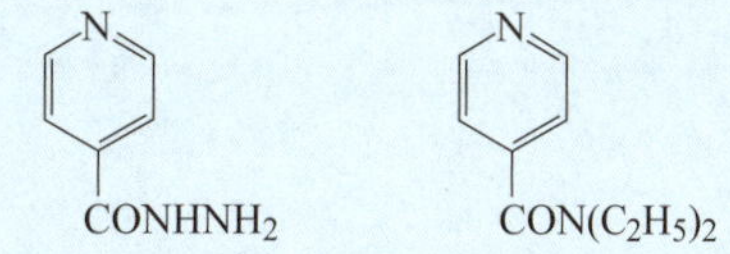

isoniazid　　nikethamide

이소니아지드는 결핵치료제인데 백색의 결정성분말이다. 이소니아지드 분자구조에는 피리딘환이 있어 고리에 질소원자를 함유하고 있기 때문에 염기성을 갖고 있어 일부 중금속이온과 침전을 형성할 수 있다. 파라 위치는 하이드라지드(hydrazide)에 치환되어 있는데 하이드라지드는 강한 환원성을 갖고 있어 암모니아시약, 질산은시약 등 산화제와 반응하기 때문에 확인 및 함량측정에 쓸 수 있다. 또한 일부 카르보닐기를 갖고 있는 시약과 축합반응을 할 수 있다.

니케타미드는 중추신경흥분제로서 백색 또는 옅은 노란 색의 오일상태의 액체이다. 니케타미드 분자구조에는 피리딘환이 있다. 파라위치는 아미드에 치환되어 있어 염기성조건에서 가수분해하여 디에틸아민(diethyl amine) 기체를 방출한다.

5.6.1.2 확인시험

(1) 환원반응

이소니아지드의 하이드라지드기는 환원성이 있어 질산은의 Ag^+을 금속 은으로 환원시키고 하이드라지드는 산화되어 질소기체로 된다.

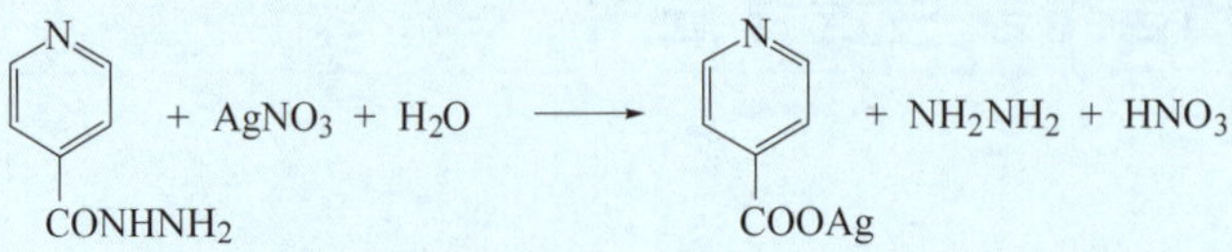

$$NH_2NH_2 + 4AgNO_3 \longrightarrow 4Ag\downarrow + N_2\uparrow + 4HNO_3$$

– **확인시험법:** 이소니아지드 약 10 mg을 취하여 시험관에 넣고 물 2 mL을 넣어 용해시킨 후 암모니아 질산은시약 1 mL을 넣으면 기포와 검은색 침전이 생기며 시험관의 벽에 은거울이 생긴다.

(2) 축합반응

이소니아지드의 하이드라지드기는 카르보닐기시약(예를 들면 벤즈알데히드)과 축합반응을 한다. 이 중 바닐린(vanillin)과의 반응을 보면 아래와 같다.

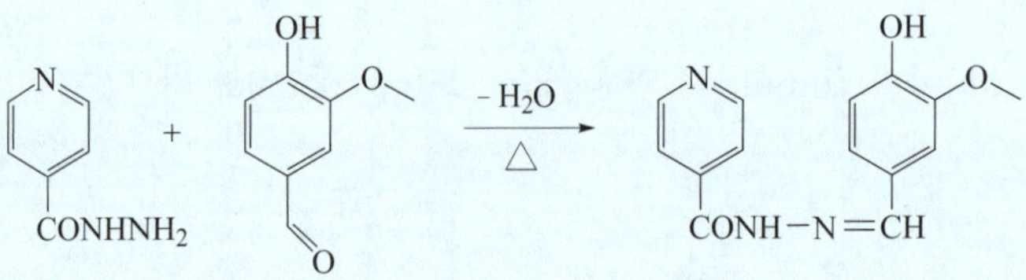

– **확인시험법:** 이소니아지드 약 0.1 g을 취해서 물 5 mL을 넣어 용해시킨 후 10%의 바닐린 에탄올용액 1 mL을 넣고 흔들어 약한 불로 가열하고 냉각시키면 노란색의 결정이 석출된다. 이 결정을 여과하고 묽은 에탄올에서 재결정하여 105℃에서 건조한 후 녹는점을 측정하면 녹는점은 228–231℃이다. 결정은 녹는 동시에 분해된다.

(3) 침전반응

이소니아지드 분자 중의 피리딘환은 염기성을 띤다. 이는 중금속염(예를 들면 염화수은, 황산구리, bismuth potassium iodide 등) 및 피크르산(picric acid)과 반응하여 침전을 형성한다. 이소니아지드는 염화수은과 반응하여 백색침전을 형성하는데 그 반응식은 다음과 같다.

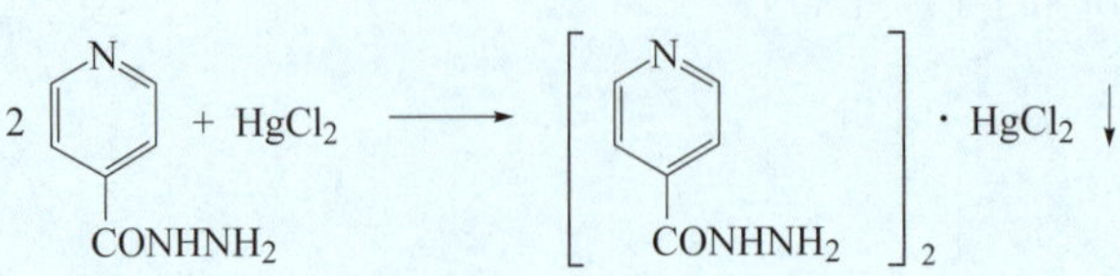

이소니아지드는 또 황산구리–구연산시약과 반응하여 먼저 녹색침전을 형성하고 가열하면 침전은 적갈색으로 변한다. 이 반응에서 먼저 형성된 이소니아지드의 구리염은 녹색이고 가열하면 히드라진은 Cu^{2+}을 환원시켜 적갈색의 산화제이구리(CuO)를 형성한다.

5.6.1.3 함량측정

(1) 이소니아지드의 함량측정

이 약을 건조하여 약 0.3 g을 정밀하게 달아 아세트산무수물 50 mL 및 아세트산탈수물 10 mL를 넣어 녹여 0.1 mol/L 과염소산으로 적정한다(지시약: α-나프톨벤제인시액 0.5 mL). 다만 적정의 종말점은 액의 황색이 녹색으로 변할 때로 한다. 같은 방법으로 공시험을 하여 보정한다.

$$0.1\ \text{mol/L 과염소산 } 1\ \text{mL} \equiv 13.714\ \text{mg}\quad C_6H_7N_3O$$

(2) 니케타미드의 함량측정

1) 비수적정법: 니케타미드의 피리딘환은 염기성을 갖는다. 중국약전과 국외 대다수 약전에서는 비수적정법을 사용하여 니케타미드 원료약물의 함량을 측정한다.

니케타미드 약 0.15 g을 취하여 정밀히 중량을 잰 뒤 아세트산무수물 10 mL과 크리스탈바이올렛 지시약(crystal violet indicator solution) 1방울을 넣고 과염소산(0.1 mol/L)표준액으로 용액이 파란색이 될 때까지 적정한다. 그리고 적정결과를 공시험으로 보정한다. 1 mL의 과염소산표준액(0.1 mol/L)은 17.82 mg의 $C_{10}H_{14}N_2O$에 해당한다.

2) 자외가시부흡광도측정법: 중국약전에서는 자외선흡수스펙트럼을 이용하여 니케타미드주사제의 함량을 측정한다.

피펫으로 정확히 니케타미드 1 mL을 취하여 100 mL 용량플라스크에 넣고 황산용액 0.5%로 몇 번에 나누어 피펫 내벽을 씻는다. 세척한 용액은 용량플라스크에 담고 황산용액 0.5%를 눈금까지 희석하고 흔들어서 적당량을 취하여 0.5%의 황산용액으로 희석하여 20 μg/mL의 니케타미드용액을 만들어 263 nm에서 흡광도를 측정한다. $C_{10}H_{14}N_2O$의 비흡광도($E^{1\%}_{1\text{cm}}$)를 292로 계산한다.

주사제의 용매는 비수적정법에 영향을 준다. 그러므로 자외가시부흡광도측정법의 방법으로 측정한다. 0.5%의 황산용액으로 시료를 용해시키는 것은 약물이 해리상태가 되어 물에 잘 녹게 하기 위해서이다.

5.6.2 페노티아진계열 약물의 분석

5.6.2.1 대표적 약물의 구조와 화학성질

페노티아진계열 약물은 항정신병약물이다. 구조에는 황, 질소의 헤테로사이클안트라센 구조가 있다. 대표적 약물인 프로메타진염산염(promethazine hydrochloride), 클로르프로마진염산염(chlorpromazine hydrochloride)의 구조는 아래와 같다.

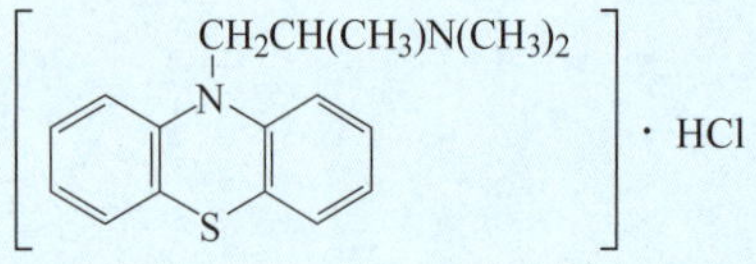

promethazine hydrochloride

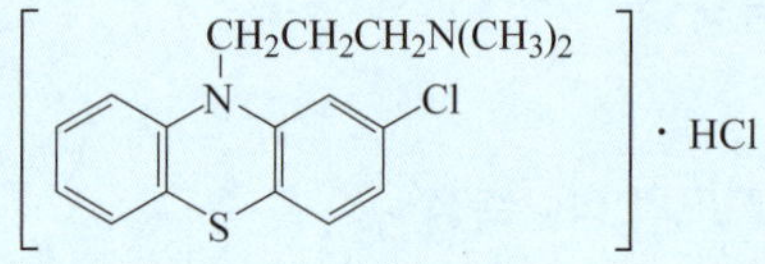

chlorpromazine hydrochloride

프로메타진은 헤테로사이클안트라센 구조에 디메틸아미노 이소프로필기가 치환되어 있다. 디메틸아미노그룹은 지방성아미노그룹에 속하기 때문에 염기성이다. 클로르프로마진의 헤테로사이클환의 치환기는 디메틸아미노프로필 그룹이기 때문에 역시 염기성이다. 두 약물의 치환기가 모두 염기성이 있기 때문에 임상에서는 그 염산염을 쓴다.

이 계열 약물의 모핵은 세 개의 벤젠환이 공액되어 있는 π 시스템이다. 이는 비교적 강한 자외선흡수를 갖고 있는데 일반적으로 3개의 피크가 있다. 204−209 nm(205 nm 부근), 250−265 nm(254 nm 부근)와 300−325 nm(200 nm 부근)이며, 제일 큰 피크는 250−265 nm이다. 그러므로 이 계열의 약물은 자외가시부흡광도측정법을 사용하여 확인과 함량측정을 한다.

헤테로사이클안트라센환의 황원자는 환원성이 있기 때문에 산화제를 만나면 산화되어 설폰이나 설폭사이드, 3−hydroxyphenothiazine으로 된다. 예를 들면 이 계열의 약물은 황산, 질산, 염화철 등 산화제를 만나면 산화되어 발색되기 때문에 확인과 함량측정에 자주 쓰인다.

이 계열 약물의 헤테로사이클 원자들은 금속이온, 예를 들면 Pd^{2+}과 유색배위화합물을 형성하여 이 반응도 확인과 함량측정에 사용할 수 있다.

5.6.2.2 확인시험

(1) 자외가시부흡광도측정법

페노티아진계열 약물의 자외선흡수의 특징은 비교적 선명하다. 그러므로 많은 약물을 자외가시부흡광도측정법을 사용하여 확인한다. 예를 들어 중국약전에서 클로르프로마진염산염(chlorpromazine hydrochloride)의 확인시험법은 시료를 취하여 염산용액(9→1000)을 넣어 5 μg/mL의 용액을 조제하여 분광광도법에 따라 254 nm과 306 nm의 파장에서 최대 흡수가 있고 254 nm에서 흡광도가 0.46이다.

(2) 산화반응

이 계열의 약물은 황산, 질산 등 산화제에 산화되어 발색반응을 일으키기 때문에 확인에 쓰인다. 예를 들면 중국약전에서 클로르프로마진염산염의 확인시험은 시료 5 mg을 취하여 물 1 mL에 용해시킨 후 질산 5방울을 넣어 빨간색을 띠고 점차 옅은 노란색으로 변한다. 시료 약 5 mg을 취하고

H_2SO_4 5 mL을 넣어 용해시키면 도홍색으로 변하고 방치하면 색상이 점점 더 짙어진다. 따로 시료 0.1 g을 취하여 물 3 mL에 녹인 후 질산 1 mL을 넣으면 적색침전이 생기고 가열하면 침전이 용해되고 침전은 적색에서 등황색으로 변한다.

(3) 염소이온의 반응

클로르프로마진염산염과 프로메타진염산염은 모두 염산염이다. 그러므로 염소이온(Cl^-)의 확인반응이 일어나야 한다. 염소이온의 확인반응은 다음과 같다.

① 시료을 취하여 질산을 넣어 산성으로 만든 후 질산은시약을 넣으면 바로 백색의 유상침전이 생긴다. 분리하고 침전에다 암모니아시약을 넣어 용해시킨 후 또 질산을 넣으면 침전이 다시 나타난다.

② 시료 소량을 취하여 시험관에 넣고 같은 양의 이산화망간을 넣고 고루 섞은 다음 황산으로 적시면서 천천히 가열하면 생성되는 염소증기는 요오드칼륨 전분시험지를 남색으로 변화시킨다.

③ 할로겐화합물의 불꽃반응(Beilstein test): 시료가 할로겐 원소를 함유할 경우 대한민국약전 불꽃반응시험법에 따라 실험하였을 때 녹색 불꽃을 나타낸다.

−클로르프로마진염산염의 대한민국약전 확인시험

① 클로르프로마진염산염의 수용액(1→1000) 5 mL에 염화제이철시액 1방울을 넣을 때 액은 적색을 나타낸다.

② 이 약 0.1 g에 물 20 mL 및 묽은 염산 3방울을 넣어 녹이고 2, 4, 6−트리니트로페놀시액 10 mL를 1방울씩 넣고 5시간 방치한다. 침전을 여과하여 물로 씻고 소량의 아세톤으로 재결정하여 105℃에서 1시간 건조할 때 그 융점은 175~179℃이다.

③ 이 약 0.5 g에 물 5 mL를 넣어 녹이고 암모니아 시액 2 mL를 넣어 수욕에서 5분간 가열하고 식힌 다음 여과한다. 여액에 묽은 질산을 넣어 산성으로 한 액은 염화물의 정성반응 2)를 나타낸다.

5.6.2.3 함량측정

(1) 비수적정법

페노티아진계열 약물의 모핵에는 질소원자가 있어 염기성이 극히 약하므로 적정이 어렵다. 치환기에 있는 지방족아미노그룹은 염기성이 비교적 강하기 때문에 비수적정법으로 적정할 수 있다. 일반적으로 빙초산 혹은 아세트산무수물(acetic anhydride)을 용매로 하여 과염소산으로 적정한다. 페노티아진계열은 염산염이기 때문에 적가하기 전에 소량의 아세트산수은을 넣어 해리가 어려운 염화수은을 형성해야만 염산염을 아세트산염으로 바꿀 수 있다. 그 다음에 적정을 시작해야 한다.

−프로메타진염산염의 함량측정: 이 약을 건조하여 약 0.5 g을 정밀하게 달아 아세트산탈수물·

아세트산(100)혼합액(7∶3) 50 mL에 녹이고 0.1 mol/L 과염소산으로 적정종말점검출법의 전위차적정법에 따라 적정한다. 같은 방법으로 공시험을 하여 보정한다.

프로메타진염산염은 아세트산무수물을 용매, orange IV를 지시약으로 과염소산용액으로 적정한다. 이 방법은 주로 원료의약품의 함량측정에 사용한다.

$$1\ \text{mL 과염소산}(0.1\ \text{mol/L}) \equiv 32.09\ \text{mg}\ \ C_{17}H_{20}N_2S \cdot HCl$$

(2) 자외가시부흡광도측정법

페노티아진계열 약물의 제제(예를 들면 정제, 주사제)는 보조제(pharmaceutical excipient)에 영향이 있기 때문에 비수적정법으로 적정할 수 없다. 그러므로 일반적으로 자외가시부흡광도측정법으로 함량을 측정한다. 프로메타진염산염 정제의 함량측정을 위하여 정제 10정을 취하여 당의를 제거한 후 프로메타진염산염 12.5 mg에 해당하는 중량을 취하여 200 mL의 용량플라스크에 넣고 염산용액(9→1000) 적당량을 넣고 15분 동안 흔들어서 프로메타진염산염 용액이 용해되게 한다. 여기에 염산용액(9→1000)을 눈금까지 넣어 희석하고 혼합한 후 건조한 여과지로 여과하여 정밀히 여액 10 mL을 취하여 100 mL인 용량플라스크에 담는다. 여기에 물을 눈금까지 넣어 희석하고 혼합한 후 249 nm의 파장에서 흡광도를 측정한다. 프로메타진염산염의 비흡광도($E^{1\%}_{1\text{cm}}$)는 910으로 계산한다. 측정결과의 계산공식은 아래와 같다.

$$\text{함량}(\%) = \frac{A}{E^{1\%}_{1\text{cm}}} \times \frac{200}{10} \times \frac{\overline{W}}{W_s} \times \frac{1}{\text{표시량}} \times 100$$

A : 흡광도

W_s : 시료의 중량(g)

$\overline{W}$: 평균 정제중량(g/정)

클로르프로마진염산염의 함량측정방법은 위 방법과 기본적으로 같다. 염산(9→1000)을 용매로 하고 254 nm에서 측정하여 비흡광도($E^{1\%}_{1\text{cm}}$) 915로 계산한다.

5.6.3 벤조디아제핀계열 약물의 분석

5.6.3.1 약물의 구조와 화학성질

벤조디아제핀계열의 약물은 응용이 매우 넓은 신경안정제에 속하는 향정신성의약품이다. 분자구조에는 벤젠환과 디아제핀(diazepine)으로 구성된 벤조디아제핀 헤테로사이클 구조를 갖고 있다. 대표적인 약물인 클로르디아제폭시드(chlordiazepoxide)와 디아제팜(diazepam)의 구조는 아래와 같다.

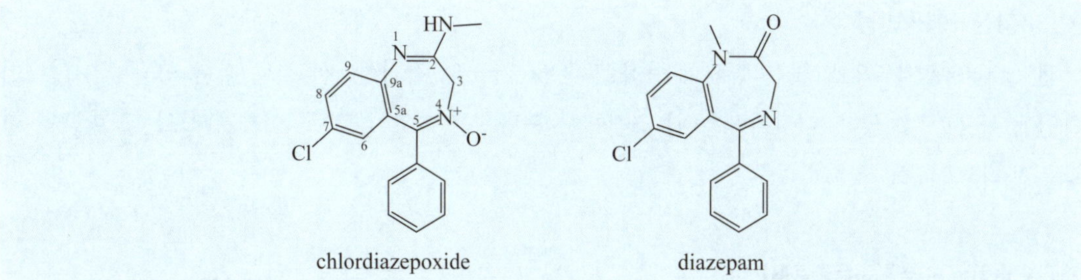

두 약물의 디아제핀환의 질소원자는 염기성이 있다. 따라서 특정 유기염침전제와 반응하여 침전을 형성한다. 또한 비수적정법을 사용해서 함량을 측정할 수도 있다. 클로르디아제폭시드와 디아제팜의 7번 탄소는 모두 염소에 치환되어 있다.

이 종류의 약물은 비교적 긴 공액시스템을 갖고 있다. 그러므로 자외선흡수가 있고 황산에 용해하면 365 nm의 자외선에서 서로 다른 형광을 띤다.

5.6.3.2 확인시험

(1) 침전반응

클로르디아제폭시드와 디아제팜의 디아제핀환의 질소는 염기성이 있어 염산용액에서 bismuth potassium iodide 시약과 반응하여 오렌지색의 침전을 형성한다. 중국약전에서는 이 반응으로 클로르디아제폭시드를 확인한다. 클로르디아제폭시드 10 mg을 취하여 염산용액(9→1000) 10 mL을 넣어 용해시킨 후 bismuth potassium iodide 시약 1방울을 넣으면 곧바로 등적색 침전이 생긴다.

(2) 가수분해 후 diazotization−coupling 반응

산성조건에서 가열하면 클로르디아제폭시드의 2번 위치의 메틸아민그룹은 가수분해되어 케톤그룹으로 되었다가 이후 더 가수분해되어 벤조페논(benzophenone) 유도체로 되는데 방향족아민 그룹을 갖고 있어 질산나트륨용액과 염기성 β−나프톨이 diazotization−coupling 반응을 하여 적색침전을 형성한다. 약전에서는 이 방법으로 클로르디아제폭시드를 확인한다. 디아제팜의 1번 위치는 메틸기에 치환되어 있어 가수분해산물에 방향족아민이 없기 때문에 diazotization−coupling 반응을 하지 못한다.

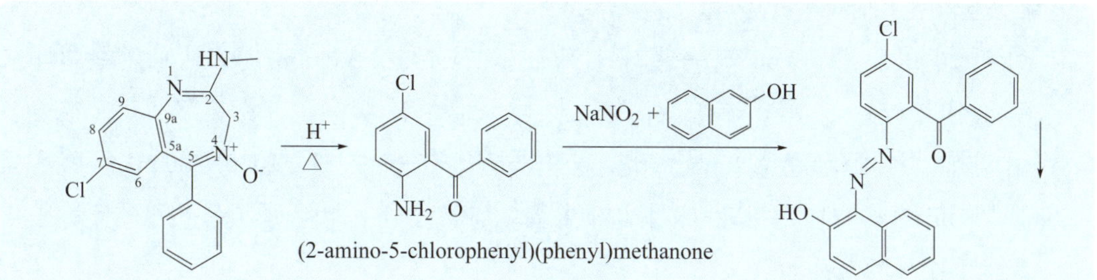

(3) 황산-형광반응

벤조디아제핀계열의 약물은 황산에 용해된 후 365 nm의 자외선에서 서로 다른 형광을 나타내어 확인에 사용할 수 있다. 디아제팜은 위 조건에서 녹황색을 띠고 클로르디아제폭시드는 노란색의 형광을 띤다.

(4) 자외가시부흡광도측정법

이 계열의 약물은 비교적 강한 자외선 흡수가 있어 자외선흡수스펙트럼으로 확인할 수 있다. 약전에는 클로르디아제폭시드에 염산용액(9→1000)을 가하여 7 μg/mL의 용액을 만들어 관찰하면 245 nm와 308 nm의 파장에서 최대흡수가 나타난다고 수록되어 있다. 디아제팜은 0.5%의 황산 메탄올용액으로 5 μg/mL의 용액으로 희석하여 측정할 때 242, 284, 366 nm에서 최대 흡수가 나타난다. 242 nm의 흡광도는 약 0.51이고 284 nm에서의 흡광도는 약 0.23이라고 수록되어 있다.

(5) 염소원소의 확인

클로르디아제폭시드와 디아제팜의 7번 탄소는 모두 염소원자에 치환되어 있다. 염소원자와 모핵은 공유결합으로 연결되어 있어 직접 확인할 수 없다. 먼저 산소플라스크 연소법(oxygen flask combustion method)으로 염소를 Cl^-로 전환시키고 5% NaOH 용액으로 흡수시켜 질산을 넣어 산성화시킨 다음 염화물의 확인반응으로 확인할 수 있다.

- 대한민국약전 클로르디아제폭시드 확인시험

① 이 약 및 클로르디아제폭시드표준품의 0.1 mol/L 염산시액용액(1→200000)을 가지고 자외가시부흡광도측정법에 따라 흡수스펙트럼을 측정할 때 같은 파장에서 같은 강도의 흡수를 나타낸다.

② 이 약 및 클로르디아제폭시드 표준품을 건조하여 적외부 스펙트럼측정법의 브롬화칼륨정제법에 따라 측정할 때 같은 파수에서 같은 강도의 흡수를 나타낸다.

③ 이 약을 가지고 불꽃반응시험법 2)에 따라 시험할 때 녹색을 나타낸다.

- 대한민국약전 디아제팜 확인시험

① 이 약 10 mg을 황산 3 mL에 녹이고 이 액에 자외선(주파장 365 nm)을 쪼일 때 황록색의 형광을 낸다.

② 이 약 및 디아제팜표준품 2 mg을 각각 황산의 무수에탄올용액(3→1000) 200 mL에 녹인 액을 가지고 자외가시부흡광도측정법에 따라 흡수스펙트럼을 측정할 때 같은 파장에서 같은 강도의 흡수를 나타낸다.

③ 이 약 및 디아제팜 표준품을 가지고 적외부스펙트럼측정법의 브롬화칼륨정제법에 따라 측정할 때 같은 파수에서 같은 강도의 흡수를 나타낸다.

④ 이 약을 가지고 불꽃반응시험 2)에 따라 시험할 때 파란색~청록색을 나타낸다.

5.6.3.3 함량측정

(1) 비수적정법

디아제핀환 위의 질소는 약염기성을 띠고 있어 원료약품은 대부분 비수적정법을 사용한다. 약물의 구조 및 염기성 강도가 다르기 때문에 사용되는 용매, 지시약 및 적정종말점의 색상도 다르다.

- **디아제팜의 측정방법:** 이 약을 건조하여 약 0.6 g을 정밀하게 달아 아세트산탈수물 60 mL에 녹이고 0.1 mol/L 과염소산으로 적정종말점검출법의 전위차적정법에 따라 적정한다. 같은 방법으로 공시험을 하여 보정한다.

$$0.1\ \text{mol/L 과염소산 } 1\ \text{mL} \equiv 28.474\ \text{mg}\ \ C_{16}H_{13}ClN_2O$$

(2) 자외가시부흡광도측정법

1) **용출시험**

디아제팜과 클로르디아제폭시드는 용출시험을 해야 한다.

- **디아제팜의 용출시험:** 이 약 1정을 취하여 시험액으로 0.1 mol/L 염산 900 mL를 써서 제1법에 따라 매분 100회전으로 시험한다. 용출시험 개시 30분 후의 용출액을 필요하면 시험액으로 적절하게 희석하여 검액으로 한다. 따로 디아제팜 표준품 적당량을 정밀하게 달아 0.1 mol/L 염산에 녹여 검액과 같은 농도로 하여 표준액으로 한다. 검액 및 표준액을 가지고 0.1 mol/L 염산을 대조로 하여 자외가시부흡광도측정법에 따라 시험하여 242 nm 부근의 흡수극대파장에서의 흡광도를 측정한다. 이 약의 30분간의 용출률이 85% 이상일 때 적합하다.
- **클로르디아제폭시드의 용출시험:** 약 1정을 취하여 시험액으로 용출시험 제2액 900 mL를 써서 제2법에 따라 매분 100회전으로 시험한다. 용출시험 시작 60분 후에 용출액 30 mL 이상을 취하여 공경 0.8 μm 이하의 멤브레인필터로 여과한다. 처음 여액 10 mL는 버리고 다음 여액 V mL를 정확하게 취하여 표시량에 따라 1 mL 중 클로르디아제폭시드($C_{16}H_{14}ClN_3O$) 약 3.7 μg이 함유되도록 용출시험 제2액을 넣어 정확하게 V' mL로 하여 검액으로 한다. 따로 정량용클로르디아제폭시드 (미리 오산화인데시케이터에서 감압하여 60℃에서 4시간 건조한다.) 약 12 mg을 정밀하게 달아 용출시험 제2액에 녹여 정확하게 200 mL로 한다. 이 액 3 mL를 정확하게 취하여 용출시험 제2액을 넣어 정확하게 50 mL로 하여 표준액으로 한다. 검액 및 표준액을 가지고 자외가시부흡광도측정법에 따라 시험하여 파장 260 nm에서의 흡광도 A_T 및 A_S를

측정한다. 이 약의 60분간의 용출률이 70% 이상일 때 적합하다.

클로르디아제폭시드($C_{16}H_{14}ClN_3O$)의 표시량에 대한 용출률(%) 계산 공식은 다음과 같다.

$$\text{용출률(\%)} = W_S \times \frac{A_T}{A_S} \times \frac{V'}{V} \times \frac{1}{C} \times 100$$

W_S : 클로르디아제폭시드표준품의 양(mg)

C : 1정 중 클로르디아제폭시드($C_{16}H_{14}ClN_3O$)의 표시량(mg)

(3) 액체크로마토그래프법

클로르디아제폭시드와 디아제팜은 HPLC법으로 함량을 측정한다.

– **클로르디아제폭시드의 함량측정**: 이 조작은 차광한 용기를 써서 한다. 이 약의 클로르디아제폭시드($C_{16}H_{14}ClN_3O$) 0.1 g에 해당하는 개수의 정을 가지고 물 10 mL를 넣고 잘 흔들어 섞어 붕해시킨다. 다음에 메탄올 60 mL를 넣고 다시 잘 흔들어 섞은 다음 메탄올을 넣어 정확하게 100 mL로 하고 원심분리한다. 이 위의 맑은 액 10 mL를 정확하게 취하여 내부표준액 5 mL를 정확하게 넣고 메탄올을 넣어 100 mL로 하여 검액으로 한다. 따로 클로르디아제폭시드표준품(미리 오산화인데시케이터에서 감압하여 60℃에서 4시간 건조한다). 약 10 mg을 정밀하게 달아 물 1 mL 및 메탄올을 넣어 녹이고 내부표준액 5 mL를 정확하게 넣고 다시 메탄올을 넣어 100 mL로 하여 표준액으로 한다. 검액 및 표준액 10 μL씩을 가지고 다음 조건으로 액체크로마토그래프법에 따라 시험하여 내부표준물질의 피크면적에 대한 클로르디아제폭시드의 피크면적비 Q_T 및 Q_S를 구한다.

$$\text{클로르디아제폭시드}(C_{16}H_{14}ClN_3O)\text{의 양(mg)}$$
$$= \text{클로르디아제폭시드표준품의 양(mg)} \frac{Q_T}{Q_S} \times 10$$

– **내부표준액**: 살리실산이소부틸의 메탄올용액(1→20)

– **조작조건**

- 검출기: 자외부흡광광도계 (측정파장 254 nm)
- 칼럼: 안지름 약 4 mm, 길이 25–30 cm인 스테인레스강관에 10 μm의 액체크로마토그래프용 옥타데실실릴실리카겔을 충전한다.
- 칼럼온도: 25℃ 부근의 일정 온도
- 이동상: 메탄올·0.02 mol/L 인산수소암모늄시액혼합액(7 : 3)
- 유량: 클로르디아제폭시드의 유지시간이 약 5분이 되도록 조정한다.

– 시스템적합성

• 시스템의 성능: 표준액 10 μL를 가지고 위의 조건으로 조작할 때 클로르디아제폭시드, 내부표준물질의 순서로 유출하고 그 분리도는 9 이상이다.

• 시스템의 재현성: 표준액 10 μL씩을 가지고 위의 조건으로 시험을 6회 반복할 때 내부표준물질의 피크면적에 대한 클로르디아제폭시드의 피크면적비의 상대표준편차는 1.0% 이하이다.

– **디아제팜의 함량측정**: 이 약 20정 이상을 가지고 질량을 정밀하게 달아 가루로 한다. 디아제팜($C_{16}H_{13}ClN_2O$) 약 50 mg에 해당하는 양을 정밀하게 달아 물 10 mL에 넣고 흔들어 섞어 녹이고, 메탄올 60 mL를 넣어 10분간 흔들어 섞은 다음 메탄올을 넣어 정확하게 100 mL로 하여 원심분리한다. 위의 맑은 액 5 mL를 정확하게 취하여 내부표준액 5 mL를 정확하게 넣고 메탄올을 넣어 100 mL로 하여 검액으로 한다. 따로 디아제팜표준품을 105℃에서 2시간 건조하여 그 약 50 mg을 정밀하게 달아 물 10 mL을 넣고 메탄올을 넣어 정확하게 100 mL로 한다. 이 액 5 mL를 정확하게 취하여 내부표준액 5 mL를 정확하게 넣고 메탄올을 넣어 100 mL로 하여 표준액으로 한다. 검액 및 표준액 10 μL를 가지고 다음의 조건으로 액체크로마토그래프법에 따라 시험하여 각 액의 내부표준물질 피크면적에 대한 디아제팜의 피크면적비 Q_T 및 Q_S를 구한다.

$$\text{디아제팜}(C_{16}H_{13}ClN_2O)\text{의 양(mg)} = \text{디아제팜표준품의 양(mg)} \times \frac{Q_T}{Q_S}$$

– **내부표준액**: 파라옥시벤조산에틸의 메탄올용액(1 → 5000)

– 조작조건

• 검출기: 자외부흡광광도계(측정파장 254 nm)

• 칼럼: 안지름 약 4 mm, 길이 약 15 cm인 스테인레스강관에 5 μm의 액체크로마토그래프용옥타데실실릴실리카겔을 충전한다.

• 칼럼온도: 40℃ 부근의 일정온도

• 이동상: 메탄올 · 물혼합액(13 : 7).

• 유량: 디아제팜의 유지시간이 약 10분이 되도록 조정한다.

– 시스템적합성

• 시스템의 성능: 표준액 10 μL를 가지고 위의 조건으로 조작할 때 내부표준물질, 디아제팜의 순서로 유출하고 분리도는 6 이상이다.

• 시스템의 재현성: 표준액 10 μL씩을 가지고 위의 조건으로 시험을 6회 반복할 때 디아제팜의 피크면적의 상대표준편차는 1.0% 이하이다.

5.7 알칼로이드 약물의 분석

알칼로이드는 질소를 함유하는 유기화합물이다. 대다수는 식물에 존재하고 소수는 동물에 존재한다. 대부분이 염기성이어서 식물염기라고도 한다.

19세기 초 아편에서 모르핀(morphine)을 발견한 이래로 오늘까지 알칼로이드는 이미 300여종에 달한다. 그중 약 100종은 특수하고 뚜렷한 약리작용 또는 생리 활성을 갖고 있어 이미 임상에 광범위하게 쓰이고 있다.

5.7.1 대표적 약물의 구조와 화학성질

알칼로이드 약물은 화학구조에 의해 분류한다. 아래는 6가지 약물의 구조, 확인, 검사, 함량측정 등을 설명한다.

5.7.1.1 방향족알킬아민류

에페드린염산염(ephedrine hydrochloride)과 슈도에페드린염산염(pseudoephedrine hydrochloride)이 대표적이다.

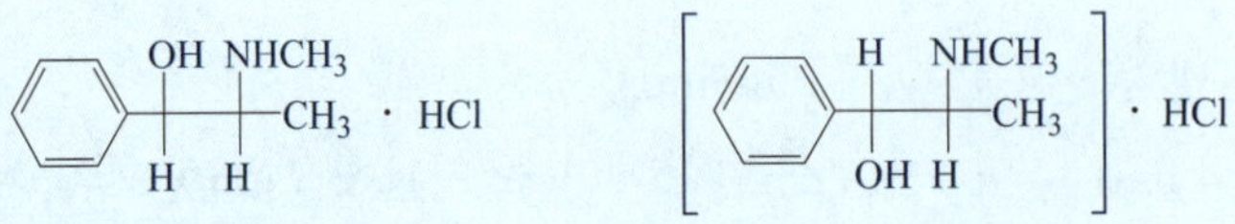

ephedrine hydrochloride　　pseudoephedrine hydrochloride

에페드린과 슈도에페드린은 방향족알킬아민의 구조를 갖고 있다. 질소원자는 알킬기의 측쇄에 붙어 있어 염기성이 일반 알칼로이드보다 강하고 산과 반응하여 염을 형성한다. 가지에 비대칭 탄소원자를 갖고 있는데 마황초에서 분리된 에페드린은 좌선성(levorotatory)이고 비선광도(specific totation)는 −33°∼−35.5°이다. 마황초에 존재하는 슈도에페드린은 우선성(dextrorotatory)이다. 그 비선광도는 +61.0°∼+62.5°이다.

5.7.1.2 트로판(Tropane)계열

아트로피황산염(atropine sulfate)와 히오시아민브롬화수소산염(hyoscyamine hydrobromide)를

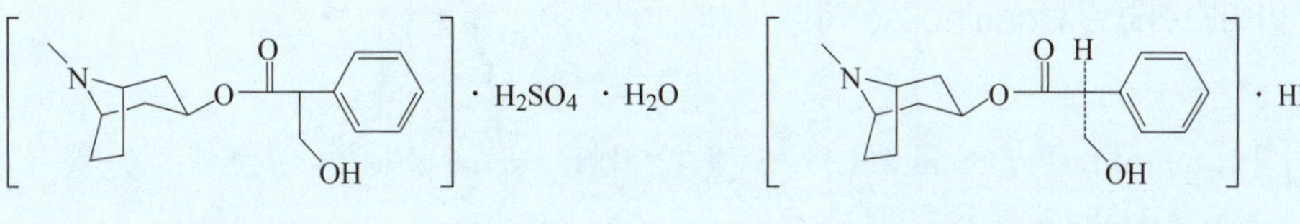

atropine sulfate　　hyoscyamine hydrobromide

예로 든다.

아트로피황산염와 히오시아민브롬화수소산염는 트로판(tropane)의 알콜유도체와 tropic acid가 축합반응을 하여 형성한 에스테르 화합물이다. 분자구조에는 질소원자가 5원자 고리에 있기 때문에 염기성이 비교적 강하여 쉽게 산과 반응하여 염을 형성한다. 아트로피황산염는 무색의 결정이거나 백색의 결정성 분말로서 구조 중에 비록 비대칭 탄소가 없지만 racemate이기에 선광도가 없다. 히오시아민브롬화수소산염은 백색의 결정성분말인데 좌선성으로서 선광도는 −9.0°~−11.5°이다. 에스테르 구조이기 때문에 쉽게 가수분해 되어 분해산물은 확인에 사용한다.

5.7.1.3 퀴놀린(Quinoline)계열

퀴닌황산염(quinine sulfate)와 퀴니딘황산염(quinidine sulfate)로 예를 든다.

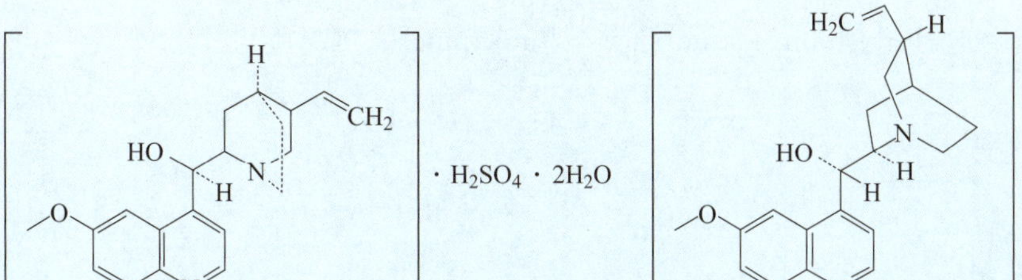

quinine sulfate　　quinidine sulfate

퀴닌황산염과 퀴니딘황산염은 퀴놀린유도체이다. 구조는 퀴놀린링과 퀴누클리딘(quinuclidine) 두 부분으로 나뉘고 각각 하나의 질소원자를 가지고 있다. 퀴놀린은 방향족질소를 갖고 있어 염기성이 비교적 약하다. 반면 quinuclidine은 bicyclic 구조의 질소를 갖고 있어 염기성은 비교적 강하다. 비수적정법으로 황산염 약물의 함량을 측정할 때 소모한 과염소산염의 몰비율과 이 구조는 연관이 있다. 퀴닌과 퀴니딘의 분자구조식은 $(C_{20}H_{24}N_2O_2)_2 \cdot H_2SO_4 \cdot 2H_2O$로 동일하며 그 황산염은 모두 백색의 침상결정이다. 하지만 quinuclidine의 부분입체구조가 다르기 때문에 전자는 좌선성이고 후자는 우선성이다. 용해성도 서로 다른데 전자는 클로로포름−무수메탄올(2:1) 혼합용액에 잘 녹는데 후자는 끓는 물이나 에탄올에 잘 녹는다.

5.7.1.4 아이소퀴놀린(Isoquinoline)계열

모르핀염산염(morphine hydrochloride)와 코데인인산염(codeine phosphate)를 예로 든다.

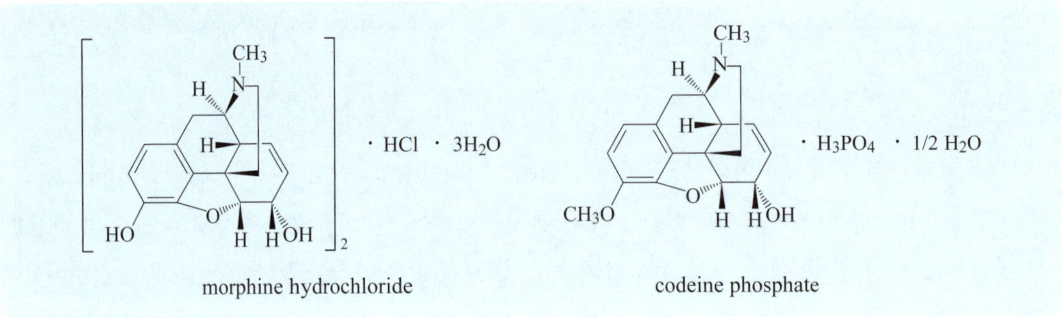

모르핀 분자는 페놀그룹과 3차 아민 구조를 갖고 있어 양쪽성 화합물이다. 하지만 염기성이 좀 더 강하다. 코데인 분자에는 페놀그룹이 없고 3차 아민구조만 갖고 있어 염기성이 모르핀보다 강하다. 모르핀염산염과 코데인인산염은 모두 백색의 침상분말인데 모르핀염산염는 광택을 갖고 있다. 자주 쓰는 유기용매(클로로포름과 에테르)에서 용해도가 모두 크지 않다.

5.7.1.5 인돌(Indole)계열

이는 스트리키닌질산염(strychnine nitrate)와 레서핀(reserpine)을 예로 설명한다.

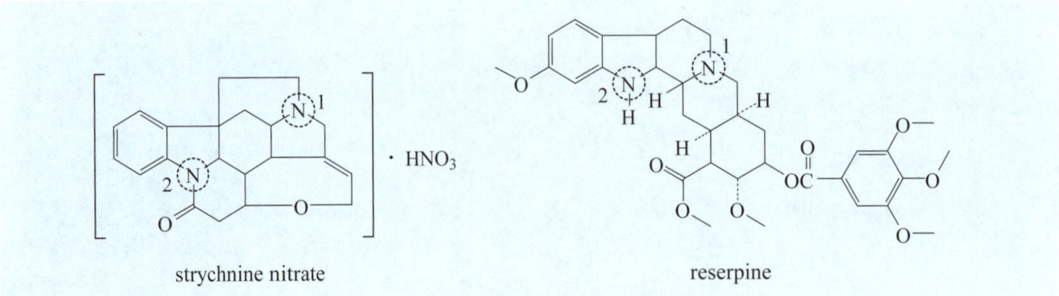

스트리키닌과 레서핀분자에는 두 개의 염기성이 서로 다른 질소원자가 있다. N_1은 지방족탄소에 있고 염기성은 N_2 보다 강하다. 따라서 스트리키닌의 염기는 한 분자의 질산과 반응하여 염을 형성한다. 스트리키닌질산염은 무색의 침상결정이거나 백색의 결정성분말인데 끓는 물에 잘 녹고 물에는 조금 녹는다. 에탄올이나 클로로포름에는 잘 녹지 않고 에테르에는 거의 녹지 않는다. 레서핀은 백색이거나 옅은 갈색의 결정이거나 결정성 분말인데 클로로포름에 잘 녹고 아세톤이나 벤젠에는 잘 녹지 않으며 물, 메탄올, 에탄올과 에테르 등에는 거의 녹지 않는다. 따라서 그 비선광도의 측정은 클로로포름을 용매로 하는데 $-115^\circ \sim -131^\circ$이다.

5.7.1.6 잔틴(Xanthine)계열 약물

이는 카페인(caffeine)과 테오필린(theophylline)으로 예를 든다.

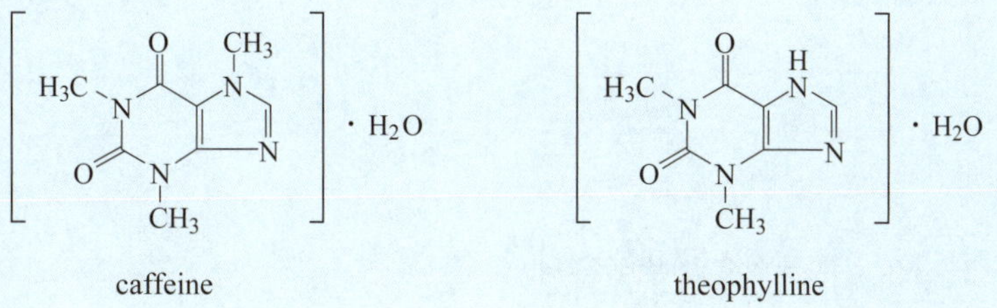

카페인과 테오필린의 분자구조에는 4개의 질소원자를 갖고 있다. 그러나 ortho 위치의 카르보닐 그룹의 친전자성으로 인하여 염기성이 약해 산과 결합하여 염을 형성할 수가 없고 유리염기 그대로 약으로 사용한다.

알칼로이드약물의 일반적인 함량측정방법으로 카페인측정은 적합하지 않다. 예를 들면 비수적정법에서는 아세트산무수물–아세트산(5:1)을 용매로 해야 한다. 테오필린의 분자구조에는 활성수소가 있어 질소와 불용성의 은침전을 형성하면서 정량의 질산을 형성하므로 산염기적정법으로 그 함량을 측정할 수 있다.

5.7.2 확인시험

5.7.2.1 특정 확인시험

(1) 뷰렛반응(Biuret reaction)

벤젠고리의 가지에 아미노알콜구조가 있는 구조의 특징적인 반응이다.

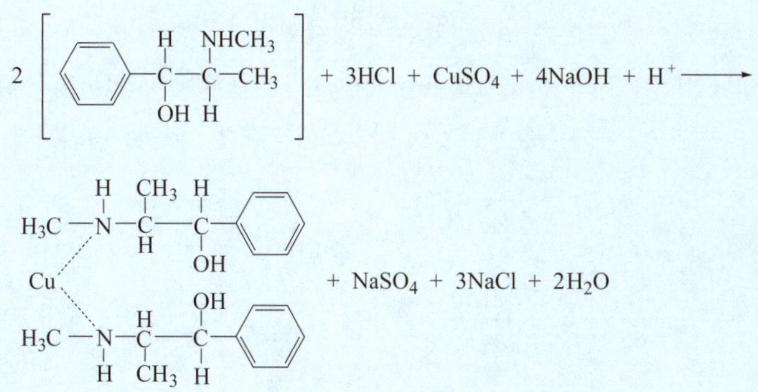

에페드린염산염과 슈도에페드린염산염은 염기성 용액에서 황산구리와 반응하여 Cu^{2+}와 2차 아민이 보라색 배위화합물을 형성하는데 에테르를 넣으면 무수구리배위화합물 $[(C_{10}H_{15}NO_2)CuO]$과 두 개의 결정수가 있는 구리배위화합물 $[(C_{10}H_{15}NO)_2CuO \cdot 2H_2O]$이 에테르층에 유입되어 자홍색을 띤다. 4개의 결정수를 함유한 구리 배위 화합물 $[(C_{10}H_{15}NO)_2CuO \cdot 4H_2O]$은 물층에 녹아 파란색을 띤다.

(2) Vitali 반응

트로판계열 알칼로이드의 특징적인 반응이다.

아트로핀황산염과 히오스시아민브롬화수소산염 등 하이드로브로마이드 등 트로판계 약물은 발연질산(fuming nitric acid)과 같이 가열하여 황색의 trinitro기(혹은 dinitro기)유도체를 얻는다. 냉각시킨 후, 알코올−KOH용액을 조금만 가하면 짙은 보라색을 나타낸다. 만약 시료량이 적어 보라색의 형성이 명확하지 않으면 KOH를 조금 가하면 KOH 표면에 짙은 보라색이 형성된다.

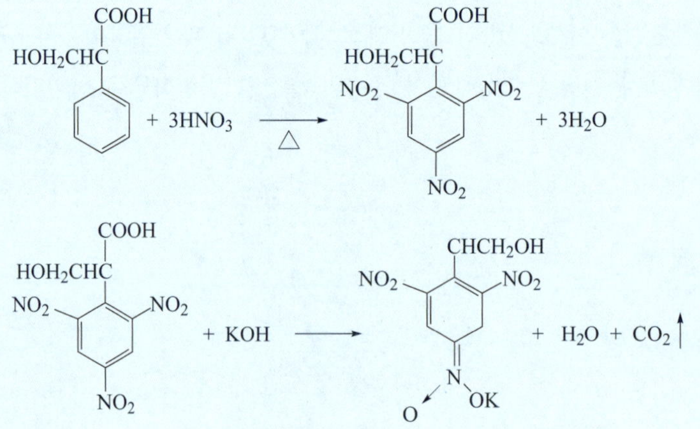

(3) Thalleioquin 반응

Chromene(quinine 고리에 산소를 함유) 유도체의 특징적인 반응이다.

퀴닌황산염과 퀴니딘황산염 모두 thalleioquin 반응이 나타난다. 약물의 약산성 용액 중에서 조금 과량의 브롬수 혹은 염소수를 적가하고 과량의 암모니아용액을 가하면 비취색을 띤다.

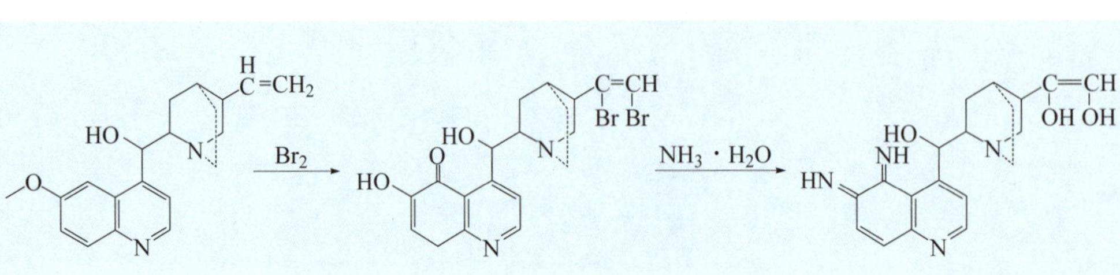

(4) Marquis 반응

모르핀계 알칼로이드의 특징적인 반응이다.

모르핀염산염 약 1 mg을 취하여 포르말린-황산시약(Marquis 시약) 1방울을 가하면 보라색을 띤다. 민감도는 0.05 μg이다.

(5) Froehde 반응

모르핀계 알칼로이드의 특징적인 반응이다.

모르핀 하이드로클로라이드 약 1 mg을 취하여 molybdenum sulfate 시약 0.5 mL를 가하면 보라색이 나타났다 바로 파란색으로 변하여 마지막에는 녹색을 띤다. 민감도는 0.05 μg이다.

(6) 축합반응

인돌계 알칼로이드의 특징적인 반응이다.

레서핀 구조 중, 인돌 고리의 β위치의 수소원자는 비교적 활발하여 벤즈알데히드와 축합반응을 하여 색을 나타낸다.

1) **바닐린과 반응:** 레서핀과 새로 제조한 바닐린시약이 반응하면 붉은색을 띤다.

2) *p*-Dimethylamino benzaldehyde **반응:** 레서핀 0.5 g을 취하여 *p*-dimethylamino benzaldehyde 5 mg을 가하고, 아세트산 0.2 mL와 황산 0.2 mL를 가한 다음 흔들어 주면 녹색을 띤다. 다시 아세트산 1 mL를 가하면 붉은색으로 변한다.

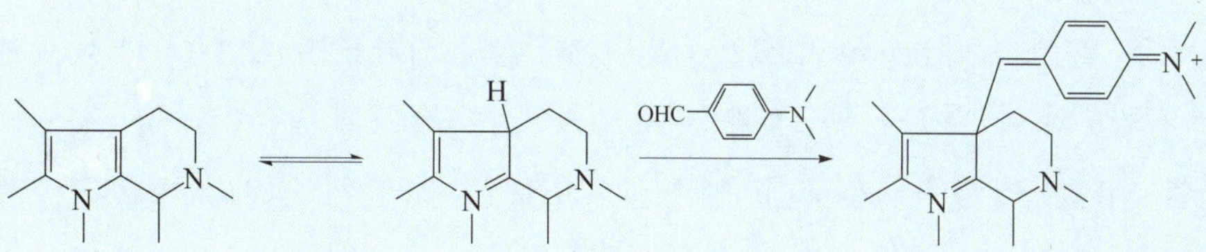

(7) 뮤렉사이드(Murexide) 반응

잔틴계 알칼로이드의 특징적인 반응이다.

카페인과 테오필린에 염산과 염화칼륨을 가하여 수조에서 증발 건조시킨 후, 암모니아기체와 만나면 테트라메틸-뮤렉사이드가 생성되면서 보라색을 띤다. NaOH 시약을 가하면 보라색은 소실된다.

5.7.2.2 일반 확인시험

(1) 녹는점 측정법

약전에서는 aminophylline, 코데인인산염 등 알카로이드계 약물의 확인시험은 모두 녹는점 측정법을 사용한다.

(2) 발색반응

대다수 알카로이드계 약물은 알칼로이드 발색제와 반응하여 다른 색을 띤다. 자주 사용되는 정색 시약은 진한 황산, 진한 질산, molybdenum sulfate, selenium sulfate, 포르말린-황산 등이 있다. 예를 들어, 코데인인산염 약 1 mg을 취하여 selenious acid 2.5 mg을 함유한 황산 0.5 mL를 넣으면 녹색을 띠며 점점 파란색으로 변한다.

(3) 침전반응

알칼로이드계 약물은 산성용액 중에서 중금속염(bismuth potassium iodide, mercury potassium iodide, I_2-KI, $HgCl_2$ 등)과 고분자의 산(molybdenum sulfate, silicotungstic acid 등)의 침전제와 반응하여 난용성침전을 형성하여 확인에 사용된다.

(4) 자외가시부흡광도측정법

알칼로이드계 약물은 대부분이 벤젠고리 혹은 공액구조를 가지고 있어 자외선흡수스펙트럼 중에서 하나 혹은 몇 개의 특정 peak이 있어 확인의 수단으로 사용된다. 일반적으로 λ_{max}, λ_{min}의 비교 혹은 두 흡광도의 비, 대조품 흡수스펙트럼의 일치성, 비흡광도의 일치성을 비교하여 확인한다.

예를 들어, 약전 중에 콜키신(colchicin)에 대한 확인을 할 때, 콜키신 10 μg/mL의 수용액을 취하여 분광광도법에 따라 243 nm와 350 nm 파장에서 흡광도 비가 1.70-2.00이여야 한다.

(5) 적외부스펙트럼측정법

약전 중에 적외부스펙트럼을 이용하여 확인에 사용되는 알카로이드계 약물은 reserpine, morphine, anisodamine hydrobromide, atropine, colchicin 등이 있다.

(6) 박층크로마토그래프법(TLC)

아편 중에 모르핀, 코데인인산염, papaverine hydrochloride, noscapine, thebaine 등 여러 가지 유효 성분이 함유되어 있어 약전 중에서 박층크로마토그래프법을 사용하여 아편을 확인한다.

5.7.3 함량측정

알칼로이드계 약물의 함량측정방법은 비수적정법, 추출중화법, 산성염료비색법(acid dye colorimetry)과 자외가시부흡광도측정법 등이 자주 사용된다. 분석방법의 기본 원리, 응용 및 특징 등은 아래에 서술되어 있다.

5.7.3.1 비수적정법

알칼로이드계 약물은 일반적으로 약알칼리성이다. 아세트산 혹은 아세트산무수물 등 산성 용액 중에서 과염소산표준액으로 직접 적정을 한 후, 지시액 혹은 전위차법으로 종말점을 결정한다.

비수적정법으로 측정한 알카로이드계 약물 중에 소수의 약물(예를 들면 카페인)이 유리 염기의 형식으로 분석을 하는 것을 제외하고는 대부분이 염류이다. 알카로이드의 측정은 실제로는 하나의 치환 적정이다. 강산을 알칼로이드와 결합한 약산을 치환하는 것이다.

$$BH^+ \cdot A^- + HClO_4 \rightleftarrows BH^+ + \cdot ClO_4^- + HA$$

$BH^+ \cdot A^-$: 알칼로이드 염류

HA : 치환된 약산

치환된 HA의 산성이 비교적 강할 때, 위의 반응은 정량적으로 진행되지 않는다. 따라서 적정 과정에서 생성하는 HA를 제거하여 반응을 완성시킨다.

(1) 할로겐산염(HX)의 측정

할로겐산염은 아세트산 중에서의 산성이 과염소산보다 강하지 않지만 그래도 비교적 강한 산이다. 자주 사용되는 무기산에 대한 아세트산 중의 산성은 다음의 순서이다.

$$HClO_4 > HBr > H_2SO_4 > HCl > HNO_3$$

따라서 알칼로이드의 할로겐산염류를 적정할 때 일반적으로 우선 아세트산 중에 아세트산수은-아세트산 용액을 가하여 할로겐화수소가 아세트산에서 해리되기 어려운 할로겐화수은을 생성시켜 할로겐화수소가 적정 반응에 대한 나쁜 영향을 제거한다.

$$2BH^+ \cdot X^- + Hg(Ac)_2 \rightarrow 2BH^+ \cdot Ac^- + HgX_2$$

가한 아세트산수은이 부족할 때는 적정종말점에 영향을 미쳐 결과가 작게 나올 수 있다. 과량의 아세트산수은(이론치의 1~3배)은 측정의 결과에 영향을 주지 않는다. 약전에서 모르핀염산염의 함량을 측정할 때, 아세트산수은의 사용량은 대략 이론치의 2.4배이다. 측정방법은 아래와 같다.

모르핀염산염 0.2 g을 정밀하게 취한다. 아세트산 10 mL와 아세트산수은 시액 4 mL를 가하여 용해시킨 후, 크리스탈바이올렛 지시약 1방울을 가한 후, 과염소산표준액(0.1 mol/L)으로 용액이 녹색이 될 때까지 적정한다. 공시험을 통해 적정 결과를 보정한다.

$$0.1\ mol/L\ \ HClO_4\ 표준액\ 1\ mL \equiv 32.18\ mg\ C_{17}H_{19}NO_3 \cdot HCl$$

(2) 황산염의 측정

황산은 2가 산이다. 수용액에서 두 번 분해하여 SO_4^{2-}를 생성한다. 하지만 아세트산에서는 HSO_4^-로만 해리 되어 두 번째 해리는 진행되지 않는다. 그래서 알칼로이드의 황산염은 아세트산 용액에서 적정할 경우 알칼로이드의 HSO_4^-로 밖에 적정 되지 않는다.

$$(BH^+)_2 \cdot SO_4^{2-} + HClO_4 \rightleftarrows BH^+ \cdot ClO_4^- + BH^+ \cdot HSO_4^-$$

황산염 알칼로이드를 측정할 때 분자 중에 질소원자의 염기성의 강약에 주의해야 계산을 정확하게 할 수 있다. 각 측정방법 항목의 적정도의 유래를 정확하게 알 수 있다. 예는 다음과 같다.

1) 아트로핀황산염 함량측정

아트로핀황산염 분자구조는 $(BH^+)_2 \cdot SO_4^{2-}$이다. 과염소산으로 적정할 때의 반응도 위의 반응과 같다. 때문에 1 mol의 아트로핀 설페이트가 1 mol의 과염소산을 소모하는 것으로 보고 계산할 수 있다. 방법은 다음과 같다.

아트로핀황산염 약 0.5 g을 정밀하게 취하여 아세트산과 아세트산무수물 각 10 mL를 넣고 녹인 후, 크리스탈바이올렛 지시약 1-2방울을 가하여 과염소산표준액(0.1 mol/L)으로 용액이 파란색이 될 때까지 적정한다. 적정의 결과를 공시험을 거쳐 보정한다.

$$0.1\ mol/L\ 과염소산\ 1\ mL \equiv 67.68\ mg\ (C_{17}H_{23}NO_2)_2 \cdot H_2SO_4$$

2) 퀴닌황산염 함량측정

퀴닌 분자구조 중 quinuclidine의 알칼리성이 강하여 황산과 결합하여 염을 형성한다. 퀴놀린 고리의 알칼리성이 매우 약하여 황산과 염을 형성하지 못하고 유리상태로 존재한다. 그 구조식은 $(QH^+)_2 \cdot SO_4^{2-}$이다. 과염소산으로 적정할 때의 반응식은 아래와 같다.

아래 식으로 알 수 있듯이 1몰의 황산 퀴닌은 3몰의 과염소산을 소모한다. 함량측정방법은 다음과 같다.

퀴닌황산염 약 0.2 g을 정밀하게 취하여 아세트산 10 mL를 가하여 녹인 다음, acetic anhydride

5 mL와 크리스탈바이올렛 지시약 1~2방울을 가하여 과염소산표준액(0.1 mol/L)으로 용액이 푸른 색이 될 때까지 적정한다. 적정의 결과를 공시험을 통하여 보정한다.

$$0.1\ \text{mol/L 과염소산 } 1\ \text{mL} \equiv 24.9\ \text{mg } (C_{20}H_{24}N_2O_2)_2 \cdot H_2SO_4$$

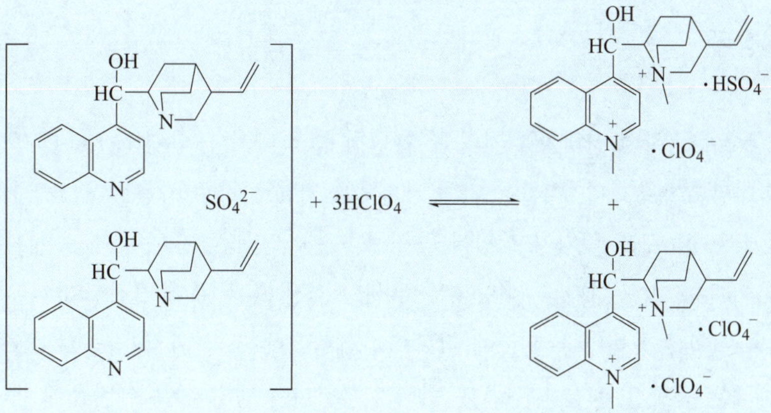

5.8 당류와 배당체 약물의 분석

5.8.1 당류 약물의 분석

5.8.1.1 기본성질

포도당은 단당류에 속하며 인체 에너지의 주요 원천 중 하나이다. 유당(lactose), 자당은 이당류에 속하고, 전분은 다당류에 속한다. 이들은 약물 제제의 첨가제로 자주 사용된다.

단당분자 중에는 케톤구조를 가지고 있어 환원성을 띤다. 단당류가 수용액 중에서는 hemiacetal의 고리 구조를 가지고 있다. 단당류, 이당류는 무색의 결정 혹은 백색 결정성의 파우더 분말 혹은 과립형 분말이다. 단당류와 이당류는 물에 잘 녹고, 에탄올에 조금 녹지만, 클로로포름 혹은 에테르 등 유기 용매에는 녹지 않는다. 다당류는 백색의 분말이며 냉수 혹은 에탄올에 녹지 않는다. 단당류와 이당류 분자 중에는 카이랄 탄소가 있어 일정한 비선광도를 갖고 있다.

5.8.1.2 확인시험

(1) 연소시험

당류는 직화에서 가열하여 우선은 용융 팽창하고, 연소하면 설탕 탄 냄새가 나며 다량의 탄소를 남긴다. 자당의 확인에 본 시험을 응용해도 된다.

(2) Fehling 반응

단당 혹은 hemiacetal기를 함유한 이당 분자구조 중에는 모두 알데히드기 혹은 케톤기를 가지고 있어 환원성을 띤다. Fehling 반응은 염기성 cupric tartrate 시약(Fehling 시약) 중에서 당이 구리이온을 환원시켜 적색의 산화구리 침전을 형성한다. 반응식은 다음과 같다.

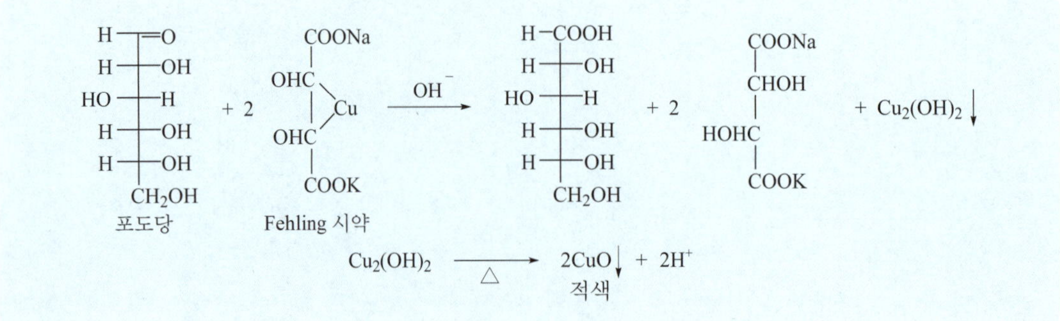

1) **포도당의 확인:** 본 품 약 0.2 g을 취하여 20 mL의 물을 가하여 녹인 후, 따뜻한 염기성 cupric tartrate 시약을 천천히 적가하면 산화구리의 적색 침전이 생성된다. 무수 포도당, 포도당 주사제, 포도당 NaCl 주사제 등은 모두 Fehling 반응으로 확인을 한다.

2) **자당의 확인:** 자당 적당량을 취한 후 0.05 mol/L의 황산 용액을 가하여 끓인 후, 0.1 mol/L NaOH 용액으로 중화시킨다. 그리고 염기성 cupric tartrate 시약을 가한 후, 가열하면 산화구리의 적색 침전이 형성된다.

5.8.1.3 포도당과 유당 불순물의 검사

(1) 포도당의 일반 검사항목

포도당은 주사제로 자주 사용되어 품질의 요구도 엄격하다. 약전에서 규정한 검사항목은 다음과 같다.

1) **산성도, 염화물과 황산염:** 이런 불순 물질은 가수분해시약에 의해 유입된다.

- 산성도 검사방법: 포도당 2.0 g을 취하여 물 20 mL를 가하여 녹인 후, 페놀프탈레인 지시약 3방울과 NaOH 표준액(0.02 mol/L) 0.20 mL를 가하면 분홍색을 띠어야 한다.

2) **용액의 투명도와 색상:** 포도당용액 중의 불용성 물질 혹은 유색의 불순물을 검사한다.

조작 포도당 5 g을 취하고 뜨거운 물을 가하여 녹인 후, 냉각시킨다. 물로 10 mL까지 희석시켜 용액은 맑고 투명해야 한다. 만약 혼탁하다면 1호 혼탁도 표준용액과 비교하여 더 진해서는 안 된다. 만약 정색되면 대조용액(비색용 CoCl액 3 mL, 비색용 중크롬산칼륨용액 3 mL와 비색용 황산구리용액 6 mL를 취하여 물을 가하여 50 mL로 희석) 1.0 mL을 물로 10 mL까지 희석시켜 비교하여 더 짙어서는 안 된다.

3) **에탄올용액의 투명도:** 전분이 완전히 가수분해되지 않으면 포도당 중에는 전분, dextrin 등의 불순물이 함유되어 있다. Dextrin은 에탄올에 녹지 않기 때문에 포도당 1.0 g을 취하여 90% 에탄올 30 mL에 녹인 후 수조에서 10분간 가열환류(reflux)시킨 후 용액의 투명도를 판단한다. 용액은 투명해야 한다.

4) **아황산염(Sulfites)과 가용성 전분:** 아황산염은 황산으로 전분을 가수분해하여 포도당을 제조하는 과정에서 일부분의 황산이 환원하여 생성될 수 있다. 아황산염으로 곰팡이제거제로 쓰이고 남겨진 것일 수도 있다.

아황산염과 가용성 전분의 양을 관리하기 위하여 포도당 1.0 g을 취하여 물 10 mL를 가하여 녹인 후, 요오드 지시약 1방울을 가하면 황색을 띤다. 만약 아황산염이 존재하면 퇴색되고, 가용성 전분이 존재하면 파란색을 띤다.

이외에도 일반적인 불순 물질에 대해서, 예를 들어, 강열잔류물, 철염, 중금속과 비소화합물 등에 대하여서도 그 기준치 검사를 해야 한다.

무수포도당의 불순물로서 철염과 칼슘염도 있어 더욱 엄격한 검사가 필요하다.

(2) 포도당 주사액 중 5-hydroxymethylfurfural (5-HMF)의 측정

포도당 수용액은 약산성일 때 비교적 안정하다. 하지만 고온멸균 시, 포도당은 쉽게 분해하여 5-HMF, acetylpropionic acid와 개미산이 생성된다. 5-HMF 양의 증가와 멸균 시간은 비례한다. 그 분해 반응식은 다음과 같다.

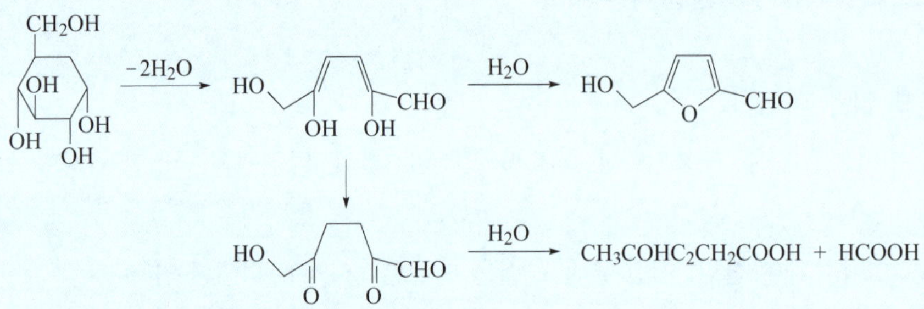

조작 이 약의 표시량에 따라 포도당 2.5 g에 해당하는 양을 정확하게 취하여 물을 넣어 100 mL로 한다. 이 액을 가지고 자외가시부흡광도측정법에 따라 시험할 때 파장 284 nm에서의 흡광도는 0.80 이하이다.

5.8.1.4 함량측정

(1) 원료약의 원료의 함량측정

포도당, 유당과 자당 분자구조 중에 몇 개의 카이랄 탄소가 있어 선광성을 지니고 있다. 그 비선광도는 약물의 순도를 반영한다. 따라서 약전에서는 이런 당류에 대하여 함량측정을 하지 않고, 비선광도의 범위를 규정하고 있다(표 5-6).

표 5-6 약용 당의 비선광도 범위

약물 명칭	무수포도당	포도당	유당	자당
비선광도	+52.6°～+53.2°	+52.5°～53.0°	+52.0°～52.6°	+66°보다 커야한다.

(2) 제제의 함량측정

1) 포도당 주사제의 함량측정

① 조작: 포도당 주사제 적당량(포도당 10 g 정도)을 정밀하게 취하여 100 mL의 용량플라스크에

넣고 암모니아시약 0.2 mL를 가한다. 물로 눈금(10% 이하 규격의 주사제는 직접 취하여 측정할 수 있다)까지 희석시키고 흔든 후, 10분 동안 방치한다. 층장 100 mm로 선광도를 측정하고 1.8954로 곱하여 얻어진 것이 시료 중에 함유한 포도당의 질량(g)이다.

② **측정 과정에 암모니아시약을 가하는 이유:** 약물 중의 포도당은 D-포도당이다. D-포도당은 α와 β의 두 가지 이성질체가 있다. 따라서 약용 포도당은 그들의 혼합물이다. 하지만 수용액 중에서 아래의 평형 상태를 형성한다.

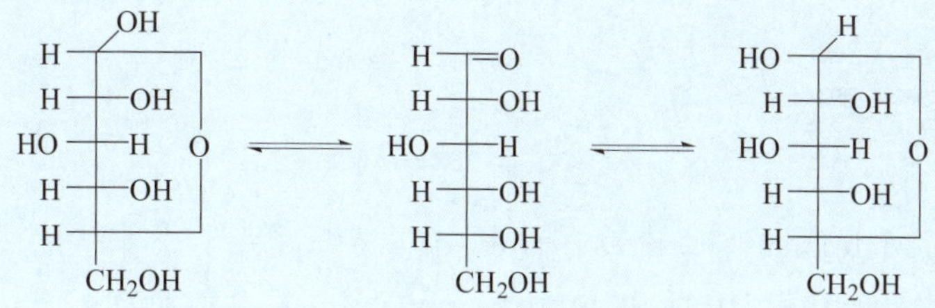

위에서 볼 수 있듯이, α와 β 두 가지 호환 이성질체의 비선광도의 차이는 매우 큰데 수용액 중에서 점차 평형을 이루어 이때의 비선광도는 $+52.5^{\circ}\sim+53.0^{\circ}$로 안정해진다. 이런 현상을 변선광(mutarotation)이라고 한다. 때문에 포도당 선광도 측정을 진행할 때 우선 위의 반응이 평형에 도달하게 해야 한다. 일반적으로 최소한 6시간은 방치해야 하는데 가열, 산 혹은 약알칼리를 가할 때 평형이 더 빨리 이루어진다.

2) 포도당 NaCl 주사제의 함량측정

① **포도당:** 포도당 NaCl 주사제를 취하여 포도당 NaCl 주사제 측정방법에 따라 측정한다.

② **NaCl:** 포도당 NaCl 주사제 20 mL를 정밀하게 취하여 물 30 mL를 가한다. 2% dextrin 용액 5 mL, 2.5% 붕사(borax) 용액 2 mL와 플루오레세인 지시약 5-8방울을 가한다. 질산은표준액(0.1 mol/L)으로 적정한다. 1 mL의 질산은표준액(0.1 mol/L)마다 5.844 mg의 NaCl에 해당한다.

Dextrin 용액이 colloid를 형성하여 염화은 침전을 교질형태로 비교적 큰 표면이 형성되어 지시약의 흡착, 적정종말점의 관찰에 유리하다.

포도당 NaCl 주사제의 pH는 비교적 낮은 편이다. 실험을 거쳐 주사제 용액의 pH가 3.5일 때, 적정종말점은 나타나지 않는다. 2.5% 붕사 용액 2 mL를 가한 후, 용액의 pH는 7이 되면 플루오레세인이 전리되어 플루오레세인 음이온의 유효 농도를 높여 종점의 변화를 예민하게 한다. 질산은표준액(0.1 mol/L)으로 종말점을 적정한 후, 용액의 pH는 7이다.

5.8.2 배당체 약물의 분석

배당체는 당의 유도체(예를 들어, glucosamine, hyaluronic acid)와 당이 아닌 다른 유기화합물이 당의 탄소원자와 연결하여 생성된 화합물이다. 즉, 배당체는 당류와 비당류 화합물이다. 후자는 아글리콘(aglycon) 혹은 리간드(ligand)라고도 한다.

약전에 수록된 약물은 대부분이 강심배당체이다. 대표적 약물은 디기톡신(digitoxin), 디곡신(digoxin), metildigoxin과 deslanoside 등이 있다.

5.8.2.1 기본구조 및 특징

강심배당체(cardiac aglycone)는 스테로이드(steroid)의 유도체로서 스테로이드 강심배당체라고도 부르는데 17번 탄소에 불포화에스테르가 연결되어 있다. 디기톡신 등 약물은 모두 5원자 고리의 불포화에스테르 링 구조이다. 기본구조는 다음과 같다.

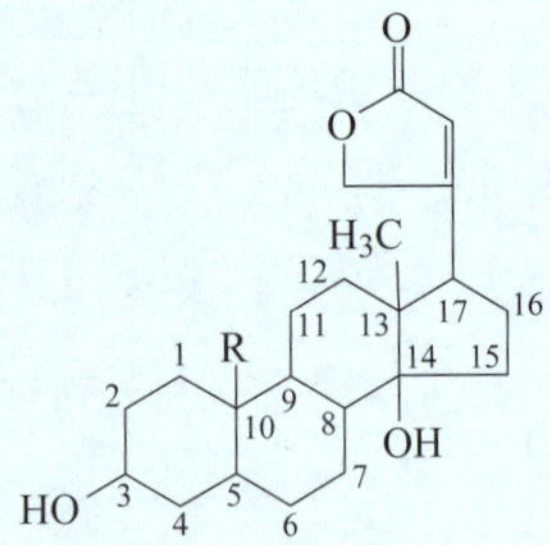

각종 스테로이드 강심배당체 약물 사이의 차이는 히드록실기 개수나 위치, 10번 탄소의 알킬기 및 3번 탄소와 연결된 당의 종류와 개수가 다를 뿐이다. 구조특징은 표 5-7에 있다.

표 5-7 스테로이드 강심배당체 약물의 구조특징

약물	아글리콘에 연결된 탄소의 치환기								당
	1	5	7	10	11	12	14	16	
디기톡신	H	H	H	CH_3	H	H	OH	H	digitoxose
디곡신	H	H	H	CH_3	H	OH	OH	H	digitoxose
Metildigoxin	H	H	H	CH_3	CH_3	OH	OH	H	cymarose
Deslanoside	H	H	H	CH_3	H	OH	OH	H	digitoxose-포도당

5.8.2.2 확인시험

(1) Keller–Kiliani 반응

α–디메톡시(demethoxy) 오탄당(pentose)의 반응으로서 α–디옥시당(deoxysugar), 예를 들어, 디기톡신과 cymarose는 당 분자 중에 인접한 "CHOH"기가 산소를 잃고 "CH_2"로 변한 후의 구조이다.

표 5–7 중의 약물은 Keller–Kiliani 반응으로 확인하며 방법은 다음과 같다.

강심배당체를 시험관에 넣고 미량의 $FeCl_3$ (9% $FeCl_3$ 한 방울)가 함유한 아세트산 1–2 mL 중에 녹인다. 시험관벽을 따라 천천히 묽은 황산 1~2 mL를 가하여 용액이 두 층으로 나뉘게 한다. 두 층의 경계면은 어두운 색을 띠고(metildigoxin은 보라색을 띤다), 아세트산 층은 파란색 혹은 녹색을 띤다. 1시간 동안 방치한 후, 짙은 파란색으로 변한다.

(2) Kedde 반응

아글리콘의 불포화에스테르의 측쇄 반응으로서 강심배당체의 17번 탄소에는 $\alpha-\beta$ 혹은 $\beta-\gamma$의 불포화에스테르, 즉 butylidene phthalide가 있다. 염기성 용액에서 방향족니트로화합물과 결합하여 유색의 킬레이트 음이온을 형성한다.

Kedde 반응은 deslanoside의 확인에 사용된다.

조작 본 품 약 2 mg을 취하여 시험관에 넣고 에탄올 2 mL를 가하여 녹인다. 2–니트로벤조산시약과 에탄올–KOH 시약 각 10방울을 넣고 흔들면 용액은 자홍색을 띤다.

(3) 크로마토그래프법

1) 여지크로마토그래프법

Digoxin의 확인에 사용된다.

– Digoxin 시료와 대조품용액의 조제: 적당량을 취한 후, 메탄올–클로로포름(1:1)를 가하여 1 mL의 용액마다 2.5 mg/mL의 용액을 만든다.

여과지를 취하여 미리 새로 조제한 포름알데히드–아세톤(3:7)로 5분 이상 담근 후, 깨끗한 여과지로 눌러서 건조시킨다. 위의 두 용액 각 10 μL를 취하여 크로마토그래피여지에 점적하고, 새로 조제한 포름알데히드의 포화클로로포름용액(클로로포름 25당량에 포름알데히드 1당량을 넣고 충분히 흔들어 방치하여 클로로포름층만을 취하여 탈지면으로 여과시킨다)은 전개용매로 한다. 위의 방법에 따라 전개를 시킨 후, 100℃에서 건조시켜 UV램프(365 nm)에서 검사하여 반점이 없어야 한다. 새로 조제한 trichloroacetic acid의 클로로포름용액(trichloroacetic acid 6 g을 취하여 클로로포름 25 mL를 가하여 녹인 후, 30%의 과산화수소 용액 0.5 mL를 넣는다)을 뿌린다. 그리고 100℃에서 건조시켜 냉각시킨다. UV램프(365 nm) 아래서 검사한다.

시료에서 나타난 반점의 형광과 위치는 대조품의 반점과 같아야 한다.

강심배당체와 위에서 서술한 새로 조제한 trichloroacetic acid의 클로로포름용액에 가열을 하면 파란색 반점이 나타난다.

2) **박층크로마토그래프법**(TLC)

Deslanoside와 그 주사제의 확인에 사용된다. Tripoli G 박층판을 사용한다.

- **시료와 대조품용액의 농도**: 1 mL의 클로로포름–메탄올(1:1)용액 중에 10 mg의 시료 혹은 대조품이 함유되어야 한다.

  규조토 G 박층판을 취하여 포름알데히드–키톤(1:9)으로 세척하여 포화시킨 후, 위에서 서술한 두 가지 용액 각 2 μL를 취하여 같은 박층판에 찍는다. 클로로포름–THF–포름알데히드(50:50:6)을 전개용매로 하여 전개한 후, 120℃에서 15분 동안 건조시킨다. 황산–에탄올(1:9)를 뿌려 120℃에서 20분간 가열한다. UV램프(365 nm)에서 검사하여 시료에서 나타난 반점의 형광, 위치가 대조품의 반점과 같아야 한다.

  Deslanoside와 황산–에탄올은 가열 후에 나타나는 형광은 스테로이드구조의 반응이다.

3) **액체크로마토그래프법**

Metildigoxin과 그 정제의 확인에 사용된다.

- **확인방법**: Metildigoxin의 함량측정 항목에서 얻어진 크로마토그램 상에서 시료와 대조품의 주요 피크의 유지 시간이 일치해야 한다.

5.8.2.3 함량측정

이 약 및 디곡신표준품을 건조하여 약 25 mg씩을 정밀하게 달아 각각 따뜻한 에탄올 50 mL에 녹이고 식힌 다음 에탄올을 가하여 정확하게 100 mL로 한다. 이들 액 10 mL씩을 정확하게 취해 각각에 내부표준액 5 mL씩을 정확하게 넣은 후 물 10 mL 및 묽은에탄올을 가하여 50 mL로 하여 검액 및 표준액으로 한다. 검액 및 표준액 10 μL씩을 가지고 다음의 조건으로 액체크로마토그래프법에 따라 시험하여 내부표준물질의 피크면적에 대한 디곡신의 피크면적비 Q_T 및 Q_S를 구한다.

$$\text{디곡신}(C_{41}H_{64}O_{14})\text{의 양(mg)} = \text{디곡신표준품의 양(mg)} \times \frac{Q_T}{Q_S}$$

- **내부표준액**: 파라옥시벤조산프로필의 에탄올용액(1 → 4000)
- **조작조건**
  - 검출기: 자외부흡광광도계(측정파장 220 nm)

- 칼럼: 안지름 4.6 mm, 길이 25 cm인 스테인레스강관에 5 μm의 액체크로마토그래프용옥타데실실릴실리카겔을 충전한다.
- 칼럼온도: 30℃ 부근의 일정 온도
- 이동상: 물 · 아세토나이트릴혼합액(7 : 3)
- 유량: 디곡신의 머무름시간이 약 10분이 되도록 조정한다.

– 시스템적합성

- 시스템의 성능: 표준액 10 μL를 가지고 위의 조건으로 조작할 때 디곡신, 내부표준물질의 순서로 유출하고 분리도는 5 이상이다.
- 시스템의 재현성: 표준액 10 μL를 가지고 위의 조건으로 시험을 6회 반복할 때 내부표준물질의 피크면적에 대한 디곡신의 피크면적비의 상대표준편차는 1.0% 이하이다.

(1) 디기톡신 주사제의 함량측정

이 약의 디기톡신($C_{41}H_{64}O_{13}$) 약 0.5 mg에 해당하는 양을 정확하게 취하여 내부표준액 10 mL를 정확하게 넣고 흔들어 섞은 다음 메탄올을 가하여 정확하게 50 mL로 하여 검액으로 한다. 따로 디기톡신표준품을 100℃에서 2시간 감압건조하여 약 10 mg을 정밀하게 달아 메탄올에 녹여 정확하게 100 mL로 한다. 이 액 5 mL를 정확하게 취하여 내부표준액 10 mL를 정확하게 넣고 메탄올을 가하여 정확하게 50 mL로 하여 표준액으로 한다. 이하 「디기톡신」의 정량법에 따라 시험한다.

$$\text{디기톡신}(C_{41}H_{64}O_{13})\text{의 양(mg)} = \text{디기톡신표준품의 양(mg)} \times \frac{Q_T}{Q_S} \times 0.005$$

– **내부표준액**: 아세나프텐의 메탄올용액(3→1000000)

5.9 스테로이드호르몬계열 약물의 분석

5.9.1 기본구조와 분류

5.9.1.1 기본구조

스테로이드호르몬계열 약물의 일부는 천연물이고, 일부는 합성품이다. 하지만 천연이든 인공 합성이든, 이 약물은 퍼하이드로페난트렌(perhydrophenanthrene)의 모핵을 갖고 있다. 그 기본 골격은 다음과 같다.

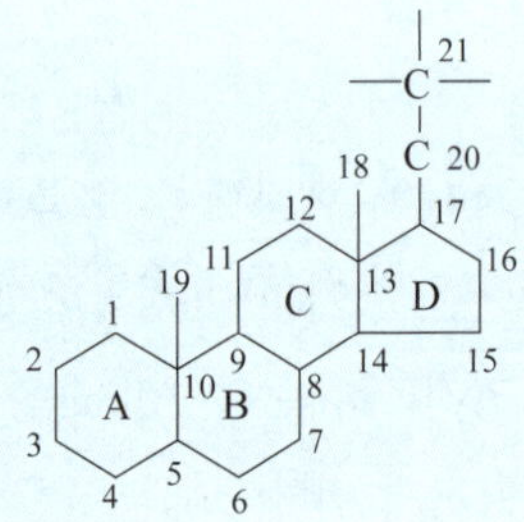

5.9.1.2 분류

스테로이드호르몬계열의 약물은 크게 부신피질자극호르몬(adrenocorticotrophic hormones, ACTH)과 성호르몬(sex hormone) 두 가지로 나뉘고 있다. 성호르몬은 남성호르몬, 단백동화 호르몬(anabolic hormones), 황체호르몬(progestogen), 여성호르몬(female hormone) 등이 있다.

(1) 부신피질자극호르몬(ACTH)

천연적인 것과 인공합성의 각종 부신피질자극호르몬은 모두 코르티코스테론(corticosterone)의 부산물이다. 예를 들면, 코르티손(cortisone), 프레드니손(prednisone), 덱사메타손(dexamethasone) 등이다.

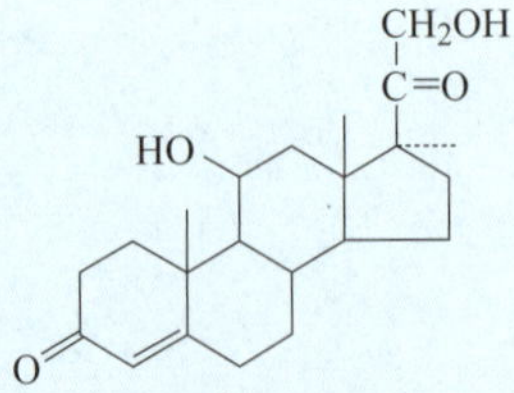

corticosterone

이 계열의 약물은 대다수가 21번 탄소가 히드록실기로 형성된 에스테르 형태(아세트산, 인산, pentanoic acid, hexanoic acid 등의 에스테르)이고, 근육에 주사했을 때 작용시간을 연장시켜 준다. 가끔 수용성을 증가시키기 위하여 나트륨염으로 만드는데, 예를 들면 hydrocortisone sodium phosphate, hydrocortisone sodium succinate 등이다.

(2) 남성호르몬 및 단백동화 호르몬

임상에서 자주 사용되는 남성호르몬은 테스토스테론의 유도체이다. 예를 들어, 메틸테스토스테론(methyltestosterone), 테스토스테론프로피오네이트(testosterone propiorate) 등이 있다. 단백동화 호르몬은 nandrolone phenylpropionate가 있다.

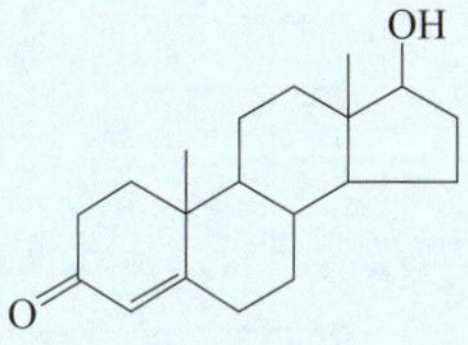

testosterone

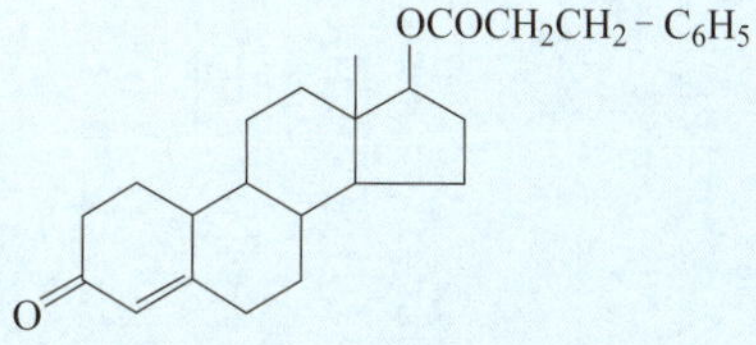

nandrolone phenylpropionate

(3) 황체호르몬

황체호르몬은 progestogen라고도 불린다. 대표적인 약물은 progesterone이다.

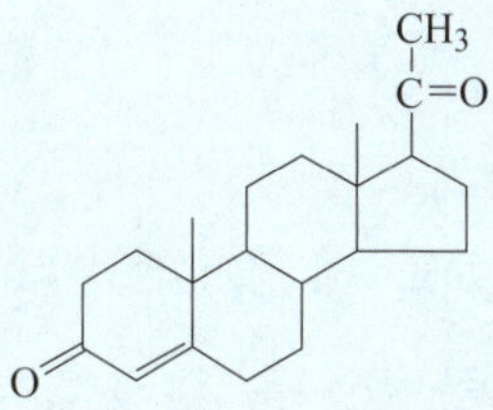

progesterone

대한민국약전에 수록된 것은 프로게스테론(progesterone), medroxyprogesterone acetate, 히드록시프로게스테론카프로에이트(hydroxyprogesterone caproate), 클로르마디논아세테이트(chlormadinone acetate) 원료 등이 있다.

(4) 여성호르몬

여성호르몬은 난소호르몬이라고도 한다. 대한민국약전에 수록된 것은 에스트라디올(estradiol), 에스트라디올벤조에이트(estradiol benzoate), 에스트라디올발레레이트(estradiol valerate), 에티닐에스트라디올(ethinylestradiol) 원료 및 제제 등이 있다.

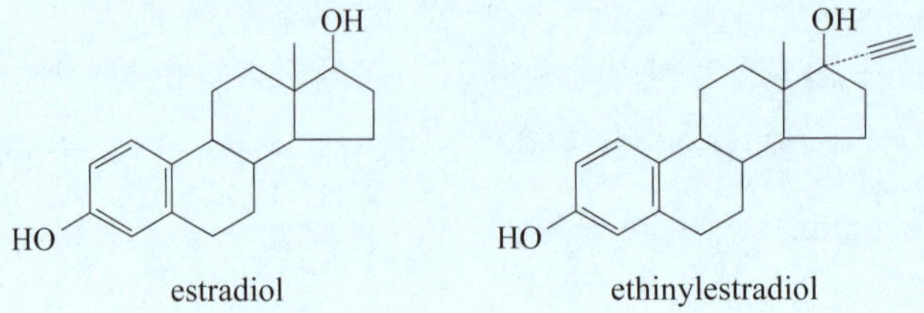

위에서 말한 4가지 스테로이드호르몬 외에도 약전에 수록된 복용 피임약물, 예를 들어, 노르에티스테론(norethisterone), 노르게스트렐(norgesterel), 에티스테론(ethisterone) 등의 구조에는 위에서 말한 각종 성호르몬의 특징이 있다. 대부분이 프로게스테론, 테스토스테론과 같이 A링에 Δ^4-3-케톤기를 가지고 있고, 일부의 C_{17}에는 β-OH기, α-알킨기 혹은 케톤기가 있고 일부의 C_{10}에는 메틸기가 없어 여성호르몬과 동일한 구조이다.

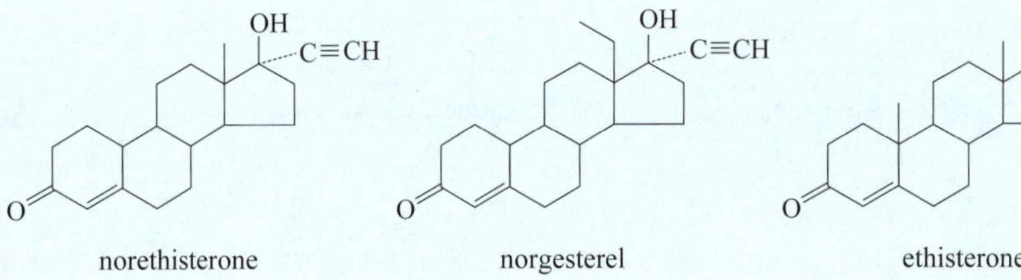

5.9.2 확인시험

스테로이드호르몬류 약물은 스테로이드구조와 각종 작용기의 반응으로 확인한다. 정색반응, 침전반응, 유도체를 제조하여 조제의 녹는점을 측정하는 방법, 가수분해산물의 반응, 박층크로마토그래프법, 자외가시부흡광도측정법, 적외부스펙트럼측정법 등 모두가 스테로이드호르몬 약물의 확인에 자주 사용되는 방법이다.

5.9.2.1 정색반응

(1) 강산과의 정색반응

많은 스테로이드호르몬은 황산, 인산, 과염소산, 염산 등과 정색반응을 일으킨다. 그 중 황산과의 정색반응이 가장 널리 사용되고 있다.

일부 스테로이드호르몬과 황산의 정색반응과 형광현상 및 물을 가하여 희석한 후의 변화는 표 5-8에 있다.

표 5-8 스테로이드호르몬과 황산의 정색, 형광 현상 및 물을 가하여 희석한 후의 변화

약품명칭	색	형광	물을 가하여 희석 후의 변화
Cortisone acetate	황색 혹은 엷은 주황색	×	색의 소실과 용액은 맑아진다
Hydrocortisone	어두운 황색에서 붉은색	녹색	황→주황에 녹색형광 조금, 소량의 서상 침전
Dortisone	주황	×	황색에서 푸른색
Dexamethasone phosphate	황색 혹은 짙은 홍색	×	황색 서상 침전

이 밖에도 일부의 스테로이드호르몬 약물은 황산-에탄올 혹은 황산-메탄올과 작용하여 정색반응을 일으킨다. 예를 들어 메틸테스토스테론(methyltestosterone) 수 mg을 취한 다음, 황산-에탄올(2:1) 1 mL를 가하여 녹이면 황색에 황록색의 형광을 띤다.

일부 스테로이드호르몬류 약물은 황산과 정색반응을 일으킨 후, $FeCl_3$와 반응하여 정색반응을 일으킨다. 물을 가하여 희석하면 색의 변화가 나타난다. 예를 들어, 메틸테스토스테론 본품 약 2 mL를 취한 후, 황산 2 mL를 넣고 녹이면 황록색 형광이 나타난다. 또 $FeCl_3$ 시액 2방울을 넣으면 초록색이 나타난다. 또 물로 희석하면 적색으로 변한다.

(2) 작용기별 정색반응

1) C_{17}-α-히드록시케톤의 정색반응

ACTH류 약물의 분자구조 중에 C_{17}의 위치에 있는 α-히드록시케톤은 환원성을 띠어 산화제인 tetrazole염과 반응하여 정색반응이 일어난다. 예를 들어, 프레드니손아세트산염은 염기성의 조건에서 triphenyltetrazolium chloride (TTC)와 반응하여 적색을 나타낸다.

이 반응은 TLC로 스테로이드호르몬류 약물의 확인에 사용될 수도 있다. 예를 들어, 프레드니손인산염 정제 및 안연고제, halcinonide 크림 등은 염기성 tetrazole blue 시약을 정색제로 사용한다.

2) 케톤그룹의 정색반응

스테로이드호르몬의 분자구조 중에는 케톤기를 함유하며 C_3-케톤기와 C_{20}-케톤기 모두가 2,4-dinitrophenylhydrazine, isoniazid, amphetamine sulfate 등 케톤 정색시약과 정색반응을 일으킨다. 예를 들어, cortisone acetate, hydrocortisone 등의 메탄올 혹은 에탄올용액에 새로 조제한 amphetamine sulfate 시액을 가하고 가열하면 황색을 띤다.

3) 아세틸기의 정색반응

스테로이드호르몬 분자구조 중에는 methyl ketone기 및 활성화된 methylene 그룹이 있어, sodium nitroferricyanide, *m*-trinitrophenol, aromatic aldehydes 등과 정색반응을 일으킨다. 그 중

에도 sodium nitroferricyanide 반응은 progesterone에 대한 특이적인 확인방법이다. 정색반응에 의해 progesterone은 보라색을 띤다. 기타 자주 사용되는 스테로이드호르몬은 모두 보라색이 아닌, 엷은 주황색 혹은 색을 띠지 않는다.

4) 유기불소의 정색반응

일부 불소를 함유한 스테로이드호르몬 약물(예를 들어, fluocinonide, dexamethasone acetate 등)은 산소병에서 연소한 후 무기불소화합물을 형성한다. 12% 아세트산나트륨의 묽은아세트산 중에서 alizarin fluorin blue및 cerous nitrate와 반응하여 보라색을 띤다.

5) 페놀의 정색반응

C_3가 페놀인 여성호르몬은 diazobenzene sulfonic acid와 반응하여 홍색의 azo−염료(azo dyes)를 형성한다. 예를 들면 일본약전에 수록된 estradiol benzoate는 이 방법을 이용해 확인한다.

(3) 침전반응

1) 펠링용액(Fehling's solution)과의 침전반응

ACTH의 $C_{17}-\alpha-$히드록시케톤그룹은 강한 환원성을 가지고 있어, 펠링용액과 반응하여 주홍색의 CuO 침전이 생성된다.

2) 암모니아−질산은과 침전반응

ACTH의 $C_{17}-\alpha-$히드록시케톤은 강한 환원성을 가지고 있어, 암모니아−질산은과 반응하여 검은색의 금속 침전이 생성된다.

3) 질산은과의 침전반응

알키닐기를 함유한 스테로이드호르몬, 예를 들어 ethinylestradiol, norethisterone은 질산은시약과 반응하여 각각 백색과 은색 침전이 생성된다.

4) 질산−질산은과의 침전반응

스테로이드호르몬(예를 들어, clobetasol propionate, beclometasone dipropionate) 중에는 유기결합한 C_1이 있어 가열 혹은 유기결합을 파괴시키고 무기염화물을 형성하여 질산의 산성조건에서 질산은과 반응하여 염화은의 백색 침전이 생성된다.

(4) 유도체 합성 후 녹는점의 측정

스테로이드호르몬계열 약물은 일부 시약과 반응시켜 ester, oxime, semicarbazone을 생성하거나 알코올로 조제한 염기성용액으로 에스테르형태의 스테로이드를 가수분해하여 상응한 모체를 생성한 다음 그의 녹는점을 측정하여 확인한다. 이 방법은 조작이 번거롭고 시간이 오래 걸리지만, 지금까지도 일부 국가의 약전에서 사용되고 있다.

1) 에스테르의 생성

에티닐에스트라디올(ethinylestradiol)로 벤조산에스테르를 만드는 것을 예로 설명하면 방법은 다음과 같다. 본 품 0.02 g을 취하여 시험관에 넣고 KOH 용액(1→20) 10 mL를 가하여 녹인 benzoyl chloride 0.1 g을 가하여 흔들고 여과하여 침전물을 취하여 메탄올용액으로 재결정을 하여 건조기(감압, 오산화인)에 넣고 건조시킨 후, 녹는점을 측정하여 200–202℃여야 한다.

2) 케토옥심의 생성

프로게스테론과 염산히드록시아민의 반응을 예로 설명하면 방법은 다음과 같다.

본 품 0.05 g을 취하여 염산히드록시아민 0.05 g 및 0.05 g의 무수아세트산나트륨이 녹아있는 에탄올 5 mL를 가한 후, 2시간 동안 가열 환류(reflux)시켜 에탄올이 3 mL 되게 하고 물 10 mL를 가하여 여과하여 침전을 얻는다. 소량의 물로 세척한 후, 묽은 에탄올에서 재결정시킨다. 결정은 105℃에서 1시간 동안 건조시켜 녹는점이 235–240℃여야 한다.

3) Semicarbazone 생성

약전에 수록된 bandrolone phenylpropionate가 세미카바존 유도체를 생성하는 예로 설명하면 방법은 다음과 같다.

본 품 약 50 mg을 취하여 메탄올 2 mL로 녹인 후, semicarbazide HCl 시약 4 mL를 넣고 가열하여 30분간 환류시킨다. 수조에서 농축시켜 냉각한 후 여과한다. 침전은 메탄올로 수차례 세척하여 물로 세척한 후, 105℃에서 건조시켜 녹는점을 측정하면 약 182℃이고 용융과 동시에 분해된다.

4) 에스테르의 가수분해

테스토스테론으로 알코올–KOH 용액으로 가수분해하는 예로 설명하면 방법은 다음과 같다.

본 품 약 0.1 g을 취하여 에탄올–KOH 용액(1→100) 10 mL를 가하여 1시간 동안 가열 환류시킨 다음 냉각하여 10 mL의 물을 가하여 수조에서 냉각시킨 후 흔들어 결정을 석출시킨다. 석출된 결정은 방치하였다가 여과한 후 얼음물로 세척액이 중성이 될 때까지 세척한다. 그리고 105℃에서 건조시켜 녹는점을 측정하여 150–156℃여야 한다.

(5) 가수분해산물의 반응

일부 스테로이드호르몬계열의 약물은 아세트산에스테르, pentanoate, hexanoate의 구조를 가지고 있어 먼저 가수분해시키고 가수분해산물을 확인하여도 된다. 예를 들어, cortisone acetate는 에탄올–KOH 및 황산으로 가수분해하여 생성된 ethyl acetate의 향기로 확인을 한다.

Estradiol valerate, hydroxyprogesterone caproate 등 약물은 우선 알칼로이드 용액에서 가수분해시켜 산화 가열을 거쳐 각 pentanoic acid, hexanoic acid의 특유의 냄새로 이 두 가지 약물을 확인한다.

(6) 자외가시부흡광도측정법

스테로이드호르몬계열 약물의 분자 중에 C=C–C=O와 C=C–C=C 공액시스템이 존재하여 자외선흡수스펙트럼에서 특정흡수가 있다. 따라서 흡수파장과 흡광도로 확인을 할 수 있다. 예를 들어, beclometasone dipropionate의 에탄올 용액(20 μg/mL)은 239 nm의 파장 부분에서 최고의 흡수가 나타나면서 흡광도는 0.57–0.60이다. 239 nm 및 263 nm의 파장 부분의 흡광도비는 2.25–2.45이다.

(7) 적외부스펙트럼측정법

스테로이드호르몬계열 약물은 구조가 복잡하여 적외부스펙트럼이 이 약물의 확인에 효율적이며 신뢰도가 높다. 약전에 수록된 스테로이드호르몬계열 약물의 원료에서 그 대부분이 적외부스펙트럼으로 확인한다.

Ethinylestradiol의 구조는 아래와 같다.

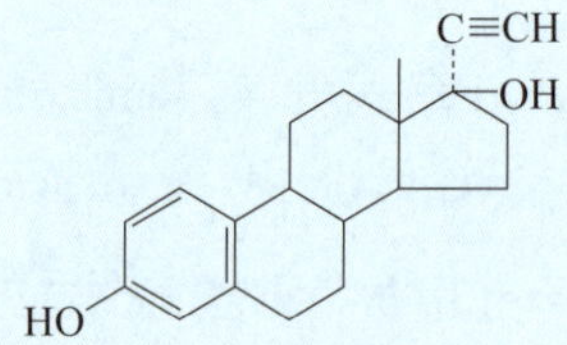

Ethinylestradiol은 벤젠고리, 페놀그룹, 지방족알콜과 알키닐기를 가지고 있어 적외부스펙트럼에서 아래의 몇 가지 특징을 가지고 있다.

(1) $\nu_{C=C}$ 1615, 1590, 1505 cm^{-1}, 벤젠고리의 골격진동

(2) $\nu_{\equiv C-H}$ 3300 cm^{-1}, 알키닐기의 특징

(3) ν_{O-H} 3610 cm^{-1}, 유리페놀의 신축진동

(4) $\nu_{C_{17}-O-H}$ 3505 cm^{-1}, C_{17}–히드록실기의 신축진동

현재 스테로이드호르몬계열 약물 분자 중에 일부 작용기의 특징 흡수파수를 표 5-9에 참고하도록 열거하여 놓았다.

표 5-9 스테로이드호르몬의 일부 작용기의 특징 흡수 빈도

진동 유형	작용기	위 치	파수(cm^{-1})	비고
ν_{O-H}	OH	모든 위치	−3600	a
ν_{C-H}	CH_2 CH_3	모든 위치	2970−2850	b
	=C−H	6원자 고리	3040−3010	
	≡C−H		3320	
$\nu_{C=H}$	포화케톤	6원자 고리	1720−705	c
		5, 6원자 고리	1749−742	
		C_{20}	1710−706	
	$-OCOCH_3$	모든 위치	1742−735	
	−C=C−C=O	6원자 고리(Δ^4−3−케톤)	1684−620	d
$\nu_{C=C}$			1585−620	
ν_{C-O}	−C−OH(알코올)	모든 위치	1230−000	
	−C−OH(페놀)		1300−200	

a. 만약 수소결합이 형성되면 저 파수인 약 3550−3330 cm^{-1}로 이동한다.
b. 날카로운 흡수피크로 나타난다.
c. 클로로포름중에서의 파수는 낮다.
d. C_3−케톤기가 수소결합을 형성하여 낮은 파수대로 이동할 때 중복되어 관찰하기 어렵다.

(8) 박층크로마토그래프(TLC)법

대한민국약전에 수록된 베타메타손정(betamethasone tablets)은 다음과 같이 확인시험을 실시한다.

이 약을 가루로 하여 베타메타손 2 mg에 해당하는 양을 달아서 메탄올 20 mL를 가하여 5분간 흔들어 섞은 다음 여과한다. 여액을 수용상에서 증발건고하여 식힌 다음 잔류물을 메탄올 2 mL로 녹이고 필요하면 여과하여 검액으로 한다. 따로 베타메타손표준품 2 mg을 메탄올 2 mL에 녹여 표준액으로 한다. 이들 액을 가지고 박층크로마토그래프법에 따라 시험한다. 검액 및 표준액 5 μL씩을 박층크로마토그래프용실리카겔(형광제 첨가)을 써서 만든 박층판에 점적한다. 다음에 1−부탄올·물·아세트산무수물혼합액(3 : 1 : 1)을 전개용매로 하여 약 10 cm 전개한 다음 박층판을 바람에 말린다. 여기에 자외선(주파장 254 nm)을 쪼일 때 검액의 주반점은 표준액의 반점과 R_f 값이 같다.

− **시료용액과 대조용액의 조제:** 시료는 보통 전처리(예를 들어 유기용매의 추출)를 하여 주사제, 정제, 및 연고제 등의 보조제의 영향을 없애야 한다. 처리한 시료와 대조품을 규정된 용매로 일정 농도의 전개용매로 조제하여 사용한다.

검체용액 및 대조용액을 같은 TLC판에 찍고 규정된 전개용매로 전개하여 말린다. 그리고 규정된 발색제로 발색시켜 검사한다. 시료용액에서 보여지는 반점과 대조용액의 반점의 R_f값이 같아야 한다.

(9) 액체크로마토그래프법

일정한 분리조건에서 스테로이드호르몬계열 약물시료와 그 대조품 피크의 머무름시간(retention time)을 비교하여 확인한다. 일반적으로 규정된 함량측정 항목의 액체크로마토그래프법에서 시료의 머무름시간과 대조품의 머무름시간이 일치해야 한다.

5.9.3 함량측정

스테로이드호르몬계열 약물의 작용기와 전체 분자의 특징에 의하여 용량분석법, 비색법, 자외가시부흡광도측정법, 형광광도법, 기체크로마토그래프법, 액체크로마토그래프법 및 기타 방법을 사용할 수 있다. 여기서는 약전에서 자주 사용되는 방법, 예를 들어 액체크로마토그래프법, 자외가시부흡광도측정법, tetrazole 비색법, isoniazid 비색법, Kober 반응 비색법 등을 고찰하려 한다.

5.9.3.1 액체크로마토그래프법

액체크로마토그래프법은 시료 사용량이 적고 예민도가 높으며, 분리효과도 좋고 신속하다는 장점을 갖고 있어 각국 약전에서 사용되고 있다. 약전에 수록된 스테로이드호르몬 원료와 제제 중에 과반수가 액체크로마토그래프법(대부분 내분표준법)을 사용한다. 이 방법은 스테로이드호르몬계열 약물 분석방법의 48%를 차지하고, 여러 분석방법에서 첫 자리를 차지한다. 액체크로마토그래프법 중에서 역상 크로마토그래피에 의한 스테로이드호르몬계열 약물 함량측정이 가장 널리 사용되고 있다. 고정상은 C_{18}을 사용하고, 이동상은 대부분 메탄올과 물로 구성된 혼합용액을 사용한다. 또 일부 약물은 메탄올−ether, acetontitrile−isopropyl alcohol−물, 메탄올−tetrahydrofuran−물, 메탄올−acetontitrile−물 등의 혼합액을 사용한다. 분리효과를 높이고, 만족되는 결과를 얻기 위하여 이동상 중에 아세트산 완충액 혹은 인산 완충액을 가하여 이동상의 pH를 조절한다. 많은 스테로이드호르몬들이 Δ^4−3−케톤기와 벤젠고리를 가지고 있어 직접 자외선검출기(240 nm 혹은 280 nm 파장부분)를 사용하면 만족할 수 있는 결과를 얻을 수 있다.

현재 대한민국약전에 수록된 베타메타손(betamethasone)의 측정방법을 예로 든다.

① 크로마토그래피 조건 및 시스템 적용실험: 액체크로마토그래프용옥타데실실릴실리카겔을 충전제로 사용하고, 아세토니트릴−물(2:3)을 이동상으로 한다. 측정 파장은 240 nm이고 베타메타손

의 피크와 내부표준물질 피크의 분리도는 10 이상이다.

② 내부표준물질 용액의 조제: 파라옥시벤조산부틸의 메탄올용액(1 → 1750)을 사용한다.

③ 측정방법: 이 약 및 베타메타손표준품을 건조하여 약 20 mg 씩을 정밀하게 달아 각각 메탄올에 녹여 정확하게 50 mL로 한다. 이 액 5 mL씩을 정확하게 취하여 각각에 내부표준액 5 mL를 정확하게 넣은 다음 메탄올을 가하여 50 mL로 하여 검액 및 표준액으로 한다. 검액 및 표준액 10 μL를 가지고 다음 조건으로 액체크로마토그래프법에 따라 시험하여 내부표준물질의 피크면적에 대한 베타메타손의 피크면적비 Q_T 및 Q_S를 구한다.

$$\text{베타메타손}(C_{22}H_{29}FO_5)\text{의 양(mg)} = \text{베타메타손표준품의 양(mg)} \times \frac{Q_T}{Q_S}$$

5.9.3.2 자외가시부흡광도측정법

스테로이드호르몬 분자 중에 Δ^4-3-케톤(C=C-C=O)과 벤젠고리(C=C-C=O)의 공액시스템을 함유하고 있어 자외선 구간에서 특정 흡수가 있다. Δ^4-3-케톤기 구조를 가지고 있는 ACTH, 남성호르몬, 황체호르몬 그리고 많은 경구용 피임약이 240 nm 근처에서 최대의 흡수를 나타낸다. 벤젠고리를 가지고 있는 남성호르몬이 280 nm 근처에서 최대의 흡수를 나타낸다. 이런 특정 흡수를 함량측정에 사용할 수 있다.

약전 중에서 몇 가지 스테로이드호르몬계열 약물의 원료 및 제제를 이 방법으로 함량측정을 한다. 자외가시부흡광도측정법은 정확하고 간편하여 스테로이드호르몬계열 약물의 원료 및 정제, 주사제 등의 측정에 널리 사용된다. 원료와 주사제는 일반적으로 일정 용매로 녹이거나 일정 농도로 희석시킨 후 지정된 파장에서 흡광도를 측정한다. 하지만, 정제는 일부 첨가물(excipients)의 240 nm에서의 흡수를 제거하기 위하여 먼저 특정용매로 추출, 여과하여 일정 농도의 여액으로 정해진 파장에서 자외선으로 측정한다.

대한민국약전에 수록된 프로게스테론(progesterone)을 예로 측정방법을 설명하면 다음과 같다.

이 약 및 프로게스테론표준품을 건조하여 약 10 mg씩을 정밀하게 달아 각각 에탄올(99.5)을 넣어 녹여 정확하게 100 mL로 한다. 이들 액 5 mL씩을 정확하게 취하여 에탄올(99.5)을 넣어 정확하게 50 mL로 하여 검액 및 표준액으로 한다. 검액 및 표준액을 가지고 자외가시부흡광도측정법에 따라 시험하여 파장 241 nm 부근의 흡수극대 파장에서 흡광도 A_T 및 A_S를 측정한다.

$$\text{프로게스테론}(C_{21}H_{30}O_2)\text{의 양(mg)} = \text{프로게스테론표준품의 양(mg)} \times \frac{A_T}{A_S}$$

경우에 따라서는 기타 스테로이드의 영향을 제거하기 위해 일부 스테로이드 원료약은 크로마토그래프 분리 후 자외가시부흡광도측정법으로 측정한다.

5.9.3.3 Tetrazole 비색법

(1) Tetrazole 염의 종류

가장 자주 사용되는 tetrazole은 아래와 같은 두 가지가 있다.

① 2, 3, 5−Triphenyl−2H−tetrazolium chloride (TTC): TTC의 환원산물은 물에 녹지 않는 짙은 적색의 triphenyl tetrazolium formazan을 형성하여 λ_{max}가 480−490 nm에 있으며 red triphenyltetrazolium chloride (RT)라고도 한다.

② Blue tetrazole (BT): 3, 3'−Dimethoxy−di−4, 4'−(3, 5−diphenyl) tetrazolium chloride이며 그 환원산물은 어두운 파란색의 ditetrazolium formazan이다. λ_{max}는 525 nm 부근에 있다. TTC와 BT의 구조식은 다음과 같다.

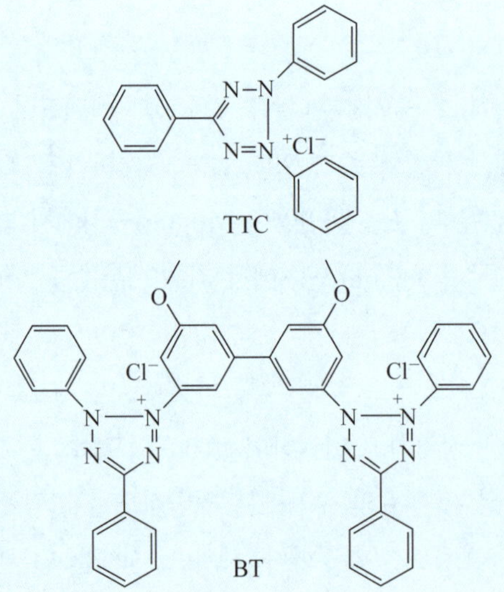

(2) 반응원리

ACTH의 C_{17}의 α−히드록시케톤그룹은 환원성을 갖고 있어 강염기성용액에서 tetrazole염을 정량적으로 유색 formazan으로 환원시킨다. 생성된 색깔은 사용되는 지시약과 조건에 따라 달라진다. 대부분은 적색이거나 파란색이다.

Gorog 등은 스테로이드호르몬에 대하여 다음과 같은 두 가지 반응 경로를 제시하였다.

① α−히드록시케톤은 두 개의 전자를 잃고 산화되어 20−케톤−21−알데히드기로 되어 염기의 촉매작용으로 분자내 재배열이 일어나 일부는 20−hydroxy−21−hydroxy 유도체가 형성된다.

② C_{20}−C_{21}의 결합이 끊어져 스테로이드의 formic acid 유도체와 포름알데히드가 생성된다. 이 중 첫 번째 경로가 주로 일어난다.

Tetrazole 염은 2개의 전자를 얻고 링이 열리면서 formazan을 형성하면서 적색을 띤다. 반응식은 다음과 같다.

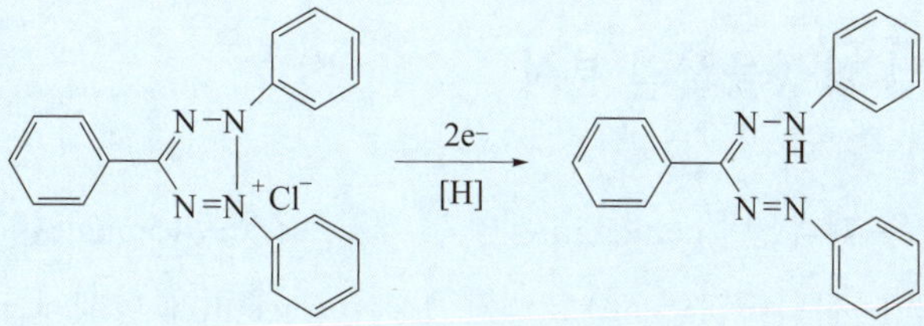

(3) 측정방법

중국약전은 2, 3, 5−triphenyl−tetrazolium chloride (TTC)법을 사용한다.

중국약전에 수록된 predenisolone acetate 연고제의 함량측정방법을 예로 그 측정방법을 설명하면 다음과 같다.

1) 대조품용액의 조제

Predenisolone acetate 대조품 20 mg을 정밀하게 취하여 100 mL의 용량플라스크에 넣고 무수에탄올을 가한다. 이를 흔들어 녹여 눈금까지 희석시켜 혼합한 후 사용한다.

2) 시료용액의 조제

본품 4 g (predenisolone acetate 20 mg)을 정밀하게 취하여 비커에 넣고 무수에탄올 30 mL를 넣고 수조에서 가열하면서 predenisolone acetate가 녹도록 충분히 저어준다. 그리고 빙욕(ice bath)에서 냉각시킨 후, 여과시켜 여액을 100 mL의 용량플라스크에 유입되도록 한다. 같은 방법으로 3번 추출하여 여액은 용량플라스크에 넣고 무수에탄올로 눈금까지 희석시켜 흔들면 얻어진다.

3) 측정방법

대조품용액 및 시료용액 각 1 mL를 정밀하게 취하여 따로 건조하고 뚜껑이 있는 시험관에 넣는다. 각각 무수에탄올 9 mL 및 2, 3, 5−triphenyl tetrazolium chloride 시약 2 mL를 가하고 흔들어 준다. 그리고 tetramethyl ammonium hydroxide 시약 1 mL를 정밀하게 가하고 흔들어 준다. 25℃의 어두운 곳에 40−45분간 방치시켜 자외가시부흡광도측정법으로 485 nm의 파장에서 흡광도를 각각 측정하고 계산하면 얻어진다.

5.10 항생제의 분석

5.10.1 β-락탐계열 항생물질의 분석

본 계열의 항생물질은 페니실린(penicillin)계열과 세팔로스포린(cephalosporin)계열이 있다. 이들의 분자구조 중에는 베타-락탐(β-lactam) 고리가 있어 β-lactam계 항생제라고 부른다.

5.10.1.1 기본구조 및 성질

(1) 기본구조

페니실린과 세팔로스포린 분자 중에는 한 개의 유리 카르복실기와 락탐 측쇄가 있다. Hydrothiazole 링과 thiazine 링은 β-락탐과 결합하여 각자의 모핵을 형성한다. 페니실린계열 약물의 모핵은 6-aminopenicillanic acid (6-APA)이고, 세팔로스포린계열 약물의 모핵은 7-aminocephalosporanic acid (7-ACA)이다. 때문에 페니실린계열의 분자구조는 RCO-와 모핵 6-APA 두 부분이 결합하여 얻어진 것이고 세팔로스포린계열은 RCO-와 모핵 7-ACA와의 결합이라고 말할 수 있다.

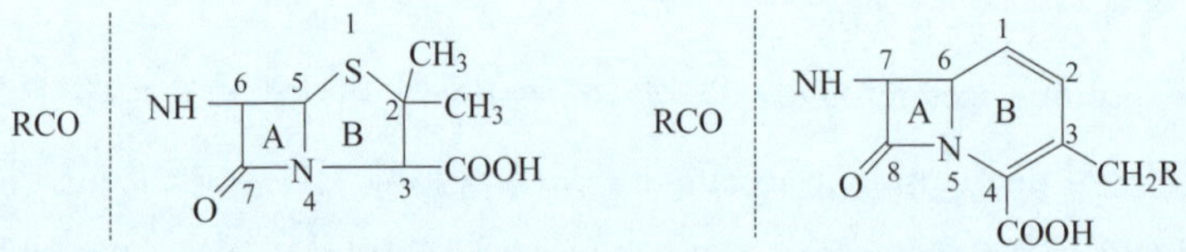

penicillin　　cephalosporin

페니실린 분자구조에는 3개의 키랄탄소원자(C_3, C_5, C_6)가 있다. 세팔로스포린 분자 중에는 2개의 키랄탄소원자(C_6, C_7)가 있다. Lactam기에 여러 종류의 R 및 R_1이 치환되어 여러 가지 페니실린과 세팔로스포린이 구성된다. 페니실린계열 및 세팔로스포린계열의 대표 약물은 페니실린나트륨(R; 벤질), 아목시실린(R; $HOC_6H_6CHNH_2$-), 암피실린(R; $C_6H_6CHNH_2$-), 세파렉신($C_6H_6CHNH_2$-, R_1; H), 세파로틴나트륨(R; $C_4H_8SCH_2$-, R_1: $-OCOCH_3$)이 있다.

(2) 성질

1) 용해도

페니실린과 세팔로스포린 분자 중의 유리 카르복실기는 매우 강한 산성(페니실린계열 약물 대부분의 pK_a는 2.5–2.8)이어서 무기염기 혹은 일부 유기염기와 염을 생성할 수 있다. 그 염기성금속염은 물에 쉽게 녹지만 유기염기염은 물에 잘 녹지 않고, 메탄올과 같은 유기용매에 잘 녹는다. 페니실린의 염기성금속염에 산을 가하면 백색 침전이 석출된다.

2) 선광성

페니실계열 분자에는 3개의 키랄탄소원자가 있다. 세팔로스포린계열은 2개의 키랄탄소를 가지고 있어 모두 선광성을 가지고 있다. 이 성질을 분석에 사용할 수 있다.

3) 특정 자외선흡수

① 페니실린계열 분자의 모핵은 자외선 흡수가 없다. 하지만 측쇄 락탐기의 R은 예를 들어, 벤젠고리의 공액시스템은 자외선 흡수가 가능하다. 다른 예로 벤질페니실린나트륨(칼슘)의 R는 벤질기이므로 그 수용액은 264 nm 파장 부분에서 비교적 강한 흡수가 있다.

② 세팔로스포린계열은 모핵 부분에 O=C–N–C=C의 구조가 있어 자외선 흡수를 한다. 예를 들어, 세파렉신의 수용액은 262 nm 파장에서 최대 흡수를 하고, 세파졸린나트륨의 수용액은 272 nm에서 최대 흡수를 한다.

4) β–락탐 고리의 불안정성

β–락탐 고리는 페니실린계열 약물의 구조에서 가장 불안정한 부분이다. 예를 들어, 산, 염기, β–lactamase, 히드록시아민 및 일부 금속이온(Cu, Pb, Hg와 Ag) 등과 작용할 때, 쉽게 가수분해와 분자의 재배열이 일어나 β–락탐 고리가 파괴되고 항균 활성을 잃는다. 페니실린의 β–락탐 고리의 파괴 혹은 분자의 재배열이 일어난 후, 여러 가지 산물이 생성된다. 예를 들면, penicillin thiazole acid, penicillin acid, penicillin aldehyde, penicillamine, α–페니실린–히드록시아민과 penicillenic acid 등이 있다. 그 산물의 반응은 다음과 같다.

세팔로스포린계열에서 예로 cefalothin sodium 건조분말은 밀봉하여 25℃에서 3년 이상을 보존할 수 있지만 그 수용액은 25℃에서 24시간 방치하면 8%의 활성이 손실된다. 산, 염기, β–lactamase, 아민류(암모니아, 아미노산, 히드록시아민 등을 포함)들이 cefalothin sodium의 분해를 촉진한다.

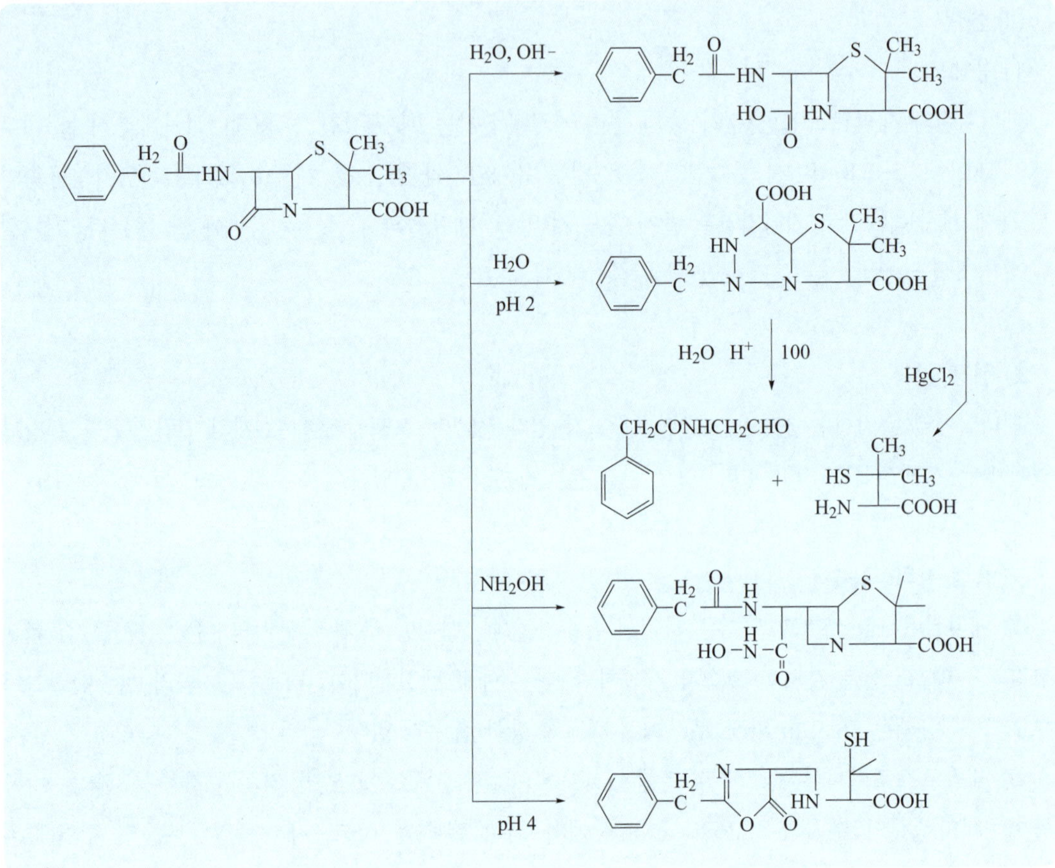

5.10.1.2 확인시험

(1) K, Na염의 불꽃반응

페니실린 및 세팔로스포린계열 약물은 K염 혹은 Na염으로 조제되어 임상에서 사용되고 있다. 때문에 불꽃반응으로 확인을 할 수 있다.

(2) 정색반응

1) $FeNH_4(SO_4)_2$ 반응

페니실린과 세팔로스포린계열 약물은 염기성 조건에서 히드록시아민과 반응하여 β–락탐 고리는 파괴되고 hydroximic acid가 생성된다. 묽은 산에서 Fe^{3+}과 정색반응을 일으킨다. 예를 들어, cefoperazone은 어두운 붉은색을 띤다.

일부 페니실린과 세팔로스포린계열 약물은 다른 색을 나타낸다. 예를 들어, 암피실린은 자홍색, 세파렉신은 어두운 적갈색~갈색을 띤다. 세파로틴나트륨은 적갈색을 띠고, procaine benzylpenicillin은 적자색을 띤다. Cefazolin sodium은 짙은 적갈색을 띤다.

2) 황산-질산의 정색반응

세팔로스포린계열 약물은 황산-질산과 정색반응을 일으킨다. 반응기전은 불명확하지만, 이 정색반응으로 일부 세팔로스포린계열 항생물질을 구별할 수 있어 일부 국가 약전에서는 확인에 사용되고 있다. 예를 들어, 세파로틴나트륨은 짙은 적색, 세파렉신은 황색, 세포탁심나트륨은 밝은 황색을 띤다.

3) 닌히드린(Ninhydrin) 반응

일부 α-니트로기를 가진 이 계열의 약물(예를 들어, ampicillin)은 닌히드린에 의해 보라색으로 변한다.

4) 펠링시액과의 반응

이 약물들은 펩타이드결합(-CONH-)과 비슷한 구조를 가지고 있어, 뷰렛반응이 일어나면서 고리가 열려 분해되어 염기성 cupric tartrate을 보라색으로 환원시킨다. 아목시실린, 암피실린나트륨 등은 이 방법으로 확인할 수 있다.

5) 크로모트로프산-황산의 정색반응

아목시실린에 크로모트로프산(chromotropic acid)-황산 지시약을 가하여 혼합한 후, 150℃에서 2-3분간 가열하면 분해된 포르말린은 크로모트로프산과 축합반응을 하면서 짙은 갈색이 나타난다.

6) 디아조벤젠 술폰산과의 정색반응

세팔로스포린계열 약물 7번 위치의 측쇄에 $-C_6H_5-OH$ 작용기가 있을 때 디아조벤젠 술폰산시액과 coupling 반응을 하여 주황색을 띤다.

7) 구리염과의 정색반응

세파렉신에 아세트산, 황산구리, NaOH 시액을 가한 후, 구리착염이 생성되며 녹색이 나타난다. 이 반응은 기타 세팔로스포린계열 약물 항생물질과 구별할 수 있다.

(3) 침전반응

1) 묽은 염산에서의 백색 침전

페니실린나트륨(칼륨)에 물을 넣고 녹인 후, 묽은 염산 2방울을 넣으면 물에 잘 녹지 않는 백색 침전이 석출된다. 이 침전은 에탄올, amyl acetate, 클로로포름, ether 혹은 과량의 염산(락탐기와 염을 형성)중에서 녹는다.

2) 유기아미노염과의 특수 반응

① Diazotization−coupling 반응: Procaine benzylpenicillin 수용액은 산성화한 후, procaine 방향족아민의 diazotization−coupling 반응이 일어나 azo−염료의 적색 침전이 생성된다.

② Trinitrophenol과의 반응: Benzathine benzylpenicillin을 NaOH로 알칼리화시키고, 에테르로 추출하여 증발시킨다. 잔사 중에는 *N*, *N'*−bis(phenylmethyl)−1, 2−ethanediamine이 함유되어 있어 묽은 에탄올용액을 용해시키고 trinitrophenol의 포화용액을 가하고, 가열하여 냉각시키면 *N*, *N'*−bis(phenylmethyl)−1, 2−ethanediamine의 picric acid염이 결정으로 석출된다. 반응식은 다음과 같다.

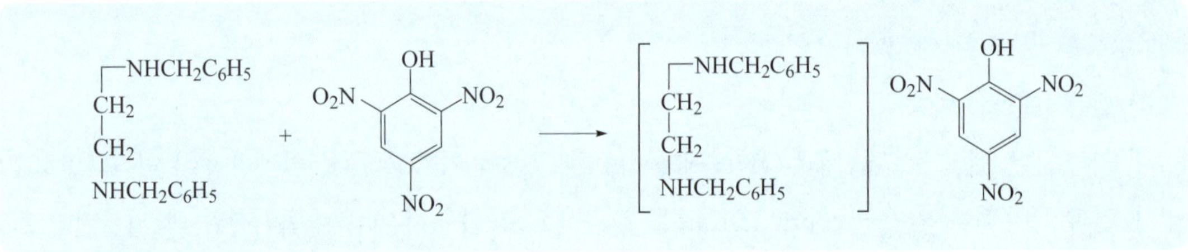

(4) 분광 스펙트럼법

1) 자외가시부흡광도측정법

① 흡수극대파장 확인법: 시료를 적당 농도의 수용액으로 조제한 후 자외가시부흡광도측정법으로 측정하고 흡수극대파장에 따라 확인한다. 예를 들어 일본약전에 수록된 세파렉신의 확인방법은 다음과 같다. 세파렉신 3 mg을 취하여 물을 가하여 녹여 100 mL가 되도록 한다. 이 용액으로 흡수스펙트럼을 관찰하여 261−263 nm 파장 부분에서 최대 흡수가 나타나야 한다.

② 가수분해 산물의 흡수극대파장 확인법: 먼저 시료를 일정 조건에서 가수분해시키고 가수분해 산물의 흡수극대파장을 측정한다. 예를 들어, 약전에 수록된 옥사실린나트륨의 확인방법은 다음과 같다. 본 품을 취하여 아세트산−아세트산나트륨 완충액(pH 3.8)을 가하여 50 μg/mL의 용액을 만들고 이 용액 10 mL를 취하여 수조에서 30분간 가열하고 바로 냉각시킨다. 아직 가열하지 않은 시료 완충액으로 공시험을 하고, 자외가시부흡광도측정법에 따라 측정하면 339 nm 부분에서 최대 흡수가 있고, 흡광도는 대략 0.6이다.

2) 적외부스펙트럼측정법

적외부스펙트럼측정법은 분자의 구조특징을 반영한다.

각국의 약전에 수록된 *β*−락탐류 항생물질은 대부분 이 방법으로 확인한다. 대한민국약전에서는 세프라딘수화물(cefradine hydrate) 등 약물의 확인에 사용됐다.

3) **핵자기공명스펙트럼**(NMR)

각종 약물의 D_2O 중의 NMR 스펙트럼에는 명확한 차이가 있어, 일본약전에 수록된 세파렉신, 세파로틴나트륨, 세프라딘 등 30여종의 약물을 이 방법으로 확인하였다. 세프라딘 확인시험법은 다음과 같다. 본품 50 mg을 취하여 0.5 mL의 D_2O에 녹이고 핵자기공명스펙트럼을 측정하면 δ 3.8 ppm 부근의 싱글 피크가 나타나고, δ 6.9−7.5 ppm, δ 7.9−9.0 ppm의 멀티 피크가 나타난다. 각 신호의 면적강도비는 2∶3∶5이다.

(5) 크로마토그래프법

1) **박층크로마토그래프법**(TLC)

- 대한민국약전의 세포탁심나트륨(cefotaxime sodium)에 대한 박층크로마토그래프 조건: 이 약 및 세포탁심나트륨표준품 약 20 mg씩을 달아 메탄올·0.067 mol/L 인산염완충액(pH 7.0)혼합액 5 mL에 녹여 검액 및 표준액으로 한다. 검액 및 표준액을 가지고 박층크로마토그래프법에 따라 시험한다. 검액 및 표준액 10 μL씩을 박층크로마토그래프용실리카겔(형광제 첨가)을 써서 만든 박층판에 점적한다. 다음에 아세트산으로 pH를 6.2로 맞춘 2 mol/L 아세트산암모늄용액·아세톤혼합액(85∶15)을 전개용매로 하여 전개한 다음 박층판에 자외선(주파장 254 nm)을 쪼일 때 검액 및 표준액에서 얻은 반점의 R_f 값은 같다.

2) **액체크로마토그래프법**

시료와 대조품 피크의 머무름시간 비교로 확인을 한다. 일반적으로 함량측정 항목의 고성능액체크로마토그래프법에 규정되어 있다. 시료와 대조품 피크의 머무름시간은 일치해야 한다.

5.10.1.3 함량측정

페니실린과 세팔로스포린의 물리화학적 측정방법은 문헌에 기록된 것이 비교적 많다. 약전에 수록된 방법으로는 요오드적정법, 수은적정법, 산염기적정법, 자외가시부흡광도측정법, 고성능 액체크로마토그래프법 등이 있다.

(1) 요오드적정법

페니실린 혹은 세팔로스포린 분자는 요오드를 소모하지 않고, 그 분해산물이 요오드를 소모한다. 예를 들어, 페니실린은 염기성 수용액에서 가수분해된 후 penicilloic acid가 생성되어 요오드와 반응한다. 요오드의 소모량에 따라 benzylpenicillin의 함량을 계산할 수 있다.

반응은 두 단계로 진행된다. 제1단계의 가수분해반응은 화학양론적으로 진행한다. 제2단계에서

penicilloic acid는 산성 조건에서 요오드 산화반응을 하는데, 온도, pH, 시간 등 여러 가지 요소의 영향을 받는다. 그래서 실험 과정 중에서는 온도를 엄격히 제어해야 하며 동시에는 페니실린 표준품과 대조 측정을 해야 변수의 영향을 제거할 수 있다. 반응식은 다음과 같다.

1) 제1단계 반응

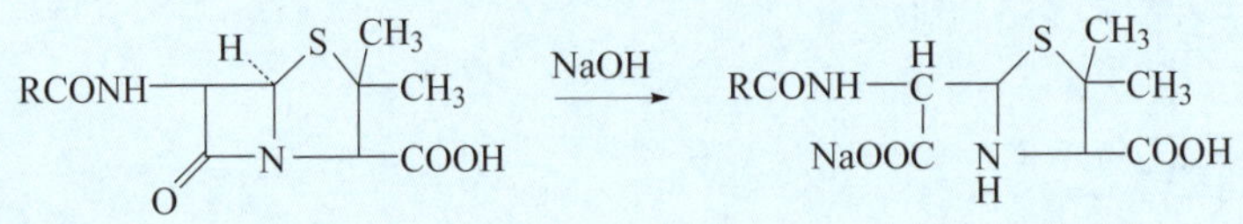

2) 제2단계 반응

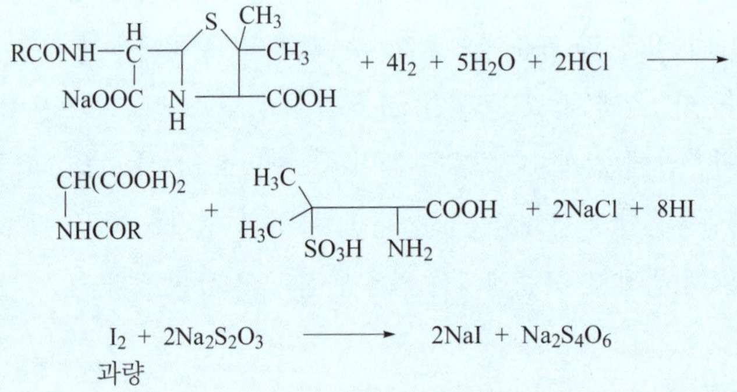

페니실린의 분해산물과 같은 불순물들도 요오드를 소모하여 측정 결과에 영향을 줄 수 있어 가수분해되지 않은 시료용액으로 공시험을 하여 보정한다. 보통 요오드와 penicilloic acid의 작용은 pH 4.5, 온도는 24-26℃에서 가장 적합하다. 1몰의 페니실린은 많은 몰수의 요오드(1 mol 페니실린은 8 mol의 요오드를 소모)를 흡수할 수 있다. 그래서 이 방법의 예민도는 비교적 높은 편이다.

(2) 수은적정법

페니실린 분자는 수은염과 반응하지 않지만 염기성조건에서 가수분해산물인 penicilloic acid 및 가수분해되어 생성된 penicillamine 등은 모두 수은염과 정량적으로 반응한다. 소모된 수은염의 양으로 페니실린의 함량을 계산할 수 있다.

페니실린 분자 중의 thiazole ring에는 1개의 황원자가 있다. 고리가 열린 후, mercapto group (−SH)이 형성되어 수은염으로 mercapto 화합물을 적정한다.

$$Hg^{2+} + 2R{-}SH \rightarrow (RS)_2Hg + 2H^+$$

(3) 산염기적정법

페니실린 혹은 세팔로스포린의 β−lactam ring은 알칼로이드에 의해 가수분해된다. 이 과정에서 가수분해는 정량적으로 완성되어 함량측정에 이용된다. 옥사실린나트륨은 수용액 중에서 과량의 NaOH 적정액으로 가수분해시킨 후, 생성되는 penicilloic acid는 중화되고, 염산 적정액으로 남은 NaOH 용액을 적정 한다. NaOH 적정액의 소모량으로 oxacillin sodium의 함량을 계산할 수 있다. 반응식은 다음과 같다.

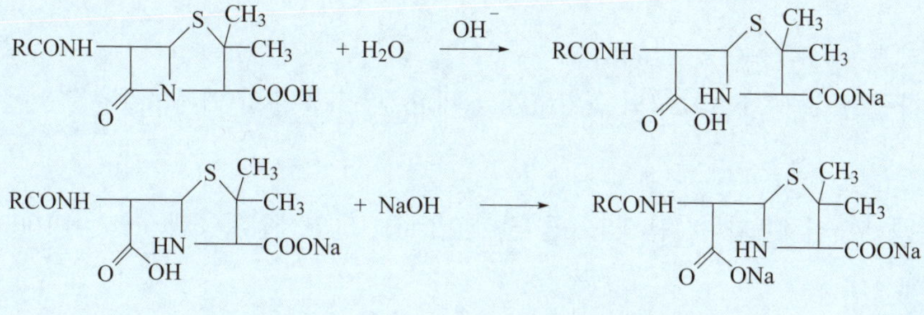

$$HCl + NaOH \longrightarrow NaCl + H_2O$$

(4) 자외가시부흡광도측정법

1) 가수분해법(구리염법)

페니실린계열 항생물질이 약산성조건에서 분해산물인 penicillenic acid는 특정 자외선흡수를 가지고 있다. Penicillenic acid가 320−360 nm의 파장 부분에서 강렬한 흡수를 한다. 하지만 이 가수분해산물은 안정하지 않아 Cu^{2+}를 가하여 penicillenic acid와 안정한 킬레이트를 형성하도록 하면 320 nm 파장에서 최대 흡수를 나타낸다.

2) Thiol−수은법

이 방법의 원리는 benzylpenicillin 항생물질은 imidazole의 촉매작용하에 Hg_2Cl_2와 정량적으로 반응하여 penicillenic acid의 수은염을 생성한다. 324−345 nm 파장에서 최대 흡수가 나타난다.

Sodium ampicillin을 예로, 그 반응식은 다음과 같다.

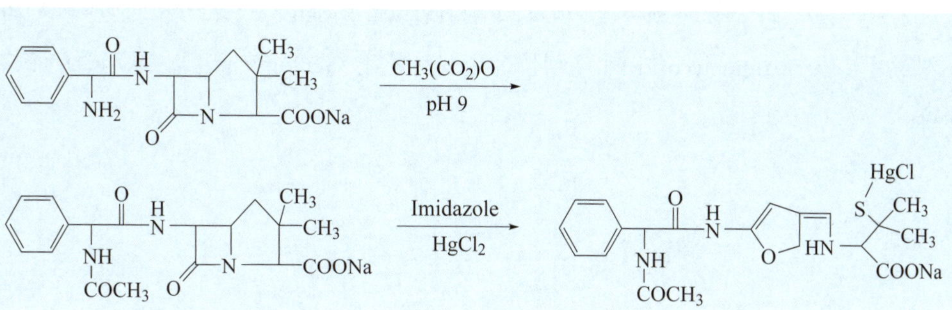

(5) 액체크로마토그래프법

각국의 약전에는 이 방법으로 β-락탐계 항생물질을 측정하는 수가 점점 많아지고 있다. 대한민국약전에 수록된 세파졸린나트륨(cefazolin sodium)를 예로 설명하면 그 측정방법은 다음과 같다.

이 약 및 세파졸린표준품 약 0.1 g(역가)씩을 정밀하게 달아 각각 내부표준액을 넣어 녹여 정확하게 100 mL로 하여 검액 및 표준액으로 한다. 검액 및 표준액을 가지고 다음 조건에 따라 액체크로마토그래프법에 따라 시험하여 내부표준물질의 피크면적에 대한 세파졸린의 피크면적비 Q_T 및 Q_S를 구한다.

$$\text{세파졸린}(C_{14}H_{14}N_8O_4S_3)\text{의 역가}(\mu g) = \text{세파졸린표준품의 역가}(\mu g) \times \frac{Q_T}{Q_S}$$

- 내부표준액: p-아세트아니시딘 0.55 g을 달아 0.1 mol/L 인산염완충액(pH 7.0) 1000 mL를 넣어 녹인다.
- 조작조건
  - 검출기: 자외가시부흡광광도계(측정파장 254 nm)
  - 칼럼: 안지름 약 4mm, 길이 약 150–200 mm인 스테인레스강관에 10 μm의 액체크로마토그래프용옥타데실실릴실리카겔을 충전한다.
  - 이동상: 인산수소이나트륨 2.27 g 및 시트르산 0.47 g을 달아 물을 넣어 녹여 935 mL로 하고 아세토니트릴 65 mL를 넣는다.
  - 유량: 세파졸린의 머무름시간이 약 8분이 되도록 조정한다.
- 시스템적합성
  - 시스템의 성능: 표준액 5 μL를 가지고 위의 조작조건에 따라 시험할 때 세파졸린, p-아세트아니시딘의 순서로 유출되고 분리도는 4.0 이상인 것을 쓴다.

5.10.2 Aminoglycoside계 항생물질의 분석

이 계열 항생물질의 화학구조는 염기성고리 다가알코올을 aglycon으로 하고, 아미노기와 축합하여 생성하였기에 aminoglycoside계 항생물질이라고 한다. Gentamicin만을 예로 들어 고찰하고자 한다.

5.10.2.1 화학구조와 성질

(1) 화학구조

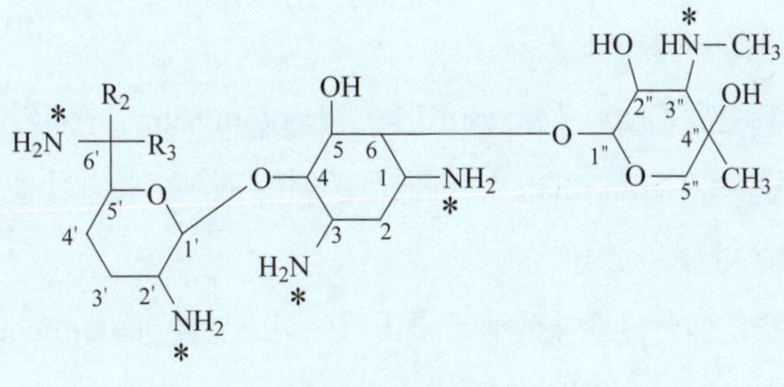

(2) 구조특징

Gentamicin은 osamine, 2–deoxystreptamine과 garamine이 축합하여 얻어진 글리코시드이다. 이는 gentamicin C의 복합물인데 소량의 다른 성분(예를 들어, gentamicin A_1, A_2, A_3, A_4, B, B_1, X....)이 함유되어 있다. 주요 성분 C_1, C_2, C_{1a} 및 C_{2a}의 구조는 다음과 같다.

표 5–10 Gentamicin의 구조 특성

Gentamicin	R_1	R_2	R_3	분자식
C_1	CH_3	CH_3	H	$C_{21}H_{43}N_5O_7$
C_2	CH_3	H	H	$C_{20}H_{41}N_5O_7$
C_{1a}	H	H	H	$C_{19}H_{31}N_5O_7$
C_{a2}	H	H	CH_3	$C_{20}H_{41}N_5O_7$

Gentamicin C_1, C_1, C_{1a}의 구조는 비슷하다. Osamine의 C_6 위치 및 아미노기의 methyl화 정도가 다를 뿐이다. C_{2a}는 C_2의 이성질체이다. 임상에서는 그 복합물의 황산염을 이용한다. Gentamicin은 5개의 염기성 중심(구조식 중에 *로 표시)이 있다. 그 염기성이 비슷하여(pK_a~8) 무기산 혹은 유기산과 가용성염을 형성한다. 대부분은 황산염을 사용한다.

(3) 성질

겐타마이신황산염은 물에 쉽게 녹고, 에탄올, 아세톤, 클로로포름 혹은 ether 중에 녹지 않는다. 빛, 열, 공기 중에서 모두 안정하며, 수용액도 안정하다. pH 2–12에서, 100℃에서 30분간 가열해도 활성은 변화하지 않는다. Gentamicin은 자외선을 흡수하지 않는다.

5.10.2.2 확인시험

(1) 닌히드린반응: Streptomycin의 원리와 같다. 조작방법은 본품 약 5 mg을 취하여 물 1 mL를 가하여 녹인 후, 0.1% 닌하이드린의 수포화 n-부탄올용액 1 mL과 pyridine 0.5 mL를 가하고 수조에서 5분간 가열하면 보라색을 나타낸다.

(2) N-Methylglucamine 반응(Elson-Morgan 반응): Streptomycin의 원리와 같다.

(3) 자외가시부흡광도측정법: Gentamicin 분자구조 중에는 공액이중결합을 가지고 있지 않기 때문에 자외선을 흡수하지 않는다.

(4) 박층크로마토그래프법: 대한민국약전에서 겐타마이신황산염(gentamicin sulfate)는 박층크로마토그래프법을 이용하여 확인한다. 조작방법은 다음과 같다.

이 약 및 겐타마이신황산염표준품 약 0.1 g씩을 달아 0.1 mol/L 인산염완충액(pH 8.0)을 넣어 100 mL로 하여 각각 검액 및 표준액으로 한다. 검액 및 표준액을 가지고 박층크로마토그래프법에 따라 시험한다. 검액 및 표준액 50 μL씩을 박층크로마토그래프용실리카겔을 써서 만든 박층판에 점적한다. 다음에 클로로포름·메탄올·강암모니아수혼합액(2:1:1)을 전개용매로 하여 전개한 다음 바람에 말린다. 2-4 g의 요오드 결정을 넣은 적당한 용기에 박층판을 넣고 뚜껑을 덮은 다음 3-5분간 방치할 때 검액 및 표준액에서 얻은 반점의 R_f 값 및 색상은 같다.

(5) HPLC법으로 크로마토그램에 나타난 gentamicin C_1, C_2, C_{1a} 및 C_{2a} 네 성분의 머무름시간에 의해 확인. 영국약전에서는 겐타마이신황산염은 이 방법으로 확인한다. 크로마토그래피 조건과 판정법은 다음과 같다.

- 칼럼: Hypersil ODS (5 μm), 10-12.5 cm×4.6-5 mm.
- 이동상: 메탄올-물-빙초산(700 : 250 : 50)의 혼합액이다. 그리고 혼합액 중에 5.5 g의 sodium heptane sulfonic acid을 함유한다.
- 이동 속도: 1.5 mL/min
- 검사 파장: 330 nm 혹은 340 nm
- 표준용액 0.10% 겐타마이신황산염표준품 수용액(w/v) 10 mL를 취하여 메탄올 5 mL와 phthalic aldehyde 지시약 4 mL을 가하여 혼합시킨다. 메탄올을 가하여 25 mL로 만들어 60℃의 수조에서 15분간 가열하고 냉각시킨다. 만약 사용하지 않으면, 이 용액을 재빨리 냉각시켜 0℃가 되게 하고 4시간 안에 사용해야 한다.
- 시료용액: 표준품용액의 조제와 같다.
- 사용량: 표준용액과 시료용액 각 5 μL
- 크로마토그램: 표준품용액으로 얻어진 크로마토그램으로 조성 C의 머무름시간이 10-20분이다. 그 사이에 각 조성의 피크도 모두 분리된다. 상대 머무름시간으로 표시하면 각각 0.13(지시약),

0.27(조성 C_1), 0.65(조성 C_{1a}), 0.85(조성 C_{2a})와 1.00(조성 C_2)이다.

- 판정법: 시료용액에서 얻어진 4개의 주요 피크의 머무름시간은 표준품용액의 4개의 주요 피크의 머무름시간과 같아야 한다.

(6) **적외부스펙트럼**: 미국약전에서는 적외부스펙트럼을 겐타마이신황산염의 확인에 사용한다.

(7) **황산염반응**: 황산염이 $BaCl_2$와 반응하여 백색의 $BaSO_4$ 침전을 형성하는 것을 이용해 확인한다. 이 방법은 각국의 약전에서 사용된다.

5.10.2.3 Gentamicin C 조성의 측정

각 항생물질의 발효 공정은 기본적으로 같지만, 개발과정은 각각의 특징이 있다. 발효균이 다르거나 공정과정의 차이가 있어 각 생산품 C 조성의 함량 비율이 완전히 다르다. Gentamicin C_1, C_2, C_{1a}은 미생물의 활성과 명확한 차이가 없다. 하지만 그 독성과 내성은 차이가 있어 임상치료 효과에 영향을 줄 수 있다. 때문에 각 조성의 상대 함량을 규정하고 있다.

HPLC법으로 gentamicin C 조성의 검사방법은 다음과 같다.

(1) **크로마토그래피 조건 및 시스템 적용성 시험**: C_{18}을 충진제로 하고, 물–아세트산–메탄올(25:5:70)로 조제한 0.02 mol/L sodium heptane sulfonic acid 용액을 이동상(필요 시 메탄올의 함량을 조절)으로 한다. 측정파장은 330 nm. 이론치는 C_2의 조성 피크로 계산하여 2000보다 낮지 않아야 한다. C_{2a} 피크와 C_2 피크의 분리도는 요구에 적합해야 한다. 반복 실험하여 상대표준편차(RSD)는 2.0%보다 작아야 한다.

(2) **조작**: 본 품 적당량을 정밀하게 취하여 물을 가하여 1 mL의 용액마다 0.65 mg이 함유하도록 한다. 이 용액 4 mL를 취하여 10 mL의 용량플라스크에 넣고 isopropyl alcohol로 눈금까지 희석시킨다. 흔들어 60℃의 수조에서 15분간 가열하여 냉각시켜 여과한다. 여과액 10 μL를 취하여 HPLC에 주입하고 C 조성의 머무름시간은 차례로 C_1, C_{1a}, C_{2a} 및 C_2이다. 스펙트럼을 기록하고, C_1, C_{1a}, C_{2a}, C_2의 피크면적을 계산하여 피크면적 균일법으로 계산한다. C_1는 25–50%, C_{1a}는 15–40%. $C_{2a}+C_2$는 20–50%이다.

5.10.3 테트라사이클린계열 항생물질의 분석

이 항생물질의 화학구조는 네 개의 탄소고리를 가지고 있어 테트라사이클린족 항생물질 혹은 테트라사이클린계열 항생물질이라고 한다.

5.10.3.1 기본구조 및 화학성질

(1) 구조

테트라사이클린계 항생물질은 테트라센의 유도체로 볼 수 있다. 구조 중의 각 치환기 R, R′, R″ 및 R‴에 따라 서로 다른 구조의 테트라사이클린계 항생물질을 얻을 수 있는데 다음 표에 일반적인 것을 나타내었다.

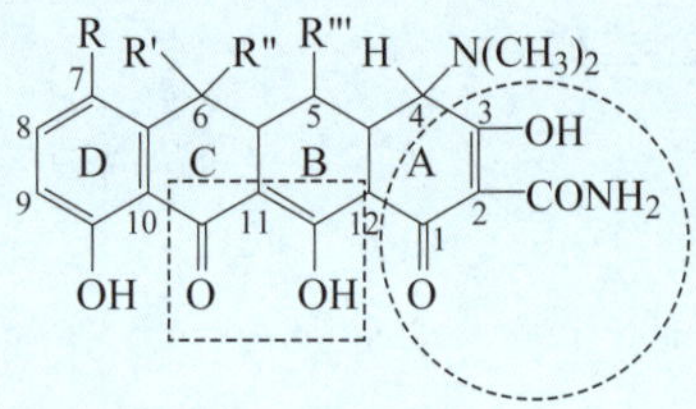

표 5-11 테트라사이클린계 항생물질의 구조

이름과 부호	R	R'	R"	R'''
Tetracycline	H	OH	CH_3	H
Aureomycin	Cl	OH	CH_3	H
Terramycin	H	OH	CH_3	OH
Doxycycline	H	H	CH_3	OH

(2) 구조특징

테트라사이클린계 항생물질은 A, B, C, D 네 개의 환으로 구성되어 있다. 이들은 모두 4개의 벤젠고리로 형성되었다. 모핵에는 아래의 작용기가 있다. C_4 위치의 디메틸아미노기 [$-N(CH_3)_2$], C_2 위치에는 아미드기($-CONH_2$), C_{10} 위치에는 히드록실기($-OH$). 두 개의 케톤기와 에놀기의 공액이중결합시스템(구조식 중에 점선으로 표시된 부분)을 가지고 있다.

분자 중의 페놀수산기(phenolic hydroxyl group)와 엔올수산기는 약산성을 띤다. 디메틸아미노기는 약염기성이기 때문에 테트라사이클린계 항생물질은 양성 화합물이다. 산 혹은 염기를 만나면 그에 상응하는 염을 만들어 낸다. 임상에서는 염산염을 자주 사용한다.

(3) 성질

1) 이 계열 항생물질의 유리염기는 물에서의 용해도가 아주 낮다. 양성 화합물은 염기성 혹은 산성 용액 중에 녹기 때문이다.

2) 에피머화(Epimerization) 성질

테트라사이클린계열 항생물질은 산성(pH 2.0−6.0) 용액 중에서 에피머화가 발생한다. 이 반응은 A 링의 C_4 위치의 디메틸아미노그룹이 에피머화가 잘 일어나 에피머화 테트라사이클린계를 형성하기 때문이다. 테트라사이클린과 오레오마이신은 쉽게 에피머화되어 에피머화 테트라사이클린과 에피머화 오레오마이신(파란색 형광)을 생산한다. 그 항균성은 매우 약하거나 완전히 소실된다. 하지만 테라마이신, doxycycline, metacycline은 C_5 위치의 −OH와 C_4 위치의 디메틸아민이 수소결합을 일으켜 비교적 안정한다. C_4에는 에피머화가 쉽게 일어나지 않는다.

3) 분해(Degradation)의 성질

① **산성 분해:** 산성조건에서 가열할 때, 테트라사이클린계열 항생물질 C_6 위치의 엔올기와 C_{5a} 위치의 H가 trans 제거반응이 발생하여 anhydrous tetracycline (ATC)를 형성한다. 오레오마이신은 산성용액에서 테트라사이클린계열 항생물질과 같이 ATC를 생성할 수 있다. ATC와 오레오마이신은 공액이중결합의 수가 증가하여 색이 진해지고, 흡광도도 높아진다. 주황색의 anhydrous aureomycin과 ATC는 각각 435 nm 및 445 nm 부분에서 최대 흡수를 나타낸다.

② **염기성 분해:** 염기성용액에서 OH이온의 작용에 의해 C_6 위치의 −OH기가 O^- 이온으로 되어 C_{11}에 분자 내 친핵성 공격이 일어나 전자의 전이에 의해 C ring은 파괴되어 락탐 구조를 함유하고 활성이 없는 이성질체를 생성한다. Tetracycle이 isotetracycle로 변한다. ATC도 에피머화가 일어날 수 있는데 epi−anhydrous tetracycline (EATC)라 불린다.

테트라사이클린은 노란색 결정성 분말이다. 에피머화 테트라사이클린은 옅은 노란색인데 불안정하여 쉽게 검은색으로 변한다. ATC는 주홍색이다. EATC는 붉은색이다. 이 화합물에 불순물이 존재하면 색깔이 진해진다.

4) 금속이온과 배위화합물 형성

이 계열의 항생물질 분자에는 페놀기와 엔올기를 함유하여 금속이온과 불용성 염 혹은 배위화합물을 형성할 수 있다. 예를 들면 Ca^{2+}, Mg^{2+}과 불용성의 칼슘염 혹은 마그네슘염을 형성한다. 철이온과는 홍색의 배위화합물을 형성하고, 알루미늄이온과는 노란색의 배위화합물을 형성한다.

5.10.3.2 확인시험

(1) 황산반응

테트라사이클린계 항생물질은 황산을 처리하면 색이 변한다. 이러한 성질을 이용하여서 각종 테트라사이클린계 항생물질을 구별한다. 예를 들어, 테트라사이클린염산염은 짙은 보라색, 오레오마이신염산염은 파란색에서 올리브 녹색으로 변한다. 테라마이신염산염은 주홍색, 데옥시사이클린염산염은 황색, 메타사이클린염산염은 주홍색을 띤다.

(2) $FeCl_3$ 반응

이 계열의 항생물질은 분자구조에 페놀기가 있어 $FeCl_3$ 지시약을 만나면 정색반응을 일으킨다. 예를 들어, 테트라사이클린염산염은 짙은 적갈색, 오레오마이신염산염은 짙은 갈색, 테라마이신갈염산염은 어두운 주황색, 데옥시사이클린염산염은 갈색을 띤다.

(3) 염화물반응

이 계열의 항생물질은 주로 염산염을 사용하기 때문에 질산은과 산성조건에서 백색의 염화은 침전을 생성한다.

(4) 자외가시부흡광도측정법

이 항생물질 분자에는 공액된 이중결합을 갖고 있어, 자외선을 흡수한다. 만약 1 mol/L 염산 메탄올용액(1 → 100)으로 0.01 mg/mL 용액을 조제하면 345 nm의 파장에서 최대 흡수를 한다. 그 흡광도는 0.31－0.33이다.

(5) 형광법

이 항생물질 분자 중에는 공액된 이중결합을 가지고 있어 자외선을 비추면 형광을 나타내고, 이들의 분해산물도 형광을 나타내어 감별에 사용된다. 예를 들어, 테라마이신은 산성 처리한 후, 자외선에서 녹색 형광을 나타낸다. 오레오마이신은 염기로 처리한 후, 자외선에서 파란색 형광을 나타낸다. 테라마이신은 염기로 처리한 후, 녹색 형광을 띠는데 가열하면 파란색으로 변한다. 테트라사이클린은 염기로 처리한 후 노란색의 형광을 나타낸다.

(6) 박층크로마토그래프(TLC)법

테트라사이클린계 항생물질의 TLC는 규조토를 고정상으로 한다. 보다 좋은 분리효과를 얻기 위하여 접합제 중에 macrogel 400, glycerol 및 중성의 EDTA 완충액을 가한다. EDTA는 금속이온과의 꼬리끌림(tailing)현상을 막을 수 있다. 이 계열의 항생물질 및 분해산물은 자외선(365 nm)에서 형광을 나타내는 성질이 있어 반점을 검사하여 표준품과 대조하여 확인할 수 있다.

5.11 비타민계열 약물의 분석

5.11.1 개론

비타민은 인체의 정상적인 대사에 필요한 활성물질이다. 구조에서 보는 바와 같이 비타민은 유기화합물로서, 알코올, 에스테르, 아미노산, 페놀, 알데히드 등의 작용기를 갖고 있으며, 서로 다른 물리화학적 성질과 생리작용을 가지고 있다. 약전에는 비타민 A, B_1, B_2, B_6, B_{12}, C, D, E, K, 폴산(folic acid), 니코틴산, 니코틴아미드 등의 원료 및 제제 30 여종이 수록되어 있다. 이번 장에서는 비타민 A, E, B_1, C(수용성) 등에 대한 약물의 구조, 성질의 확인 및 함량측정방법 등을 설명한다.

5.11.2 비타민 A의 분석

비타민 A는 자연계에서는 간유에서 얻어지지만 현재는 인공 합성방법으로 제조한다.

5.11.2.1 구조 및 성질

(1) 구조

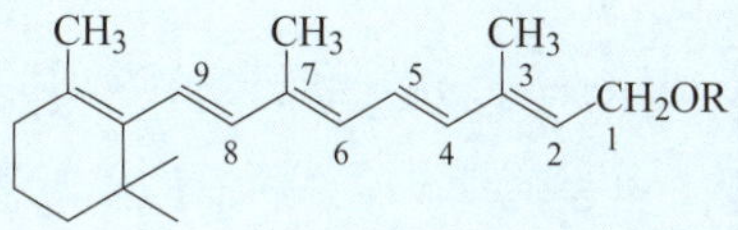

비타민 A의 구조는 공액결합된 알켄기가 측쇄로 연결된 cyclohexene으로 입체이성질체가 많다. 천연 비타민 A는 대부분 all trans형으로 존재한다. 이들 물질은 310−340 nm에서 자외선을 흡수하고 정색시약과 반응하여 각각 비슷한 색을 나타낸다. 그래서 비타민 A의 함량을 측정할 때 이런 요소를 고려해야 한다.

(2) 성질

1) **자외선 흡수:** 비타민 A 분자 중에 공액결합된 알켄기 측쇄구조를 가지고 있어 325−328 nm에서 최대 흡수가 있다.

2) **쉽게 산화되어 변질된다:** 비타민 A 중에 다수의 불포화결합이 있기 때문에 불안정하여 공기 중의 산소 혹은 산화제에 의해 산화된다. 자외선에서 분해되기 쉽고, 특히 가열하거나 금속이온이

존재할 때 더 쉽게 산화변질되어 활성이 없는 고리산화물, 비타민 A 알데히드 및 비타민 A 산(vitamin A acid)이 생성된다.

3) $SbCl_3$**와 정색반응을 한다:** 비타민 A는 클로로포름에서 $SbCl_3$ 시약과 반응하여 불안정한 파란색이 생성된다.

4) 비타민 A는 클로로포름, 에테르, 시클로헥산 혹은 석유에테르에 녹고, 에탄올에 조금 녹고, 물에 녹지 않는다.

5.11.2.2 확인시험

(1) $SbCl_3$ 반응(Carr-Price 반응)

비타민 A는 무알코올 클로르포름액에 녹인 포화무수 $SbCl_3$과 반응하여 파란색이 나타나고 점점 자홍색으로 변한다.

(2) 자외선흡수스펙트럼

비타민 A 분자 중에 5개의 공액이중결합이 있어 무수에탄올용액에 용해시키면 326 nm 파장에서 최대 흡수를 한다. 염산을 가하고 가열하면 탈수반응을 하고 탈수비타민 A가 생성된다. 후자는 비타민 A보다 하나의 공액이중결합이 많아 350-390 nm에서 3개의 최대흡수피크가 나타난다.

(3) 박층크로마토그래프법

Silica gel G를 흡착제로 하고, cyclohexane:ether (80:20)를 이동상으로 한다. 시료와 표준품의 cyclohexane 용액(5 U/μL) 각 2 μL를 박층판에 찍고, 용매를 날려 보낼 필요 없이 바로 전개시킨다. 박층판을 꺼낸 후, 공기 중에서 말려 $SbCl_3$ 용액을 뿌려 시료용액과 대조용액이 나타나는 파란색 반점 위치를 비교한다.

5.11.2.3 함량측정(대한민국약전)

현재 각국의 약전에 자외가시부흡광도측정법으로 비타민 A의 함량을 측정한다. 비타민 A가 325-328 nm 파장에서 최대 흡수를 보이나 흡수극대파장은 용매에 따라 약간씩 다르다. 대한민국약전에서는 아세트산레티놀, 팔미트산레티놀, 비타민 A유, 간유 및 기타 제제 중의 비타민 A를 흡광도측정법에 따라 정량하는 방법을 일반시험법에 제시하고 있다. 비타민 A의 분석을 위하여 의약품 각조에서 따로 규정이 없는 한 제1법을 쓰지만 제1법의 조건에 적합하지 않는 것은 제2법을 쓴다.

(1) 제1법

검체 약 0.5 g을 정밀하게 달아 이소프로판올에 녹여 정확하게 250 mL로 한다. 이 액을 가지고 자외가시부흡광도측정법에 따라 시험하여 파장 326 nm에서의 흡광도가 약 0.5가 되도록 이소프로판올로 정확하게 희석하여 검액으로 하고 흡수극대파장을 측정한다. 또한 파장 300 nm, 310 nm, 320 nm, 326 nm, 330 nm, 340 nm 및 350 nm에서의 흡광도를 측정하고 326 nm의 흡광도를 1.000으로 하였을때의 각 파장에서의 흡광도비를 구한다. 파장 325–328 nm에서 흡수극대를 나타내고 또한 각 파장에서의 흡광도 비가 각각 표의 값의 ± 0.030의 범위내에 있으면 326 nm에서의 흡광도 A로부터 검체 1 g 중의 비타민 A 단위를 계산한다.

$$1\text{ g 중의 비타민 A 단위수} = E^{1\%}_{1\text{cm}}\ (326\text{ nm}) \times 1900$$

$$E^{1\%}_{1\text{cm}}\ (326\text{ nm}) = \frac{A}{W} \times \frac{V}{100}$$

V : 검액의 총 mL수

W : 검액 V mL중 검체의 g수

표 5-12

λ (nm)	아세트산레티놀	팔미트산레티놀
300	0.578	0.590
310	0.815	0.825
320	0.948	0.950
326	1.000	1.000
330	0.972	0.981
340	0.786	0.795
350	0.523	0.527

제1법에 따라 조작하여 만일 파장 325–328 nm에서 흡수극대가 없거나 흡광도비가 표에서의 값 ±0.030의 범위내에 없을 때는 제2법을 쓴다.

(2) 제2법

따로 규정이 없는 한 비타민 A 500 단위 이상에 해당하고 유지(油脂) 1 g 이하를 함유하는 검체를 정밀하게 달아 플라스크에 넣고 무알데히드에탄올 30 mL 및 피로갈롤의 에탄올용액(1→10) 1 mL를 넣는다. 다음에 수산화칼륨용액(9→10) 3 mL를 넣고 환류냉각기를 달아 수욕에서 30분간 가열하여 비누화한다. 빨리 상온까지 식힌 다음 물 30 mL를 넣어 분액깔때기 A에 옮기고 플라스크는 물 10 mL, 에테르 40 mL로 차례로 씻고 씻은 액은 분액깔때기 A에 넣어 잘 흔들어 섞어 방치한다.

물층은 분액깔때기 B에 따로 취하고 에테르 30 mL로 플라스크를 씻은 다음 씻은 액은 분액깔때기 B에 넣어 흔들어 섞어 추출한다. 물층은 플라스크에 따로 취하고 에테르층은 분액깔때기 A에 합하고 따로 취한 물층은 분액깔때기 B에 넣고 에테르 30 mL를 넣어 흔들어 섞어 추출한다. 에테르층은 분액깔때기 A에 합한다. 여기에 물 10 mL를 넣고 가만히 2–3번 거꾸로 한 다음 가만히 방치하고 분리된 물층을 버린다. 다시 물 50 mL씩으로 3회 씻으며 씻을 때마다 점차 세게 흔든다. 씻은 액이 페놀프탈레인시액으로 정색하지 않을 때까지 물 50 mL씩으로 씻은 다음 10분간 방치한다. 물을 될 수 있는대로 제거하고 에테르추출액을 삼각플라스크에 옮기고 에테르 10 mL 씩으로 2회 씻어 넣은 다음 무수황산나트륨 5 g을 넣어 흔들어 섞고 기울여 에테르추출액을 가지모양의 플라스크에 옮긴다. 남은 황산나트륨은 에테르 10 mL씩으로 2회 이상 씻고 씻은 액은 플라스크에 합한다. 에테르추출액을 45℃의 수욕에서 흔들어 주면서 아스피레이터를 써서 농축하여 약 1 mL로 하고 곧 비타민 A 정량용 이소프로판올을 넣어 녹여 1 mL 중 비타민 A 6–10 단위를 함유하도록 정확하게 희석하여 검액으로 한다. 이 액을 가지고 자외가시부흡광도측정법에 따라 시험하여 파장 310 nm, 325 nm 및 334 nm에서의 흡광도 A_1, A_2 및 A_3를 측정한다.

$$1\text{ g 중의 비타민 A 단위 수} = E^{1\%}_{1\text{cm}}(325\text{ nm}) \times 1830$$

$$E^{1\%}_{1\text{cm}}(326\text{ nm}) = \frac{A_2}{W} \times \frac{V}{100} \times f$$

$$f = 6.815 - 2.555 \times \frac{A_1}{A_2} - 4.260 \times \frac{A_3}{A_2}$$

f : 보정계수

V : 검액의 총 mL수

W : 검액 V mL중 검체의 g수

5.11.3 비타민 B_1의 분석

5.11.3.1 구조와 성질

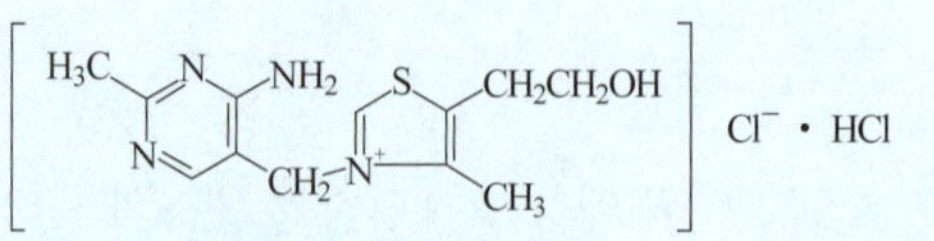

thiamine hydrochloride

비타민 B_1(티아민염산염)은 아미노 피리딘 고리나 치아졸 고리가 methylene을 통해 연결된 4급아민(quaternary amine)화합물이다. 치아졸 고리에 4급아민 및 피리미딘 고리의 아민은 염기성 작용기이며, 산과 작용하여 염을 형성한다.

① 용해성: 본 품은 물에 쉽게 녹아 수용액은 산성을 띤다. 에탄올에 미량 녹고, 에테르에 녹지 않는다.

② 자외선 흡수: 본 품 약 12.5 μg의 염산용액(9→1000)은 246 nm에서 비흡광도($E^{1\%}_{1cm}$) 406–436을 나타낸다.

③ 염기성조건에서 산화제를 가하면(예, 시안화철칼륨) 산화되어 형광의 황(S)색소를 나타내고, *n*–부탄올에 녹아 파란색 형광을 띤다.

④ 분자 중에 두 개의 헤테로고리(pyridine 고리와 thiazole 고리)가 있어 알칼로이드 침전시약(potassium mercuric iodide, 트리니트로페놀, 요오드 용액, 실리코텅스텐산 등)과 반응하여 침전을 생성한다.

5.11.3.2 확인시험

(1) 황(S)색소 반응

1) 원리

비타민 B_1은 알칼리성 용액에서 시안화칼륨에 의해 산화되어 황색소를 형성한다. 황색소는 *n*–부탄올(혹은 isobutyl alcohol)에 녹으면 파란색 형광이 나타난다. 반응식은 다음과 같다. 이 반응은 비타민 B_1 특이 반응이다.

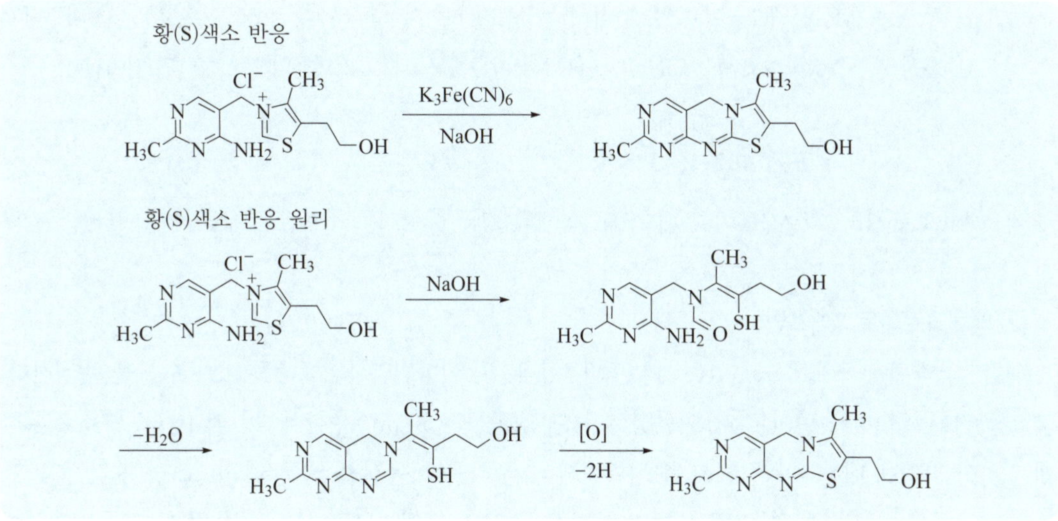

2) 조작

본 품 약 5 mg을 취하여 KOH 시약 2.5 mL를 가하여 녹인 후, 시안화철칼륨 시액 0.5 mL와 *n*–부탄올 5 mL를 가하여 2분 동안 세게 흔들고 방치하여 층이 분리되면 부탄올층은 강렬한 파란색 형광을 나타낸다. 산성에서 형광이 소실되나 염기성이 되면 형광이 다시 나타난다.

(2) 침전반응

① 비타민 B_1과 potassium mercuric iodide용액이 반응하면 $[B_1] \cdot H_2HgI_4$의 노란색 침전이 생성된다.

② 비타민 B_1과 요오드가 반응하면 $[B_1] \cdot HI \cdot I_2$의 적색 침전이 생성된다.

③ 비타민 B_1과 실리코텅스텐산(silicotungstic acid)이 반응하면 $[B_1]_2 \cdot SiO_2(PH)_2 \cdot 12WO_3 \cdot 4H_2O$의 백색 침전이 생성된다.

5.11.3.3 함량측정

비타민 B_1과 그 제제에 자주 사용되는 함량측정방법에는 실리콘텅스텐산 중량법, 황색소 형광법, 비수적정법, 자외가시부흡광도측정법, 액체크로마토그래프법 등이 있다.

(1) 자외가시부흡광도측정법

비타민 B_1 분자 중에 공액이중결합구조가 있어 자외선을 흡수한다. 일정 파장에서 정량적으로 흡광도를 측정할 수 있다.

조작 본 품 20정을 취하여 정밀하게 중량을 재고 연마하여 적당량(대략 비타민 B_1 25 mg)을 정밀하게 취하여 100 mL의 용량플라스크에 넣고 염산용액(9→1000) 약 70 mL를 가하여 15분간 흔들어 준다. 또 염산용액(9→1000)을 가하여 눈금까지 희석시키고 흔들어 여과한 후, 246 nm 파장에서 흡광도를 측정하여 $C_{12}H_{17}ClN_4OS \cdot HCl$의 비흡광도($E_{1cm}^{1\%}$) 421에 의해 계산하면 얻어진다.

$$\text{표시량\%} = \frac{A \cdot D \cdot \overline{W}}{E_{1cm}^{1\%} \cdot 100 \cdot W \cdot \text{표시량}} \times 100$$

식 중에 A 흡광도, D 시료 희석 배수, $\overline{W}$ 정제의 평균 중량, W 채취한 분말의 중량이다.

(2) 액체크로마토그래프법

대한민국약전에서 채택하고 있는 방법이다. 이 약 및 티아민염산염표준품(미리 수분을 측정한다) 약 0.1 g씩을 정밀하게 달아 각각 이동상에 녹여 정확하게 50 mL로 한다. 이 액 10 mL씩을 정확하게 취하여 각각에 내부표준액 5 mL를 정확하게 넣은 다음 이동상을 넣어 50 mL로 하여 검액 및 표준액으로 한다. 이들 액 10 μL씩을 가지고 다음 조건으로 액체크로마토그래프법에 따라 시험하여 내부표준물질의 피크면적에 대한 티아민의 피크면적비 Q_T 및 Q_S를 구한다.

$$\begin{aligned}&\text{티아민염산염}(C_{12}H_{17}ClN_4OS \cdot HCl)\text{의 양(mg)} \\ &= \text{무수물로 환산한 티아민염산염표준품의 양(mg)} \times \frac{Q_T}{Q_S}\end{aligned}$$

– 내부표준액: 안식향산메틸의 메탄올용액(1→50)

– 조작조건

- 검출기: 자외부흡광광도계(측정파장 254 nm)
- 칼럼: 안지름 약 4 mm, 길이 15–30 cm인 스테인레스강관에 5 μm의 액체크로마토그래프용옥타데실실릴실리카겔을 충전한다.
- 칼럼온도: 25℃ 부근의 일정 온도
- 이동상: 1–옥탄설폰산나트륨 1.1 g을 희석시킨 아세트산무수물(1→100) 1000 mL에 녹인다. 이 액 600 mL에 메탄올·아세토니트릴혼합액(3:2) 400 mL를 넣는다.
- 유량: 티아민의 머무름시간이 약 12분이 되도록 조정한다.

– 시스템 적합성

- 시스템의 성능: 표준액 10 μL을 가지고 위의 조건으로 조작할 때 티아민, 내부표준물질의 순서로 유출하며 그 분리도는 6 이상이다.
- 시스템의 재현성: 표준액 10 μL을 가지고 위의 조건으로 6회 반복하여 주입할 때 내부표준물질에 대한 피크면적비의 상대표준편차는 1.0% 이하이다.

5.11.4 비타민 C의 분석

비타민 C (L–ascorbic acid)는 화학구조상에서 당류와 매우 흡사하다. 네 가지 광학이성질체가 있고, 그 중에는 L–우선성의 생물 활성이 가장 강하다. 약전에 수록된 것은 모두 L–형이다.

5.11.4.1 구조 및 성질

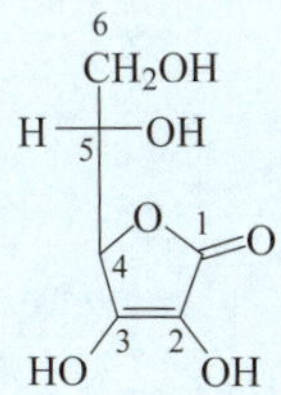

비타민 C 분자구조 중에는 dienol 구조와 cyclic lactone ring이 있고, 두 개의 chiral 탄소(C_4, C_5)가 있어 선광성을 나타낸다.

① 용해성: 비타민 C는 물에서 쉽게 녹아 수용액은 산성을 나타낸다. 에탄올에 조금 녹고, 클로로포름 혹은 에테르에 녹지 않는다.

② 구조는 당류와 비슷하고, 당의 성질도 가지고 있다.

③ 분자 중의 dienol기는 강한 환원성을 가지고 있어 diketone으로 산화되어 dehydro–L–ascorbic acid로 된다. 산을 가하면 다시 환원되어 비타민 C로 된다. 산성용액 혹은 강산성용액 중에서는 가수분해되어 diketogulonic acid로 된다.

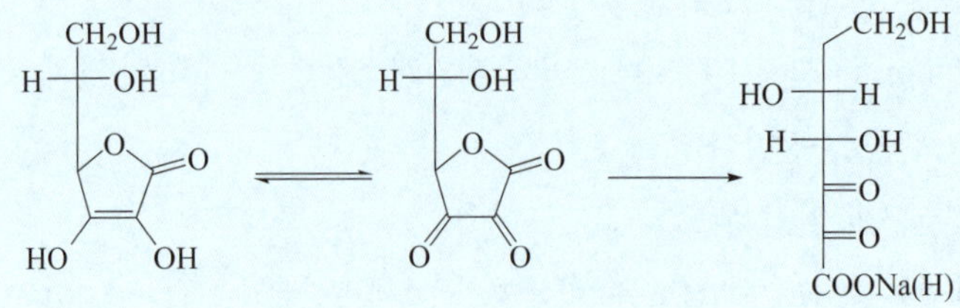

④ C_3−OH는 공액효과의 영향을 받아 산성이 강한 반면($pK_1 = 4.17$), C_2−OH의 산성은 매우 약해($pK_2 = 11.57$) 비타민 C는 일반적으로 일염기성산의 성질을 갖는다. $NaHCO_3$와 반응하여 나트륨 염을 생성한다.

⑤ 분자구조 중에는 두 개의 chiral 탄소를 가지고 있어 네 개의 광학이성질체를 가지고 있다. 그 중에 L(+)−비타민 C의 활성이 가장 강하다. 본 품의 0.10 g/mL의 수용액의 비선광도는 20.5° ~21.5°이다.

⑥ 비타민 C와 탄산나트륨이 반응하여 나트륨염을 생성하며 가수분해를 일으키지도 않는다. 이중결합이 cyclic lactone ring을 안정하게 만든다. 하지만 강염기에서는 cyclic lactone ring은 가수분해하여 ketoacid salt를 생성한다.

⑦ 비타민 C는 공액이중결합을 가지고 있어, 묽은 무기산용액 중에서, 245 nm에서 최대 흡수를 나타낸다. 중성 혹은 염기성조건에서는 265 nm에서 나타난다.

5.11.4.2 확인반응

(1) 질산은과의 반응

1) 원리

비타민 C 분자 중에서 dienol기가 있어 강한 환원성을 가지고 있다. 그래서 질산은에 의해 dehydroascorbic acid로 산화되며 동시에 검은색의 은 침전이 생성된다. 반응식은 다음과 같다.

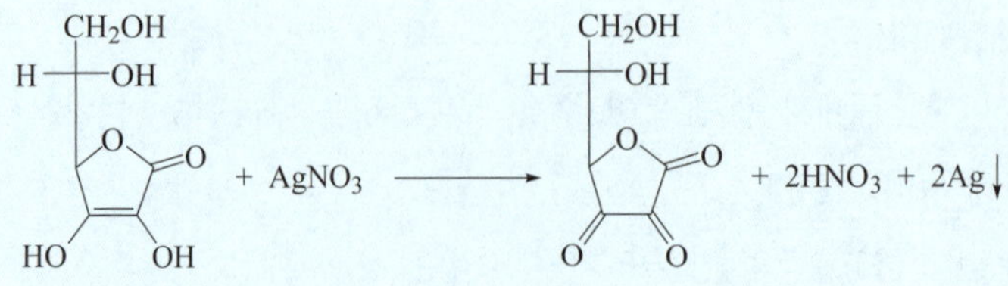

2) 조작

본 품 0.2 g을 취하여 물 10 mL를 가하여 녹인다. 이 용액 5 mL를 취하여 질산은시약 0.5 mL를 가하면 검은색의 은 침전이 생성된다.

(2) 2, 6−Dichloroindophenol과의 반응

1) 원리

2, 6−Dichloroindophenol은 염료이다. 그 산화형은 산성용액에서는 장미 홍색을 띠고, 염기성 매질에서는 파란색을 띤다. Ascorbic acid와 반응하여 환원형의 무색 페닐아민이 생성된다. 반응식은 다음과 같다.

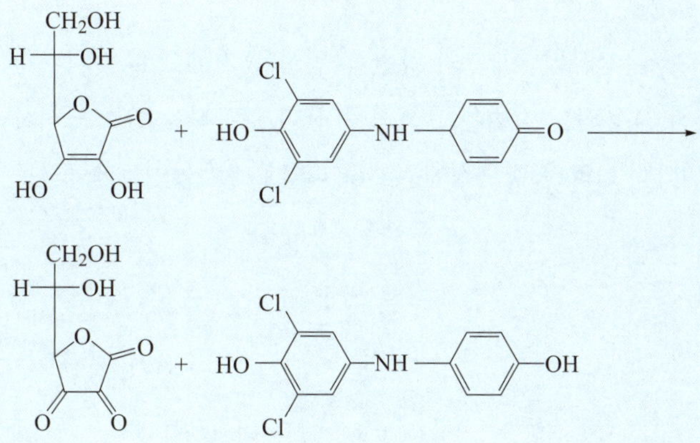

2) 조작

본 품 0.2 g을 취하여 물 10 mL를 가하여 녹인다. 이 용액 5 mL를 취하여 2, 6−dichloroindophenol 1−2방울을 가하면 지시약의 색은 소실된다.

(3) 비타민 C가 당류 성질을 가지고 있는 것을 이용한 반응

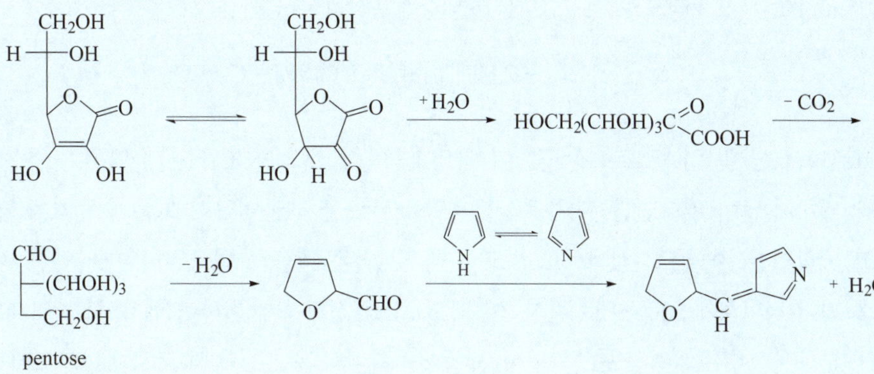

비타민 C는 trichloroacetic acid 혹은 염산의 존재 하에 가수분해, deacidification하여 pentose를 생성하여 또 물을 잃고 푸르푸랄(furfural)로 변하며 50℃에서 열을 가열하면 파란색이 나타난다.

(4) 자외가시부흡광도측정법

비타민 C는 0.01 mol/L 염산용액 중에서 243 nm에서 유일한 최대 흡수가 나타난다. 이 특징을 이용해 확인한다. 이 방법은 영국약전에서 사용되고 있고 그 비흡광도가 545–585 사이로 규정되어 있다.

5.11.4.3 함량측정

비타민 C의 함량측정은 대부분이 그의 강한 환원성을 기본으로 하며, 여러 가지 산화제로 정량적으로 산화한다. 흔히 사용되는 방법은 요오드를 산화제로 하는 요오드적정법이나 주로 원료에 사용되고, 제제 중의 비타민 C의 함량측정에는 2,6–디클로로페놀인도페놀나트륨시액을 사용한 방법이 사용된다.

1) 원리

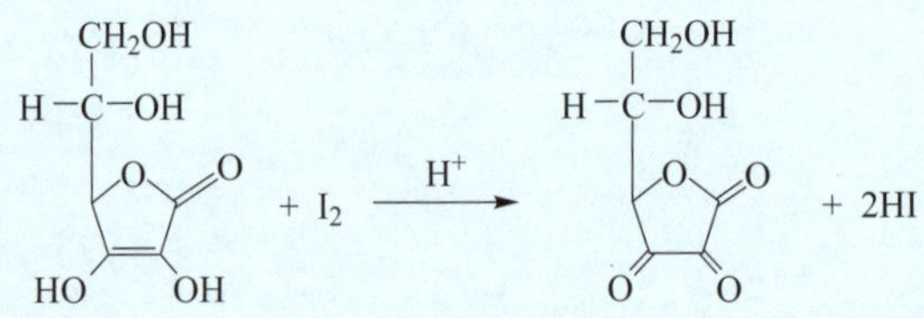

2) 조작

– <u>아스코르브산</u>: 이 약을 건조하여 약 0.2 g을 정밀하게 달아 메타인산용액(1→50) 50 mL에 녹이고 0.05 mol/L 요오드액으로 적정한다(지시약: 전분시액 1 mL).

$$0.05\ \text{mol/L 요오드액 } 1\ \text{mL} \equiv 8.806\ \text{mg}\ \ C_6H_8O_6$$

– <u>아스코르브산 산 및 아스코르브산 정</u>: 이 약의 L–아스코르빈산($C_6H_8O_6$) 약 0.1 g에 해당하는 양을 정밀하게 달아 메타인산·아세트산시액으로 추출을 되풀이하여 모든 추출액을 합하여 여과하고 메타인산·아세트산시액으로 씻고 여액 및 씻은 액을 합하고 다시 메타인산·아세트산시액을 넣어 정확하게 200 mL로 한다. 이 액 2 mL를 정확하게 취하여 메타인산·아세트산시액 8 mL 및 과산화수소시액 2 mL를 넣어 흔들어 섞은 다음 2, 6–디클로로페놀인도페놀나트륨

시액으로 엷은 홍색이 5초간 지속할 때까지 적정한다. 같은 방법으로 공시험을 하여 보정한다.

$$\text{적정용 2, 6-디클로로페놀인도페놀나트륨시액 1 mL} \equiv \text{A mg } C_6H_8O_6$$

다만, A는 2, 6-디클로로페놀인도페놀나트륨시액의 표정에 의하여 정한다.

제6장

약물제제 분석

약물제제에는 약효를 나타내는 유효성분 이외에 의약품의 유용성을 높이고 제제화를 용이하게 하며 제제의 안정화를 도모하고 외관을 좋게하는 등의 목적으로 부형제, 안정화제, 보존제, 완충제, 교미제, 현탁화제, 유화제, 방향제, 용해보조제, 착색제, 점증제 등의 첨가제가 사용된다. 이들 첨가제의 존재로 인해 대부분의 경우에서 약물제제는 원료의약품과는 다른 방법으로 정량한다. 첨가제의 분석 방해를 피하기 위해 추가적인 전처리 방법이 요구되기도 하고 첨가제 성분과의 분리가 필요한 경우 분리분석이 가능한 크로마토그래프법 등이 이용되기도 한다.

원료의약품의 경우 약전에서 대부분 함량 규격의 범위가 97−102% 정도로 규정되어 있는데 반해, 약물제제는 표시량의 대략 90−110% 범위를 규정하고 있다. 약물제제의 경우 함량 규격 범위가 원료의약품보다 넓게 규정되는 이유는 원료의약품은 별도의 처리과정 없이 바로 적당한 용매에 녹여 분석 검체의 제조가 가능하지만, 약물제제의 경우 분석 성분을 매트릭스 내의 분석에 방해가 되는 성분으로부터 분리하여 추출해야 하는 등의 복잡한 전처리과정이 요구되고, 그에 따라 더욱 고차원의 복잡한 분석법이 필요하기도 하며, 기본적으로 약물제제 자체의 함량 오차가 존재하기 때문이다.

6.1 약물제제 평가 시험법

대한민국약전 제제총칙에는 산제, 과립제, 캡슐제, 정제, 시럽제, 주사제 등을 비롯한 약 70종의 제제가 수재되어 있다. 각 제제의 성능 및 적절성을 평가하기 위해 다양한 물리화학적 및 생물학적 시험법들이 규정되어 사용되고 있으며(표 6−1), 이들 중 제제균일성시험과 용출시험 등에서는 약물 함량 분석 및 용출 약물 농도 측정에 자외가시부흡광도측정법, 형광광도법, 액체크로마토그래프법 등의 다양한 기기분석법들이 사용된다. 또한 소화효소제의 경우 소화력을 측정하게 되어 있는데, 전분당화력은 요오드 적정법(iodometric titration)을 사용하여 측정하며, 전분호정화력과 단백소화력 측정에는 자외가시부흡광도측정법이 사용되고 지방소화력에서는 지방산의 양을 산염기 적정법으로 측정한다. 틴크제와 같이 알코올을 함유하는 제제에 적용하는 알코올수 측정법에서 제2법은 기체크로마토그래프법을 사용한다.

표 6-1 대한민국약전에 수재된 제형별 주요 시험 항목

제형		시험법
과립제		붕해시험/용출시험, 제제의 입도시험, 제제균일성시험(분포)
산제		제제의 입도시험, 제제균일성시험(분포)
시럽제		제제균일성시험(분포)
정제		붕해시험/용출시험, 제제균일성시험
안연고제		금속성이물시험, 무균시험
점안제		무균시험, 불용성이물시험(시험이 곤란한 용기 사용시 제외), 점안제의 불용성미립자시험
주사제	현탁액	무균시험, 발열성물질/엔도톡신, 주사제의 불용성이물시험, 주사제의 불용성미립자시험, 주사제의 실용량시험, 제제균일성시험
	액	무균시험, 발열성물질/엔도톡신, 주사제의 불용성이물시험, 주사제의 불용성미립자시험, 주사제의 실용량시험
	분말	무균시험, 발열성물질/엔도톡신, 주사제의 불용성이물시험, 주사제의 불용성미립자시험, 제제균일성시험
좌제		붕해시험/용출시험, 제제균일성시험
캡슐제		붕해시험/용출시험, 제제균일성시험

참고: 대한민국약전

6.2 약물제제 중 약물분석에 대한 첨가제의 영향

6.2.1 정제 및 캡슐

약효유효성분이 제제의 큰 비중을 차지하는 고용량제제를 제외한 대부분의 정제와 캡슐은 대량의 충전제(filler)로 구성된다. 정제에 주로 사용하는 충전제는 유당(lactose), 셀룰로오스(cellulose), 전분(starch), 만니톨(mannitol) 등과 같은 당류이다. 이들 물질은 극성이고 물에 잘 녹거나 물을 잘 흡수하는 성질을 가진다. 따라서 물에 잘 녹는 약물을 추출하는 경우 약물이 검체 매트릭스로부터 잘 회수될 수 있도록 하기 위해 수용성 용매에서 약물을 추출하는 것이 효과적이다. 정제에 사용하는 충전제들은 자외선을 거의 흡수하지 않기 때문에 자외선을 이용한 흡광도측정 시에 방해물질로 작용하지 않는다. HPLC를 이용한 분석에서도 UV 검출기를 이용하는 경우 이들 물질은 검출에 방해물질로 작용하지 않으며, 역상 HPLC의 경우에서는 강한 극성으로 인해 void volume에서 대부분 용출되므로 분석에 방해가 되지 않는다.

정제 제조 시 윤활제(lubricant)로 사용되는 스테아르산마그네슘(magnesium stearate), 스테아르산(stearic acid), 폴리에틸렌글리콜(polyethylene glycol) 등은 정제의 전체 구성에서 많아도 1–2% 정도밖에 차지하지 않고 UV 흡광도도 낮기 때문에 UV 흡광도를 이용한 분석에 방해물질로 작용할 확률은 낮다. 단, 지방산 윤활제는 GC-FID 분석에서 검출되기 쉽다. 정제 코팅에 hydroxypropylmethylcellulose (HPMC)와 같은 변형 당폴리머가 자주 사용되는데, 이들 코팅물질은 정제에 약 3% 정도의 함량으로 사용되고 물에 잘 녹으며, UV를 흡수하지 않아 UV 흡광도 분석에 방해가 되지는 않는다.

착색제(colorants)는 UV/Vis 광을 잘 흡수하기 때문에 UV 흡광도 분석에 방해물질이 되기 쉬우나, 주로 사용되는 유기금속성 염색제(organometallic dye)나 금속산화물들이 정제나 캡슐의 추출에 사용되는 용매에 잘 녹지 않기 때문에 불용성 매트릭스 성분과 함께 여과해서 제거할 수 있다.

6.2.2 현탁제와 액제

현탁제나 액제는 물에 잘 녹는 클로로필, 카로티노이드, 안토시아닌, 콜타르 염료(coaltar dye)들과 같은 천연 색소들을 사용하는데, 약물 분석에 방해물질로 작용하기 쉽기 때문에 이들 염료는 약물 분석전에 제거되어야 한다. 약물이 비극성 용매로 추출이 되는 경우에는 수용성인 염료와 약물을 분리하기 쉬우나 그러지 못한 경우 고상추출법이 유용하게 사용된다. 이때, 염료가 이온성일 경우에는 이온교환수지를 이용한 고체상추출법이 유용하다.

액제에 보존제로 사용되는 페놀이나 benzalkonium chloride와 같은 4급아민은 UV를 잘 흡수하기 때문에 분석에 방해물질로 작용할 수 있으므로 분석 전에 제거되어야 한다. 현탁제는 폴리에틸렌글리콜류의 계면활성제를 함유하는데 이들 물질은 UV 흡광도를 잘 나타내지 않기 때문에 방해물질로 작용할 가능성은 매우 낮다.

6.2.3 크림과 연고제

크림과 연고제에는 지방산의 나트륨염과 칼륨염, 양이온성 계면활성제, 비이온성 계면활성제가 사용되는데, 이들 화합물은 UV를 잘 흡수하지는 않으나, 크로마토그래피 분석의 경우 역상 HPLC 칼럼을 오염시켜 피크 모양에 심각한 영향을 미칠 수 있으므로 전처리과정에서 제거되어야 한다. 크림과 연고제는 과량의 트리글리세리드(triglyceride)를 함유하는데 이들 방해물질은 메탄올을 이용하면 부분적으로 제거될 수 있고, 헥산(hexane)과 메탄올 또는 헥산과 메탄올/물 혼합물의 추출물 분배를 이용하면 지용성 성분이 헥산층으로 이행하기 때문에 제거가 용이하다.

6.3 약물제제 중 약물 분석의 예

약물제제는 첨가제의 존재로 인해 원료의약품과는 다르게 분석되어야 한다. 대한민국약전에 규정된 분석법의 예를 들어 원료의약품과 약물제제 간의 정량법의 차이를 알아본다.

6.3.1 아세트아미노펜과 아세트아미노펜 정

아세트아미노펜 원료의약품은 메탄올에 녹이고 물로 희석하여 검체를 만들어 자외가시부흡광도측정법에 따라 정량한다. 반면 아세트아미노펜 정은 20정을 갈아 가루로 만든 다음 HPLC 이동상인 물·메탄올혼합액(3 : 1)으로 추출한 다음 멤브레인필터로 여과하여 여액을 검체로 하고 액체크로마토그래프법에 따라 정량한다. 아세트아미노펜 정은 유효성분이 300–500 mg 이상으로 고용량으로 함유되는 제제이다.

6.3.1.1 아세트아미노펜(Acetaminophen)

- **함량규정**: 이 약을 건조한 것은 정량할 때 아세트아미노펜($C_8H_9NO_2$: 151.17) 98.0–101.0%를 함유한다.
- **정량법**: 이 약 및 아세트아미노펜 표준품을 건조하여 약 20 mg씩 정밀하게 달아 메탄올 2 mL에 녹이고 물을 가하여 정확하게 100 mL로 한다. 이들 액 3 mL씩을 정확하게 취하여 물을 가하여 정확하게 100 mL로 하여 검액 및 표준액으로 한다. 검액 및 표준액을 가지고 물을 대조로 하여 자외가시부흡광도측정법에 따라 시험하여 파장 244 nm에서의 흡광도 A_T 및 A_S를 측정한다.

$$\text{아세트아미노펜}(C_8H_9NO_2)\text{의 양(mg)} = \text{아세트아미노펜표준품의 양(mg)} \times \frac{A_T}{A_S}$$

6.3.1.2 아세트아미노펜 정(Acetaminophen Tablets)

- **함량규정**: 이 약은 정량할 때 표시량의 90.0–110.0%에 해당하는 아세트아미노펜($C_8H_9NO_2$: 151.17)을 함유한다.
- **정량법**: 이 약 20정을 가지고 그 질량을 정밀하게 달아 가루로 한다. 아세트아미노펜($C_8H_9NO_2$) 약 0.1 g에 해당하는 양을 정밀하게 달아 이동상 100 mL를 가하여 10분간 흔들어

섞은 다음 5분간 세게 흔들어 섞고 이동상을 가하여 정확하게 200 mL로 한다. 이 액 5 mL를 정확하게 취하여 이동상을 가하여 정확하게 250 mL로 하고 공경 0.5 μm 이하의 멤브레인필터로 여과하여 처음 여액 10 mL는 버리고 다음 여액을 취하여 검액으로 한다. 따로 105℃에서 2시간 건조한 아세트아미노펜 표준품 약 20 mg을 정밀하게 달아 이동상을 가하여 녹여 정확하게 100 mL로 하고 이 액 5 mL를 정확하게 취하여 이동상을 넣어 정확하게 100 mL로 하여 표준액으로 한다. 검액 및 표준액 10 μL씩을 가지고 다음 조건으로 액체크로마토그래프법에 따라 시험하여 아세트아미노펜의 피크면적 A_T 및 A_S를 구한다.

$$\text{아세트아미노펜}(C_8H_9NO_2)\text{의 양(mg)} = \text{아세트아미노펜표준품의 양(mg)} \times \frac{A_T}{A_S} \times 5$$

– 조작조건

- 검출기: 자외부흡광광도계(측정파장 243 nm)
- 칼럼: 안지름 약 4 mm, 길이 약 30 cm인 스테인레스강관에 5–10 μm의 액체크로마토그래프용 옥타데실실릴실리카겔을 충전한다.
- 이동상: 물·메탄올혼합액(3:1)
- 유량: 1.5 mL/분

6.3.2 디아제팜과 디아제팜 정

디아제팜 원료의약품은 건조물을 아세트산탈수물로 녹여 과염소산을 표준액으로 하여 비수적정에 따라 정량한다. 반면 디아제팜 정은 20정 이상을 갈아 가루로 만든 다음 메탄올을 가하여 초음파와 진탕기로 추출한 다음 여과하여 여액을 검체로 하고 액체크로마토그래프법에 따라 정량한다. 디아제팜 정은 유효성분 2–10 mg을 함유하는 정제이다.

6.3.2.1 디아제팜(Diazepam)

– **함량규정**: 이 약을 건조한 것은 정량할 때 디아제팜($C_{16}H_{13}ClN_2O$: 284.74) 98.0–101.0%를 함유한다.

– **정량법**: 이 약을 건조하여 약 0.6 g을 정밀하게 달아 아세트산탈수물 60 mL에 녹이고 0.1 mol/L 과염소산으로 적정한다(적정종말점검출법의 전위차적정법). 같은 방법으로 공시험을 하여 보정한다.

$$0.1\ \text{mol/L 과염소산 } 1\ \text{mL} \equiv 28.474\ \text{mg}\ \ C_{16}H_{13}ClN_2O$$

6.3.2.2 디아제팜 정(Diazepam Tablets)

– **함량규정**: 이 약은 정량할 때 표시량의 95.0~105.0%에 해당하는 디아제팜($C_{16}H_{13}ClN_2O$: 284.74)을 함유한다.

– **정량법**: 이 약 20정 이상을 가지고 질량을 정밀하게 달아 가루로 한다. 디아제팜($C_{16}H_{13}ClN_2O$) 약 50 mg에 해당하는 양을 정밀하게 달아 물 10 mL에 넣고 흔들어 섞어 녹이고, 메탄올 60 mL를 넣어 10분간 흔들어 섞은 다음 메탄올을 넣어 정확하게 100 mL로 하여 원심분리한다. 위의 맑은 액 5 mL를 정확하게 취하여 내부표준액 5 mL를 정확하게 넣고 메탄올을 넣어 100 mL로 하여 검액으로 한다. 따로 디아제팜표준품을 105℃에서 2시간 건조하여 그 약 50 mg을 정밀하게 달아 물 10 mL을 넣고 메탄올을 넣어 정확하게 100 mL로 한다. 이 액 5 mL를 정확하게 취하여 내부표준액 5 mL를 정확하게 넣고 메탄올을 넣어 100 mL로 하여 표준액으로 한다. 검액 및 표준액 10 μL를 가지고 다음의 조건으로 액체크로마토그래프법에 따라 시험하여 각 액의 내부표준물질 피크면적에 대한 디아제팜의 피크면적비 Q_T 및 Q_S를 구한다.
(내부표준액: 파라옥시벤조산에틸의 메탄올용액(1 → 5000))

$$\text{디아제팜}(C_{16}H_{13}ClN_2O)\text{의 양(mg)} = \text{디아제팜표준품의 양(mg)} \times \frac{Q_T}{Q_S}$$

– 조작조건

- 검출기: 자외부흡광광도계(측정파장 254 nm)
- 칼럼: 안지름 약 4 mm, 길이 약 15 cm인 스테인레스강관에 5 μm의 액체크로마토그래프용 옥타데실실릴실리카겔을 충전한다.
- 칼럼온도: 40℃ 부근의 일정온도
- 이동상: 메탄올 · 물혼합액(13 : 7)
- 유량: 디아제팜의 머무름시간이 약 10분이 되도록 조정한다.

6.3.3 니페디핀과 니페디핀 캡슐

니페디핀 원료의약품은 메탄올에 녹여 자외가시부흡광도측정법의 비흡광도를 이용하여 정량한다. 반면 니페디핀 캡슐은 내용물을 소량의 메탄올과 HPLC 이동상인 물 · 아세토니트릴 · 메탄올혼합액(50:25:25)로 녹여 검체를 만든 후 액체크로마토그래프법에 따라 정량한다.

6.3.3.1 니페디핀(Nifedipine)

– **함량규정:** 이 약은 정량할 때 환산한 건조물에 대하여 니페디핀($C_{17}H_{18}N_2O_6$: 346.34) 98.0–102.0%를 함유한다.

– **정량법:** 이 조작은 직사광선을 피하여 차광한 용기를 사용한다. 이 약 약 0.12 g을 정밀하게 달아 메탄올에 녹여 정확하게 200 mL로 한다. 이 액 5 mL를 정확하게 취하여 메탄올을 가하여 정확하게 100 mL로 한다. 이 액을 가지고 자외가시부흡광도측정법에 따라 시험하여 350 nm 부근의 흡수극대파장에서의 흡광도 A를 측정한다.

$$\text{니페디핀}(C_{17}H_{18}N_2O_6)\text{의 양(mg)} = \frac{A}{142.3} \times 4000$$

6.3.3.2 니페디핀 캡슐(Nifedipine Capsules)

– **함량규정:** 이 약은 정량할 때 표시량의 90.0~110.0%에 해당하는 니페디핀($C_{17}H_{18}N_2O_6$: 346.34)을 함유한다.

– **정량법:** 이 조작은 직사광선을 피하여 차광한 용기를 써서 신속하게 시험한다. 이 약 5캡슐을 가지고 내용물을 소량의 메탄올로 용량플라스크에 넣고 1 mL중 니페디핀 0.1 mg을 함유하는 액이 되도록 이동상을 가하여 전체량을 V mL로 하여 검액으로 한다. 따로 니페디핀 표준품 적당량을 정밀하게 달아 메탄올을 가하여 녹여 1 mL중 1 mg을 함유하는 용액을 만든다. 이 액 적당량을 정확하게 취하여 이동상을 가하여 1 mL 중 0.1 mg을 함유하는 용액을 만들어 표준액으로 한다. 검액 및 표준액 25 μL씩을 가지고 다음의 조건으로 액체크로마토그래프법에 따라 시험하여 니페디핀의 피크면적 A_T 및 A_S를 구한다.

$$1\ \text{캡슐 중 니페디핀}(C_{17}H_{18}N_2O_6)\text{의 양(mg)} = \frac{V \times C}{5} \times \frac{A_T}{A_S}$$

C : 표준액의 농도(mg/mL)

– 조작조건

- 검출기: 자외부흡광광도계(측정파장 265 nm)
- 칼럼: 안지름 약 4.6 mm, 길이 약 25 cm인 스테인레스강관에 5 μm의 액체크로마토그래프용 옥타데실실릴실리카겔을 충전한다. 보조칼럼에 옥타데실실릴실리카겔을 충전한다.
- 칼럼온도: 실온
- 이동상: 물 · 아세토니트릴 · 메탄올혼합액(50 : 25 : 25)
- 유량: 1 mL/분

6.3.4 플루오시놀론아세토니드와 플루오시놀론아세토니드 연고

플루오시놀론아세토니드 원료의약품과 연고제제는 모두 액체크로마토그래프법에 따라 정량하지만 샘플제조방법과 HPLC의 세부조건은 다른 방법을 사용한다. 두 방법은 모두 내부표준물질을 사용하여 내부표준물질과 플루오시놀론아세토니드의 피크면적비를 이용하여 정량하지만 원료의약품은 파라옥시벤조산에틸을 내부표준물질로 사용하는 반면 연고제는 노르에틴드론표준품을 사용한다.

6.3.4.1 플루오시놀론아세토니드(Fluocinolone Acetonide)

- **함량규정**: 이 약을 건조한 것은 정량할 때 플루오시놀론아세토니드($C_{24}H_{30}F_2O_6$: 452.49) 97.0–102.0%를 함유한다.
- **정량법**: 이 약 및 플루오시놀론아세토니드 표준품을 건조하여 약 20 mg을 정밀하게 달아 각각을 메탄올 40 mL에 녹이고 다음 내부표준액 10 mL씩을 정확하게 넣은 다음 물을 가하여 100 mL로 하여 검액 및 표준액으로 한다. 검액 및 표준액 20 μL씩을 가지고 다음 조건으로 액체크로마토그래프법에 따라 시험하여 내부표준물질의 피크면적에 대한 플루오시놀론아세토니드의 피크면적 Q_T 및 Q_S를 구한다.

$$\text{플루오시놀론아세토니드}(C_{24}H_{30}F_2O_6)\text{의 양(mg)}$$
$$= \text{플루오시놀론아세토니드 표준품의 양(mg)} \times \frac{Q_T}{Q_S}$$

- **내부표준액**: 파라옥시벤조산에틸의 메탄올용액(1 → 2500)
- **조작조건**
  - 검출기: 자외부흡광광도계(측정파장 254 nm)
  - 칼럼: 안지름 약 4.6 mm, 길이 25 cm인 스테인레스강관에 5 μm의 액체크로마토그래프용 옥타데실실릴실리카겔을 충전한다.
  - 칼럼온도: 40℃ 부근의 일정 온도
  - 이동상: 물 · 아세트니트릴혼합액(7 : 3)
  - 유량: 플루오시놀론아세토니드의 머무름시간이 약 20분이 되도록 조정한다.

6.3.4.2 플루오시놀론아세토니드 크림(Fluocinolone Acetonide Cream)

- **함량규정**: 이 약은 정량할 때 표시량의 90.0–110.0%에 해당하는 플루오시놀론아세토니드($C_{24}H_{30}F_2O_6$: 452.49)을 함유한다.

– **정량법**: 이 약의 표시량에 따라 플루오시놀론아세토니드($C_{24}H_{30}F_2O_6$) 약 0.75 mg에 해당하는 양을 정밀하게 달아 아세토니트릴 약 10 mL를 넣어 수욕에서 가열하여 녹인다. 아세토니트릴 2 mL씩을 3회 써서 25 mL 용량플라스크에 옮긴다. 여기에 내부표준액 3.0 mL 및 물 5.0 mL를 넣어 섞은 다음 아세토니트릴을 넣어 표선까지 채워 섞어 얼음물에서 식히고 원심분리하여 위의 맑은 액을 검액으로 한다. 따로 미리 105℃에서 3시간 건조한 플루오시놀론아세토니드표준품 적당량을 정밀하게 달아 아세토니트릴을 넣어 녹여 1 mL 중 300 μg을 함유하는 용액을 만든다. 이 액 5 mL를 정확하게 취하여 내부표준액 6.0 mL 및 물 15.0mL를 넣고 아세토니트릴을 넣어 정확하게 50 mL로 하여 표준액으로 한다. 검액 및 표준액 10 μL씩을 가지고 다음 조건으로 액체크로마토그래프법에 따라 시험하여 각 액의 내부표준물질의 피크면적에 대한 플루오시놀론아세토니드의 피크면적비 Q_T 및 Q_S를 구한다.

$$\text{플루오시놀론아세토니드}(C_{24}H_{30}F_2O_6)\text{의 양(mg)} = \text{플루오시놀론아세토니드 표준품의 양(mg)} \times \frac{Q_T}{Q_S}$$

– **내부표준액**: 노르에틴드론의 아세토니트릴용액(2→10000)

– **조작조건**

- 검출기: 자외부흡광광도계(측정파장 254 nm)
- 칼럼: 안지름 약 4 mm, 길이 약 30 cm인 스테인레스강관에 5–10 μm의 액체크로마토그래프용 옥타데실실릴실리카겔을 충전한다.
- 칼럼온도: 실온
- 이동상: 물 · 아세토니트릴혼합액(5:3)
- 유량 : 2 mL/분

6.3.5 디펜히드라민염산염과 디펜히드라민염산염 주사액

디펜히드라민염산염 원료의약품은 건조물을 아세트산탈수물 · 아세트산무수물혼합액(7:3)에 녹이고 과염소산을 표준액으로 하여 비수적정에 따라 정량한다. 디펜히드라민염산염 주사액은 별도의 추출조작없이 물에 녹여 액체크로마토그래프법에 따라 정량한다.

6.3.5.1 디펜히드라민염산염(Diphenhydramine Hydrochloride)

– **함량규정**: 이 약을 건조한 것은 정량할 때 디펜히드라민염산염($C_{17}H_{21}NO \cdot HCl$: 291.82) 98.0–101.0%를 함유한다.

– **정량법**: 이 약을 건조하여 약 0.4 g을 정밀하게 달고 아세트산탈수물 · 아세트산무수물혼합액 (7:3) 50 mL를 가하여 녹이고 0.1 mol/L 과염소산으로 적정한다(적정종말점검출법의 전위차적정법). 같은 방법으로 공시험을 하여 보정한다.

0.1 mol/L 과염소산1mL ≡ 29.182 mg $C_{17}H_{21}NO \cdot HCl$

6.3.5.2 디펜히드라민염산염 주사액(Diphenhydramine Hydrochloride Injection)

– **함량규정**: 이 약은 수성의 주사제로 정량할 때 표시량의 90.0–110.0%에 해당하는 디펜히드라민염산염($C_{17}H_{21}NO \cdot HCl$: 291.82)을 함유한다.

– **정량법**: 이 약의 표시량에 따라 디펜히드라민염산염($C_{17}H_{21}NO \cdot HCl$) 약 50 mg에 해당하는 양을 정확하게 취하여 물을 가하여 녹여 정확하게 100 mL로 하여 검액으로 한다. 따로 미리 105℃에서 3시간 건조한 디펜히드라민염산염표준품 50 mg을 정밀하게 달아 물을 가하여 녹여 100 mL로 하고 표준액으로 한다. 검액 및 표준액 10 μL씩을 가지고 다음 조건으로 액체크로마토그래프법에 따라 시험하여 디펜히드라민의 피크면적 A_T 및 A_S를 구한다.

$$\text{디펜히드라민염산염}(C_{17}H_{21}NO \cdot HCl)\text{의 양(mg)} = \text{디펜히드라민염산염표준품의 양(mg)} \times \frac{A_T}{A_S}$$

– 조작조건

- 검출기: 자외부흡광광도계(측정파장 254 nm)
- 칼럼: 안지름 4.6 mm, 길이 약 25 cm인 스테인레스강관에 5–10 μm의 액체크로마토그래프용 옥타데실실릴실리카겔을 충전한다.
- 칼럼온도: 실온
- 이동상: 아세트니트릴 · 물 · 트리에틸아민혼합액(50:50:0.5)에 아세트산무수물을 가하여 pH를 6.5로 조정한다. 필요 시 조정할 수 있다.
- 유량: 1 mL/분

6.3.6 히드로코르티손아세테이트와 히드로코르티손아세테이트 수성현탁주사액

히드로코르티손아세테이트 원료의약품은 건조물을 메탄올에 녹여 검체를 만들어 액체크로마토그래프법에 따라 내부표준물질을 이용하여 정량한다. 반면 히드로코르티손아세테이트 수성현탁주사액은 클로로포름으로 추출하고 증발건고한 다음 잔류물을 에탄올을 사용하여 녹이고 자외가시부흡광도측정법에 따라 정량한다.

6.3.6.1 히드로코르티손아세테이트(Hydrocortisone Acetate)

– **함량규정:** 이 약을 건조한 것은 정량할 때 히드로코르티손아세테이트($C_{23}H_{32}O_6$: 404.50) 97.0–102.0%를 함유한다.

– **정량법:** 이 약 및 히드로코르티손아세테이트 표준품을 건조하여 약 20 mg씩을 정밀하게 달아 각각을 메탄올에 녹이고 다음에 내부표준액 10 mL씩을 정확하게 넣은 다음 메탄올을 가하여 100 mL로 하여 검액 및 표준액으로 한다. 검액 및 표준액 20 μL씩을 가지고 다음 조건으로 액체크로마토그래프법에 따라 시험하여 내부표준물질의 피크면적에 대한 히드로코르티손아세테이트의 피크면적 Q_T 및 Q_S를 구한다.

$$\text{히드로코르티손아세테이트}(C_{23}H_{32}O_6)\text{의 양(mg)} = \text{히드로코르티손아세테이트 표준품의 양(mg)} \times \frac{Q_T}{Q_S}$$

– **내부표준액:** 파라옥시벤조산벤질의 메탄올용액(1→1000)

– **조작조건**

- 검출기: 자외부흡광광도계(측정파장 254 nm)
- 칼럼: 안지름 약 4 mm, 길이 약 30 cm인 스테인레스강관에 10 μm의 액체크로마토그래프용 옥타데실실릴실리카겔을 충전한다.
- 칼럼온도: 실온
- 이동상: 물 · 아세트니트릴혼합액(13:7)
- 유량: 히드로코르티손아세테이트의 머무름시간이 약 8분이 되도록 조정한다.

6.3.6.2 히드로코르티손아세테이트 수성현탁주사액(Hydrocortisone Acetate Injection, Aqueous Suspension)

– **함량규정:** 이 약은 수성의 현탁주사제로 정량할 때 표시량의 90.0–110.0%에 해당하는 히드로코르티손아세테이트($C_{23}H_{32}O_6$: 404.50)을 함유한다.

– **정량법:** 이 약을 잘 흔들어 섞고 히드로코르티손아세테이트($C_{23}H_{32}O_6$) 약 50 mg에 해당하는 양을 정확하게 취하여 분액깔대기에 넣고 물 15 mL를 넣은 다음 클로로포름 25 mL씩으로 4회 추출한다. 각 추출액은 미리 클로로포름으로 적신 탈지면을 써서 여과하고 클로로포름을 가하여 정확하게 250 mL로 한다. 이 액 10 mL를 정확하게 취하여 클로로포름을 가하여 정확하게 100 mL로 한다. 이 액 10 mL를 정확하게 취하여 50 mL 유리마개가 달린 삼각플라스크에 넣고 수욕에서 증발건고한 다음 식히고 잔류물을 에탄올 20.0 mL에 녹여 검액으로

한다. 따로 히드로코르티손아세테이트 표준품 약 50 mg을 정밀하게 달아 에탄올에 녹여 정확하게 250 mL로 하고 이 액 5.0 mL를 취하여 에탄올을 가하여 100 mL로 하여 표준액으로 한다. 검액 및 표준액이 들어있는 2개의 플라스크와 공시험용으로 에탄올 20.0 mL를 넣은 삼각플라스크에 블루테트라졸륨 50 mg을 메탄올 10 mL에 녹인 용액 2.0 mL씩을 넣고 섞는다. 각 플라스크에 에탄올·테트라메틸암모늄히드록시드시액혼합액(9:1) 2.0 mL씩을 넣고 섞은 다음 암소에서 90분간 방치한다. 곧 공시험액을 대조로 하여 자외가시부흡광도측정법에 따라 시험하여 파장 525 nm에서의 흡광도 A_T 및 A_S를 측정한다.

$$\text{히드로코르티손아세테이트}(C_{23}H_{32}O_6)\text{의 양(mg)} = \text{히드로코르티손아세테이트 표준품의 양(mg)} \times \frac{A_T}{A_S}$$

6.4 바이오의약품 분석

6.4.1 바이오의약품(생물의약품, Biopharmaceuticals) 정의, 특성 및 범위

바이오의약품은 『생물학적제제 등의 품목허가·심사 규정(식품의약품안전처 고시)』에 따라 '생물의약품'으로 분류되며, 생물의약품은 사람이나 다른 생물체에서 유래된 것을 원료 또는 재료로 하여 제조한 의약품으로 질병의 예방과 진단 및 치료에 이용되는 물질을 총칭한다. 생물의약품은 생물학적제제, 유전자재조합의약품, 세포배양의약품, 첨단바이오의약품 및 기타 식품의약품안전처장이 인정하는 제제를 포함한다. 생물의약품, 개량생물의약품, 동등생물의약품으로도 분류된다(표 6-2).

바이오의약품은 합성의약품과 크게 다른 몇 가지 특성을 가지고 있다. 일반적으로 합성의약품에 비해 크기가 크고 복잡한 구조를 가지고 있으며, 생물체를 이용한 복잡한 제조공정을 거치므로 온도, pH, 배양조건 등 외부 환경 변화와 미생물 등에 의한 오염에 취약한 특징이 있다. 생물 유래 물질을 이용하여 의약품을 제조하기 때문에 고유 독성이 낮고 작용기전이 명확하며, 특히 희귀·난치성 질환에 효과가 뛰어나 주로 기존 치료법에 대한 미충족 수요가 높은 퇴행성·난치성 질환 치료제 또는 환자 맞춤형 표적치료제로 사용되고 있다. 백신과 혈액제제 등으로 일컬어지는 1세대 바이오의약품을 시작으로, 유전자 조작 및 세포배양기술을 도입한 유전자재조합의약품, 나아가서 세포융합기술 또는 정보기술 등을 접목한 단클론항체 의약품, 유전자치료제, 세포치료제, 백신 등과 같은 첨단바이오의약품으로 발전하고 있다.

6.4.2 단백질의약품에 대한 일반적 분석법

바이오의약품의 상당수는 단백질이며 적절한 기능 및 활성을 가지기 위해서는 정확한 번역과 수식을 통한 올바른 고차 구조를 가지는 단백질로 생합성되어야 한다. 그러므로 의약품으로서 단백질을 평가하기 위해서는 아미노산의 배열, 번역 후 변형, 분자량·분자 크기, 단백질 구조 등과 같은 다양한 특성 분석이 매우 중요하다.

6.4.2.1 전질량 분석법

단백질의 분자량이나 분자 크기는 물리·화학적 특성이며 전분자량 측정을 하여 단백질의약품에 대한 질을 일차적으로 판단할 수 있다. 그림 6-1과 같이 항체의약품의 경우 크로마토그래피로 정제 후 질량분석기를 통해 분자량을 측정하여 항체가 가진 전분자량을 측정한다. 특히 항체의 경우 2개의 중쇄사슬의 CH1 도메인 부분에 각 한 개의 N-당화(N-글리칸)를 가지고 있기 때문에 N-글리칸을 특이적으로 해리시키는 PNGase F라는 효소를 처리하여 전분자량을 측정할 수 있다. 이 결과

표 6-2 바이오의약품의 분류 및 정의(식품의약품안전처)

<table>
<tr><th colspan="2">분류</th><th>정의</th></tr>
<tr><td rowspan="4">생물
의약품</td><td>생물학적
제제</td><td>생물체에서 유래된 물질이나 생물체를 이용하여 생성시킨 물질을 함유한 의약품으로서 물리적 · 화학적 시험만으로는 그 역가와 안전성을 평가할 수 없는 제제로, 백신, 혈장분획제제, 독소 · 항독소 등을 포함
• 백신: 치료목적의 의약품과 달리 감염병의 예방을 위하여 건강한 영 · 유아나 일반인 등 불특정 다수에게 접종하는 의약품
• 혈장분획제제: 혈장을 원료로 일련의 제조과정을 거쳐 얻어진 의약품
• 혈액제제: 혈액을 원료로 하여 제조한 「약사법」제2조에 따른 의약품으로, 전혈, 농축적혈구, 신선동결혈장, 농축혈소판, 그 밖에 보건복지부령으로 정하는 혈액 관련 의약품 등을 포함
• 독소 · 항독소: 보툴리눔 균에서 생산 · 분리 · 정제한 신경독소를 주성분으로 하는 제제 또는 항독소 기반 의약품</td></tr>
<tr><td>유전자재조합
의약품</td><td>유전자조작기술을 이용하여 제조되는 펩타이드 또는 단백질 등을 유효성분으로 하는 의약품. 항체의약품, 펩타이드 또는 단백질의약품 등을 포함</td></tr>
<tr><td>세포배양
의약품</td><td>세포배양기술을 이용하여 제조되는 펩타이드 또는 단백질 등을 유효성분으로 하는 의약품</td></tr>
<tr><td>첨단바이오
의약품</td><td>「약사법」제2조 제4호와 「첨단재생의료 및 첨단바이오의약품 안전 및 지원」에 관한 법률 제2조 제5호에 따른 의약품
• 세포치료제: 사람 또는 동물의 살아 있는 세포를 체외에서 배양 · 증식하거나 선별하는 등 물리적, 화학적 또는 생물학적 방법으로 조작하여 제조한 의약품
• 유전자치료제: 유전물질의 발현에 영향을 주기 위하여 투여하는 것으로서 유전물질을 함유한 의약품 또는 유전물질이 변형 · 도입된 세포를 함유한 의약품
• 조직공학제제: 조직의 재생, 복원 또는 대체 등을 목적으로 사람 또는 동물의 살아 있는 세포나 조직에 공학기술을 적용하여 제조한 의약품
• 첨단바이오융복합제제: 세포치료제, 유전자치료제, 조직공학제제와 「의료기기법」 제2조 제1항에 따른 의료기기가 물리적 · 화학적으로 결합(융합, 복합, 조합 등을 포함한다)하여 이루어진 의약품
• 그 밖에 세포나 조직 또는 유전물질 등을 함유하는 의약품으로서 총리령으로 정하는 의약품</td></tr>
<tr><td colspan="2">동등생물
의약품
(바이오시밀러)</td><td>이미 제조판매 또는 수입품목 허가를 받은 품목과 품질 및 비임상, 임상적 비교동등성이 입증된 생물의약품</td></tr>
<tr><td colspan="2">개량생물
의약품
(바이오베터)</td><td>다음 각 목의 어느 하나에 해당하는 변경으로 이미 허가된 바이오의약품에 비해 안전성, 유효성 또는 유용성이 개선되었거나 의약기술에 있어 진보성이 있다고 식의약처장이 인정한 의약품
가. 유효성분의 종류 또는 배합비율
나. 투여경로
다. 제제학적 개선을 통한 제형, 함량 또는 용법 · 용량
라. 명백하게 다른 효능효과를 추가</td></tr>
</table>

참고: 첨단바이오의약품의 품목허가 · 심사 규정, 생물학적제제 등의 품목허가 · 심사 규정, 첨단재생의료 및 첨단바이오의약품 안전 및 지원에 관한 법률

값과 N- 글리칸을 포함하고 있는 항체의약품의 전분자량을 비교하여 어떠한 글리칸이 붙어 있는지를 확인할 수도 있다.

단백질의약품의 분자량이 크거나 혼합물의 경우 크기배제크로마토그래프법, 초고속원심분리, 다각도 광산란, 동적 광산란 등을 이용하여 분자량을 계산할 수 있으며 이를 통하여 단백질의약품의 다량체 및 응집체 형성 유무를 평가할 수 있다.

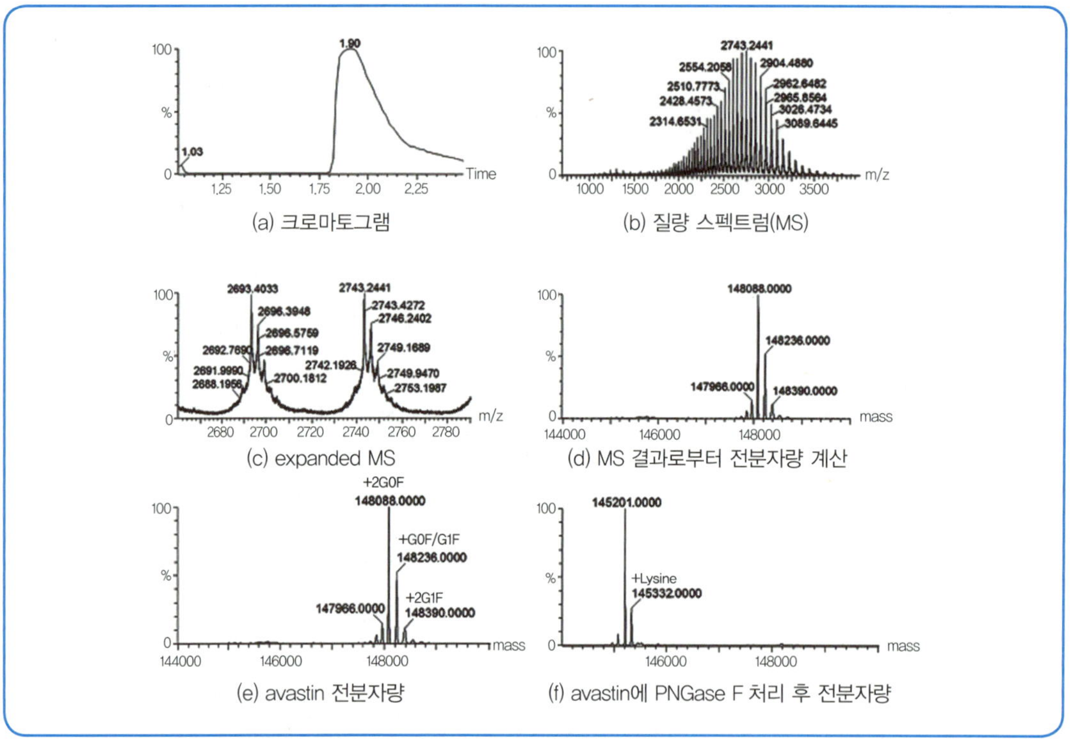

그림 6-1 Avastin 전분자량 측정과정(참고문헌: BT News. 2018, 25(1), 55)

6.4.2.2 아미노산 서열 및 수식 분석

(1) 에드만(Edman) 분해법

에드만 분해법은 단백질의약품의 아미노산 배열을 N-말단으로부터 하나씩 확인할 수 있는 방법이다. 특히나 단백질에 큰 변형을 주지 않고 아미노산 배열을 확인할 수 있다는 점에서 매우 효과적인 방법이다. 약알칼리 조건에서 비전하 N-말단에 phenyl isothiocyanate를 반응시켜 phenylthiocarbamoyl 유도체를 만들고, trifluoroacetic acid를 첨가하여 anilinothiazolinone-아미노산으로 유리시킨다. 계속하여 산성조건 하에서 더욱 안정한 phenylthiohydantoin(PTH)-아미노산으로 변환하고, 이 결과물에 대한 PTH-C18 기반 HPLC나 전기영동을 통하여 아미노산을 동정할 수 있다(그림 6-2). 반복된 동일 실험을 통하여 다음 아미노산도 동정할 수 있다. 다만 반복된 실험으로 인해 증가하는 부반응물 때문에 50–60개 이상의 아미노산을 결정하기는 힘들다.

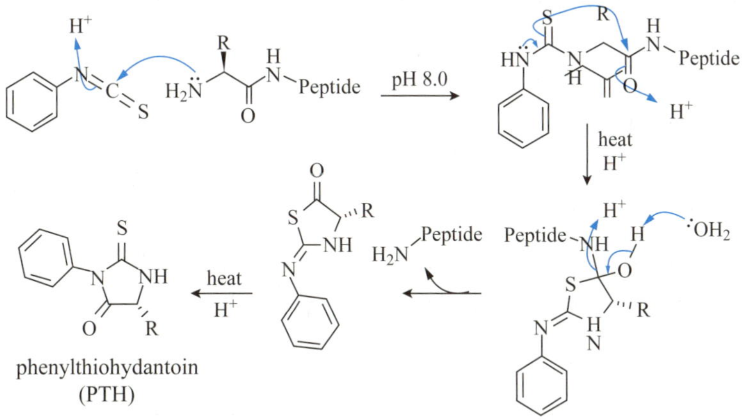

그림 6-2 Edman 분해

(2) 펩타이드 맵핑

펩타이드 맵핑은 분자량이 크고, 에드만 분해법이나 텐덤 질량분석법을 이용한 서열 분석이 불가능한 경우 단백질의약품 일차 구조 분석을 위하여 사용하는 방법이다. 펩타이드 맵핑은 우선 단백질의약품을 적당한 절단 효소나 화학적인 방법을 이용하여 단편화하고 분리한 다음 자외가시부 흡광도측정법이나 액체크로마토그래프–질량분석법을 통해서 단편화된 펩타이드의 아미노산 서열을 확인한다. 단백질의약품의 아미노산 서열이 예상되는 배열과 일치하는지, N–/C–말단의 변형여부, 디설파이드 결합위치, 당화위치를 확인하기 위해 사용할 수 있다. 또한 장기 보관, 제형에 따른

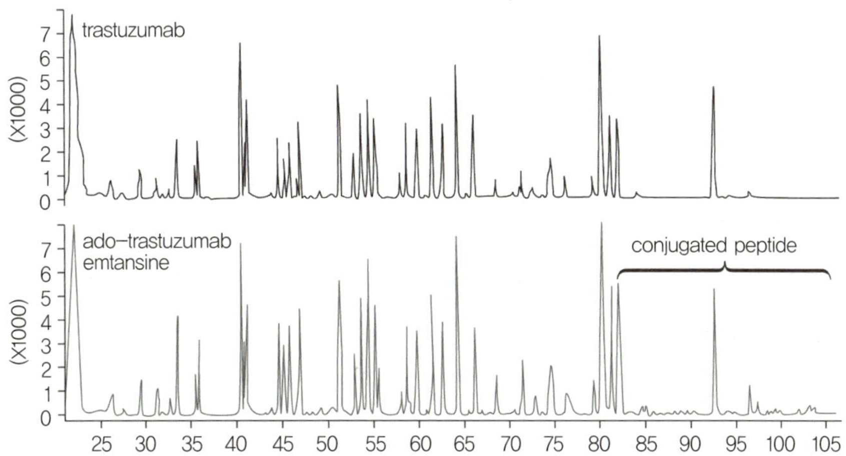

그림 6-3 Trastuzumab (Herceptin®)과 Ado–trastuzumab emtansine (Kadcyla®)의 펩타이드 맵. Ado–trastuzumab emtansine 펩타이드 맵에서 conjugated 펩타이드를 볼 수 있음

효능 변화 평가 또한 펩타이드 맵 비교를 통하여 쉽게 확인할 수 있다.

예를 들어 단백질의약품에 디설파이드 결합이 있는 경우 환원제로 디설파이드 결합을 환원하고 시스테인을 알킬화한 다음 단편화된 펩타이드 맵을 얻을 수 있다. 이 펩타이드 맵을 환원 알킬화를 실시하지 않고 동일하게 진행하여 얻은 펩타이드 맵과 비교하면 디설파이드 결합 위치를 파악할 수 있다(그림 6-3).

(3) 당사슬 분석

바이오의약품에 글리코실화가 되어 구조, 생리활성, 항원성, 체내 동태에 영향을 주는 경우가 종종 있다. 글리코실화 종류를 보면 Asn-Xaa-Thr/Ser (Xaa는 Pro 이외의 아미노산)의 Asn 잔기에 당이 결합하는 N-글리코실화와 Ser이나 Thr에 당이 결합하는 O-글리코실화가 있다. N-글리코실화는 고만노스형 당사슬, 갈락토스와 N-아세틸글루코사민을 다량 포함한 복합형, 그 중간의 혼성형 당사슬이 Asn에 결합하며, O-글리코실화는 주로 뮤신이 결합하나 푸코스나 포도당의 결합도 관측된다. 이러한 글리코실화는 단백질의 동일 위치에 발생하지만, 결합 양상은 각각 다른 불균일 반응이다. 또한 제조 조건의 변화에 따라 바이오의약품의 당사슬 불균일성 또한 변동될 수 있다. 당화 분석방법은 단당 분석, 당사슬 분석, 당펩타이드 분석, 글리코폼(glycoform) 분석이 있다.

단당 분석은 바이오의약품에서 중성당(푸코스, 갈락토스, 만노스 등), 아미노당(N-아세틸갈락토사민, N-아세틸글루코사민), 산성당(시알산)을 측정하고자 할 때 사용한다. 단당 분석을 통하여 당사슬 유무, 당사슬 결합함량, 시알산 결합수 등의 정보를 얻을 수 있다. 중성당, 아미노당, 시알산은 산 가수분해하여 단당류를 유리한 후 이를 고성능 음이온 교환 크로마토그래피/펄스식 전기 화학 검출기(HPAEC/PAD)로 분석하거나 유도체화 한 후 HPLC를 이용하여 분석한다.

당사슬 분석은 유리된 당사슬의 구조와 그 불균일성을 조사하는 분석법이다. N-결합형 당사슬은 N-glycanase F (PNGase F)나 PNGase A 효소에 의한 절단이나 히드라진 분해법으로 유리시킨다. O-결합형 당사슬은 히드라진 분해법 또는 알칼리 분해법으로 당을 유리시킨다. 유리된 당은 HPAEC/PAD로 직접 분석하거나 형광 유도체화하여 HPLC법을 이용하여 분석한다. CHO 세포에서 만들어지는 항체의 당화 구조는 한정적이므로 질량분석법, 텐덤 질량분석법, 당사슬 맵핑법, 데이터베이스의 활용을 통하여 스펙트럼의 피크에 해당하는 당구조는 어느 정도 추정이 가능하다.

당펩타이드 분석은 당사슬 결합 부위와 결합 당사슬의 특성을 밝힐 수 있다. 당화된 단백질을 단편화하여 하나의 펩타이드에 하나의 당사슬을 갖도록 한 후 이 당펩타이드를 분석함으로써 당의 결합 부위, 당의 구조, 당화 양상을 분석할 수 있다. N-결합형 당사슬의 경우 아미노산 배열을 통하여 당사슬결합 유무를 예측할 수 있고 당을 유리할 수 있는 특이 효소를 이용한 당사슬 분석도 가능하지만, O-결합형 당사슬의 경우 결합 예측이 어려우며 특이 효소도 존재하지 않아 분석이 어렵다. N-결합형 당사슬은 그림 6-4에서와 같이 분석가능하다.

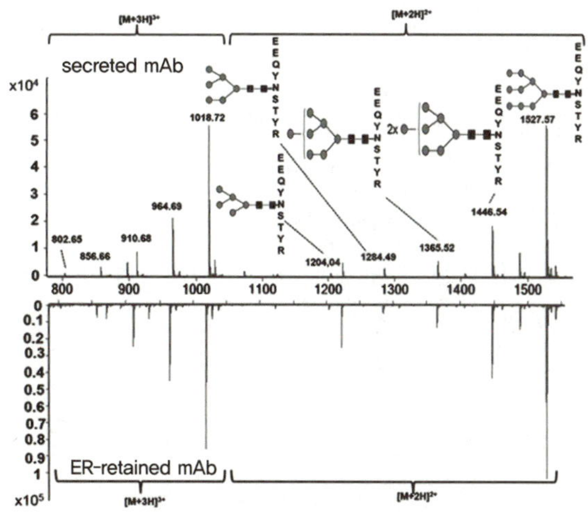

(a) 분비되거나 소포체(ER)에 존재하는 항체에서 유래한 당펩타이드 질량분석 스펙트럼

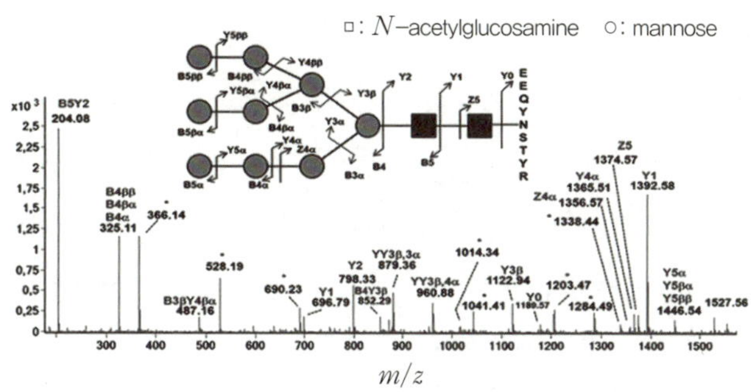

(b) 만노스를 포함하는 당펩타이드 텐덤 질량분석 스펙트럼
([M+2H]$^{2+}$ 선구체는 m/z 1527.57에서 발견됨)

그림 6-4 항체 heavy chain에서의 N-당화 질량분석(https://www.researchgate.net/figure/Analysis-of-the-N-glycosylation-of-the-heavy-chain-by-mass-spectrometry-A-MS-spectrum)

글리코폼(Glycoform)이란 동일 단백질에 다양한 형태의 당사슬이 결합하는 것을 의미하며, 다른 형태의 당사슬 때문에 활성 및 혈중반감기가 변화하기도 하므로 결합 당사슬의 프로파일을 분석하는 것은 중요하다. 전기영동, HPLC, 질량분석 등을 통하여 글리코폼을 분석할 수 있다.

6.4.2.3 농도 측정

용액 중 단백질은 단백질 구조상 주로 티로신과 트립토판과 같은 방향족 아미노산에 의해 280 nm의 파장에서 자외선을 흡수한다. 이러한 특성을 이용하여 용액 속의 단백질을 정량할 수 있다. 단백질을 녹이기 위해 사용되는 완충액이 물에 비해 상대적으로 높은 흡광도를 갖는다면 완충액 내에는 간섭 물질이 존재하는 것이다. 이러한 간섭 작용은 완충액을 보정액으로 사용하여 제거하거나 최소화할 수도 있지만 간섭물질이 높은 흡광도를 나타낸다면 적절한 결과를 얻지 못할 수 있다. 측정하고자 하는 단백질 농도가 낮으면 셀(cell)에 단백질이 흡착되어 측정값이 현저히 감소될 수 있는데, 단백질 농도를 높이거나 완충액을 만들 때 비이온성 계면활성제를 사용하여 해결할 수 있다.

측정하는 동안 검액, 표준액 및 보정액을 같은 온도로 유지한다. 조제된 완충액을 보정액으로 이용하고 검액과 표준액을 석영 셀에 넣은 후 280 nm에서 흡광도를 측정한다. 측정된 단백질 농도의 값은 해당 흡광도가 직선으로 된 검량선 구간에 있을 때 정확한 값을 구할 수 있다.

① 검액: 측정할 검체를 조제된 완충액으로 희석하여 단백질 농도가 0.2–2 mg/mL가 되도록 한다.

② 표준액: 측정할 표준물질을 검액 조제 시 사용한 완충액으로 희석하여 검액의 단백질 농도와 동일하게 만든다.

③ 광산란의 영향 보정: 검체에 의한 광산란으로 인해 단백질의 자외선분광의 정확성이 감소될 수 있다. 용액 중 단백질이 분석에 사용되는 파장과 비슷한 크기(250–300 nm)라면 산란으로 인해 검체의 흡광도가 명백히 증가하게 된다. 280 nm에서 광산란에 의한 흡광도를 계산하기 위해 320 nm, 325 nm, 330 nm, 335 nm, 340 nm, 345 nm 및 350 nm 파장에서 검액의 흡광도를 측정하고 이 측정값들의 로그값과 각 측정 파장의 로그값으로 그래프를 그린다. 다음으로 선형회귀에 의해 그래프 상의 좌표값들을 가장 잘 반영하는 표준곡선을 그린다. 이 곡선을 외삽하여 280 nm에서의 흡광도 로그값을 계산한 후 그 진수(antilogarithm value)를 구하면 이 값이 280 nm에서 광산란에 의한 흡광도가 된다. 280 nm에서 측정된 총 흡광도에서 광산란에 의한 흡광도를 빼서 보정한 값이 용액 내의 단백질의 흡광도이다. 특히 용액이 현저히 혼탁할 경우 단백질 흡착이 안 되는 0.2 μm 여과막을 사용하여 여과하거나 원심분리하여 광산란에 의한 영향을 감소시킬 수 있다.

검액 내 단백질 농도는 다음 식으로 보정값을 이용하여 구한다. 필요한 경우 흡광계수를 적용할 수 있다.

$$C_{\mathrm{T}} = C_{\mathrm{S}}\left(\frac{A_{\mathrm{T}}}{A_{\mathrm{S}}}\right)$$

C_{T} : 검액 중 단백질 농도

C_{S} : 표준액 중 단백질 농도

A_{T} : 검액의 보정된 흡광도 값

A_{S} : 표준액의 보정된 흡광도 값

6.4.2.4 2차 구조 분석

원편광이색성 스펙트럼(CD)를 이용하여 단백질의 2차구조를 분석할 수 있다. 좌우 원편광 흡

수의 차이를 이용하며 240 nm 이하의 원자 외부 파장 영역에서 스펙트럼의 피크 모양을 분석하여 2차 구조 분석을 한다. α–Helix는 222 nm와 208 nm에서 음의 피크와 193 nm에서 양의 피크를 보여주며, β–strand는 218 nm에서 음의 피크를, 193 nm에서 양의 피크를 보여준다. 그리고 비구조형 구조는 210 nm 근처에서 낮은 피크값과 195 nm에서 음의 피크를 보여준다(그림 1–21 (b)).

6.4.2.5 3차 구조 분석

(1) 핵자기공명학

단백질 기본 단위인 아미노산 내의 탄소와 질소를 ^{13}C와 ^{15}N 동위원소로 치환을 하여 다양한 펄스 시퀀스를 이용한 핵자기공명 분석을 할 수 있다. 단백질 분자량은 수 kDa부터 수십 kDa 이상이 되는 경우가 있으므로 1차원 핵자기공명 스펙트럼 이외에도 2D–HSQC (heteronuclear single quantum coherence), 2D–TROSY (transverse relaxation–optimized spectroscopy)–HSQC, 3D–HNCA 등과 같은 고차원 스펙트럼을 이용한 분석이 필요하다. NOE (nuclear overhauser effect), PRE (paramagnetic relaxation enhancement), RDC (residual dipolar coupling) 측정에 의해 얻어진 정보를 통하여 단백질의 입체구조 분석이 가능하다. 또한, 2D–HSQC에서 피크들의 위치를 통하여 단백질의약품의 올바른 접힘(folding)의 여부를 손쉽게 확인 가능하며, 피크들의 위치 변화를 통하여 리간드 결합 유무를 확인할 수 있다(그림 6–5).

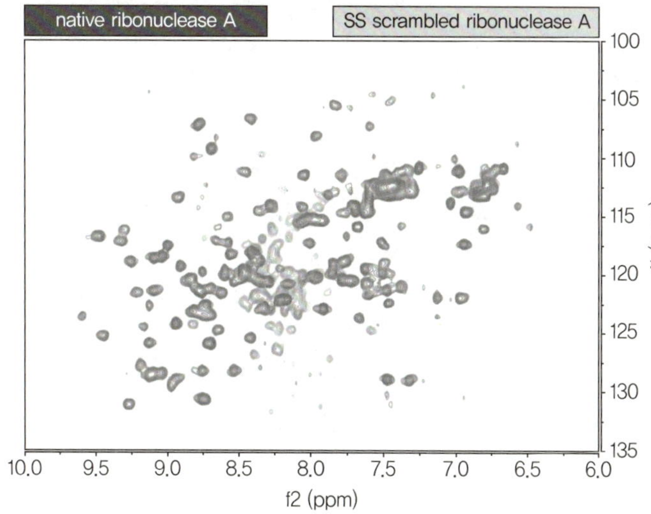

그림 6–5 디설파이드 결합이 잘 되어있는 bovine pancreatic ribonuclease A (native ribonuclease A)와 디설파이드 결합이 잘못되어 있는 동일 단백질(SS scrambled ribonuclease A)에 대한 2D ^{1}H–^{15}N HMQC 핵자기공명 스펙트럼을 통하여 단백질 접힘을 판단할 수 있음(Novatia, LLC)

(2) X-Ray 결정학

단백질의 3차 구조 결정을 위한 X-ray 회절을 얻기 위해서는 순수 분리 정제된 단백질 용액으로부터 단일한 단백질 결정을 약 0.2-0.3 mm의 크기로 얻어야 한다. 이 과정은 실험적인 기술로서 회절을 얻기에 충분한 최적 결정을 얻기 위한 조건을 찾는 규칙은 아직 존재하지 않는다. 따라서 시험하는 각각의 단백질에 대하여 결정 형성을 위한 최적의 조건이 필요하다. 이 중에 수용성 단백질은 세포막과 상호 작용하거나 세포막에 박혀있는 단백질보다 쉽게 결정을 얻을 수 있다. 전통적인

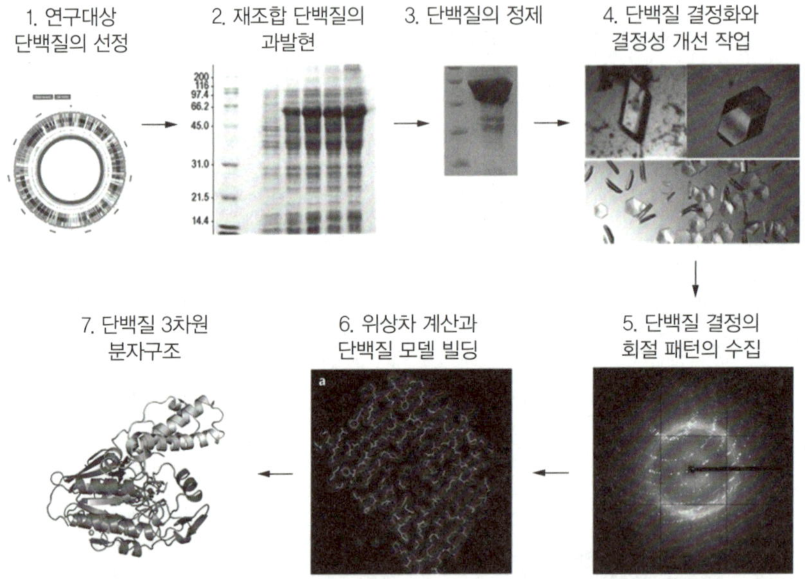

그림 6-6 X-Ray를 이용한 단백질 구조 결정(포항가속기 연구소의 단백질 X-선 결정학 그룹 홈페이지, https://sites.google.com/site/mxatpls2/home)

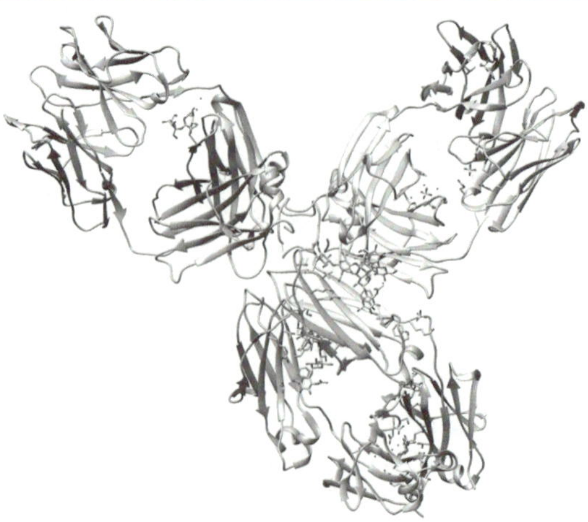

그림 6-7 Pembrolizumab의 3차원 결정 구조(PDB ID: 5dk3)

결정 생성방법은 hanging drop, sitting drop, microbatch 등이 있다. 단백질 결정에 X-ray를 가하여 회절 데이터를 얻는다. 다음으로 회절의 위상차 문제를 해결하기 위해 multiple isomorphous replacement (MIR) 또는 multi-wavelength anomalous dispersion (MAD) 방법을 이용한다. MIR은 순수 단백질 결정과 중금속을 함유하고 있는 단백질 결정의 회절 강도 차를 이용하여 필요한 위상 정보를 구하며, MAD는 selenium 치환 단백질에서 발생하는 비정상 산란 효과를 이용하여 위상 정보를 결정한다. 획득된 위상 정보와 회절 정보를 이용하여 단백질 구조를 결정할 수 있다(그림 6-6).

6.4.3 바이오의약품별 분석법

6.4.3.1 단클론항체 의약품

단클론항체란 하나의 세포주로부터 비롯되어 인체 내로 들어오는 외부 물질인 항원(antigen)에 대응해 면역반응을 일으키는 단백질인 면역글로불린(immunoglobulin)이다. 본래 항체는 면역반응을 통해 생체 내의 형질 세포(plasma cell)에 의해서 생산되는데, 형질 세포는 일정 횟수의 세포 분열 이후 빠르게 소멸하는 특징이 있어 생체 외부에서 단클론항체의 대량 생산에 어려움이 있었다. 이러한 문제점을 극복하기 위해 1975년 Kohler와 Milstein이 하이브리도마(hybridoma)라는 새로운 형태의 세포를 만드는 세포 융합 기술을 발표하였다. 하이브리도마는 형질 세포와 암세포인 골수종 세포를 융합한 세포로, 형질 세포의 항체를 생산하는 특징과 골수종 세포의 불멸성이라는 특징을 모두 가지고 있어 항체 대량 생산에 용이하다. 이후 phage display 등의 기술 개발로 인간 면역세포의 DNA 정보를 기반으로 항체를 만들 수 있게 되어 면역원성 문제를 줄인 인간 항체를 생산할 수 있게 되었다. 현재는 항체에 별도의 약물을 결합시킨 항체-약물접합체(antibody-drug conjugate, ADC), 항체의 두 항원결합 부위가 서로 다른 항원을 인식하도록 제조한 bispecific antibody 등 기존 단클론항체 의약품의 한계를 극복하고 더 뛰어난 안전성과 유효성을 갖도록 신기술을 이용해 제조한 의약품들이 시판허가를 받거나 개발 중이다.

(1) 단클론항체 의약품의 구조적 특징

단클론항체는 항원과 특이적으로 결합하여 항원의 작용을 방해하거나, 항원을 제거하는 역할을 한다. 항체는 그림 6-8과 같이 두개의 중쇄(heavy chain)와 두개의 경쇄(light chain)로 이루어져 있다. 두 개의 H사슬이 서로 이황화결합으로 연결되어 Y자 모양의 뼈대를 구성하고, 각각의 H사슬에 L사슬이 하나씩 이황화결합으로 연결된 형태이다. 항체의 H사슬과 L사슬의 N-말단 쪽에는 항원과 결합하는 가변 영역(variable region, F_{ab})이 있다. 이것은 중쇄의 V_H 부분과 경쇄의 V_L 부분으로 이루어져 있다. 가변 영역에 결합하는 항원에 따라 아미노산 서열이 다른 상보성 결정 영역(comple-

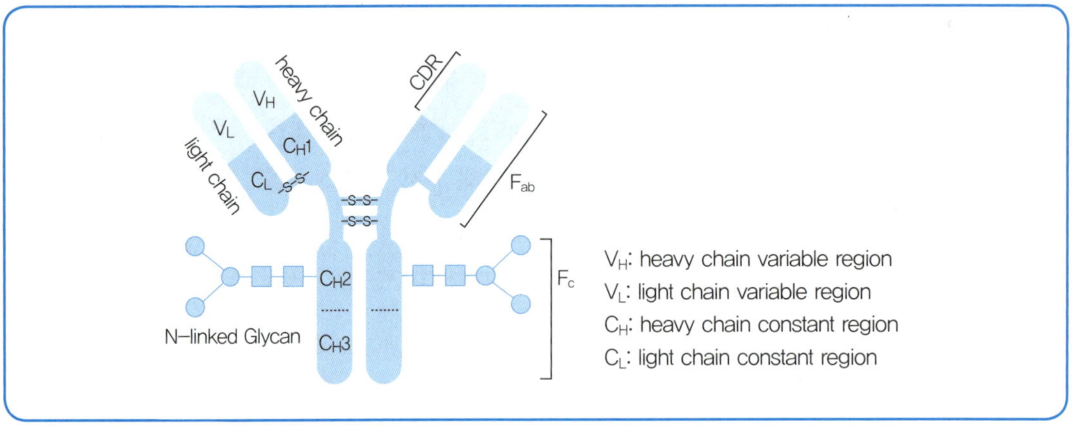

그림 6-8 **단클론항체의 구조**

mentary determining region, CDR)이 있으므로 항체가 특이적으로 항원을 인식할 수 있다. 항체의 가변 영역을 제외한 부분은 서로 다른 항체 간에도 비교적 일정하여 불변 영역(constant region, F_c)라 하며 경쇄의 C_L 부분, 중쇄의 C_H1, C_H2, C_H3 부분으로 이루어져 있다. 이 중 중쇄의 C_H2 부분에는 당사슬과 결합할 수 있는 영역이 있다. 불변 영역은 보체나 F_c receptor를 가진 면역세포와 상호작용하여 세포 파괴, 항원 포식, 염증 반응 등의 생체 기능을 유도한다.

단클론항체 의약품은 하나의 세포주에서 비롯되었지만, 전사 후 변형 과정을 거치면서 다양한 형태로 존재하게 된다. 특히 당단백질에 결합되어 있는 당사슬의 종류 및 결합 위치는 의약품의 PK/PD, 효능, 면역원성 등에 영향을 미치므로 당사슬의 구성을 일정하게 유지하는 것이 단클론항체 의약품의 품질관리에 매우 중요하다. 당사슬화는 항체 단백질의 숙주 세포주(host cell line)와 배양 환경(culture condition)에 따라 종류가 정해지므로 이를 정확히 예측할 방법이 없다. 그뿐만 아니라 그림 6-9와 같이 다양한 종류의 당이 항체의 다양한 부위에 결합하기 때문에 당사슬화된 항체들을

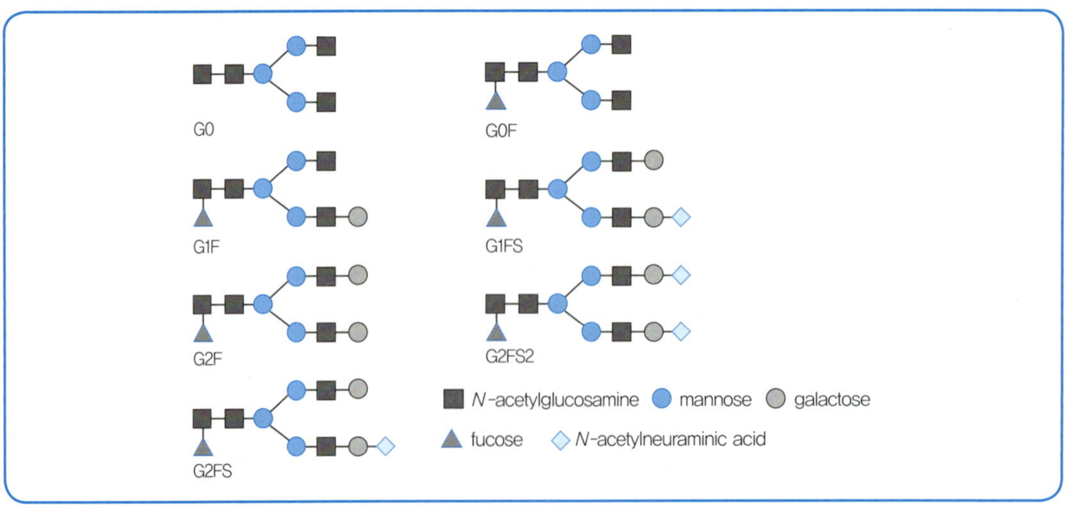

그림 6-9 **IgG에 결합하는 당사슬의 예시**

분리하는 데에 어려움이 있다. 따라서 완전한 단일 구조의 단클론항체 의약품을 제조하는 것이 품질관리 측면에서 이상적이지만, 아직까지 제조의 기술적 한계로 인해 당사슬의 구조가 서로 다른 당단백질들의 혼합물 상태로 이루어진 단클론항체 의약품만이 존재한다.

당사슬화에는 O-결합형과 N-결합형이 있다. O-결합형 당사슬은 모든 Thr/Ser 잔기에 붙을 수 있어 결합 부위를 예측하기 어려우며, 단백질에서 O-당사슬을 분리할 수 있는 선택적인 효소가 없으므로 이를 명확히 분석하기 어렵다. 반면 N-결합형 당사슬은 Asn-Xaa-Thr/Ser 배열의 Asn에 선택적으로 결합하므로 아미노산 서열을 통해 결합 부위를 예측할 수 있다. 또한, 단백질로부터 N-결합형 당사슬을 선택적으로 유리하는 효소가 존재하며, 형광 유도체화를 하기 용이하므로 분석이 용이하다. 따라서 현재의 단클론항체의 분석은 N-결합형 당사슬을 위주로 이루어지고 있다.

(2) 동등생물의약품(바이오시밀러) 개발을 위한 단클론항체 의약품 분석법의 중요성

동등생물의약품(바이오시밀러, biosimilar)는 시판되고 있는 원개발(오리지널) 의약품과 임상적으로 동일하게 작용하는 바이오의약품(biological product)을 말한다. 바이오시밀러의 시판허가를 받기 위해서는 바이오시밀러 후보물질과 원개발 의약품 간의 안전성(safety), 순도(purity), 역가(potency)에 대한 유사성을 검증해야 한다. 그림 6-10와 같이 바이오의약품 및 바이오시밀러 개발이 급격히 증가하는 현시점에서, 단클론항체 신약의 품질관리 및 바이오시밀러와 원개발 의약품 간에 구조적 유사성을 규명하기 위한 필수적 분석기술을 확보하는 것은 대한민국 제약산업의 발전을 위하여 매우 중요한 과제이다.

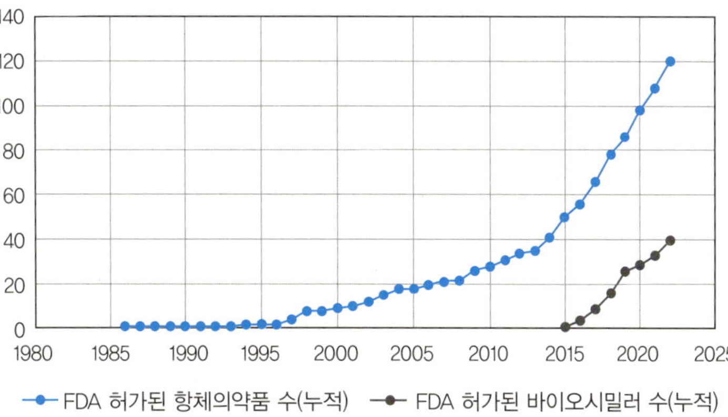

그림 6-10 2022년까지 FDA에 허가받은 항체의약품 및 바이오시밀러 수(참고문헌: FDA Purple Book. https://purplebooksearch.fda.gov/downloads)

(3) 액체크로마토그래프-질량분석기 기반 단클론항체 분석법

단클론항체 의약품의 품질관리 및 단클론항체 바이오시밀러 개발을 위해서는 단클론항체 의약품의 아미노산 서열, 이황화결합, 당사슬 등 단백질의 구조적 특성분석이 반드시 필요하다. 액체크로마토그래프-질량분석기는 그림 6-11와 같이 단백질 구조분석에 다양하게 활용될 수 있다.

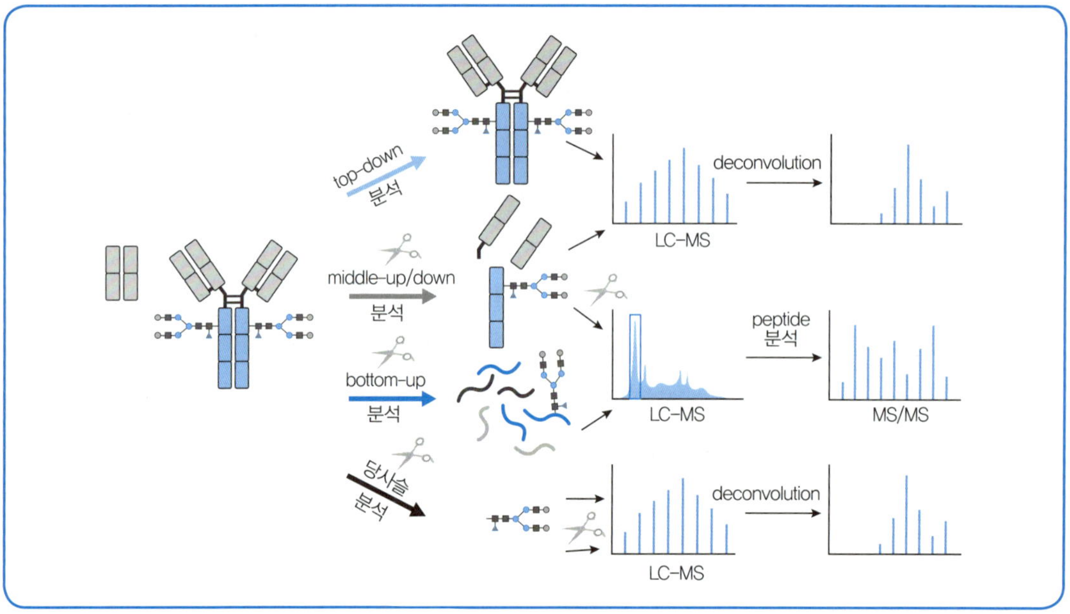

그림 6-11 액체크로마토그래프-질량분석기를 활용한 항체 분석 모식도

1) 'Top-down' 분석법 또는 intact 항체 분석

Top-down 분석법은 그림 6-12와 같이 항체의 전질량을 분석하는 방법이다. 이는 시료 조작을 최소한으로 하므로 빠르고 경제적이며 시료의 변화를 최소화할 수 있다는 장점이 있다. 이 분석법을 활용하면 genetic variation, alternatively spliced RNA transcripts, 번역 후 변형(post-translational modification, PTM) 등에 의하여 변화한 단백질들의 다양한 형태를 밝혀낼 수 있다. 또한, 개략적인 당사슬들의 혼합 형태를 알 수 있으며 불순물, 단백질 분해 등을 검출할 수 있다. 그러나 이 방법으로는 동일 이성질체의 당사슬 구성요소를 측정할 수 없다는 단점이 있다. 또한, 질량의 변화가 없이 구조적 변화가 발생하는 disulfide scrambling, aspartic acid isomerization modification을 검출할 수가 없고, 극히 작은 질량 변화를 유발시키는 deamidation, oxidation 같은 변형의 검출 또한 어렵다는 단점이 있다. Intact 단백질 수준에서 MS/MS 조각화를 진행하게 되면, 너무나 다양한 조각 이온이 생성되어 질량 스펙트럼의 해석이 어려우므로, 이를 위해서는 보다 정교한 분석법이 요구된다.

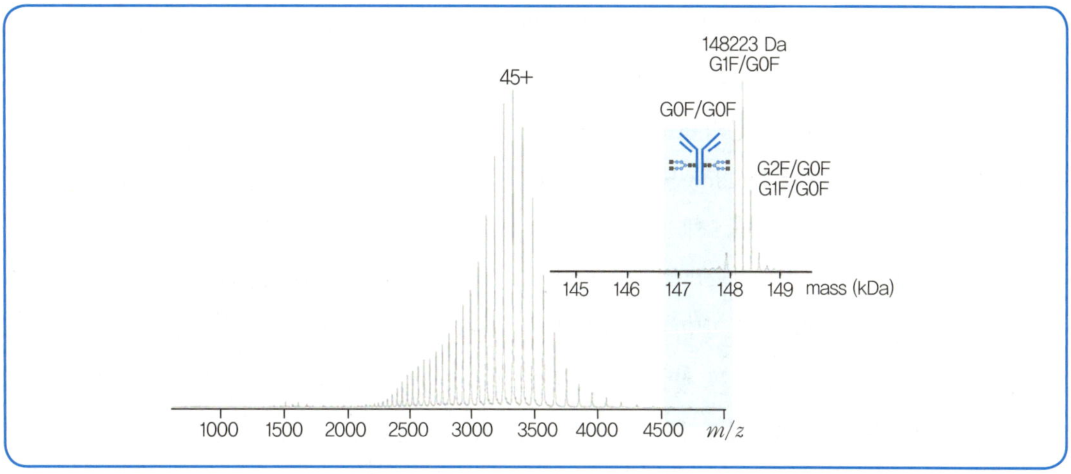

그림 6-12 Trastuzumab의 intact mass 분석(참고문헌: Beck A. *et al.,* J Journal of Mass Spectrometry. 2015, 285)

2) 'Middle-up/down' 분석법

Middle-up 분석법은 항체를 7 kDa 이상의 큰 polypeptide 조각으로 만들어 그 질량을 분석하는 방법이다. 이를 위해 효소를 통해서 항체의 경첩 근처 부위를 절단하고, 사슬 내 이황화결합을 화학적으로 환원시킨다. 예를 들어 그림 6-13과 같이 IdeS 효소를 통해서 경첩의 G-G residue를 절단하면 $F_{(ab')2}$와 single chain F_c(scF_c) 조각를 얻을 수 있다. 이후 dithiothreitol (DTT)를 처리하여 이황화결합을 환원시킨다. 이를 통해서 중쇄 $F_{c/2}$ 조각, 중쇄 F_d 조각, 경쇄 3가지를 얻을 수 있으며, 각각의 조각은 액체크로마토그래프-질량분석기를 통해 분석된다(그림 6-14).

Middle-up 분석법은 intact 단백질을 조각으로 나눈 후 분석하기 때문에 top-down 방식에 비하여 보다 높은 구조적 정확도 및 신뢰도를 얻을 수 있다. 또한, top-down 방식에 비하여 스펙트럼의 복잡성이 감소하기 때문에 이를 해석하는 것이 상대적으로 용이하다. 또한, 이 분석법을 활용하면

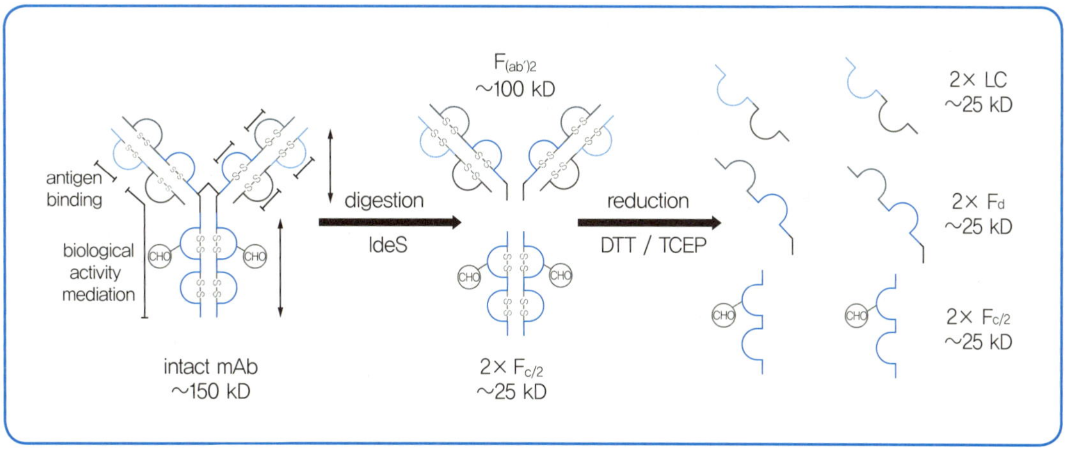

그림 6-13 항체의 효소에 의한 절단과 이황화결합 환원을 통한 조각화(참고문헌: Todoroki K. *et al*., Journal of Pharmaceutical and Biomedical Analysis. 2020, 179, 112991)

F_c와 F_{ab}에서 각각 당사슬의 특징을 알아낼 수 있다. 그러나 top-down 방식에 비하여 추가적인 샘플 조작단계가 필요하기 때문에 최적화가 필요하고, 펩타이드 형태에 비하여 조각의 크기가 크기 때문에 정확한 아미노산 서열을 알아내는 것은 어렵다.

"Middle-down' 분석법은, middle-up과 비슷하게, 큰 조각을 만들기 위해 효소를 처리하는 과정이 들어가지만, middle-up과 다르게 intact 질량 스펙트럼(MS) 대신 MS/MS 조각화를 진행하여 아미노산 서열을 알아내는 과정을 진행하는 분석방법이다. 이 분석법은 단백질 구조 분석에 대한 중간 형태의 접근법으로 펩타이드 맵핑을 주로 하는 bottom-up 분석법과 top-down 분석법의 결과를 연결해주는 역할을 한다. 최근 질량분석기의 발달에 힘입어 middle-down 분석법을 통한 MS/MS 스펙트럼의 경우 'bottom-up' 분석법을 통한 펩타이드 맵핑에서 얻은 MS/MS 스펙트럼 수준에 근접하고 있다.

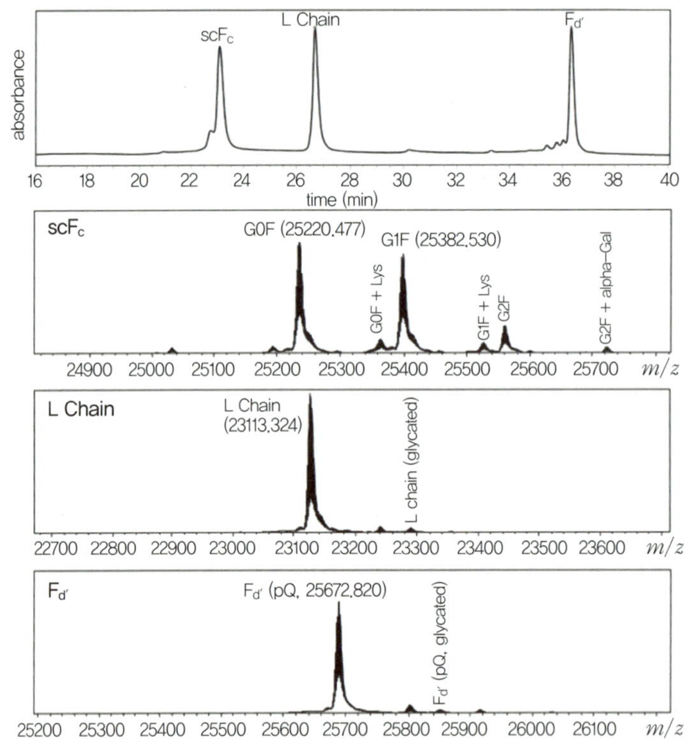

그림 6-14 IdeS 및 dithiothreitol 처리를 통해 얻어진 단클론항체 조각들(scF_c, L Chain, $F_{d'}$)의 LC-UV 크로마토그램(첫 번째) 및 scF_c(두 번째), L Chain(세 번째), $F_{d'}$(네 번째)의 질량 스펙트럼(참고문헌: Formolo T. *et al.*, The NISTmAb Case Study. 2015, 1201, 1)

3) 'Bottom-up' 분석법

Bottom-up 분석법은 단백질 분해효소를 활용하여 항체의약품을 트립신, LysC, AspN, GluC, 펩신과 같은 단백질 분해 효소를 처리하여 펩타이드 형태로 분해한 후 액체크로마토그래프-질량분석기로 분석하는 방법이다. 이 분석법은 항체의 아미노산 서열 및 변형을 식별하는 데에 매우 효과적이다. 예를 들어 **그림 6-15** 및 **그림 6-16**와 같이 펩타이드 이온을 MS/MS로 단편화하게 되면 염기서열 일치 알고리즘을 통해 예상 항체 아미노산 서열 데이터베이스와 대조하여 서열을 확인하고 변형의 존재를 규명할 수 있다. 또한, 이황화결합을 환원하고 thiol 기를 알킬화한 후 단편화한 펩타이드의 분석 결과와 이를 수행하지 않고 단편화해서 얻어지는 펩타이드의 분석 결과를 비교하면 이황화결합의 위치도 규명할 수 있다. 그뿐만 아니라 변형이 일어날 가능성이 큰 N-말단이나 C-말단을 포함한 펩타이드를 분석하면 단백질의 변형 여부를 확인할 수 있으며, Asn의 탈아미드화, Met의 산화, glycation 등 분자 변화가 생겼을 때도 펩타이드 분석을 통해서 이를 규명할 수 있다. 만약

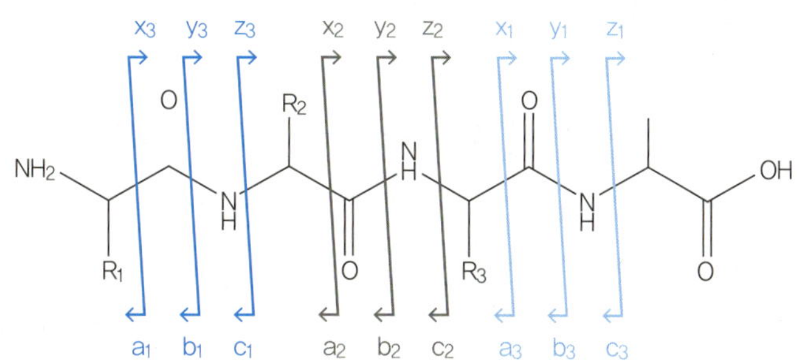

그림 6-15 펩타이드의 단편화와 명명법. 펩타이드로부터 생성되는 조각은 펩타이드 결합이 절단되는 위치에 따라 N-말단을 포함한 a, b, c 이온과 C-말단을 포함한 x, y, z 이온으로 분류됨(말단으로부터의 아미노산 수에 따라 b_1, b_2, b_3 및 y_1, y_2, y_3와 같이 나타냄). Collision-induced dissociation (CID)에서는 주로 a, b 및 y이온 계열의 조각 이온을 생성하고, electron capture dissociation (ECD)와 electron transfer dissociation (ETD)에서는 주로 c, z 이온 계열의 조각 이온을 생성함

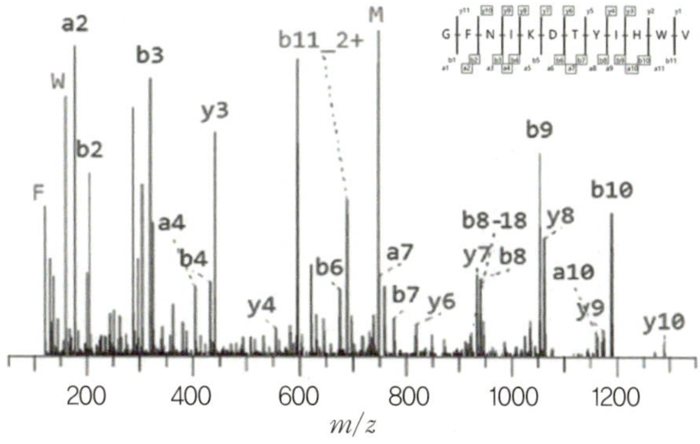

그림 6-16 Trastuzumab으로부터 얻어진 펩타이드 이온의 MS/MS 스펙트럼(Peng W. *et al*., Journal of Proteome Research. 2021, 20(7), 3559)

당사슬이 붙어있는 펩타이드를 분석하면 단백질 내 당사슬의 정교한 결합부위를 규명할 수도 있다.

펩타이드 맵핑은 bottom-up 접근법을 통한 단백질 전체 아미노산 서열을 규명하는 방법으로, 단백질을 단편화하여 얻을 수 있는 모든 펩타이드를 분석하여 단백질이 유전자 배열로부터 예측되는 아미노산 배열을 실제로 갖고 있는가를 확인하는 방법이다. 단백질의약품의 품질시험의 규격 및 시험법에서는 표준품/표준물질을 동일한 조건으로 처리해 얻어지는 펩타이드 맵과 비교하여 단백질의 동일성이나 구조 변화의 유무를 확인하는 데에 효과적으로 사용될 수 있다.

4) 단클론항체의 당사슬 분석법

상기 분석법들과 유사하게 단클론항체의 당사슬 분석은 상호 보완적인 여러 가지 분석을 조합하는 방식으로 수행된다. 현재 당단백질에 결합된 당사슬을 단당으로 분해해 분석하는 방법(단당 분석), 당단백질로부터 유리시킨 당사슬을 분석해 결합당사슬의 구조와 그 프로파일을 조사하는 방법(당사슬 분석/당사슬 프로파일링), 당사슬이 결합된 펩타이드인 당펩타이드를 분석하여 당사슬 결합부위의 당사슬 프로파일을 조사하는 방법(당펩타이드 분석), 당단백질을 그대로 분석하여 프로파일을 연구하는 방법(글리코폼 분석)이 복합적으로 사용되고 있다. 단당 분석은 당단백질의 당사슬을 단당류 형태로 잘라 분석하는 방법이다. 약한 산 가수분해나 효소로 단클론항체 의약품의 당사슬을 단당류 형태로 유리시킨 후, 이 단당류를 액체크로마토그래프-질량분석기로 분석하거나 유도체화(예: 2-aminobenzoic acid)하여 액체크로마토그래프-형광검출기를 활용하여 분석한다. 이 분석법은 면역원성의 원인이 되기도 하는 비인간 단당류인 *N*-glycolylneuraminic acid의 함량 등 당사슬을 구성하고 있는 단당류의 기본적인 조성을 규명하는 데에 사용되기도 한다. Intact 당사슬 분석은 항체로부터 당사슬을 따로 분리하여 분석하는 방법이다. 당사슬을 PNGase F나 PNGase A 효소로 절단하거나 히드라진을 이용한 분해법으로 당사슬을 펩타이드로부터 유리시킨 후 유도체화 과정을 거쳐 그림 6-17과 같이 액체크로마토그래프-형광검출기를 이용하여 분석한다.

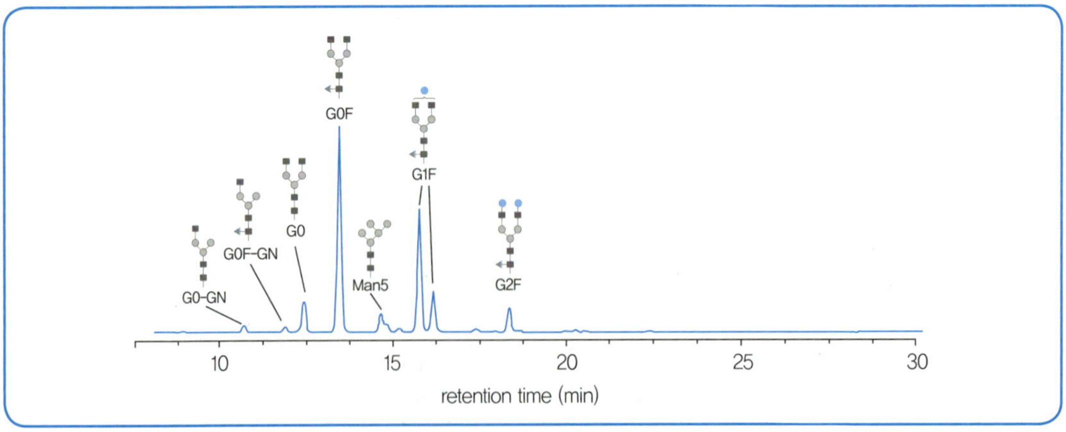

그림 6-17 Trastuzumab의 intact glycan 액체크로마토그래프-형광분석 크로마토그램(https://www.genovis.com/blog/new-pngasef/)

(4) 3차 구조 기반 단일항체의약품 분석법

항체-항원 결합은 항원결정기-항원결합부위 계면에서의 아미노산의 특이적 상호작용에 의존한다. 즉 항체와 항원이 결합할 때 항체와 결합하는 항원의 특정 부위를 항원결정기라고 하며, 항원과 결합하는 항체의 특정부위를 항원결합부위라고 한다(그림 6-18). 면역학에서 에피토프 맵핑은 표적 항원(일반적으로 단백질)에 대한 항체의 결합 부위 또는 에피토프를 실험적으로 식별하는 과정이다. 에피토프의 특성 분석은 항체의 결합메커니즘을 밝히는데 도움이 될 수 있으며, 이러한 결과를 토대로 다른 특허와의 차별성 혹은 특허의 강화를 주장할 수 있다.

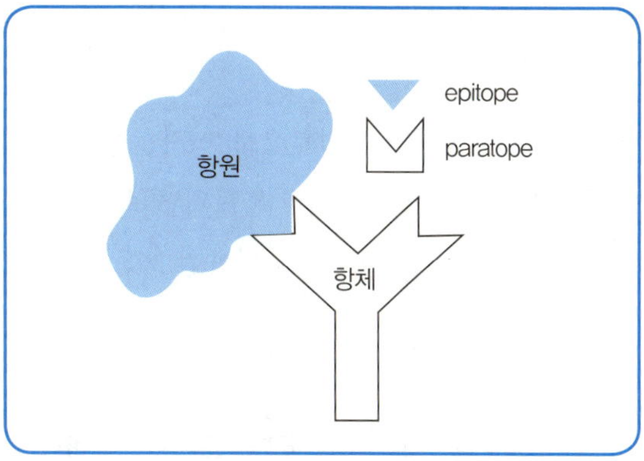

그림 6-18 **항체 항원 결합 및 항원결정기와 항원결합부위**

미국 식품의약국(FDA)에서 발간한 'Points to consider in the manufacture and testing of monoclonal antibody products for human use'에 의하면 다음과 같은 항목들에 대하여 분석이 되어야 한다.

표 6-3 **미국 식품의약국(FDA)에서 요구하는 항체 관련 분석들 중 일부**

Manufacture and characterization of monoclonal antibody
1. Cell lines
2. Production in cell culture
3. Production in animals and plants
4. Purification
5. Characterization of purified unmodified mAb
6. Anti-idiotype vaccines
7. Monoclonal antibodies conjugated with toxins, drugs, radionuclides or other agents (immunoconjugates)

참고문헌: Points to consider in the manufacture and testing of monoclonal antibody products for human use

특히 5번항 'Characterization of purified unmodified mAb' 내에는 구조의 온전성(structural integrity), 항원 항체의 특이성(specificity), 효능분석(potency assay and potency specifications)에 대한 분석이 필요하다고 기술되어 있다. 구조의 온건성 분석은 SDS-PAGE, isoeletric focusing (IEF), HPLC, 질량분석기, 혹은 다른 물리화학적 방법을 이용하여 ① 항체가 조각나거나 ② 여러 개의 항체 혹은 다른 단백질과 뭉치거나 ③ 단백질의 변형(modification)이 잘못되지 않았는지에 대한 분석을 실행하는 것을 의미한다. 항원 항체 결합의 특이성 분석은 생산된 항체가 목표 단백질과 특이적으로 결합함을 증명해야 한다. 특이성이 증명된 이후에는 항체와 인체 유래 조직과의 교차반응성(cross-reactivity)를 스크리닝해야 한다. 또한, 항체를 포함한 치료목적 단백질의 경우 생화학적으로 특성이 분석되어야 하며 항원결정기, 항원결합부위 등도 분석되어야 한다. 마지막으로 효능분석이란 항체의 로트 간 품질평가 및 안정성 평가에 사용되는 중요한 특성 분석으로서 주로 결합력 분석, 동물세포를 이용한 분석, *in vitro* 혹은 *in vivo*에서의 기능성 분석을 포함한다.

이와 같이 항체가 의약품으로 허가를 받기 위해서는 다양한 분석 결과를 필요로 하며, 특히 항원결정기 및 항원결합부위의 자료가 필요하다. 이를 밝히기 위해서는 질량분석기를 이용하여 밝힐 수도 있으나, X-ray 결정학을 이용한 3차 구조를 결정한 후 분석한다면 항체-항원 간 결합을 더 상

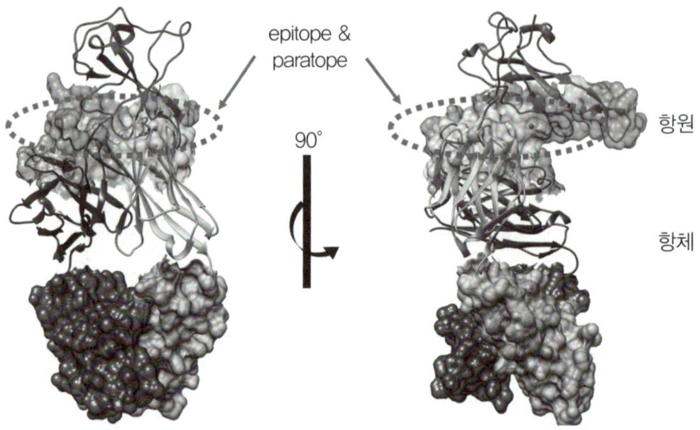

그림 6-19 X-Ray 결정학을 이용한 항체의 F_{ab}와 항원간의 결합구조(PDB ID: 7cr5). 항체의 heavy chain(짙은 회색)과 light chain(옅은 회색)이 항원과 결합하고 있음. 항원과 항체의 경계면(점선 원)을 통하여 항체의 결합부위 및 항원의 결합 부위를 분석할 수 있음

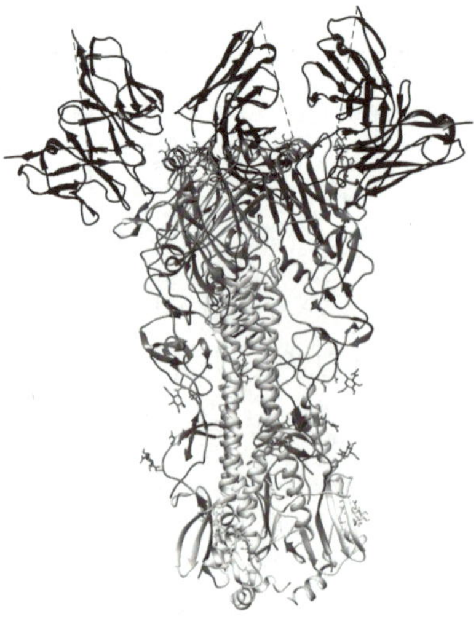

그림 6-20 Cryo-EM을 이용한 항체의 scFv 부위와 인플루엔자 바이러스 수용체와의 결합구조(PDB ID: 5uk2). 항체의 scFv 부위(검은색)는 인플루엔자 바이러스의 hemagglutinin HA1(짙은회색) 및 hemagglutinin HA2 (옅은 회색) 복합체와 결합하고 있으며 결합부위의 3차 구조를 분석할 수 있음

세하고 정확하게 판별할 수 있다. 그림 6-19에서 보듯이 항체와 항원의 결합구조를 결정하게 된다면 원자수준에서 항체와 항원의 결합 메커니즘을 밝힐 수 있다. 앞서 언급하였듯이 개발된 항체와 결합하는 항원의 부위를 특정지어 특허의 차별성 및 강화를 위한 중요한 정보를 제공할 수 있다. 그뿐만 아니라 구조 기반 항체 엔지니어링을 실행할 수 있으며, 이를 통하여 항체의 결합력 증가, 항체의 안정성 강화 등을 이끌어 낼 수 있다.

X-ray 결정학과 유사하게 극저온 전자현미경(cryogenic electron microscopy, Cryo-EM)을 이용하여 항체와 항원 복합체의 3차 구조를 결정할 수 있다(그림 6-20). 전자현미경의 경우 X-ray 회절 분석법(XRD)과는 다르게 결정체를 필요로 하지 않는 장점을 가지고 있으며, 현재 매우 빠르게 관련 기술 개발이 이루어지고 있어 향후 고속으로 항체의 3차 구조를 규명하는데 활용될 수 있다.

6.4.3.2 백신의약품

(1) 백신의 정의 및 분류

백신(Vaccine)은 약화시키거나 죽은 병원체 또는 구성물질의 일부 또는 병원체가 생산하는 독소를 적절한 방법으로 처리한 항원을 함유하는 생물학적제제를 말한다. 일반적으로 병원체에 의한 감염성 질환을 예방 및 치료하기 위하여 개발된 백신은 사람이나 동물에게 주입되었을 때 생체 내 면역을 가지게 하여 동일한 항원을 가진 병원체에 감염되었을 때 신속한 면역반응을 나타나게 한다.

백신은 사용 목적에 따라 감염증 또는 질병(예: 암, 자가면역 질환 등)의 예방에 사용되는 예방용 백신과 치료에 사용되는 치료용 백신으로 분류될 수 있으며, 제조 원리 및 유래에 따라 크게 균체 백신, 단위 백신, 핵산기반 백신, 바이러스벡터백신 등으로 분류할 수 있다. 제조 원리 및 유래에 따른 상세 분류 및 내용은 다음과 같다.

1) **균체 백신**(Whole pathogen vaccines)

- 약독화 생백신(Live attenuated vaccines)과 불활성화 백신(inactivated vaccines): 약독화된 (attenuated, weakened) 박테리아나 바이러스가 본체인 백신으로 건강한 사람들에게 질병을 유발하지 않으면서 보호 면역 반응을 유발하여 질병 예방에 이용된다. 불활성화 백신(사백신)은 화학적 처리나 열처리 또는 이의 병행처리를 통해 죽은(불활성화한, inactivated) 병원체, 혹은 그 구성물로 이루어진 백신으로 체내에서 증식하지 못하도록 만든 백신이다.

  예) Rotavirus vaccine, MMR vaccine, BCG vaccine against TB, polio vaccine

2) **단위백신**(Subunit vaccines)

- 재조합 단백질 백신(Recombinant protein vaccines): 유전자재조합 기술을 이용하여 박테리아나

효모 등에서 병원체 표면에 존재하는 항원 단백질을 발현시킨 후, 정제하여 백신의 활성 성분으로 사용하는 백신이다.

예) Hepatitis B vaccine, HPV vaccine

- 변성독소백신(Toxoid vaccines): 면역반응을 일으키는 일부 박테리아에서 방출한 독소를 열 또는 화학물질로 처리하는 변성과정을 거쳐 무독화시킨 독소로 이루어진 백신이다. 독소와 비슷하지만 독성이 없어 '변성독소(toxoid)'라고 불리운다.

  예) Diphtheria vaccine

- 접합백신(Conjugate vaccines): 균의 세포막에 존재하는 다당류를 항원으로 사용하는 백신으로 접합백신은 다당류 백신의 면역 유도 효과를 강화하기 위해 정제한 항원성분에 면역원성이 높은 변성독소를 결합시켜 높은 예방효과를 가진 백신이다.

  예) Hib vaccine, PCV (children's pneumococcal vaccine)

- 바이러스 유사입자 백신(Virus like particle, VLP): 유전물질 없이 바이러스 껍질을 구성하는 표면항원 단백질을 바이러스와 유사한 입자로 만들어 주입하는 백신이다.

  예) HPV vaccine

3) **핵산백신**(Nucleic acid vaccines)

핵산백신이란 항원 유전자를 지닌 플라스미드 DNA나 항원의 mRNA를 숙주세포 내에 주입하여 외래 항원 단백질을 발현시킴으로써 면역반응을 일으키도록 핵산을 직접 백신으로 활용하는 백신이다.

- RNA 백신: mRNA 백신은 항원을 만들 수 있는 염기서열을 가진 mRNA를 지질나노입자(lipid nano particle, LNP) 등 전달체와 함께 주입하여 우리 몸의 세포가 항원 단백질을 만들게 하는 백신으로, 화이자와 바이오엔텍이 공동 개발한 mRNA 백신이 COVID-19의 감염 예방 또는 감염 후 증상 경감을 위해 사용되었다.

  예) Pfizer-BioNTech COVID-19 vaccine

- DNA 백신: DNA 백신은 mRNA 백신과 유사하나 항원을 만들 수 있는 염기서열을 가진 DNA를 체내에 주입한 후 전기천공(electroporation) 등의 방법으로 세포 내로 보내고 우리 몸의 세포가 항원 단백질을 생산하는 백신이다.

4) **바이러스벡터백신**(Viral vectored vaccines)

바이러스벡터백신은 아데노연관바이러스(AAV)와 같은 인체에 무해한 바이러스를 사용하여 항원 단백질의 염기서열을 가진 DNA를 세포에 전달, 체내에서 항원 단백질을 생산하도록 하여 면역 반응을 유도하는 백신이다.

예) 에볼라 바이러스 백신 Ervebo® (rVSV-ZEBOV)

(2) 백신 분석법

백신은 임상적 효능, 면역원성 및 안정성 등 품질이 증명된 로트와 동등성 및 일관성이 유지될 수 있도록 제조됨을 입증해야 한다. 백신의 품질관리를 위한 기준 및 시험방법으로 확인, 순도, 역가 등 제품 특이적 시험과 제조 시 사용된 면역증강제, 불활화제, 보존제, 안정제 등에 대한 시험, 안전성을 확인하기 위한 무균시험, 발열성물질시험 또는 엔도톡신시험, 대한민국약전 제제총칙에 따른 시험 등을 설정하여야 한다(참고문헌: 식품의약품안전처 고시 제2022-58호, 생물학적제제 기준 및 시험방법 - III. 백신제제총칙).

백신의 생산 및 특성 분석, 품질관리를 위한 시험에 적용할 수 있는 기기 분석법은 백신의 종류에 따라 다양하게 존재하며, 이중 활용 가능한 분석법과 이의 적용 예시를 표 6-4와 같이 정리할 수 있다(참고문헌: 예방용 mRNA 백신 평가 가이드라인(안), 식품의약품안전평가원(2022); Sharma VK. *et al.*, Mass Spectrometry Reviews. 2020, 39, 83).

표 6-4 백신의 생산 및 품질관리를 위한 주요 기기분석 기술의 예시

분석법	사용목적	적용 가능한 백신 예
DNA 서열분석, mRNA 서열분석	확인	핵산백신, 바이러스벡터백신
PCR, RT-PCR	확인, 함량	균체백신, 단위백신, 핵산백신, 바이러스벡터백신
자외선 분광법(UV spectroscopy), 형광기반 분석	함량, 순도	균체백신, 단위백신, 핵산백신, 바이러스벡터백신
ELISA	확인, 함량, 효능	균체백신, 단위백신, 핵산백신, 바이러스벡터백신
아가로스 또는 아크릴 아마이드 겔 전기영동, 모세관 전기영동	함량, 순도, 크기, 표면전하	균체백신, 단위백신, 핵산백신, 바이러스벡터백신
크로마토그래피 (크기배제, 음이온 교환, 친화성, 역상 등)	함량, 품질, 순도	균체백신, 단위백신, 핵산백신, 바이러스벡터백신
질량분석법	확인, 함량	단위백신, 핵산백신
광산란법(Light scattering), 전자현미경	입도분포 (순도, 일관성, 안정성)	균체백신, 단위백신, 핵산백신
전자현미경, X-선 회절(XRD), 시차주사열량측정 (Differential scanning calorimetry)	표면 및 형태학적 특성 등 이화학적 특성 분석	단위백신, 핵산백신

1) 크로마토그래프법

물리화학적 특성에 따라 분리분석이 가능한 크로마토그래프법은 백신의 다양한 구성요소인 항원, 보조제, 방부제, 안정제 등의 정성 및 정량 분석에 활용될 수 있다. 또한, 백신 내 불순물을 정량하여 순도 분석에 활용될 수 있다. 이외에도 백신 단백질의 크기, 전하, 친수성 등의 특성을 적용한 크로마토그래프를 이용하여 단백질 기반 백신의 개발이나 정제, 품질 관리에 활용 가능하다. 크로마토그래프법은 단백질 기반 백신 외에도 핵산 기반 백신의 정제, 함량, 순도 품질 관리에도 적용할 수 있다. 일반적으로 HPLC가 널리 사용되며 단백질과 핵산의 분리 정제에는 FPLC (fast protein liquid chromatography)도 활용된다. 크로마토그래프법이 백신 분석에 활용된 예를 살펴보면 다음과 같다.

- 재조합 인플루엔자 백신 제조 시 발프로산(valproic acid, VPA)이 사용된 경우, 임산부에게 태아 기형을 야기할 수 있는 발프로산의 잔류량의 규제가 필수적이다. 제품의 안전성을 보장하기 위해 백신 약물 중 잔류 발프로산(VPA)의 정량 분석에 HPLC가 사용되었다(참고문헌: Yang G. *et al*., Journal of Chromatography B. 2020, 1152, 122235). 2-브로모아세토페논을 이용하여 유도체화한 발프로산은 내부표준물질로 nonanoic acid (NNA)를 사용하여 RP-HPLC 방법으로 정량 분석을 수행하여 인플루엔자 백신 중 잔류 발프로산의 양을 측정할 수 있다(그림 6-21).

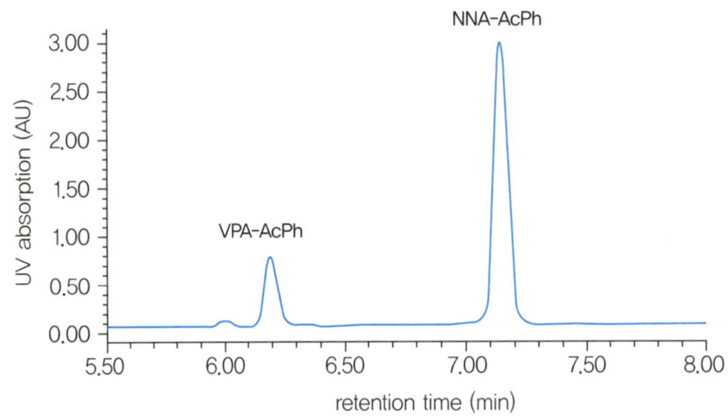

그림 6-21 2-Bromoacetophenone 유도체화 발프로산(VPA, 50 μg/mL)와 nonanoic acid (NNA, 95 μg/mL)의 HPLC 크로마토그램(참고문헌: Yang G. *et al*., Journal of Chromatography B. 2020, 1152, 122235)

- 바이러스벡터백신에 활용되는 아데노연관바이러스(AAV) 벡터는 임상적으로 입증된 유전자 전달 수단이다. AAV 생산의 부산물로 유전자를 함유하지 않은 빈 AAV 캡시드(capsid)가 생산될 수 있는데 이는 안전성과 효능에 영향을 줄 수 있다. 따라서 품질관리를 위해 빈 AAV 캡시드의 존재 유무와 양을 결정해야 하는데, 이에 이온교환크로마토그래프에 UV검출기와 형광검출기를 사용하여 빈 캡시드(empty capsid) 비율 및 전체 캡시드(full capsid) 비율 측정에 적용

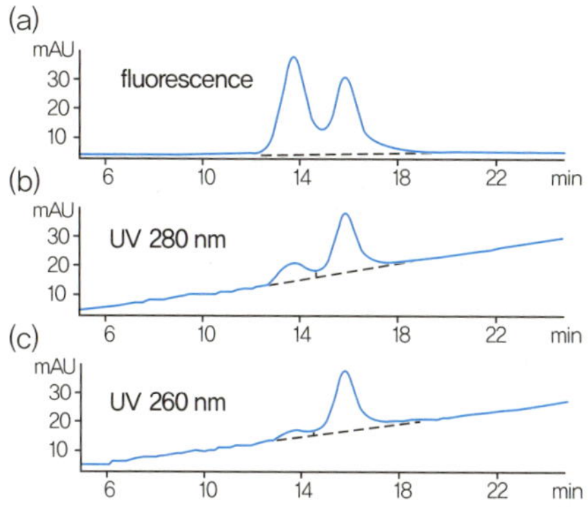

Quantification results of empty and full AAV6.2 capsid content using AEX coupled with different detection methods

Detection	Area percent E/F	Response factor E/F	Percent E/F
UV 260 nm	17.4/82.6	1/11.5	70.8/29.2
UV 280 nm	32.5/67.5	1/4.9	70.3/29.7
Fluorescence	65.2/34.8	1/1.3	70.9/29.1

그림 6-22 이온크로마토그래피를 이용하여 측정한 빈 캡시드 및 전체 캡시드 함량 분석 (A) 형광 크로마토그램 (excitation 280 nm/emission 340 nm), (B) UV 크로마토그램(280 nm), (C) UV 크로마토그램(260 nm) (참고문헌: Wang C *et al*., Molecular Therapy – Methods & Clinical Development. 2019, 15, 257)

할 수 있다(참고문헌: Wang C. *et al*., Molecular Therapy – Methods & Clinical Development. 2019, 15, 257). 유전자 함유 여부에 따라 AAV 캡시드는 UV의 반응도가 다르므로, 핵산 흡광 영역인 260 nm와 단백질 흡광 영역인 280 nm에서 상대적인 흡광도 차이를 지닌다. 그림 6-22와 같이 형광검출기와 UV검출기로 분석된 결과를 비교하여 빈 캡시드와 전체 캡시드의 함량을 측정할 수 있다.

2) 질량분석법

질량분석법은 LC와 결합한 LC-MS 또는 LC-MS/MS 형태로 항원과 adjuvants를 포함한 백신 구성 성분을 확인하는데 활용된다. 아미노산 서열, 분자량(질량), 이황화결합, 화학적 변형, 글리코실화 분석, 응집체 분석에 적용가능하며(참고문헌: Sharma VK. *et al*., Mass Spectrometry Reviews. 2020, 39, 83), 이러한 분석이 활용된 예는 다음과 같다.

- 다양한 생물정보학(bioinformatics) 기술이 개발됨에 따라 proteolytic 펩타이드 분석에 기반한 질량분석법이 단백질의 정성과 정량에 활용될 수 있다. 현재 인유두종바이러스(HPV) 백신은 다가백신으로 HPV16과 HPV18의 L1 단백질의 정량이 백신의 품질관리에 있어 중요하다. HPV16과 HPV18의 L1 단백질의 경우 트립신 효소를 처리하여 얻은 펩타이드를 LC-MS/MS법의 MRM (multiple reaction monitoring) 방법로 분석하여, HPV16과 HPV18의 L1 단백질을 각각 대표할 수 있는 두 개의 시그니처 펩타이드를 선택하여 단백질을 정량 분석하였다(그림 6-23)(참고문헌: Ning T *et al*., Journal of Chromatography A. 2020, 1619, 460962).
- 바이러스 envelope 단백질의 글리코실화는 바이러스-숙주 세포작용에 중요한 역할을 한다. CHO 세포와 같은 포유동물 세포에서 유래한 바이러스로 생산된 백신의 경우 그 표면 단백질의 당화 패턴을 확인하는 것이 중요하다. 질량분석법을 이용하여 단당 분석, 당사슬 분석,

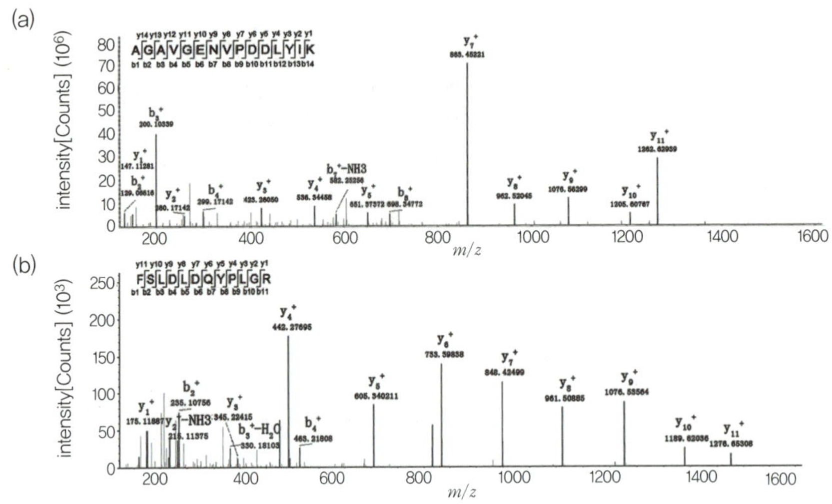

그림 6-23 HPV16 (a)와 HPV18 (b) L1 단백질에서 유래한 signature 펩타이드의 텐덤 질량스펙트럼(참고문헌: Ning T *et al*., Journal of Chromatography A. 2020, 1619, 460962)

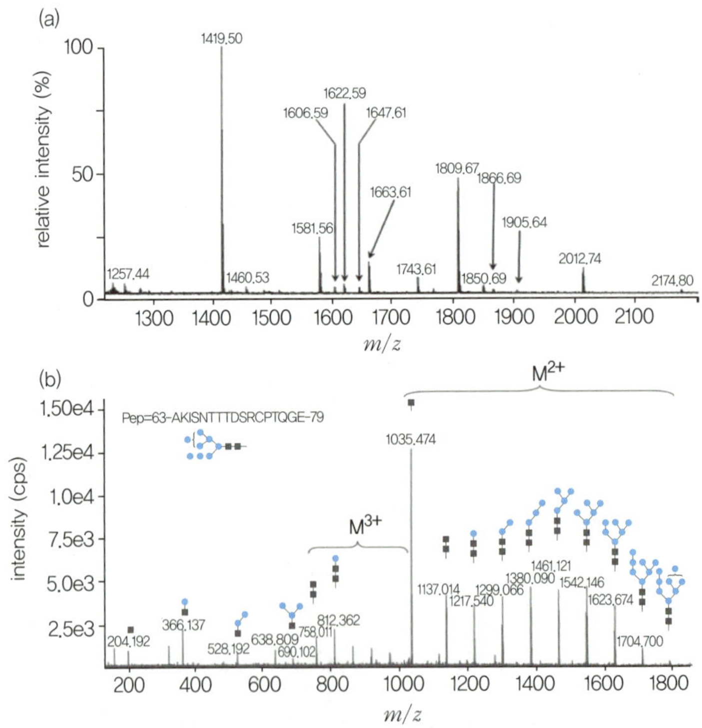

그림 6-24 Sanofi Pasteur's tetravalent CYD dengue vaccine의 당펩타이드 질량스펙트럼. (a) CYD-3 envelope 단백질의 N-glycan을 확인한 MALDI-TOF 질량스펙트럼. m/z 1419.50 피크가 만노스형 당사슬인 Man6 GlcNAc2에 해당함. (b) Asn67에서 만노스를 포함하는 당펩타이드의 LC-MS/MS 스펙트럼(참고문헌: Dubayle J *et al*., Vaccine. 2015, 33(11), 1360)

당펩타이드 분석 등을 진행할 수 있으며, 그림 6-24와 같이 envelope 단백질로부터 유래한 N-linked glycan의 경우 당사슬과 관련된 정보 및 N-글리코실화가 발생한 아미노산 잔기 정보를 알 수 있다.

3) 전기영동법

백신 구성물질의 함량, 불순물, 크기 등을 확인, 분석하기 위해 사용하는 분석법으로, 아가로스나 아크릴아미드의 함량을 조절하여 분석 목적과 분석 대상의 특성에 따른 적절한 전기영동 결과를 얻을 수 있다. 핵산 확인 시에는 주로 아가로스 겔 전기영동을, 단백질 확인 시에는 폴리아크릴아마이드 겔 전기영동(PAGE, 그림 6-25)을 활용한다.

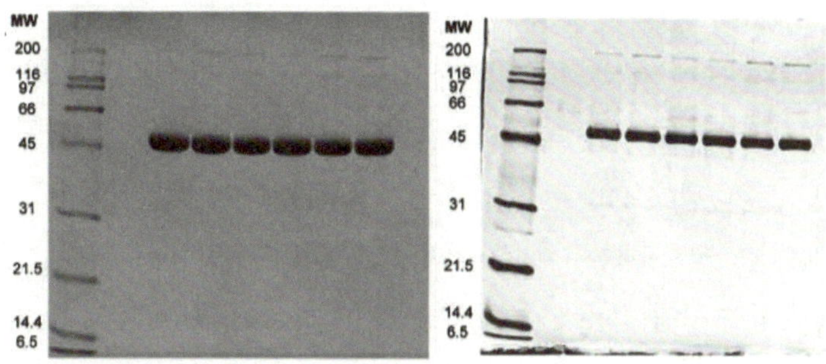

그림 6-25 6개 생산 배치에서 나온 정제된 HPV-16 L1 단백질의 SDS-PAGE 결과(좌: coomassie blue staining, 우: silver staining) (참고문헌: Deschuyteneer M *et al*., Human Vaccines. 2010, 6(5), 407)

4) 시차주사열량 측정법(Differential scanning calorimetry, DSC)

DSC는 일정 온도에서 시료를 가열 또는 냉각할 때 방출되는 열적 거동을 열량(엔탈피) 변화로 검출하여 시료의 이화학적 성질을 알 수 있는 방법이다. DSC thermogram으로 유리전이 온도(glass transition temperature, T_g), 냉결정화 온도(cold crystallization temperature, T_{cc}), 녹는 온도(melting temperature, T_m), 결정화 온도(crystallization temperature, T_c) 등을 얻을 수 있다. 백신의 구성 성분인 단백질, 핵산, 지질과 같은 거대분자는 용액 상에서 접힌 형태(folded)와 풀린 형태(unfolded)의 구조적 균형을 이루고 있는데, 열에 의해 거대분자에서는 구조적 변화가 일어난다. 이에 구조의 접힘에 관여하는 결합들(수소결합, van der Waals 결합 등)의 재배열로 인한 열 변화가 수반되므로 T_m을 측정할 수 있다. T_m이 높을수록 열 안정성이 높으며, 이를 바탕으로 DSC는 생체 분자 또는 단백질 등으로 구성된 백신의 안정성 분석에 사용될 수 있다. 그림 6-26과 같이 mRNA 백신의 열안정성을 확인하기 위해 mRNA와 지질나노입자에 봉입된 mRNA을 DSC로 측정한 결과, mRNA와 지질 간의 상호작용에 의해 mRNA 단독보다 mRNA-LNP 복합체의 T_m 값이 증가하였음을 확인 할 수 있다.

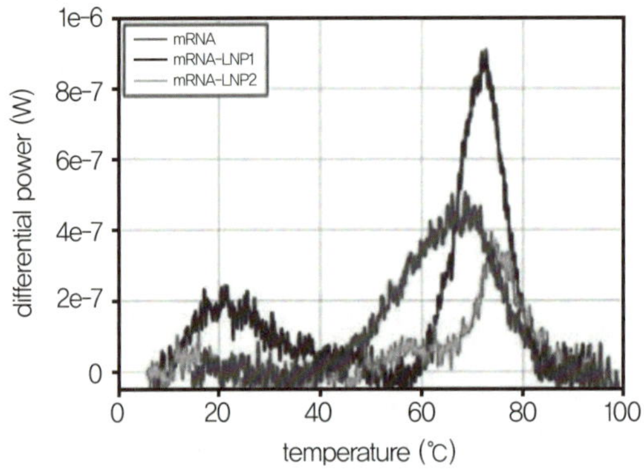

그림 6-26 Free mRNA와 mRNA-LNP 봉입체의 시차주사열량(DSC) 측정 결과(참고문헌: Markova N. *et al*., Vaccines (Basel). 2021, 10(1), 49)

5) **광산란법**(Light scattering)

광산란법은 백신 자체 또는 백신 구성 성분의 입도분포 또는 크기(질량) 확인에 적용될 수 있는 분석법으로 동적 광산란(dynamic light scattering, DLS)과 다각도 광산란(multi angle light scattering, MALS) 분석법으로 나뉜다. DLS는 브라운 운동을 하는 입자나 분자에서 유래한 산란광의 진폭변화(fluctuation)을 분석함으로써 용액 중 입자 크기 분포를 측정할 수 있다. 단백질, 고분자 및 나노입자의 크기와 특성 연구에 적용가능하다. MALS는 여러 각도에서 유래한 빛의 산란 결과로부터 고해상도의 입자의 크기와 분자량을 측정하는 분석법이다(그림 6-27).

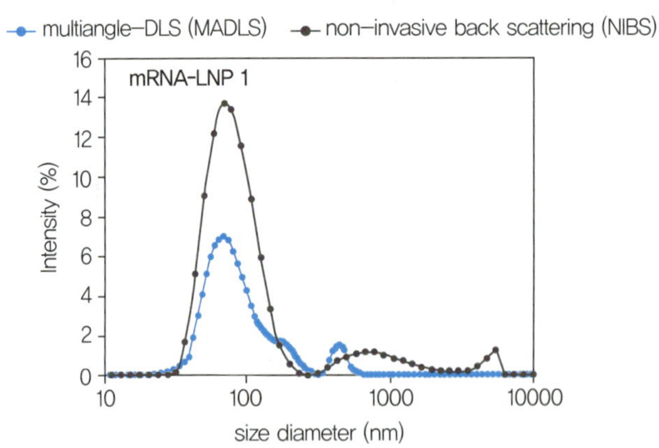

그림 6-27 동적 광산란 측정법에 따른 mRNA-LNP 봉입체의 입도분포(참고문헌: Markova N. *et al*., Vaccines (Basel). 2021, 10(1), 49)

다각도 광산란(MALS)는 UV, 굴절률(RI) 검출기와 함께 사용되어 크기배제크로마토그래피(SEC)로 분리된 백신 구성 성분의 크기와 분자량 측정에 적용할 수 있다. 폐렴구균 접합백신에서 폐렴구균 다당류의 각 혈청형은 약독화한 디프테리아 독소운반단백질 CRM197과 접합(conjugation)하여 monovalent conjugate (MVC)를 형성한다(그림 6-28). 다중 혈청형에서 유래한 MVC로 구성된 다가 백신 제조 시 접합체의 분자량, 단백질과 다당류의 농도 등은 백신의 품질관리에 이용될 수 있다. 그림 6-29과 같이 SEC 크로마토그램에서 정제된 MVC는 단일 gauss 피크를 나타내고, conjugation 되지 않은 비결합 CRM197 단백질 존재 시에는 MVC 보다 늦은 머무름시간에서 피크를 확인할 수 있다. SEC-UV-MALS-RI 시스템의 활용은 MVC의 분자량 계산과 분포, 다당류와 단백질의 함량 계산에도 적용될 수 있다(그림 6-30).

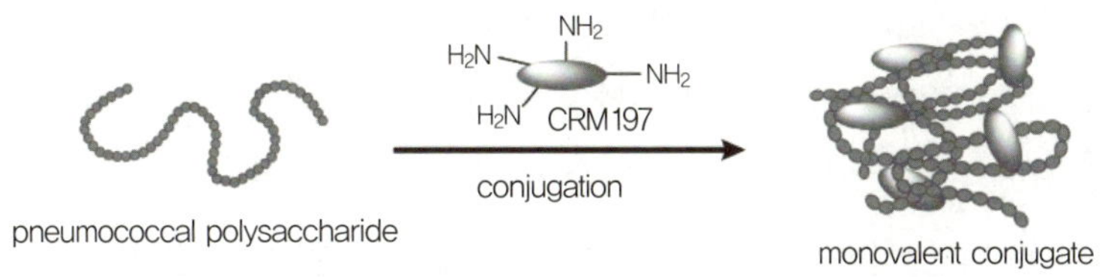

그림 6-28 폐렴구균 유래 다당류와 디프테리아 약독화 독소단백질 CRM197의 conjugation 반응(참고문헌: Deng JZ. *et al*., Vaccine. 2022, 40(10), 1464)

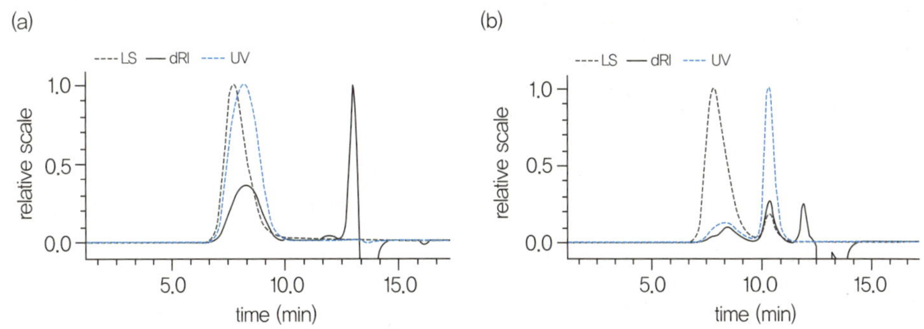

그림 6-29 정제된 monovalent conjugate (a)와 conjugation 반응 중 (b)인 CRM197의 SEC-UV-MALS-RI 크로마토그램(참고문헌: Deng JZ. *et al*., Vaccine. 2022, 40(10), 1464)

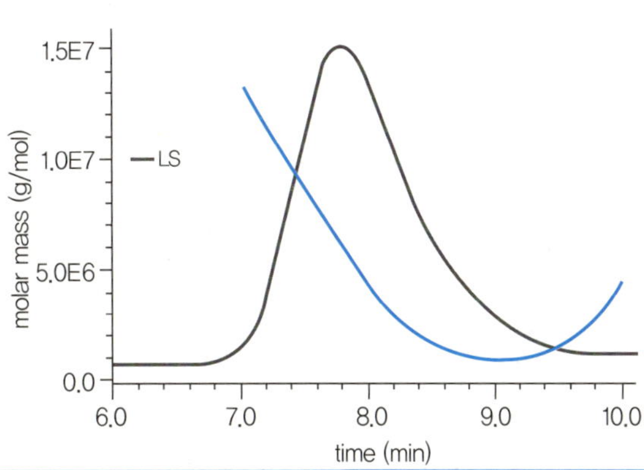

그림 6-30 크기배제크로마토그래피(SEC) 크로마토그램에서 monovalent conjugate (MVC)의 피크(UV 280 nm)에 해당하는 MVC의 분자량 분포(청색) (참고문헌: Deng JZ.Deng, J. Z. *et al*., Vaccine. 2022, 40(10), 1464).

6.4.3.3 세포치료제

(1) 세포치료제의 정의

'세포치료제'란 『생물학적제제 등 제조 및 품질관리기준』에 따르면 살아있는 자가세포 · 동종세포 또는 이종세포를 체외에서 배양 · 증식하거나 선별하는 등 물리적 · 화학적 또는 생물학적 방법으로 조작하여 제조하는 의약품을 말한다. 다만, 의료기관 내에서 의사가 해당 수술이나 처치 과정에서 자가세포 또는 동종세포에 안전성에 문제가 없는 최소한의 조작(생물학적 특성이 유지되는 범위에서의 단순분리, 세척, 냉동, 해동 등을 말한다)만을 하는 경우는 제외한다고 규정된다. 세포치료제는 질병을 치료하거나 예방하기 위해 살아있는 세포를 사용하는 치료의 한 유형이고, 일반적으로 신체에 도입되기 전에 실험실에서 조작되고 성장될 수 있는 줄기세포(배아줄기세포, 성체줄기세포 및 유도만능줄기세포) 또는 다른 유형의 세포(체세포)의 사용을 포함한다. 기존에 불특정 다수를 상대로 대량 생산되는 일반의약품과 달리 손상된 세포와 조직의 기능을 복원시키기 위하여 자가, 동종, 또는 이종 생명체로부터 얻은 조직이나 세포를 특정 환자에게 맞게 배양 및 변형하여 환자에게 주입하거나 이로부터 신체조직을 만들어 치료용으로 사용하게 된다. 세포치료의 기본 개념은 손상되거나 질병에 걸린 세포를 필요한 기능을 수행할 수 있는 건강한 세포로 교체하는 것이다. 이 치료법은 암, 자가면역 및 유전 질환을 포함한 광범위한 질병을 치료하는 데 사용할 수 있다.

여러 유형의 세포 요법이 있으며 각각 고유한 장점과 문제점이 있다. 일반적인 유형 중 하나는 건강한 혈액 세포를 재생하기 위해 골수, 혈액 또는 제대혈의 줄기세포를 사용하는 조혈 줄기세포 요법이다. 이러한 유형의 요법은 종종 백혈병 및 기타 혈액 관련 질병을 치료하는 데 사용된다. 또 다른 유형의 세포 요법은 키메라 항원 수용체(CAR) T 세포 요법으로, 환자 자신의 T 세포를 유전적으로 조작하여 암세포를 표적으로 삼는 것으로, 이 요법은 백혈병 및 림프종과 같은 특정 유형의 암 치료에 사용된다.

이와 같이 기존 요법으로 치료하기 힘든 치료에 적용되고 있는 세포치료제는 극복해야 할 과제들이 많은 것 또한 현실이다. 따라서 본 교재에서는 이러한 세포치료제가 안전하고 효과적이며 신체의 적절한 위치로 전달될 수 있는지 등의 다양한 세포치료제 분석 기술을 소개하고자 한다.

(2) 세포치료제 분석 기술(물리 화학적 성질 및 생물학적 성질에 대한 평가)

세포치료제 원료의약품의 규격은 무균시험, 마이코플라스마 부정시험, 엔도톡신 시험, 외래성 바이러스 부정시험, 총 세포수 측정시험, 세포 생존율 실험, 순도 시험, 역가 시험, 등 다양한 항목에 대한 시험에 의하여 설정된다. 또한, 세포치료제 원료의약품의 허가에는 각 의약품의 특성에 부합하는 확립된 시험 방법과 항목별 기준이 요구된다.

1) **유세포 분석기**(Fluorescence-activated cell sorting, FACS)

세포치료제 분석에서 FACS는 세포의 특정 표면 표시자에 결합하는 형광항체를 사용하여 세포를 분류 및 분석하는 기술이다. 세포치료제 분석에서 FACS는 세포의 특정 단백질 발현을 분석하고 치료제에 노출된 세포의 생존율 및 세포 사이의 상호작용을 측정하는 데 사용된다. 그중에서 enumeration은 세포 카운팅 또는 세포열거라고 하며 특정 세포 유형의 수를 측정하는 분석 기술로, 세포 치료에서는 세포의 수(예를 들어, 세포 기반 bioassay의 많은 경우 데이터의 상호비교를 위해서 세포 수를 정규화해야 하고, 이를 위해 세포 카운팅 또는 세포열거가 필요함), 크기, 모양이 중요한데 이를 위해서 FACS를 사용해서 세포를 분류하고 형광 표시된 세포 수를 측정하여 enumeration을 수행할 수 있게 된다. 이를 통해 세포치료제의 효과를 평가하고 세포 유형 간의 상호작용을 분석할 수 있다.

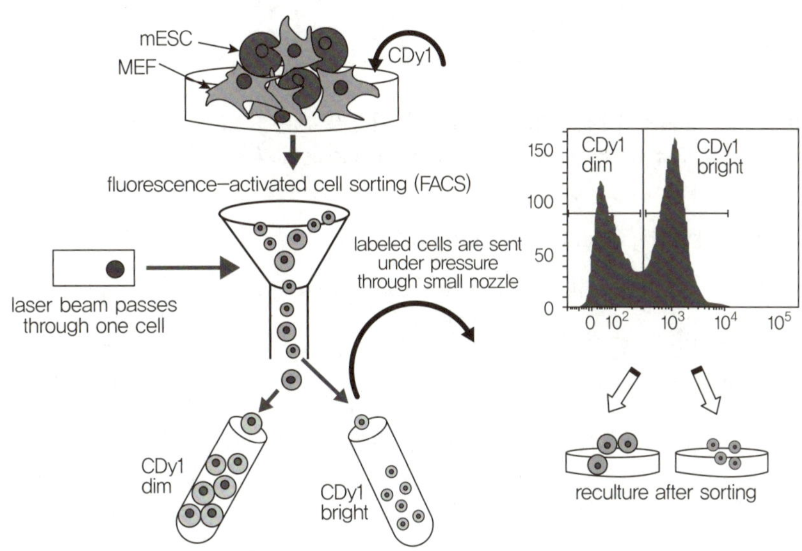

그림 6-31 **유세포분석기(FACS)를 이용한 CDy1 염색 및 FACS에 의한 줄기세포 분리(참고문헌:** Kang NY. *et al*., Nature Protocols. 2011, 6, 1044)

2) **qPCR과** ddPCR (Droplet Digital PCR)

qPCR과 ddPCR은 세포치료제의 효능을 분석하는데 사용되는 분석 기술로, 세포 내 DNA 또는 RNA의 정확한 양을 측정하는 데 사용된다. ddPCR은 qPCR의 발전된 기술로 세포 내 mRNA의 양을 정확하게 측정할 수 있으며, 세포치료제의 효능을 정량화하고, 미세조직으로부터 검출하여 돌연변이를 식별할 수 있다. 또한, 세포치료제에 함유될 수 있는 불순물(mycoplasma)을 분석하는데도 기존의 direct cell culture 방법(너무 많은 시간 소요)과 qPCR(위양성 신호의 문제) 분석 방법의 단점을 극복할 수 있는 분석기법으로 사용되고 있다. 이외에도 copy number variation, rare sequence detection, single-cell analysis, pathogen detection 등에도 널리 활용되고 있다.

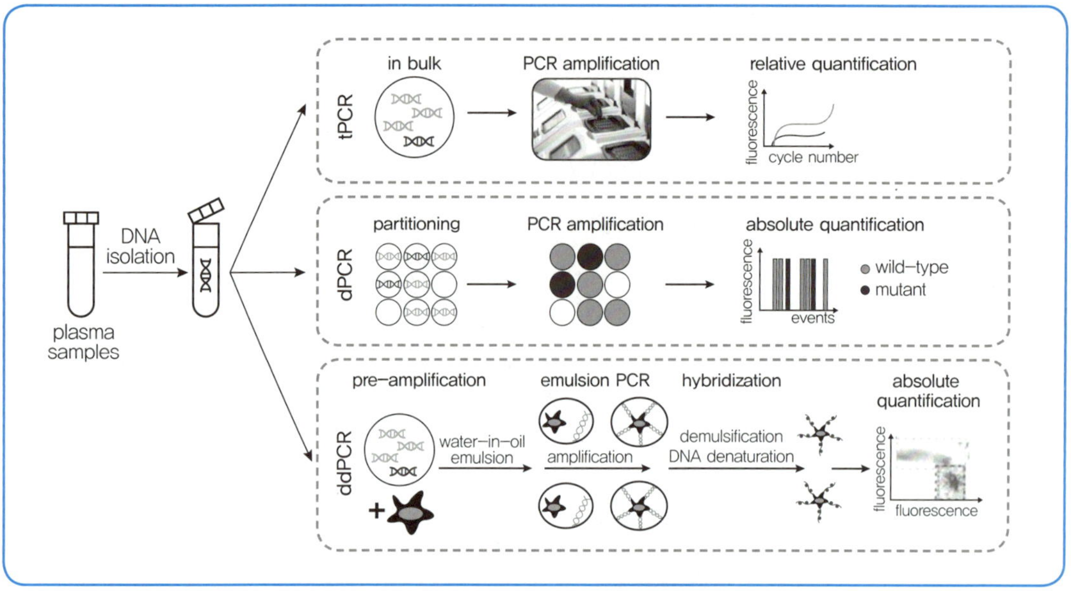

그림 6-32 Wild-type과 mutant를 분리하기 위한 ddPCR 기법 및 기존 PCR (tPCR) 및 dPCR과의 비교(참고문헌: Yang F. *et al*., Reproductive Biology and Endocrinology. 2021, 19(1), 178)

3) 효소결합면역흡착검사(Enzyme-linked immunosorbent assay, ELISA)

세포치료제 분석에서 ELISA 기법은 세포 내 특정 단백질, 항체, 항원의 존재를 감지하거나 세포 카운팅 등을 하는데 사용된다. 예를 들어서 세포치료제에 노출된 세포에서 특정 단백질 또는 항원을 검출하는 데 사용하거나 세포치료제와 특정 단백질 또는 항원 사이의 결합을 측정하는 ELISA를 사용하여 치료제의 효과를 평가하는 데 사용된다. ELISA 기술은 매우 민감하고 정확하며, 자동화할 수 있어서 대규모 분석에 적합하며 산업체에서 매우 중요하게 사용하는 분석기법이라 할 수 있다.

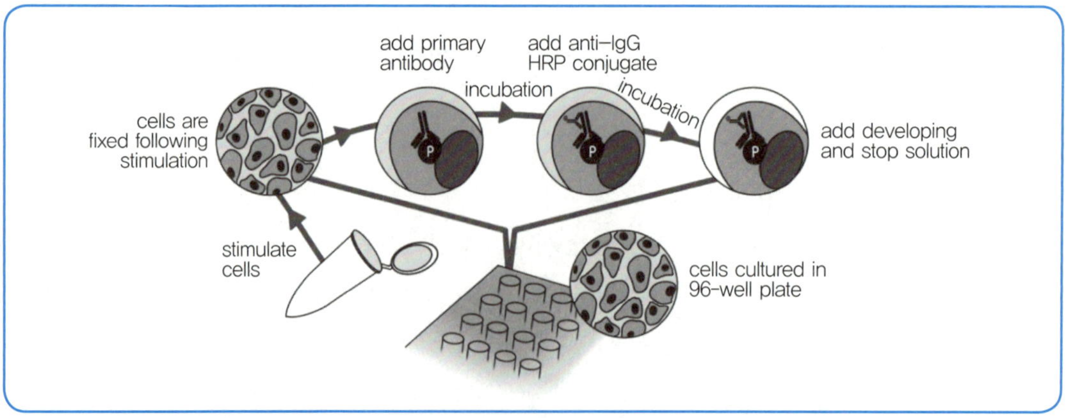

그림 6-33 세포기반 효소결합면역흡착검사(ELISA)를 사용하여 인산화에 의해서 활성화되는 signaling protein과 kinase들의 native 혹은 phospho-form의 수준 측정을 보여주는 flowchart (https://www.activemotif.com/catalog/130/face-in-cell-western-phospho-elisas)

4) 질량분석법(Mass spectrometry, MS)

질량분석법(MS)은 세포치료제 분석 분야에서 많은 응용 분야가 있는 분석 기술이다. MS는 시료를 이온화하고 질량 대 전하 비율을 기준으로 이온을 분리하여 질량 대 전하 비율(m/z)을 기준으로 분자를 식별하고 정량화하는 데 사용되는 기술로, 세포치료제 분석에서 MS는 세포치료제의 효능과 안전성뿐만 아니라 세포의 구성과 대사를 연구하는 데 사용될 수 있다. MS는 세포 치료와 관련된 세포 과정에 대한 유용한 정보를 제공하는 세포의 단백체, 지질체 및 대사체를 분석하는 데 사용할 수 있다. 예를 들어, MS는 세포 치료의 특성화에 중요한 세포 표면에서 발현되는 단백질을 식별하고 정량화하는 데 사용할 수 있으며, MS는 또한 세포 대사 산물의 농도를 측정하는 데 사용할 수 있으며, 이를 통해 세포의 대사 상태 및 세포치료제의 효과를 알 수 있다. 또한, MS는 생체 내에서 세포치료제의 분포, 대사 및 배설을 분석하여 세포치료제의 약동학 및 약력학을 연구하는 데 사용할 수 있으며, 이 정보는 세포치료제의 투여 및 전달을 최적화하고 안전성과 효능을 평가하는 데 사용할 수 있게 된다.

5) 핵자기공명(NMR) 분광법

NMR은 세포치료제 분석 분야에서 널리 사용되는 분석 기술이다. 단백질, 지질 및 대사산물을 포함한 분자의 화학적 구성 및 구조에 대한 비파괴 분석이 가능하며, 이를 이용하여 에너지 대사, 생합성 및 이화 작용을 포함한 광범위한 세포 과정을 조사하는 데 사용될 수 있다. 세포치료제 분석에서 NMR은 세포치료제를 사용했을 경우 세포의 대사 과정과 세포 반응에서 생성되는 대사산

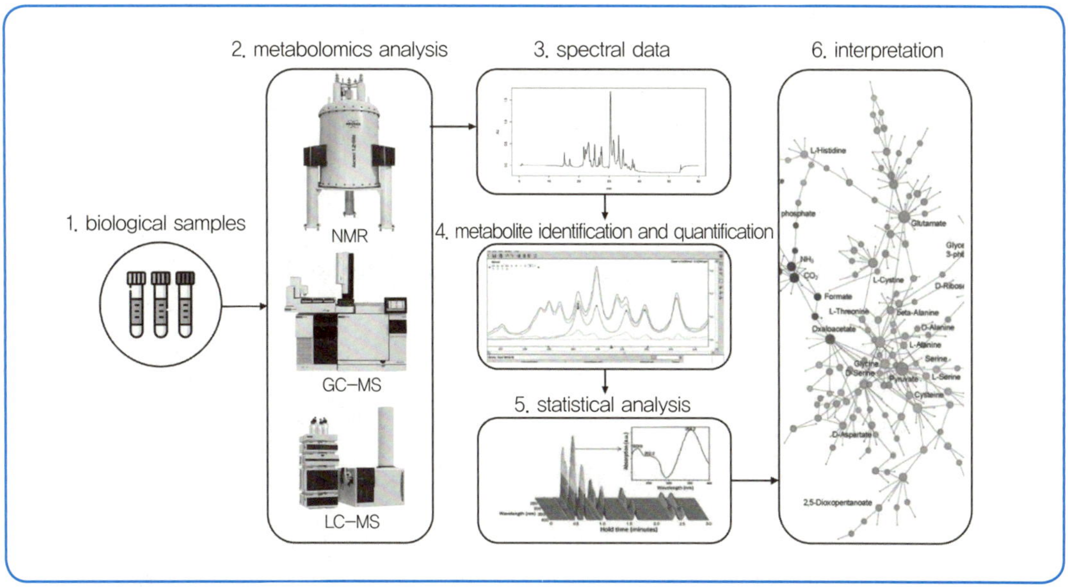

그림 6-34 NMR 및 다양한 분석기기(GC-MS, LC-MS)를 이용한 생체 시료중 대사체 분석 흐름도(참고문헌: Metwaly S. *et al*., American Journal of Physiology-Lung Cellular and Molecular Physiology. 2018, 315(4), L526)

물에 대한 분석을 할 수 있다. 예를 들어 NMR은 포도당, 젖산 및 피루브산과 같은 세포의 대사산물을 식별하고 정량화하는 데 사용될 수 있으며, 이를 통해 세포의 대사 상태 및 세포치료제의 효과를 알 수 있다. 또한, NMR은 세포 치료에 관여하는 단백질 및 기타 생체 분자의 구조와 기능 연구에도 사용될 수 있다. NMR를 이용하여 단백질의 3차원 구조 및 다른 분자와의 상호작용에 대한 자세한 구조적 정보를 얻을 수 있으며, 이 정보는 세포치료제의 설계를 최적화하고 효능을 개선하는 데 사용할 수 있다.

6) **세포 기반 분석**(Cell-based assay)

세포 기반 분석은 세포치료제 분석을 위한 중요한 분석 도구로, 세포치료제의 효능을 평가하고 안정성을 분석하는데 필요한 중요한 정보를 제공한다. 이러한 분석은 세포의 효능, 면역원성 및 안전성을 평가하고 세포에 대한 특정 마커의 발현을 확인하는 데 사용할 수 있게 된다. 다음은 세포치료제 분석에서 일반적으로 사용되는 세포 기반 분석의 몇 가지 예이다.

- 면역세포화학(Immunocytochemistry, ICC): ICC는 표적 단백질에 결합하는 항체를 사용하여 세포 내 특정 단백질을 검출하고 국소화하는 데 사용되는 기술이다. 세포치료제 분석에서 ICC는 면역 세포의 표면 마커 또는 줄기세포의 계통 특이적 마커와 같이 치료용으로 의도된 세포의 특정 마커의 발현을 확인하는 데 사용할 수 있다.
- 콜로니 형성 단위(Colony forming unit, CFU) 분석: CFU 분석은 콜로니 형성이 가능한 세포의 수를 정량화하는 데 사용되며, 이는 세포의 증식 능력 지표가 된다. 세포치료제 분석에서 CFU 분석은 조혈 줄기세포와 같은 치료용 세포의 효능을 평가하는 데 사용할 수 있다.
- 혼합 림프구 반응(Mixed lymphocyte reaction, MLR) 분석: MLR 분석은 서로 다른 기증자의 세포 혼합물에 대한 림프구의 반응을 측정하여 세포의 면역원성을 평가하는 데 사용된다. 세포치료제 분석에서 MLR 분석은 동종이계 줄기 세포와 같은 치료용 세포의 면역 거부 가능성을 평가하는 데 사용할 수 있다.
- 종양원성(Tumorigenicity) 분석: 종양원성 분석은 세포가 생체 내에서 종양을 형성할 가능성을 평가하는 데 사용된다. 세포치료제 분석에서 종양원성 분석은 특히 줄기세포 기반 치료를 위해 치료용으로 의도된 세포의 안전성을 평가하는 데 사용된다.

7) **크로마토그래프법**

크로마토그래프법은 세포 및 세포 유래 제품의 정제 및 특성화를 위한 다양한 기술을 제공하는 세포치료제 분석에서 유용한 분석 기술로서, 세포치료제의 품질과 안전성을 개선하고 생산 및 특성화를 최적화하는 데 사용된다. 다음은 세포치료제 분석에 일반적으로 사용되는 크로마토그래피 기술의 몇 가지 예이다.

- 크기배제크로마토그래피(SEC): SEC는 크기에 따라 분자를 분리하는 데 사용되는 기술로서, 세포치료제 분석에서는 엑소좀 또는 바이러스 벡터와 같은 크기에 따라 세포 또는 세포 유래 제품을 정제하는 데 사용될 수 있다.
- 이온교환크로마토그래피(IEC): IEC는 전하를 기준으로 분자를 분리하는 데 사용되는 기술로서, 세포치료제 분석에서는 바이러스 벡터와 같은 전하를 기반으로 세포 또는 세포 유래 제품을 정제하는 데 사용될 수 있다.
- 친화크로마토그래피: 친화크로마토그래피는 고정상에 고정된 리간드와의 특정 상호작용을 기반으로 분자를 정제하는 데 사용되는 기술로서, 세포치료제 분석에서는 항체 또는 다른 리간드와의 특정 상호작용을 기반으로 세포 또는 세포 유래 제품을 정제하는 데 사용될 수 있다.
- 고성능액체크로마토그래피(HPLC): HPLC는 복잡한 혼합물에서 개별 성분을 분리, 식별 및 정량화하는 데 사용되는 기술로서, 세포치료제 분석에서는 단백질이나 펩타이드와 같은 세포 유래 제품의 순도와 동일성을 분석하는 데 사용될 수 있다.

8) **세포 생존력 시험**(Cell viability testing)

세포 생존력 시험은 모집단에서 살아있는 세포의 비율을 결정하고 세포의 건강 및 기능적 상태에 대한 통찰력을 제공하기 때문에 세포치료제 분석의 중요한 측면이다. 세포 생존력은 배양 조건, 취급 절차 및 제조 공정을 포함한 다양한 요인에 의해 영향을 받을 수 있다. 따라서 세포치료제 개발의 여러 단계에서 세포 생존력 시험을 수행하여 세포가 생존 가능하고 기능적이며, 임상 적용에 적합함을 확인해야 한다. 즉, 세포 생존력 시험은 세포 기반 요법의 안전성과 효능을 보장하는 데 중요하며, 독성 또는 부적절한 취급으로 인한 세포 사멸과 같은 개발 프로세스 초기에 잠재적인 문제를 식별하는 데 도움이 되며 세포의 품질을 개선하기 위해 사용된다. 세포 생존력 시험을 위한 다양한 방법이 있으며, 각각의 장점과 한계가 있다. 일반적으로 사용되는 방법 중 일부는 다음과 같다.

- 트립판 블루 배제 분석법: 이 방법은 세포에 들어가 죽은 세포를 파란색으로 염색할 수 있는 염료인 트립판 블루와 세포를 혼합하는 것이다. 살아있는 세포는 염료를 배제하고 현미경에서 투명하게 보인다. 살아있는 세포의 백분율은 혈구계산기 또는 자동 세포 계수기를 사용하여 살아있는 세포와 죽은 세포의 수를 세어 결정된다.
- 형광 염료: 프로피디움 요오드화물(PI), 아넥신 V 및 칼세인 AM과 같은 형광 염료를 사용하여 세포를 염색하고 형광 특성에 따라 살아있는 세포와 죽은 세포를 구별할 수 있다. 유세포 분석법 및 현미경 검사를 사용하여 염색된 세포를 분석하고 살아있는 세포의 백분율을 정량화할 수 있게 된다.
- 대사 분석법: MTT, WST−1 및 resazurin과 같은 대사 분석법을 사용하여 세포의 대사 활동을 평가할 수 있으며, 이는 세포 생존 능력의 간접적인 측정방법이다. 이러한 분석은 세포에

의한 염료의 감소에 의존하며 결과적인 색상 변화는 분광광도계를 사용하여 정량화된다.

- ATP 분석: ATP 분석은 ATP의 세포내 수준을 측정하며, 이는 세포 생존 능력의 직접적인 척도가 된다. ATP의 양은 살아있는 세포의 수에 비례하며 발광 기반 분석을 사용하여 정량화할 수 있다.

9) 성상 테스트

세포 기반 치료제의 외형이나 특성은 품질과 임상적 사용 적합성을 나타내는 중요한 지표가 된다. 세포의 물리적 특성은 제조 공정, 보관 조건 및 취급 절차와 같은 요인에 의해 영향을 받을 수 있다. 따라서 세포 기반 치료제의 물리적 특성은 안전성과 효능을 보장하기 위해 개발 및 제조 과정 전반에 걸쳐 테스트 및 모니터링 해야 한다. 세포 기반 치료제에서 수행되는 일반적인 물리적 특성화 테스트 중 일부는 다음과 같다.

- 외관: 세포의 형태, 크기 및 모양을 평가하기 위해 현미경으로 세포의 외관을 관찰한다. 세포 모양의 변화는 세포 배양 또는 처리에 문제가 있음을 나타낼 수 있다.
- 입자 크기 분석: DLS (dynamic light scattering) 또는 NTA (nano particle tracking analysis)과 같은 기술을 사용하여 세포의 크기 분포를 분석한다. 이러한 기술은 현탁액에서 입자의 크기 분포를 측정하여 부작용을 일으킬 수 있는 응집체 또는 입자의 존재를 식별하는 데 도움이 될 수 있다.
- 점도 및 유변학: 세포치료제의 점도 및 유변학은 체내 전달 및 순환에 중요하다. 점성 측정 및 유변 측정과 같은 기술을 사용하여 셀의 점도 및 유동 특성을 측정하게 된다.
- 삼투질농도: 세포치료제의 삼투질농도는 안정성과 체액과의 호환성에 중요하다. 삼투압은 용액의 용질 농도를 측정하며 삼투압계를 사용하여 측정할 수 있다.
- pH: 세포치료제의 pH는 안정성과 체액과의 호환성에 중요하고, pH 미터를 사용하여 측정된다.

6.4.3.4 핵산의약품

(1) 핵산의약품의 정의

핵산의약품은 핵산 물질을 체내에 전달하여 특정 유전자의 발현을 유도하거나 억제함으로써 치료 효과를 얻고자 하는 의약품을 말한다. 핵산은 DNA나 RNA와 같은 분자로서, 생체 내에서 유전자 발현과 관련한 여러 과정에 관여하여 체내 여러 가지 생리기전들을 조절하는 등의 중요한 역할을 한다. 핵산의 이러한 특징을 이용하여 항암제, 항바이러스제 등의 다양한 의약품의 개발에 중요한 역할을 담당하고 있다. 핵산의약품은 분자 수준에서의 작용을 통해 특정한 생물학적 효과를 발휘하며, 이는 다양한 생물학적 반응 경로를 거쳐 질병 치료에 기여한다. 특히, 핵산의약품은 간단한 유전 정보 조작으로 체내 대부분의 타겟 유전자의 발현을 조절할 수 있는 특징을 가지기 때문에 의약품으로 개발이 어려운 소위 undruggable target에 대한 접근이 쉽고 이를 이용하여 난치병 치료제 개발에 크게 기여하고 있다. 또한, 핵산의 특성상 짧은 기간 내에 대량 생산이 가능하며, 높은 용해도와 생물학적 안전성 등의 장점이 있다. 핵산의약품의 짧은 개발 속도는 코로나 19 팬더믹 상황에서 빠른 mRNA 백신 개발을 가능하게 하였고, 이를 기점으로 앞으로 더 많은 질병 치료에 기여할 것으로 기대되는 차세대 의약품이다. 더불어, 최근 각광받고 있는 유전자 편집(gene editing)를 비롯해 세포치료제에 핵산의약품이 접목된 유전자 변형 세포치료제, 예를들면 mRNA-based cell therapies의 개발이 활발해 짐에 따라 의약품 시장에서 핵산의약품이 차지하는 시장은 점점 증가할 것으로 예상되고 있다. 핵산의약품은 핵산으로 이루어진 모든 의약품을 통괄하는 개념으로 그 개발 목적에 따라 짧은 서열의 올리고(oligo) 의약품과 긴 서열의 plasmid DNA (pDNA) 및 mRNA 등의 의약품이 포함될 수 있다. 다만, 염기서열이 짧은 올리고 의약품은 올리고뉴클레오타이드 합성기를 통해 화학적으로 만들어지기 때문에 합성의약품의 범주로 다루어지고 있고, pDNA나 mRNA 등은 그 활용이 백신인지 세포치료제인지에 따라 생물의약품 또는 첨단바이오의약품으로 취급되고 있다. 현재 분류 체계에서는 올리고 의약품이 합성의약품의 범주에 속한다고 할 수 있으나 이 역시 핵산으로 이루어진 의약품이기에 이 장에서는 올리고 의약품, pDNA, mRNA 의약품과 이 의약품의 분석에 필요한 내용들을 모두 설명하기로 한다.

(2) 핵산의약품의 분류

핵산의약품은 그 물리 화학적 구조의 차이에 따라 짧은 올리고로 이루어져 주로 화학적 합성법으로 생산되는 small interfering RNA (siRNA) 및 antisense oligonucleotide (ASO), aptamer 등의 올리고 의약품과 긴 염기서열로 이루어진 pDNA 및 mRNA 등의 의약품이 있다. 올리고 의약품은 주로 치료 타겟의 발현을 억제하는 기능을 담당하고, 긴 염기서열의 pDNA 및 mRNA 등의 의약품은 타겟 유전자의 발현을 유도하는 기능을 담당한다.

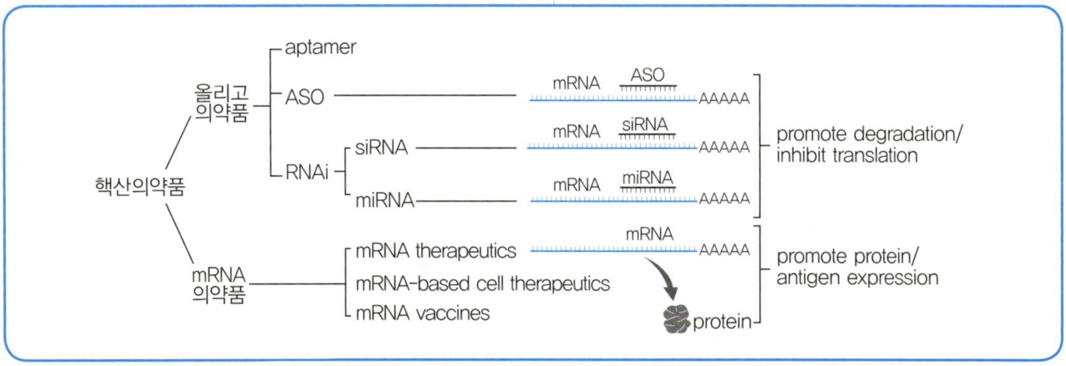

그림 6-35 **핵산의약품의 분류(참고문헌:** Damase TR. *et al*., Frontiers in Bioengineering and Biotechnology. 9, 628137)

1) 올리고 의약품

올리고 의약품은 일반적으로 길이가 50개 뉴클레오티드 미만인 DNA 또는 RNA의 작은 조각으로, 세포 내에서 특정 유전자 또는 RNA 분자를 표적으로 삼도록 설계될 수 있다. 화학적 합성법으로 생산되기 때문에 핵산 구조의 화학적 변형이 비교적 용이하다는 특징을 가지며, 다양한 화학적 변형을 통해 핵산의약품의 체내 안정성을 향상시키고 독성을 줄이기 위한 시도가 이루어지고 있다. 올리고 의약품은 상보적인 서열을 가지는 타겟 유전자에 결합하고 타겟 유전자의 번역을 억제하거나 분해를 유발함으로써 유전자 발현을 억제하는 기전을 가진다. 이의 세포 안의 안전한 전달을 위해 지질나노입자 등의 나노물질을 사용할 수 있다. 최근에는 올리고의 세포 내로의 전달을 유도한다고 알려진 펩타이드 및 sucrose 등을 핵산에 화학적으로 결합시켜 나노물질 없이 올리고 의약품을 전달하고자 하는 시도가 더 활발히 진행되고 있다. 나노물질을 쓰지 않는 이러한 세포 내 전달 전략은 의약품의 구조 및 공정을 단순화할 수 있는 장점을 가진다. 이러한 올리고 의약품은 유전 질환, 바이러스 감염 및 암 치료를 포함한 다양한 치료 응용 분야를 위해 개발되고 있으며, 특히 희귀질환의 치료제 개발에 널리 활용된다.

올리고 의약품의 주요 이점 중 하나는 높은 타겟 특이성이다. 올리고 의약품의 서열 및 구조를 질병 치료를 위한 타겟 유전자 분자를 정밀하게 표적하도록 설계하여 치료제의 off-target 효과를 줄이고 약물의 치료효과를 극대화 할 수 있다. 그러나 그 효과는 표적 조직 및 세포로의 전달 문제(gene delivery)와 세포 내에서 상대적으로 짧은 반감기로 인해 제한될 수 있다. 이를 위해 다양한 화학적 수정 전략이 개발되고 있다.

① siRNA (Small interfering RNA) 의약품

siRNA은 RNA 분자의 일종으로, 세포 내에서 RNAi (RNA interference)에 의한 특정 유전자의 발현 억제를 통해 치료효과를 얻는다. 일반적으로 21-23 base pair (bp) 길이의 이중 가닥 RNA 분자로 구성되며, 치료 타겟에 따라 그 서열이 달라진다. siRNA 의약품은 일반적으로 체내 안정성을 높이고 원하는 조직 및 세포에 전달이 가능하도록 다양한 화학적 수식이 가해진 형태로 화학적 방법을 통해 합성된다. 현재 개발되고 있는 siRNA 의약품의 일반적인 화학적 수식은 RNA 분자의 ribose 단위에 methyl group (CH_3)을 추가한 2'-*O*-methyl 수정를 비롯해 ribose 단위의 수소원자 대신 fluorine (F) 원자를 추가하여 안정성을 높인 2'-fluoro 수정, RNA 분자의 인산기를 thioate (S)로 대체하여 안정성을 높인 phosphorothioate (PS) 수정 등이 있다. 추가적으로 양 가닥의 RNA의 3' 말단에 dTdT overhang 서열을 도입하여 안정성을 높일 수 있다. 이러한 화학적 수정은 siRNA 의약품의 안정성과 유효성을 높이는 데 기여한다고 알려져있다. 이의 분석법으로는 siRNA 의약품의 길이 분석을 위한 겔 전기영동법(gel electrophoresis), 순도 및 품질 분석을 위한 고성능액체크로마토그래피(HPLC) 및 질량분석법(MS), 농도 분석을 위한 분광광도법(UV spectrophotometry) 등이 사용된다.

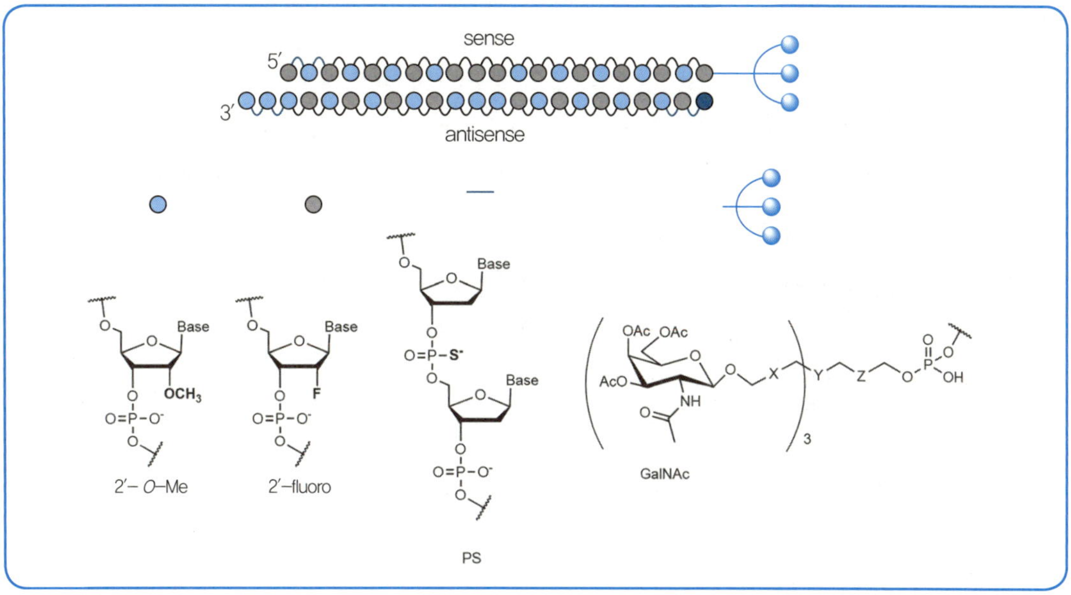

그림 6-36 siRNA 의약품의 일반적인 구조 및 화학적 변형 예

② miRNA (microRNA) 의약품

miRNA 의약품은 위에 기술한 siRNA 의약품과 마찬가지로 RNAi 현상에 기반한 약리기전을 가지는 핵산의약품이다. siRNA 의약품은 한가지 타겟 유전자의 침묵을 유도하는 반면, miRNA 의약품은 한꺼번에 여러 개의 유전자를 조절할 수 있으며 유전자를 침묵시키기보다 발현을 억제하는 등의 조절 기능을 가진다고 알려져 있다. miRNA 의약품 한 분자로 다수의 타겟 유전자를 조절할 수 있으므로 siRNA에 비해 그 치료 효과가 우수할 수 있으나, 타겟 컨트롤이 siRNA 의약품에 비해 정교하지 못한 단점을 가진다. miRNA 의약품의 구조는 상당부분 siRNA 의약품과 유사하므로 siRNA 의약품과 유사한 분석법을 사용하여 분석이 이루어진다.

③ ASO (Antisense oligonucleotide) 의약품

ASO 의약품은 짧은 단일 가닥의 DNA 혹은 RNA로 질병의 원인이 되는 특정 단백질의 생성을 차단하기 위해 사용되는 핵산 기반의 약물이다. siRNA 의약품과 마찬가지로 타겟 질환에 따라 그 서열이 달라진다는 특징을 가지며 siRNA 의약품과 유사한 형태의 다양한 화학적 수정이 이루어진다. 화학적 수정의 주요 목적은 체내 핵산의약품의 안정성 및 유효성을 높이는 것이다. 이의 분석법으로는 길이 분석을 위한 겔 전기영동법, 순도 분석을 위한 HPLC, 타겟 분자와의 결합 친밀도 분석을 위한 fluorescence resonance energy transfer (FRET) 분석법, fluorescence polarization (FP) 분석법 등이 있다.

④ Aptamer 의약품

Aptamer는 특정 단백질, 세포, 바이러스 또는 기타 분자에 대해 고도로 선택적으로 결합하는 작은 단일 염기서열이다. 이러한 특징으로 인해 aptamer는 약물 전달, 진단, 세포 이미징 등 다양한 의약품 분야에서 많은 관심을 받고 있다. Aptamer의 특징은 합성이 쉽고, 단백질과 같은 표적에 높은 특이성과 친화성을 보이며, 안전하게 사용될 수 있으며, *in vitro* 및 *in vivo*에서의 사용이 가능하다는 점이다. Aptamer의 개발 및 분석은 SELEX (systematic evolution of ligands by exponential enrichment) 방법을 통해 이루어진다. 이 방법은 DNA 또는 RNA 라이브러리를 만들고, 특정 타겟에 대해 반복적인 선택 과정을 통해 친화성이 높은 aptamer를 선별하는 과정이다. Aptamer 의약품의 분석은 주로 affinity chromatography, fluorescence-based assays, gel electrophoresis 등의 기술을 이용한다. 또한, aptamer의 안전성 및 효능 평가로는 안전성, 친화성, 특이성 등이 평가된다.

2) mRNA **의약품**

mRNA 의약품은 일반적으로 수백에서 수천 개의 뉴클레오티드 길이에 이르는 긴 단일가닥 RNA로 세포에서 단백질 생산을 유도한다. 일반적으로 mRNA 의약품은 세포 내에서 안정성을 높이고 단백질 번역을 효과적으로 유도하기 위해 RNA의 5′ 말단은 cap 구조로, 그리고 3′ 말단은 poly (A) tail로 이루어져 있다. mRNA 의약품은 그 단백질 발현 유도능력과 면역유도능력을 활용하여 Pfizer-BioNTech 및 Moderna가 개발한 COVID-19 백신과 같은 면역 백신을 비롯하여 다양한 질환의 치료제 개발을 위해 활용되고 있다. mRNA는 긴 길이 때문에 화학적 합성법으로 합성이 불가능하며, 효소를 기반으로 생산된다. mRNA 의약품은 효소를 기반으로 생산되는 특징 때문에 올리고 의약품에 비해 화학적 변형의 도입이 어렵다고 알려져 있다. 따라서 mRNA의 체내 안정성

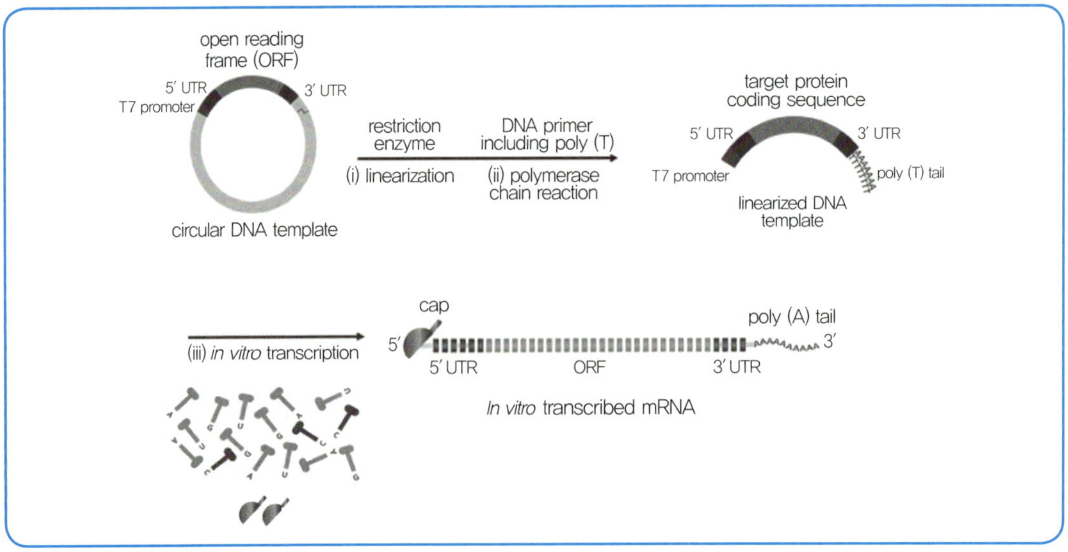

그림 6-37 **효소를 이용한 mRNA 의약품 합성(참고문헌:** Kwon H. *et. al.*, Biomaterials. 2018, 156, 172)

확보를 위해 올리고 의약품과 같은 화학적 변형의 도입이 제한된다.

대신에, 화학적 변형 이외의 지질나노입자 등의 다른 전달체를 사용하여 mRNA 의약품의 체내 안정성을 높이고 타겟 세포에 안전하게 전달시키기 위한 노력이 필요하다. 이렇듯, mRNA 의약품은 효소로 생산되는 mRNA 핵산 물질과 이를 체내로 전달하기 위한 전달체, 이렇게 2가지 기술이 결합되어 개발되는 것이 일반적이다. 따라서, mRNA 의약품을 분석하기 위해서 mRNA 핵산 및 전달물질에 대한 분석이 통합적으로 이루어져야 한다. mRNA 핵산의 길이를 확인하기 위한 겔 전기영동법, mRNA 분자의 양을 확인하기 위한 분광광도법(UV spectrophotometry), RT−qPCR (reverse transcription−quantitative PCR) 등이 사용되며, 일반적인 mRNA 의약품의 구조인 5′cap과 poly (A) tail 등의 RNA integrity를 확인하기 위해 ion−pair reversed−phase−HPLC (IP−RP−HPLC), reversed−phase−HPLC (RP−HPLC) 및 겔 전기영동(gel electrophoresis)을, 서열의 정확도 확인을 위해 next−generation sequencing (NGS), sanger sequencing 및 RT−qPCR 등을 사용할 수 있다(표 6−5). mRNA의 전달물질인 지질나노입자의 분석을 위해서는 입도분석 (dynamic light scattering, DLS), 표면 전하 분석(zeta potential), 나노입자로의 RNA loading 효율을 분석하는 ribogreen assay (RNA encapsulation assay) 등이 사용된다.

표 6−5 mRNA 의약품의 분석법

적용(Quality)	속성(Attribute)	방법(Method)
확인(Identity)	sequence confirmation	next generation sequencing (NGS)
		sanger sequencing
		reverse transcriptase−PCR
함유량(Content)	RNA content	ST−qPCR, RT−dPCR, UV spectrophotometry
온전성(Integrity)	percentage of intact mRNA and fragment mRNA	capillary gel electrophoresis
	5′ cap	IR−RP−HPLC
	3′ poly(A)	RP−HPLC
	mRNA integrity	gel electrophoresis
순도(Purity)	product related impurities −dsRNA	immunoblot
	residual DNA template	qPCR

(3) 핵산의약품의 평가

핵산의약품의 품질, 순도, 안정성 및 활성을 평가하기 위해 다양한 기술을 사용하여 분석할 수 있다. 핵산의약품의 구조, 생물학적 활성, 순도, 면역화학적 성질 등을 분석하여 이를 의약품의 품질평가 등에 사용할 수 있다. 핵산 분석에는 뉴클레오티드 서열 분석, 염기 구성 분석, 제한 효소 분해, 벡터 맵 및 구성, 관심 유전자를 포함하는 전사 인자, 특정 유전 변이(삽입, 치환 등) 등이 포함되며 핵산의약품의 종류에 따라 필요한 분석이 달라진다. 벡터의 경우 크기(염기쌍), 분자량, 입자크기, 흡광계수, 분자형상 분석, 전기영동 패턴을, 핵산–고분자 복합체의 경우 복합체 구성 중합체의 물리화학적 특성, 형태 및 구조를 분석해야 한다. 다음은 핵산 약물 분석에 사용되는 몇 가지 일반적인 기술이다.

1) 겔 전기영동(Gel electrophoresis)

겔 전기영동은 크기, 전하 및 모양에 따라 핵산 분자를 분리하고 특성화하는 데 널리 사용되는 기술이다. 겔 전기영동에서 핵산 분자는 일반적으로 아가로스(agarose) 또는 폴리아크릴아미드(polyacrylamide)와 같은 겔 매트릭스에 전기장을 적용하여 분리된다. 분리된 분자는 ethidium bromide 또는 기타 핵산 특이적 염료로 염색하여 시각화할 수 있다. 이러한 겔 전기영동을 사용하여 핵산을 분리할 때, 핵산 분자의 크기가 클수록 늦게 이동하기 때문에 핵산 분자의 길이를 분석할 수 있다. 분석하고자 하는 핵산 분자의 길이에 따라 사용하는 겔 매트릭스 종류가 결정된다. 보통 짧은 핵산 분자를 분석할 시 높은 농도의 폴리아크릴아미드를 쓰게 되고 긴 분자를 분석할 시 낮은 농도의 아가로스를 쓴다. 어떠한 겔 매트릭스를 분석에 사용하는 지에 따라 핵산 분리능이 각기 달라지며, 시료의 길이 분석을 위해 이미 길이를 알고 있는 ladder를 함께 분리한다. 또한, 겔 전기영동을 사용하면 핵산의약품의 길이 정보 뿐 아니라 형태에 대한 정보를 얻을 수 있다. 예를 들어, pDNA의 경우 초나선, 선형, 열린 원형 등의 형태 정보와 이 형태의 비율을 분석할 수 있다. siRNA 의약품 및 ASO 의약품 등의 올리고 의약품은 그 서열이 달라짐에 따라 겔 전기영동에서의 이동성도 달라지기 때문에 같은 길이를 가지더라도 서열에 따라 다른 위치에서 band가 나타날 수 있다. mRNA는 긴 길이의 단일 가닥으로 겔 전기영동으로 길이를 분석하기에 앞서 formamide 등을 이용한 denaturation 과정이 필요하며 분석에 사용하는 겔 매트릭스도 핵산의 denaturation을 유도할 수 있도록 구성하는 것이 일반적이다.

2) 분광광도법(UV spectrophotometry)

분광광도법(UV spectrophotometry)은 용액의 분자에 의한 빛의 흡광도를 측정하는 기술이다. 일반적으로 핵산의 농도를 측정하고 순도를 평가하는 데 사용된다. 핵산은 260 nm의 파장에서 자외선(UV)을 흡수하는 특징을 가지고 있으므로, 260 nm에서 측정한 흡광도의 강도(A260)는 용액의 핵산 농도에 비례한다는 원리를 기반으로 하여 A260의 값을 핵산의약품의 농도측정에 이용한다. A260을 사용하여 핵산의약품의 농도를 측정하기 위해 Lambert–Beer 법칙을 사용하여 아래 식에 따라 흡광도를 농도로 변환하여 핵산의약품의 농도를 측정한다.

$$C = A / (\varepsilon \times l)$$

여기서, C는 샘플의 핵산 농도, A는 260 nm에서의 흡광도, ε는 몰흡광계수(측정되는 핵산의 고유값, $M^{-1} \cdot cm^{-1}$), l은 층장의 길이(cm)이다.

이때, A260 측정은 파장 260 nm에서도 광흡수를 하는 단백질이나 오염 물질과 같이 시료에 존재하는 다른 물질에 의해 영향을 받을 수 있다는 점에 유의해야 한다. 이로 인해 핵산 농도가 부정확하게 측정될 수 있다. A260은 핵산의 농도를 측정할 수는 있지만 이의 integrity는 가늠할 수는 없다. 구체적으로, 분해되었거나 조각화된 핵산도 A260에 영향을 미쳐 실제 intact한 핵산의약품의 농도보다 높게 측정될 수 있다. 추가로, 핵산의약품의 순도를 파악하기 위해 260 nm와 280 nm에서의 흡광도 비율(A260/A280)을 사용할 수 있다. 보통 A260/A280 비율 값이 ~1.8이면 일반적으로 순수한 DNA로, ~2.0이면 순수한 RNA로 간주된다. A260 측정의 또 다른 잠재적인 문제는 핵산 약물의 흡광도에 영향을 줄 수 있는 불순물 또는 변형의 존재이다. 이러한 경우 HPLC 또는 MS와 같은 다른 분석 기술을 사용하여 핵산 약물 농도를 정확하게 정량화할 수 있다.

3) **고성능액체크로마토그래피**(HPLC)

핵산의 분리, 정제 및 정량화에 사용될 수 있는 기술인 HPLC는 고정상과 이동상을 사용하여 크기, 전하 및 소수성을 기준으로 핵산 분자를 분리한다. HPLC는 핵산 약물의 순도와 안정성을 모니터링하는 데에도 사용할 수 있다. ion exchange (IEX), ion pair (IP), reversed phase (RP) 및 size-exclusion chromatography (SEC)를 포함하여 핵산 정제에 사용할 수 있는 여러 유형의 HPLC가 있다. IEX-HPLC는 전하를 기준으로 핵산을 분리하는데 사용되며 음전하 핵산은 양전하 정지상에 결합한다. RP-HPLC는 소수성 핵산이 고정상에 더 강하게 결합하여 소수성 정도에 따라 핵산을 분리한다. RP-HPLC는 siRNA 및 ASO 등의 올리고 의약품의 분석에 널리 쓰인다. SEC는 크기가 큰 분자가 고정상에서 제외되고 더 일찍 용출되는 성질을 이용하여 크기에 따라 핵산을 분리한다. 작은 핵산은 칼럼을 통과하는 데 더 오래 걸릴 수 있는 반면, 큰 핵산은 칼럼을 더 빨리 통과한다. 이에 따라, 크기가 알려진 표준물질들의 머무름 시간을 측정하여 핵산의 크기를 추정할 수 있다. 또한, 다양한 아민(amine)기를 가지는 ion-pairing reagent를 사용하여 IP-RP-HPLC를 통해 핵산을 분리할 수 있다. HPLC 방법의 선택은 핵산의 특성과 제거할 불순물에 따라 달라진다. 예를 들어 IEX-HPLC는 하전된 불순물을 제거하는 데 효과적이며 RP-HPLC는 소수성 불순물을 제거하는 데 더 효과적이다. 핵산이 HPLC로 정제되면 UV spectrophotometry 또는 겔 전기영동과 같은 분석 기술을 사용하여 순도와 농도를 분석할 수 있다.

4) **질량분석법**(MS)

질량분석법(MS)은 핵산 분자의 분자량과 구조를 결정하는 데 사용할 수 있는 분석 기술이다.

MS는 또한 핵산 약물의 변형 또는 불순물을 분석하는 데 사용할 수 있다. 특히, mRNA 의약품의 경우 5′cap 구조를 분석하는 데 유용하게 사용된다.

5) 원편광이색성(CD)

원편광이색성(CD) 분광법은 핵산과 같은 키랄 분자에 의한 왼쪽 및 오른쪽 원형 편광의 차등 흡수를 측정하는 기술이다. CD 분광법은 핵산의 2차 구조를 분석하고 환경 요인이나 다른 분자와의 상호작용으로 인한 구조 변화를 모니터링하는 데 사용할 수 있다.

6) 생물학적 분석법

생물학적 분석법은 핵산 약물의 활성을 평가하는 데 사용되는 기능적 분석법이다. 생물학적 분석은 핵산 약물의 효능 및 특이성을 결정하고 약동학 및 약력학 특성을 평가하는 데 사용할 수 있다. 타겟 유전자 억제 효과를 유도하는 올리고 의약품의 경우, 핵산의약품의 타겟 유전자의 발현을 RT-qPCR 혹은 western blot을 통해 확인할 수 있다. 유전자 발현을 유도하는 mRNA 의약품의 경우 의약품 사용에 따른 유전자 발현 효과를 western blot을 통해 분석할 수 있다. 핵산의약품의 약물 유효성과 관련해서는 목적산물의 발현 여부 및 발현 수준과 적절한 시험계(세포 및/또는 동물)에서의 활성 등을 평가하여 결정할 수 있다.

제7장 임상약물분석

7.1 서론

임상약물분석(clinical drug analysis) 또는 생체시료분석(biological sample analysis 또는 줄여서 bioanalysis)는 사람에게 약물을 투여 후 혈액, 조직, 또는 소변 등의 생체시료에 존재하는 약물과 대사물 등을 확인 및 정량 분석하는 것으로, 의약품 또는 원료 물질 자체의 분석과는 달리 특이하고 어려운 점이 많다. 즉, 생체시료는 분석물질의 검출을 방해할 수 있는 많은 성분이 함유되어 있는 관계로 분석 전 또는 분석 중에 간섭성분의 제거가 성공적인 분석을 위해 중요한 요소가 된다. 또한 생체시료에 측정하고자 하는 약물뿐만 아니라, 약물의 대사체가 공존하여 측정약물의 분석에 방해를 줄 수 있다. 그리고 생체시료에 분석물질을 분해할 수 있는 효소들이 존재할 수 있으므로 생체시료에서 분석물질의 안정성 평가가 반드시 이루어져야 한다. 생체시료의 분석에서는 분석법의 정확도, 정밀도, 일간 및 batch간 재현성 등이 확보된 결과가 중요하게 요구된다. 신약 개발, 생물약제학 및 임상약리학 등의 연구 분야에서 임상약물분석의 역할이 광범위하므로 생체시료 분석법의 시료 처리량도 매우 중요하다.

생체시료의 분석법에서 공통적으로 사용되는 기기나 과정이 있다. 최근의 생체시료 분석에서 이용되는 핵심 기술로는 LC-MS/MS를 주로 이용하고 있다. 또한 UV 또는 형광검출기를 이용한 HPLC법 등도 활용되고 있다.

7.2 생체시료의 특성

일반적으로 사용되는 생체시료는 혈액, 혈장 또는 혈청, 타액, 요, 담즙 및 조직 시료 등이 있다.

혈액은 가장 복잡한 생체시료로서, 가용성 단백질, 용해된 지방과 고체와 현탁된 세포를 함유한 일종의 완충액이다. 혈액은 주의 깊게 취급하지 않으면, 적혈구 등이 터져서 성분 분리가 어려워지기도 한다. 예를 들어, 적혈구에서 유리된 철이온은 일부 분석물질과 chelate를 생성해서 수용액 층에서 추출이 잘 되지 않는다. 혈구는 가열, 냉동, 교반에 의해 파열되기도 하지만 가장 일반적인 원인으로 물을 첨가하면 주위의 이온강도가 변화해서 세포가 팽윤되어 파괴되므로 혈액의 부피 변화 시에는 등장 식염수를 사용해야 한다.

혈액에 혈액응고방지제를 첨가하지 않고 방치하면 적혈구가 응고하고 상층액(혈청, serum)을 취할 수 있다. 혈청은 혈액 응고를 가져오는 가용성 인자를 함유하지 않는 점을 제외하고 혈장(plasma)과 유사하다. 일반적으로 혈액을 직접 추출하지 않고, 우선 혈청이나 혈장으로 분리하여 추출한다. 혈액을 직접 추출하는 경우에는 적혈구의 파괴를 최소화하도록 해야 한다.

요는 혈장이나 혈청과는 달리 단백질과 지질이 거의 없으며, 요 성분은 수용성인 반면에 대부분의 약물은 지용성이므로 유기용매로 추출될 수 있다. 요의 전체 조성은 식사에 따라 매우 다르며 색깔도 다를 수 있다. 요 시료분석에서 가장 어려운 점은 일정시간 동안 요 배설량이 차이가 나므로, 요에서 약물의 농도 측정보다는 약물 농도에 요 배설량을 곱해서 구한 양을 계산해야 한다. 요의 정상 pH 범위는 5.5–7이지만, 요의 pH는 식사와 투여 약물에 의해서 영향을 많이 받는다. 요를 방치하면 이산화탄소를 천천히 잃어버려 점차 알칼리성으로 되어 무기인산염의 침전을 가져오며, 분석물질의 분해를 초래하기도 하고 인산염과 함께 분석물질이 침전될 수 있다. 보관된 요의 조성은 바로 채취한 요의 조성과 다르므로, 시료 안정성이 평가되어야한다.

타액은 점도가 낮은 무색액으로 비교적 간섭물질이 적으며, 정상인에서는 식간에 15 mL/h의 속도로 분비되어 24시간동안 최대 2 L의 타액을 생성한다. 타액은 혈액의 비단백결합한 약물 농도를 반영하며, 스테로이드와 같은 비이온성 약물은 혈장에서 타액으로 쉽게 이행되므로 타액은 생체시료 분석에 적합한 비침습성 시료이다. 일반적으로 혈액에서 타액으로의 약물이행은 passive diffusion에 의하지만 lithium과 같은 일부 약물은 능동 수송에 의해 타액으로 배설된다. Phenytoin처럼 약물의 타액 단백결합은 혈장과 타액의 약물비의 차이를 가져온다. 타액분비를 촉진하기 위해 사용된 제제가 약물 분석에 영향을 미칠 수 있다. 표 7–1에 혈액, 혈장, 혈청 및 타액의 조성을 종합하였다.

표 7-1 혈액, 혈장, 혈청 및 타액의 조성

	혈액	혈청	혈장	타액
물	–	90–95%	90–95%	99.5%
비중	1.05–1.06	1.024–1.028	1.025–1.029	1.002–1.008
pH	7.36	7.32	7.32	5.17–6.77
총 단백질	–	–	6550 mg/100 mL	262 mg/100 mL
총 지질	–	–	500 mg/100 mL	2.8 mg/100 mL
Fibrinogen	–	–	330 mg/100 mL	–
콜레스테롤	–	200 mg/100 mL	–	〈 1 mg/100 mL
Chloride	300 mg/100 mL	350 mg/100 mL	350 mg/100 mL	102.8 mg/100 mL
Hemoglobin	15 g/100 mL	–	–	0

7.3 시료 전처리

생체시료 중에 다양한 내인성 물질은 다량 존재하는 반면에 분석물질의 농도는 상대적으로 낮은 편이므로 기기 분석 전에 간섭물질을 제거하고 분석물질을 농축하는 시료 전처리 과정이 필요하다. 시료 전처리법으로 제단백법, 액상추출법, 고상추출법과 한외여과법 등이 이용되고 있다. 각 방법의 내인성 물질을 제거하는 효율성과 방법의 편의성을 비교한 결과는 표 7-2와 같다. 시료 전처리의 효율성을 증가하고자 시료 전처리의 자동화 연구가 이루어졌으며, 96-well plate를 이용하는 경우가 많아졌다.

표 7-2 생체시료의 내인성 물질을 제거하기 위한 시료 전처리법의 상대적 효율성과 편의성 비교

	상대적 효율성				사용 편의성
	지질	염류	세포 성분	단백질	
제단백법	−	−	+++	+++	++
한외여과법	−	−	+++	+++	+
온라인 고상추출법	+/−	++	+	+/−	+
액상추출법	+/−	+++	+++	+++	+/−
고상추출법	++	++	+++	+++	−

+++, 매우 효율적임; +/−, 약간 효율적임; −, 비효율적임

7.3.1 제단백법

제단백법(protein precipitation method)은 간단하고 광범위한 응용성 때문에 생체시료의 전처리법으로 널리 사용되고 있다. 제단백 용매를 2:1 이상의 용량 비율로 생체 시료에 첨가하고 혼합한 다음 원심분리하여 상층액을 분리한다. 상층액을 건조시켜서 용해하거나 수용액으로 유기용매의 강도를 희석한 후 기기 분석법으로 정량한다.

제단백 용매로 아세토니트릴, 메탄올, 에탄올과 아세톤과 같은 유기용매를 2:1 이상의 용량비율로 사용하면 혈장시료 단백질의 98% 이상을 제거할 수 있으며, LC-MS법의 시료 전처리에 적용 가능하다. 과염소산, trichloroacetic acid 및 trifluoroacetic acid와 같은 산은 생체시료의 제단백에 효율적이나, 이온화 억제 및 정량 재현성의 감소를 초래하므로 LC-MS법의 전처리법에 사용할 수 없다.

제단백법의 장점은 방법이 간단하고 다양한 화학구조에 대해 회수율이 양호하다. 제단백법의 단점은 시료 중의 염류와 지질을 제거할 수 없으므로 HPLC 칼럼이나 질량분석기의 이온소스를 오염

시킬 수 있다. 시료의 유기용매 강도가 이동상보다 강한 경우의 시료를 HPLC 칼럼에 과량 주입하면 분석물질의 피크 끌림이나 넓어짐이 일어나므로, 시료의 유기용매 조성은 이동상의 유기용매 조성과 유사해야 하며, 시료 주입량이 적어야 한다.

7.3.2 한외여과

한외여과(ultrafiltration)는 분자 크기에 의한 분리이다. 한외여과 장치의 중요한 요소는 시료용기의 바닥에 위치한 분자량 cutoff membrane(차단막)이다. 한외여과 용기에 시료를 가하고 원심분리하면 분자량 cutoff(일반적으로 3, 10 또는 30 kDa)보다 작은 분자는 막을 통과하여 수기에 모아지는 반면에 분자량 cutoff보다 큰 분자는 시료 용기에 남아있다. 즉, 혈장단백에 결합하지 않은 작은 약물은 membrane을 통과하고, 혈장단백과 결합한 약물은 membrane을 통과하지 못한다. 또한, 무기염류, 지질과 물 같은 작은 내인성 물질은 membrane을 쉽게 통과한다. 여과액을 HPLC 또는 LC–MS법으로 분석한다. 한외여과는 혈청, 혈장 또는 생체시료 중의 유리형 약물 분획을 정량할 수 있는 쉬운 방법이다.

여과액 중에 다량 존재하는 저분자량의 내인성물질에 의한 LC–MS 분석 시 일어날 수 있는 ion suppression을 최소화하기 위해 분석 칼럼과 질량분석계 사이에 전환밸브(divert valve)를 설치해 분리 초기의 용리액을 waste로 흐르게 한다.

7.3.3 액상추출법

액상추출법(liquid–liquid extraction)은 가장 많이 사용되고 있는 시료 전처리법으로, 분석 물질의 수용액(생체시료)과 유기용매에 대한 용해도 차이와 분배 평형에 의한다. 그림 7–1에서 보는 바와 같이, 액상추출이 잘 되도록 분석물질을 중성분자화하고자, 시료에 적당한 완충액을 가해 시료의 pH를 조절한 다음, 물과 혼합되지 않는 용매를 가하고 섞는다. 시료 혼액을 원심분리 후 유기용매층을 취하여 증발건고한 다음, 건고물을 이동상 등의 적당한 용매로 용해하여, 적당한 분석법으로 분석물질을 측정한다.

액상추출법은 pH 조절에 의해 비이온화되는 비극성 또는 극성이 약한 분석물질의 전처리에 적합한 시료 전처리법이다. 액상추출법에서 수용액(생체시료) 부피의 3–10배의 유기용매를 사용하면 분석물질의 회수율이 높아진다. 액상추출법은 실험실에서 경제적으로 비교적 비용이 적게 들지만, 과정은 복잡하고 시간이 소요되는 단점이 있다.

액상추출법에 사용되는 유기용매는 물과 혼화되지 않으며, 분석물질에 대응하는 극성, 높은 휘발성, 적당한 점도를 가져야 한다. 표 7–3에 액상추출법의 용매로서 적합한 유기용매의 중요한 물리적 성질을 나타냈다.

표 7-3 **액상추출법에 자주 사용되는 용매의 물리적 성질**

용매	비점(℃)	밀도(g/mL)	극성
Methylethyl ketone	80	0.80	4.7
Ethyl acetate	77	0.90	4.4
Methyl *tert*-butyl ether	55	0.74	2.5
Diethyl ether	35	0.71	2.8
Methyl *tert*-butyl ether + 5% ethanol	58	0.75	3.2
Butyl chloride	78	0.89	1.0
Pentane	36	0.63	0.0

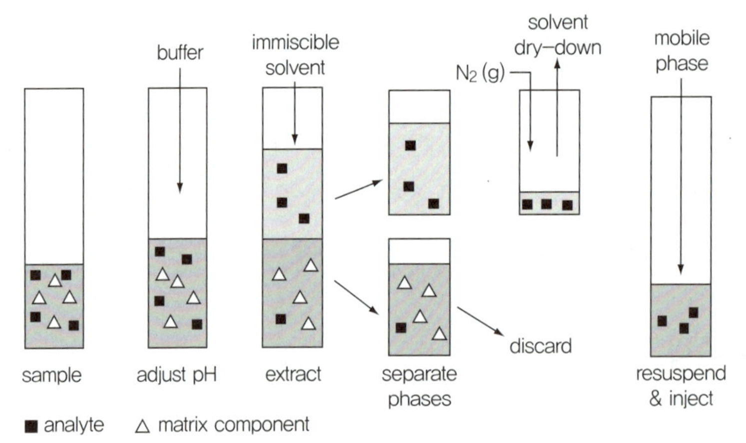

그림 7-1 **액상추출법 과정**

7.3.4 고체상추출법

고체상추출법(solid-phase extraction, SPE)은 액체크로마토그래피 실험이 축소된 형태로서(그림 7-2), 역상, 이온교환 또는 혼합된 머무름기작을 이용한다.

흡착제를 컨디셔닝한 다음 분석물질의 흡착을 위해 시료의 pH를 조절하고 시료를 흡착제에 통과시키면 분석물질과 일부 내인성물질이 충전제에 선택적으로 유지된다. 흡착된 간섭물질을 제거하기 위해 물 등의 용리강도가 약한 용매로 세척하고, 강한 용매를 사용하여 분석물질을 충전제로부터 용출한다. 용출액을 바로 분석하거나, 건고한 다음 건고물을 재용해하여 분석한다.

고체상추출법은 고체상추출법은 흡착제 및 세척 용매, 용출 용매를 최적화함으로써 제단백법과

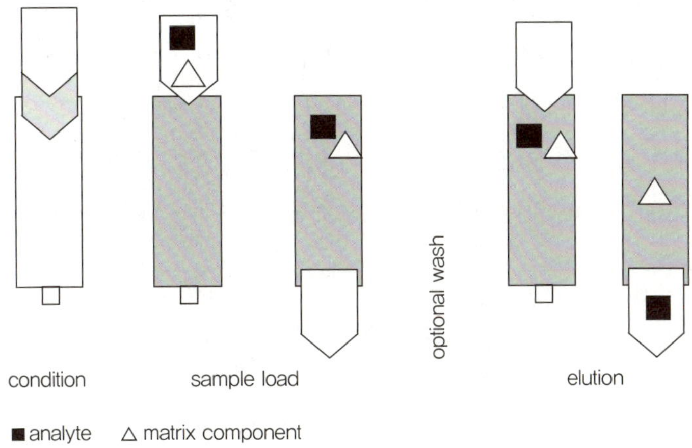

그림 7-2 고체상추출법 과정

액상추출법에 비해 감도를 최대화할 수 있으며, 자동화 과정이 가능하여 좀 더 손쉽게 전처리할 수 있다. 단점은 흡착제 및 세척 용매와 용출 용매의 선택이 복잡하고, 시료의 pH 조절이 매우 중요하며, 제단백법과 액상추출법에 비해 비용이 많이 든다.

고체상추출법은 자동화가 가능하여 자동화된 고체상추출시스템이 판매되고 있으며, 자동화 고체상추출시스템의 장점과 문제점을 표 7-4에 종합하였다.

표 7-4 자동화 고체상추출시스템의 주요 장점과 단점

장점	단점
시간 절약	carryover 발생 시 성과 감소
병행과정 알고리즘의 사용으로 시료의 고속 처리	시스템 오차가 감지되지 않을 수 있음
정밀도 및 정확도 증가	시스템 오차로 인한 정밀도 저하 가능성
연구자의 안전: 자동화로 병인성이거나 유해한 시료에 노출 감소	시료의 물리 화학적 안정성 문제
실험자의 지루함 감소	
전자동화된 분석법 개발이 가능함	

7.3.5 시료 전처리법의 선택

시료 전처리법의 선택에 대한 규칙은 없으며, 생체시료의 종류, 분석물질의 화학적 구조, 사용되는 기기 분석법의 종류, 시료 전처리의 개발에 소요되는 시간, 시료 전처리의 자동화 가능성을 고려하여 선택한다.

분석물질의 화학구조는 화합물이 이온이나 중성분자 형태로 존재하는 pH 범위, 화합물의 소수성(hydrophobicity)과 화학적 반응성에 관한 정보를 제공하므로, 화합물의 시료 전처리법을 확립하는데 중요한 인자 중의 하나이다. 예로, 쯔비터이온성 아미노산인 L-dopa(그림 7-3)는 pKa값이 약 4와 10이며, pH 전범위에서 이온화되어 있으므로 유기용매에 잘 녹지 않는다. 생체시료에서 L-dopa의 분석법에서 시료 전처리법으로 제단백법이나 고체상추출법이 가장 적합할 것이며, 실제로 다양한 생체시료 중 L-dopa의 분석에서 고체상추출법을 이용한 분석논문이 다수 보고되었다.

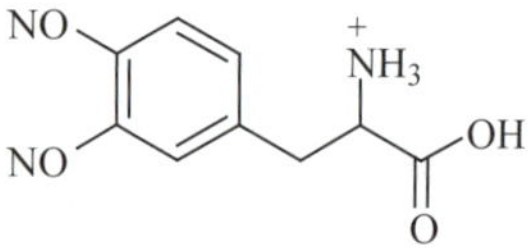

그림 7-3 L-Dopa의 구조

시료 전처리는 생체시료분석에서 장애물이라고 인식되어 왔으나, 자동화에 의해 처리량이 향상되었다. 특히 96-well plate와 liquid handler 등을 사용하여 고체상추출법, 액상추출법, 제단백법의 시료 전처리가 자동화되었으며, 자동 시료분주장치로는 MultiPROBE (PerkinElmer Life Sciences), Quadra 96 (Tomtec), Microlab (Hamilton)과 Tecan Genesis (Tecan)가 많이 사용되고 있다.

7.4 생체시료 중 약물의 분석법

생체시료에서 약물의 정량에 사용되는 분석법이 갖춰야 할 특성은 ① 유사 구조의 약물과 대사체를 구분하고, ② 소량의 약물 검출이 가능하며, ③ 방법이 간단하고 ④ 병용하는 약물의 영향을 받지 않아야 하며, 크로마토그래프법(HPLC, GC), 모세관 전기영동법, LC-MS법 및 면역학적 방법(방사면역측정법 및 효소면역측정법)이 사용된다.

7.4.1 면역학적 방법(Immunoassay)

방사면역측정법(radio-immunoassay, RIA)은 고감도이고 정밀성이 높으나, 방사성동위원소를 사용하므로 이용이 제한된다. RIA의 큰 단점은 유사한 반응성을 가진 약물의 cross-reactivity(교차반응성)이다.

효소면역측정법(enzyme-immunoassay, EIA)는 방사성동위원소를 사용하지 않으므로 RIA법에 비해 우수하나, 다른 약물에 대한 cross-reactivity(교차반응성)가 존재하는 단점이다.

형광편광면역측정법(fluorescence polarization immunoassay, FPIA)은 정확도와 정밀도가 크고 짧은 분석시간이 소요된다.

7.4.2 고성능액체크로마토그래피(HPLC)와 기체크로마토그래피(GC)

HPLC법과 GC법은 특이성이 있고 정밀도와 감도가 높은 방법이며, 다중 분석이 이루어질 수 있다. 단점은 다성분 분석 시 복잡한 시료 전처리 과정 등이 필요하다. GC법보다 HPLC법이 더 많이 이용되고 있다.

7.4.3 LC-MS 분석법

UV/Vis 또는 형광 검출기를 이용한 액체크로마토그래프법은 생체시료 분석에서 오래전부터 사용된 방법으로, 단점은 특이성 결여, 시료 분석 시간과 방법 개발이 오래 걸리고, 종종 분석 감도가 낮은 편이다. LC-MS법은 뛰어난 특이성, 신속함 및 감도를 나타내므로 생체시료 중 약물의 분석 분야에 활용이 매우 증가했다.

생체시료분석을 위한 LC-MS분석법에서 single quadrupole, ion-trap 또는 time of flight (TOF) 질량분석기도 생체시료 분석에 사용되지만, 가장 이상적인 질량분석기는 triple quadrupole 질량

분석기이다. 생체시료분석에 multiple reaction monitoring (MRM) 또는 selective reaction monitoring (SRM)모드를 많이 이용하고 있다.

분석물질을 분리하며 분석물질과 그 대사물을 분리하고자 크로마토그래피 조건을 최적화해야 한다. LC-MS의 이온화법인 atmospheric pressure ionization (API)법에는 atmospheric pressure chemical ionization (APCI)과 electrospray ionization (ESI)법이 있으며, 생체시료 중 약물 분석에 널리 이용되고 있다. MS법을 이용한 생체시료 중 약물 분석법 개발에서 분석물질과 동시에 용리되는 생체시료의 내인성 성분에 의해 분석물질의 이온화가 억제되어 정량 결과의 편차를 가져오는 매트릭스 효과 현상이 있으며, APCI법보다 ESI법에서 많은 문제를 야기하고 있다. 또한, 이온소스의 collision-induced dissociation (CID)에 의해 glucuronide 포합체와 같은 대사물이 원래 약물로 전환되어서 분석에 영향을 줄 수 있다. 그러므로 생체시료의 분석법 개발에서 내인성 간섭성분에 의한 매트릭스 효과와 이온소스에서 대사물의 전환은 반드시 검토해야 한다.

생체시료의 LC-MS 분석법 개발의 일반적인 단계는 그림 7-4에 나타냈다.

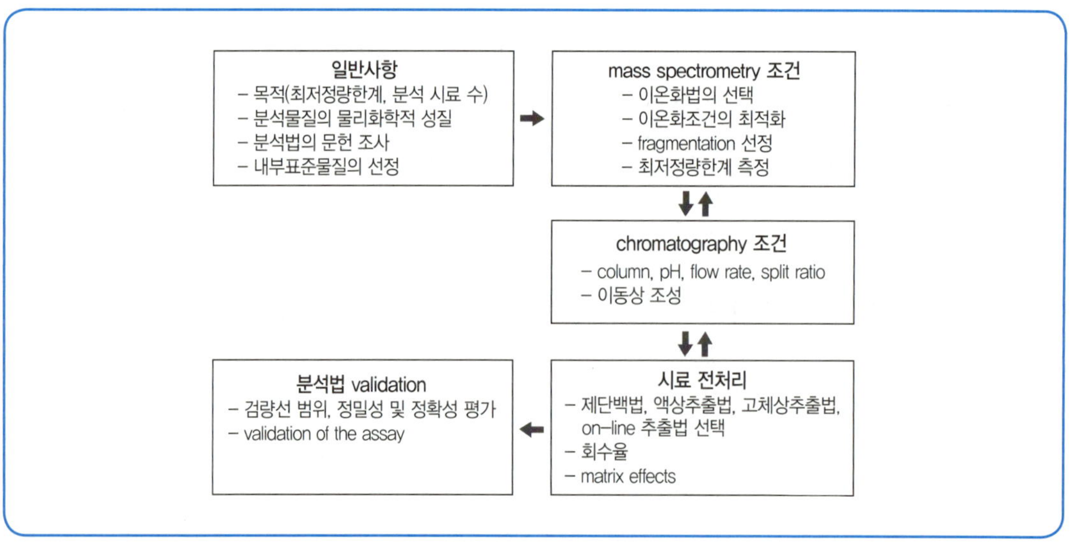

그림 7-4 생체시료의 LC-MS 분석법의 개발 전략

7.5 생체시료 분석의 고속 처리를 위한 기법

생체시료의 분석에서 시료 전처리와 크로마토그래피 분리는 공통적인 장애이므로 많은 새로운 발전이 이루어지고 있는 부분이다.

7.5.1 고속 분리법

생체시료의 분석에서 처리 속도를 증가시키고자 크로마토그래피에서 분리능의 손상없이 분석시간을 감소시키는 연구가 진행되어 입자크기가 작은 LC 칼럼과 초고압을 이용하는 초고성능액체크로마토그래피(UHPLC), 모노리틱 칼럼 및 HILIC이 개발되어 활용되고 있다.

7.5.1.1 초고성능액체크로마토그래피

입자크기가 작은 LC 칼럼과 초고압의 사용은 1997년에 MacNair 등에 의해 도입되었으며, Waters사에 의해 처음 상업화된 ACQUITY UPLC system이 널리 사용되고 있다. Van Deemter curve에 의하면, 입자 크기가 작은 충진제를 사용하면 분리효율은 매우 커지며, 고속에서도 분리효율이 높게 유지된다. 입자 크기가 작은 충진제와 빠른 유속을 사용하면 높은 분리 효율을 유지할 수 있으므로, 기존의 HPLC 장비가 초고압을 견딜 수 있도록 개선하였다. 초고성능액체크로마토그래피(ultra-high performance liquid chromatography, UHPLC)는 시료 분석 속도와 감도가 일반 HPLC보다 좋으므로, 생체시료의 분석에 널리 이용되고 있다.

7.5.1.2 Monolithic LC 칼럼

Monolithic 칼럼은 기존의 칼럼 충진제와 달리 독특한 이중다공성 구조를 가지고 있다. Silica에 10–12 nm의 mesopore는 넓은 표면적을 제공하며, 수 μm의 through-pore는 고속의 이동상 사용시 압력을 감소시켜준다. Monolithic 칼럼은 분리효율이 매우 높으며, 빠른 유속에서도 높은 분리효율을 유지하므로, 분리능이 높으면서도 분석시간을 단축할 수 있다. Monolithic 칼럼은 생체시료 중 약물 분석의 고속 처리능을 가능하게 하지만, 칼럼의 크기와 칼럼 chemistry는 제조상의 어려움으로 다양성이 적다.

7.5.1.3 친수성 크로마토그래피

친수성 크로마토그래피(hydrophilic interaction chromatography, HILIC)는 역상 크로마토그래피에서 머무르지 않고, void time에 용리되는 극성 혹은 친수성 물질에 대한 선택성과 머무름을 나타내는 크로마토그래프법으로 2000년대 중반부터 생체시료의 분석에 널리 이용되고 있다. HILIC의 고정상은 극성인 bare silica, amino 또는 sulfobetaine–type zwitterion 칼럼 등이 사용되며, 칼럼 chemistry에 대한 선택성이 매우 크다. HILIC에서 사용되는 용매의 강도는 물 〉 메탄올 〉 에탄올 〉 프로판올 〉 아세토니트릴로, HILIC의 이동상은 높은 비율의 유기용매와 낮은 비율의 물 혼액을 사용하며, 유기용매로 아세토니트릴이 많이 사용된다.

HILIC의 장점은 이동상의 유기용매 비율이 높아 MS법에서 이온화와 용매증발 조건의 개선으로 MS의 감도가 증가하며, 제단백법, 고체상추출법 혹은 액상추출법 등의 시료 전처리에 의해 얻은 유기용매 추출분획을 그대로 주입할 수 있으므로 시료 전처리에서 유기용매 농축과 재용해 과정을 제거하여 분석 처리능을 개선한다.

7.5.2 온라인 추출법

생체시료의 분석에서 걸림돌인 시료 전처리를 개선하고자 칼럼 스위칭(column switching)에 근거한 온라인 추출법은 기존 HPLC 장치의 활용이 가능하므로 널리 사용되고 있다.

칼럼 스위칭 시스템의 구성은 그림 7–5와 같다. 분석할 생체시료를 전처리없이 또는 최소한의 전처리를 하여 추출 칼럼 또는 카트리지에 주입하면, 분석물질은 추출 칼럼의 특성에 따라 다양한 기전으로 추출 칼럼에 머무르게 되며, 생체시료의 내인성 성분들은 waste로 세척 제거된다. 스위칭 밸브의 모드를 전환하여 추출 칼럼에 머무르는 분석물질을 분석 칼럼으로 용출하여 분리한 다음 MS 등의 검출기에서 정량한다.

고속 또는 'turbulent–flow' 온라인 추출법은 LC–MS에서 최근 널리 사용되는 방법 중의 하나로,

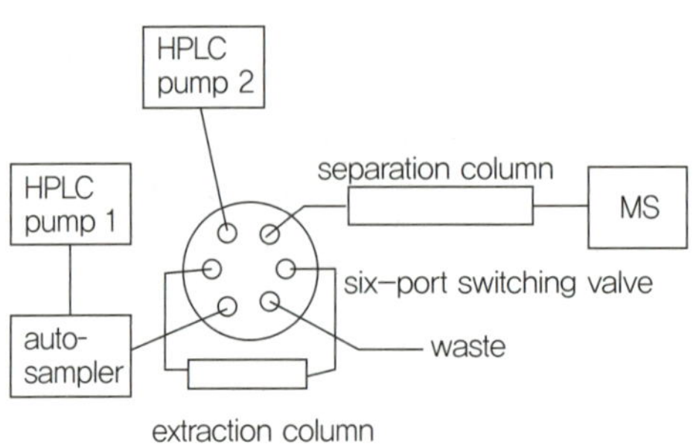

그림 7–5 칼럼 스위칭 시스템의 모식도

30−60 μm 충전제의 추출 칼럼과 높은 유량의 이동상을 사용하여 추출의 효율과 재현성을 증가시킨다. 생체시료가 분석 전에 수시간 동안 자동시료주입기에 추출되지 않은 상태로 방치되어 있으므로 생체시료에서 분석물질의 안정성이 확보되어야 한다.

7.5.3 병렬 분리법

생체시료의 분석에서 고속 처리능을 확보하기 위해 병렬 분리(parallel separation) 방법이 사용되고 있다. 병렬 분리의 가장 일반적인 방법은 복수의 크로마토그래피 분리법으로, 가장 간단한 방법은 한 칼럼에서 분석물질이 용리될 때 다른 칼럼에서 분석물질이 용리되지 않도록 시료를 시간 차를 두어 주입한다.

7.6 생체시료 분석법 밸리데이션

분석법 밸리데이션(method validation)은 생체시료 중 분석물질의 정량 분석에 사용되는 특정 방법을 개발하고 확립하는 과정에서 평가되어야 하는 특이성, 정확성, 정밀성, 회수율, 검량선, 생체시료효과 및 시료 내 분석물질의 안정성을 증명하는 모든 과정을 포함한다. 분석법 밸리데이션은 특정 실험실에서, 특정 분석법이 적합하고 신뢰할 만하다는 것을 문서화하는 과정을 포함하며, 분석결과를 채택하기 위해서는 분석법 밸리데이션 기준에 적합해야 한다.

7.6.1 특이성(Selectivity, Specificity)

특이성은 생체시료내 다른 물질의 공존 시 해당 분석물질을 분리하고 정량하는 분석법의 능력을 말한다. 특이성을 평가하기 위해 해당하는 생체시료(혈장, 요 등)의 공시료 분석을 최소 6가지 서로 다른 기원의 생체시료(예. 여섯 사람에서 채취한 생체시료)를 이용하여 수행해야 한다. 각 공시료에 대해서 간섭시험을 수행하여야 하며, 특이성 평가는 최저정량한계에서 수행되어야 한다.

생체시료내 존재 가능한 간섭물질로는 내인성 물질, 대사체, 분해산물 등이 있으며, 실제 연구 시에는 병용투여 약물과 다른 외인성 물질 등도 존재할 수 있다. 만약 해당 분석법이 한가지 이상의 분석물질을 정량하고자 하는 경우 각 분석물질별로 간섭물질이 없음을 입증하여야 한다.

7.6.2 정확성(Accuracy) 및 정밀성(Precision)

분석법의 정확성은 분석물질의 참값(농도)에 대한, 분석법에 의해 얻어진 평균 시험결과의 근접성을 의미하며, 정밀성은 하나의 균질화된 생체시료로부터 취한 여러 개의 등분체(aliquots)를 반복 분석하였을 때 분석물질에 대한 개개 측정치의 근접성을 의미한다. 정확성과 정밀성은 기지량의 분석물질을 함유한 품질관리용 표준시료(quality control, QC 시료)를 반복적으로 분석함으로써 구해진다. 정확성 및 정밀성 평가 시 검량선 범위 전역을 포함하는 최소 3개의 농도인 ① 최저정량한계의 3배 정도의 농도(저농도 QC 시료), ② 검량선의 중간 정도의 농도(중농도 QC), ③ 검량선의 최고정량한계의 농도(고농도 QC)에 대해 최소 5번의 시험을 실시하여 평가한다.

정확성은 참값으로부터의 평균치의 오차 정도로 평가하는데, 평균값이 최저정량한계를 제외하고는 실측값의 15%이내여야 하고, 최저정량한계에서도 20%를 넘어서는 안 된다.

정밀성은 변동계수(coefficient of variation, CV)로 표시하는데, 각 농도별로 측정된 CV가 15%를 초과해서는 안 되며, 최저정량한계에서는 CV가 20%를 넘지 않도록 한다.

정확성과 정밀성은 더욱 세분화되어 한 분석배치 시험 시 정밀성을 평가하기 위한 시험내(within-run) 또는 분석배치내(intra-batch) 정확성과 정밀성, 시간 경과 시 정밀성을 평가하기 위한 시험간(between-run) 또는 분석배치간(inter-batch) 정확성과 정밀성으로 나뉘어진다. 이때, 다른 시험자, 다른 장비, 다른 용매, 그리고 실험실 간의 정밀성도 포함되도록 시험해야 한다.

7.6.3 회수율(Recovery)

분석물질의 회수율은 생체시료에 분석물질을 가한 후 추출하여 얻어진 시료의 검출반응과 기지농도의 순수 표준물질의 검출반응을 비교한 값이다. 회수율은 분석법의 추출효율과도 관계된다. 회수율이 100%가 될 필요는 없지만 분석물질과 내부표준물질의 회수율은 일정하고 정밀하고 재현성이 있어야 한다. 회수율 시험은 세 가지 농도(저, 중, 고농도)에서 추출한 시료의 분석결과와 100% 회수를 의미하는 추출하지 않은 표준물질의 분석결과를 비교하여 수행한다.

7.6.4 검량선(Standard curve)

검량선은 분석물질의 기지농도와 기기 반응과의 관계를 나타내는 것으로서, 시료 중의 각 분석물질에 대해 작성되어야 한다. 검량선은 분석하고자하는 검체와 동일한 생체시료에 기지농도의 분석물질을 가한 것을 시료로 하여 작성하며, 검량선 작성에 사용되는 표준물질의 농도는 각 연구에서 예상되는 농도 범위에 근거하여 결정된다. 표준물질의 검량선은 공시료(내부표준물질없이 시험한 생체시료), 제로시료(내부표준물질만을 넣고 시험한 생체시료), 그리고 최저정량한계를 포함해서 정량 범위이내의 6~8가지 농도의 표준물질과 일정농도의 내부표준물질을 가한 시료로 구성된다.

7.6.4.1 최저정량한계(Lower limit of quantification, LLOQ)

다음의 조건이 충족될 때 검량선의 최저표준농도를 정량한계로 한다.

- 최저정량한계에서 분석물질의 반응을 공시료의 반응과 비교할 때 최소 5배 이상이다.
- 분석물질의 피크(반응)는 확인 가능하고 분리되어 있으며, 20% 이내의 정밀성과 80-120%의 정확성을 가진다.

7.6.4.2 검량선/표준곡선/농도 대 반응

검량선으로는 농도와 반응의 관계를 적절히 기술하는 가장 간단한 모델이 사용되어야 한다.

가중치를 두거나 복잡한 회귀방정식을 사용할 때는 타당성을 입증해야 한다. 검량선을 작성할 때는 다음 조건을 충족해야 한다.

- 최저정량한계에서 이론치와의 편차 20% 이내
- 최저정량한계이외의 농도에서 이론치와의 편차 15% 이내

최저정량한계와 최고정량한계를 포함하여 6개의 표준농도 중 최소 4개의 농도가 위 기준에 적합해야 한다. 범위를 벗어난 표준농도 측정치를 제외하고 검량선을 작성하였을 때 그 회귀방정식이 변경되어서는 안 된다.

7.6.5 생체시료효과(Matrix effect)

생체시료효과란 생체시료 내의 물질들이 직접 또는 간접적으로 분석물질 또는 내부표준물질의 반응에 미침으로써 생체시료 성분의 개체 간의 차이가 정량의 정확성, 정밀성에 미치는 영향을 말한다.

생체시료효과는 품질관리시료를 분석하여 평가하며, 일반적으로 6개의 서로 다른 기원의 생체시료를 가지고 낮은 농도(최저정량한계의 최대 3배)와 높은 농도(최고정량한계 부근)의 품질관리시료를 측정하고 이때 구한 농도값의 CV는 15% 이내여야 한다.

구하기 힘든 생체시료의 경우 6개보다 적은 수의 생체시료를 사용할 수 있고 생체시료효과는 대부분 시료처리 방법, 분석조건 변경 등을 통해 감소시킬 수 있다.

7.6.6 안정성(Stability)

생체시료 내 약물의 안정성은 보관조건, 약물의 화학적 특성, 생체시료, 그리고 보관상태 등에 따라 결정된다. 특정 생체시료와 보관 상태에서 분석물질의 안정성은 해당 생체시료와 보관 상태에만 관련되며, 다른 생체시료나 보관상태와는 연관시키지 말아야 한다. 안정성시험 과정은 장기보관(설정된 보관 온도에서 냉동)과 단기보관(실온에서 실험하는 동안 보관) 후 및 냉· 해동과정(freeze-thaw cycle)을 거친 후 시료를 채취하여 취급과 분석하는 동안의 분석물질의 안정성에 대해 평가해야 한다.

7.6.6.1 냉·해동 안정성

생체시료 중 분석물질의 냉· 해동 안정성은 냉동과 해동 과정을 3차례 거친 후 측정한다. 저농도와

고농도 각각 최소 3개의 등분체를 설정된 저장온도에서 24시간 동안 저장하고 실온에서 보조기구 없이 해동한다. 완전히 녹았으면, 다시 같은 조건으로 12~24시간 동안 동결한다. 냉·해동 과정을 2회 반복한 다음 분석한다. 만약 분석물질이 설정된 저장 온도에서 불안정한 경우 3회의 냉·해동 과정 시 −70℃에서 동결한다.

7.6.6.2 단기 온도 안정성

저농도와 고농도 각각 3개의 등분체를 실온에서 해동하고 실온에서 4−24시간 동안 방치한 다음 분석한다. 실온에서 방치하는 시간은 해당 연구 과정에서 시료가 실온에서 방치되는 시간을 고려하여 결정한다.

7.6.6.3 장기 안정성

장기 안정성에서의 저장 기간은 초회 시료 채취일로부터 시료 분석 종료일까지의 기간보다 길어야 한다. 장기 안정성은 저농도와 고농도 각각 최소 3개의 등분체를 시험시료와 동일 조건하에서 저장하여 평가한다. 시료의 용량은 3회 분석하는데 충분한 양이어야 한다. 안정성 시료의 농도는 장기 안정성 시험을 시작한 첫날 얻어진 해당 농도별 측정치의 평균값과 비교한다.

7.6.6.4 표준원액 안정성

약물과 내부표준물질의 표준원액의 안정성은 적어도 6시간 동안 실온에서 평가한다. 만약 원액이 해당 기간 동안 냉장 혹은 냉동 보관된다면 이에 대한 안정성 평가도 문서화되어야 한다. 원하는 저장기간이 지나면 새로 제조한 표준원액과 기기 반응을 비교하여 안정성을 평가한다.

7.6.6.5 조제 후 안정성

자동주입기내에 있는 기간을 포함해서 전처리한 시료의 안정성이 증명되어야 한다. 약물과 내부표준물질의 안정성은 분석법 밸리데이션 시료에 대해 예상소요시간 동안 시험한 후 원검량선을 토대로 농도를 계산하여 평가한다.

7.6.7 생체시료의 분석법 밸리데이션 시 유의 사항

- 생체시료의 분석법 밸리데이션에서 적합성을 평가하기 위한 기본적인 요소는 정확성, 정밀성, 특이성, 감도, 재현성과 안정성이다.
- 생체시료의 분석방법은 구체적이고 자세하게 기술되어야 한다.
- 시료 채취에서 분석까지 생체시료 중의 분석물질을 측정하는데 영향을 줄 수 있는 환경, 생체시료, 분석물질, 혹은 과정상의 변동요인들의 범위를 결정하고자 시험의 각 단계별로 평가되어야 한다.
- 시료의 생리적인 특성 때문에 생체시료의 다양성을 고려하는 것이 중요하다. LC-MS법으로 분석하는 경우에는, 분석법에서 생체시료에 의한 영향, 즉 matrix effect가 평가되어야 한다.
- 생체시료의 분석법은 사용 목적에 따라서 밸리데이션되어야 하며, 분석법 밸리데이션에 대한 결론을 도출하는데 사용된 모든 시험 내용은 보고서에 기술되어야 한다.
- 분석하고자 하는 검체의 생체시료와 동일한 생체시료를 분석법 밸리데이션에도 사용해야 한다. 골수와 같이 쉽게 얻기가 힘든 생체시료의 경우는 이와 생리적으로 가장 유사한 생체시료를 대체하여 사용할 수 있다.
- 시료 채취와 시료보관기간 동안 생체시료 중 분석물질의 안정성에 대한 평가를 시료분석 이전에 실시하도록 해야 한다.
- 매우 불안정한 대사체를 분석하는 경우 투약한 피험자로부터 채취한 생체시료 중 분석물질의 안정성을 확인해야 한다.
- 내인성 물질, 대사체와 알려진 분해생성물에 대해 생체시료 중 분석법의 정확성, 정밀성, 재현성 및 특이성이 확인되어야 한다.
- 검량선이 분석물질의 농도와 기기 반응의 상관관계를 적절하게 나타내기 위해서 충분한 수의 검량선용 표준시료가 사용되어야 한다. 대부분의 검량선 작성 시 공시료를 제외하고 6–8개 농도의 검량선용 표준시료가 사용된다.
- 검량선의 최고한계농도 이상을 희석하는 경우도 품질관리(quality control, QC)시료를 사용해 분석법 밸리데이션에서 정확성과 정밀성이 평가되어야 한다.
- 분석법이 적절하게 관리되고 있음을 입증하기에 충분한 수의 QC 시료가 사용되어야 하며, QC 시료의 수는 시험규모에 따라 결정되어진다. 시험 중 QC 시료의 시험 순서는 합리적으로 결정한다.
- 생체시료의 분석법이 유효하려면, 특정 적합기준이 미리 결정되어야 하고 검량선의 농도 범위에 적합한 QC 시료를 분석한 결과의 정확성과 정밀성이 적합기준에 도달해야 한다.

7.7 치료약물 모니터링

치료약물 모니터링(therapeutic drug monitoring, TDM)은 질병치료를 위해 체내 투여한 약물의 혈액 또는 요 등의 다양한 생체시료에서 그 농도를 측정하고 적절한 임상 파라미터로 해석하여 환자에게 최적의 약물 치료를 받도록 하는 것이다. TDM은 단순히 약물 정량에 그치지 않고 이에 대한 종합적인 해석을 포함하고 있으며, 1960년대에 TDM 개념이 정립되었고, 약물 측정법이 발달되면서 1980년대부터 많은 병원에서 시행되고 있다.

TDM이 모든 약물에 적용될 필요가 있는 것은 아니며, TDM을 시행해야 할 약물의 선정은 다음과 같다.

① 적정 치료 농도 범위(therapeutic range)가 좁은 약물로서 혈중 약물농도가 증가함에 따라 치료효과도 증가하지만 부작용도 증가하여 투여량을 아주 신중하게 조절해야 하는 경우. 예를 들어 digoxin의 치료 혈중 농도 범위는 0.8–1.8 ng/mL인데, 독성은 2.0 ng/mL의 digoxin 농도에서 나타난다

② 약물의 투여량 조절을 가능하게 하는 임상지표가 잘 규명되지 않아서, 약물농도를 측정하지 않으면 심각한 독성이 일어나는 경우

③ 약물의 투여량과 임상 효과간의 관계를 예측할 수 없는 경우. 예를 들어, 환자에 약물을 동일 용량 투여하였을 때 어떤 환자에서는 원하는 치료효과를 나타내지만 다른 환자에서는 독성을 나타내는데, 나이, 유전, 성별, 질병에 기인한 약물에 대한 대사(metabolism)능의 차이 때문이므로 TDM을 시행해야 한다

④ 비선형 약동력학 특성을 나타내어 투여량의 작은 변화가 독성을 유발할 수 있는 혈중 약물 농도를 초래할 수 있는 경우 약물 축적은 다른 약물과의 상호작용으로 부작용을 유발하기도 한다

⑤ 약물의 독성이 입원, 비가역적인 장기 손상과 심지어 사망을 초래하는 경우

⑥ 약물의 혈중 농도가 약물의 효능 및 부작용과 상관관계가 있는 경우

⑦ 혈장 등의 생체시료 중 약물이나 대사체의 농도를 정량할 수 있는 적당한 분석법이 있는 경우

TDM 시행으로 만성질환 환자의 약물 복용 순응도를 증가할 뿐 아니라, 약물치료 중에 일어난 약물 반응의 변화 원인을 찾는데 도움이 되고, 약물의 약동력학 특성이 변화하는 어린이, 노인, 임산부 및 환자에서 투여량 조절이 가능하며, 약물의 부작용을 피할 수 있으며, 임상에서의 약물상호작용을 확인할 수 있다.

적정 치료 농도 범위가 좁은 항경련제, 면역억제제, 심장질환치료제, 천식치료제, 항우울약, 항암

제, 일부 진통제 및 항생제 등이 TDM의 대상이며, 표 7-5에 TDM 주요 대상 약물과 적정 치료농도 범위를 나타내었다. 최저 혈중 농도(trough blood level)는 다음 투여 전 15분에 취한 혈중 농도를 의미하며, TDM에서 가장 선호하는 시료이다. Vancomycin과 aminoglycosides와 같은 일부 항생제는 약물의 부작용 때문에 최고 혈중 농도와 최저 혈중 농도를 측정해야 한다.

표 7-5 TDM 주요 대상 약물

약물 종류	약물(적정치료농도범위, 최저 농도)
항경련제 (Anticonvulsants)	phenytoin (10–20 μg/mL), carbamazepine (4–12 μg/mL), phenobarbital (15–40 μg/mL), primidone (5–12 μg/mL), valproic acid (50–100 μg/mL), methsuximide (10–40 μg/mL), gabapentin (2–12 μg/mL), clonazepam (10–50 ng/mL)
심장 질환치료제 (Cardioactive drugs)	digoxin (0.8–1.8 ng/mL), quinidine (2–5 μg/mL), procainamide (4–10 μg/mL), lidocaine (1.5–5.0 μg/mL), amiodarone (1.0–2.5 ng/mL), tocainide (5–12 μg/mL)
항우울약 (Antidepressants)	lithium (0.8–1.2 mmol/L), paroxetine (20–200 ng/mL), clomipramine (150–450 ng/mL), doxepin (150–250 ng/mL)
면역억제제 Immunosuppressants)	cyclosporine (100–400 ng/mL), tacrolimus (5–15 ng/mL), mycophenolic acid (1–3.5 μg/mL), sirolimus (4–20 ng/mL)
진통제(Analgesic)	acetaminophen (10–30 μg/mL), salicylate (150–300 μg/mL)
항레트로바이러스제 (Antiretroviral drugs)	amprenavir (150–400 ng/mL), indinavir (80–120 ng/mL), nevirapine (150–400 ng/mL), saquinavir (100–250 ng/mL)
항생제(Antibiotics)	amikacin (〈5 μg/mL), gentamicin (1–2 μg/mL), tobramycin (1–2 μg/mL), vancomycin (5–15 μg/mL), ciprofloxacin (0.5–2 μg/mL)

TDM의 시행이 필요하지 않은 경우는 다음과 같다.

① Penicillin 계열의 항생제처럼 적정 치료 농도 범위가 넓은 약물로써 치료효과가 최대로 발휘되는 혈중 약물 농도에서도 부작용이 미미한 상태를 나타내는 약물
② 임상 효과가 용량이나 혈중 농도와 관계가 없는 경우
③ 용량을 개별화할 필요가 없는 경우
④ 약리효과가 임상적으로 정량화할 수 있는 경우
⑤ 농도와 효력간의 관계가 확립되지 않은 경우

TDM은 약품분석학, 약동력학과 약력학 분야가 종합하여 다양한 임상상황에서 특별한 약물요법의 효능과 안전성을 평가할 수 있게 하며, 이 과정의 목적은 환자에 따라 치료 영역을 개인 맞춤화하는 것이다(그림 7-6).

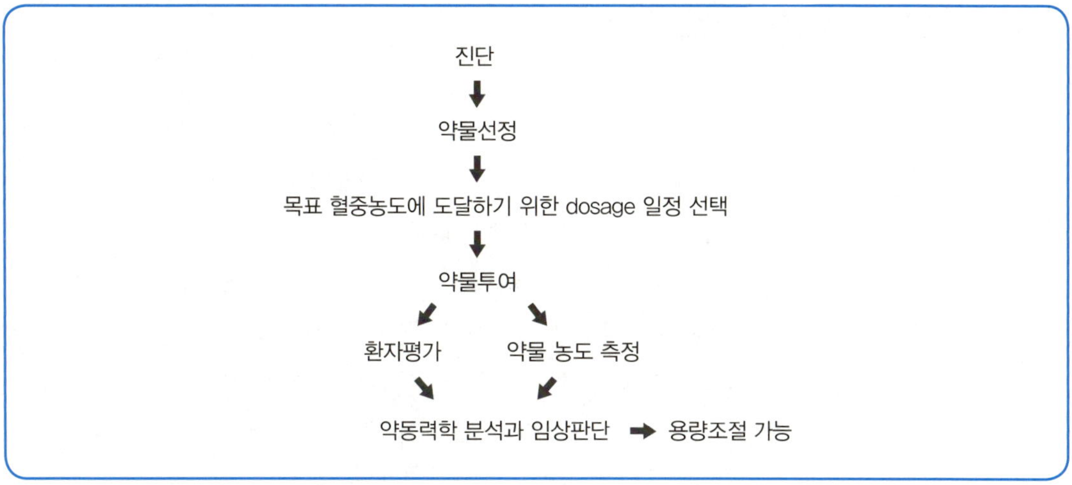

그림 7-6 TDM으로 약물 용량을 결정하는 과정

7.8 과학수사에서의 약물분석

생체시료에서의 약물분석이 범죄나 사건사고를 과학적으로 증명하고 해결하는 데 활용되는 분야를 법독성학(forensic toxicology)이라고 하며, 분석독성학(analytical toxicology)의 한 분야에 해당한다. 의약품 및 규제약물을 부적절한 목적으로 오남용하거나, 과다 복용하여 사망에 이른 경우 또는 농약, 유기용제 등 독성물질 복용에 의해 사망한 경우와 같이 약독물이 범죄 및 사건사고와 관련된 경우에 이를 규명하기 위하여 혈액, 요 또는 생체조직에서 약독물을 확인하고 정량분석함으로써 수사와 재판에 필요한 과학적 증거를 제공하게 된다. 이를 위하여 주로 기체크로마토그래피(GC), 기체크로마토그래피-질량분석법[GC-MS(/MS)], 액체크로마토그래피(LC), 액체크로마토그래피-질량분석법[LC-MS(/MS)] 등을 이용한 분석법을 개발하여 활용하고 있으며, 과학수사에서의 분석결과는 법적인 효력을 지니게 되므로 분석법의 유효화 및 품질관리가 매우 중요하다.

최근에는 혈액, 요 뿐만 아니라 타액, 모발, 땀 등 다양한 생체시료에서 약물을 분석하는 기술이 개발됨으로써 과학수사에서의 약물분석의 활용 범위가 확대되고 있다. 특히, 타액에서의 약물분석은 약물운전(drug driving), 직장약물검사(workplace drug testing) 등에 활용되고 있으며, 모발에서의 약물분석은 과거의 불법적인 약물남용의 이력에 관한 정보를 제공할 수 있어 실제 법정에서의 증거로서 빈번히 활용되고 있다.

특정 범죄나 사건사고에 관련되는 약독물의 종류를 예측하는 것은 거의 불가능하다고 할 수 있다. 특히, 최근에는 신합성마약(designer drug)과 같은 새로운 약독물의 출현도 급증하고 있다. 따라서 법독성학에서 다루어야 하는 분석 대상 약독물의 종류는 광범위하고 그 화학적 성질이 매우 다양할 뿐만 아니라, 체액, 조직 등과 같은 분석시료의 종류와 상태(양, 부패 정도 등)도 다양하기 때문에 분석법을 개발하고 활용하는데 극복해야 하는 점들이 많다. 이러한 분석적인 부분에서의 어려움 뿐만 아니라 분석 결과가 실제 범죄나 사건사고의 원인을 규명할 수 있도록 해석되어야 하며, 이를 바탕으로 과학적 견해를 제공함으로써 수사와 판결에 영향을 미치게 되므로 분석시료의 보안 및 분석결과의 신뢰성을 확보하기 위한 품질보증이 매우 중요한 분야이기도 하다.

7.8.1 약독물의 분류

범죄나 사건사고와 관련된 약독물을 분류하는 방법은 여러 가지가 있으나, 분석을 목적으로 하는 경우에 그 추출법에 따라 분류할 수 있다. 추출법에 따른 약독물의 종류는 다음과 같이 크게 5가지로 구분할 수 있다.

① **기체 또는 휘발성 약독물**: 증류법 또는 시료가 담긴 밀폐용기 중 헤드스페이스(headspace)로

부터 샘플링 하는 약독물

② **유기 비휘발성 약독물:** 유기용매에 의해 추출되는 약독물(대부분의 약물 및 농약이 여기에 속한다.)

③ **무기 금속 약독물:** 주로 유기물을 습식법으로 분해하거나 조직을 효소 가수분해하여 분리하는 약독물

④ **무기 음이온 약독물:** 투석법에 의해 분리되는 약독물

⑤ **기타 약독물:** 약독물의 종류에 따라 면역분석법이나 특이적인 추출법이 필요한 약독물

최근 분석기기의 발전과 첨단 분석기법의 개발로 이러한 약독물의 분류는 더욱 세분화할 수 있다. 일반적인 약독물의 분석과정은 생체시료로부터 약독물을 분리, 농축한 후 확인 및 재확인시험을 거쳐 정량분석을 하게 된다.

7.8.2 분석시료

법독성학에서 다루는 분석시료는 해당 사건의 의문점을 잘 해결할 수 있는 가장 적당한 시료가 무엇인지 그리고 해당 시료의 채취시점이 약물 또는 대사체의 검출이 가능한 시점인지에 따라 그 채취를 결정하게 된다. 예를 들어 그림 7-7은 혈액, 타액, 요, 땀, 모발에서 코카인의 검출이 가능한 기간을 보여주고 있다. 어떤 사람이 과거에 코카인을 투약한 사실이 있는지를 증명하기 위해서는 모발, 뼈, 손발톱이 적당한 분석시료가 될 수 있다. 그러나 과거 수일 내에 코카인 투약 여부를 증명하려면 요 또는 땀을 분석하는 것이 적합하다. 교통사고 등과 같은 특정 사건사고가 발생했을 당시에 코카인의 복용이 영향을 미쳤는지를 확인하기 위해서는 혈액이나 타액 중의 약물을 확인, 정량하는

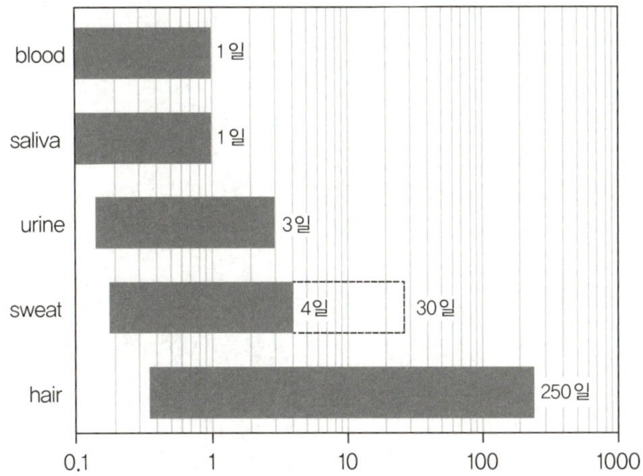

그림 7-7 **혈액, 타액, 요, 땀, 모발에서의 코카인 검출 기간**

것이 필요하며, 코카인과 관련된 사망의 원인을 밝히기 위해서는 혈액 또는 뇌조직의 분석결과를 해석하는 것이 중요한 단서를 제공할 수 있다.

7.8.3 분석방법

약독물과 관련된 범죄나 사망의 원인을 밝히기 위하여 적합한 생체시료를 채취한 후 일반적으로 다음과 같은 분석과정을 거치게 된다.

(1) **검출**: 정색반응, 박층크로마토그래프법, 면역분석법 등과 같은 스크리닝기법을 활용하여 생체시료 중에 존재하는 약독물을 검색하는 과정

(2) **확인**: 특정 약독물의 물리화학적 성질과 관련된 분석기법을 이용하여 약독물 및 그 대사체를 확정하는 과정

(3) **정량**: 확인한 약독물 및 대사물질을 정확하게 정량하는 과정

(4) **해석**: 확인 및 정량과정에서 얻어진 분석결과를 특정 범죄 및 사건사고의 정보를 바탕으로 해석하여 수사와 판결과정의 의문점을 해결하고 과학적 증거를 제공하는 과정

7.8.4 규제약물 분석(Forensic drug testing)

마약, 향정신성의약품, 환각물질, 기타 오남용 우려 의약품 등 규제약물의 분석은 과학수사에서의 약물분석이 가장 많이 활용되고 있는 분야이다. 단순히 불법적인 마약을 투약한 경우 뿐만 아니라, 이를 범죄에 활용하거나 투약 후 마약의 영향 하에서 운전, 작업 등을 하였을 때 이를 증명하기 위하여 요 또는 모발과 같은 생체시료에서 약물과 대사체를 분석하게 된다. 미국이나 유럽에서는 운전면허 취득 및 갱신 시에도 실시하고 있으며, 운수업, 광업 등의 직업군을 대상으로 규제약물 복용에 대한 정기적인 모니터링을 시행하고 있다. 또한, 운동경기나 경마 등에서 시행하는 도핑테스트도 이 분야 속한다고 할 수 있다.

7.8.5 사후독성학(Postmortem toxicology)

사후독성학은 약독물이 사망에 어떤 영향을 미쳤는지 규명하기 위하여 활용되는 분야이다. 주로 부검 당시에 채취한 혈액, 안방수(aqueous humor), 간조직 등 다양한 생체시료에서 약독물과 대사체를 확인, 정량하여 그 결과가 치료농도에 해당하는지 혹은 독성 또는 치사농도에 해당하는지를 결정함으로써 사인을 규명하는데 근거를 제공하게 된다. 하지만, 사망 후 약독물의 혈액 중 농도는 여러가지 환경적인 요인으로 인해 살아있는 사람과 달라지는 사후재분포(postmortem redistribution)가

일어난다. 또한, 사망자의 질병 여부, 약독물의 투여경로, 투여시점 및 기간, 약물상호작용 등도 약독물의 혈액 중 농도에 영향을 미치기 때문에 이러한 다양한 요인들을 면밀하게 검토한 후 약물과 대사체의 농도를 해석해야 한다.

부록

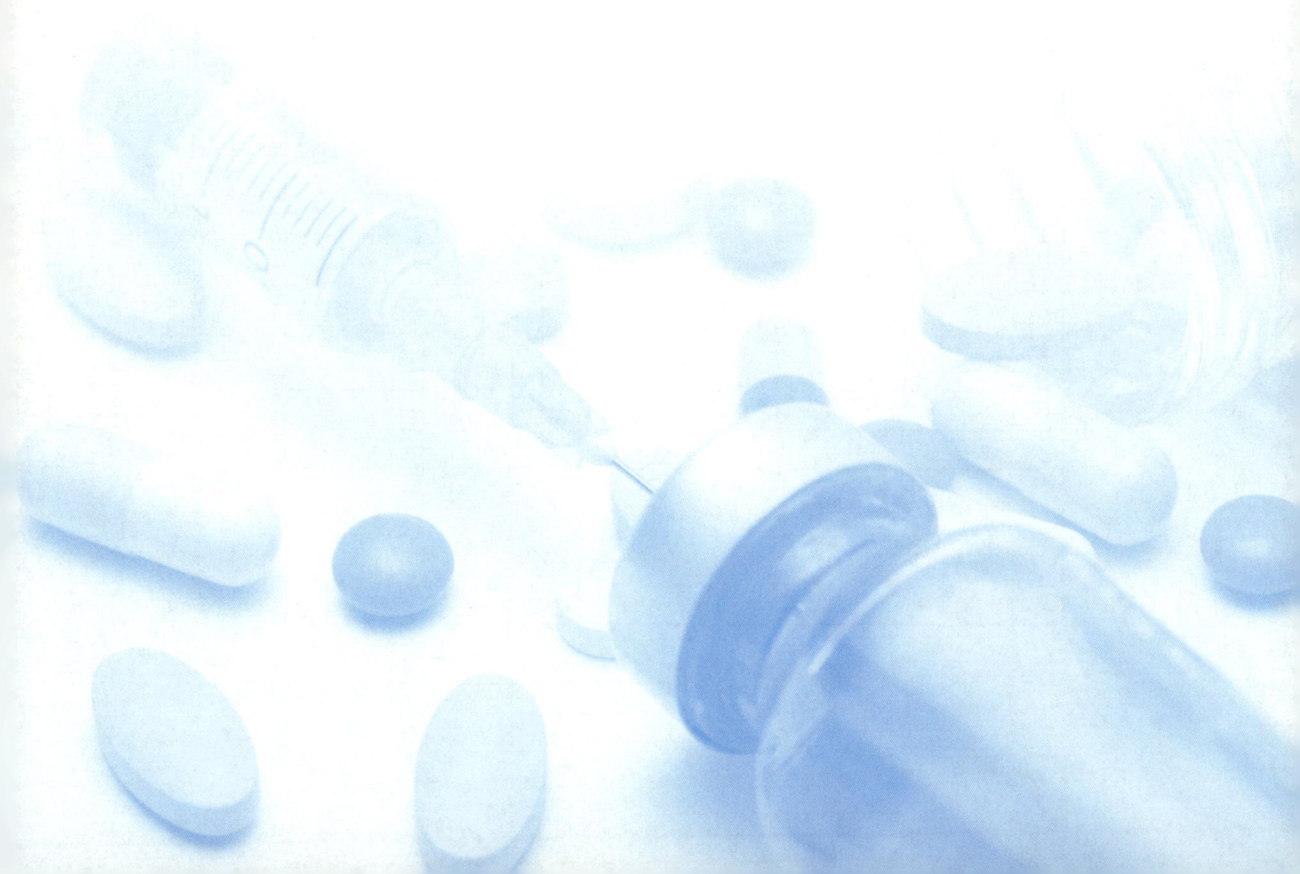

부록 1. 유기화합물의 구조형태와 관능기에 따른 적외선 흡수파의 범위

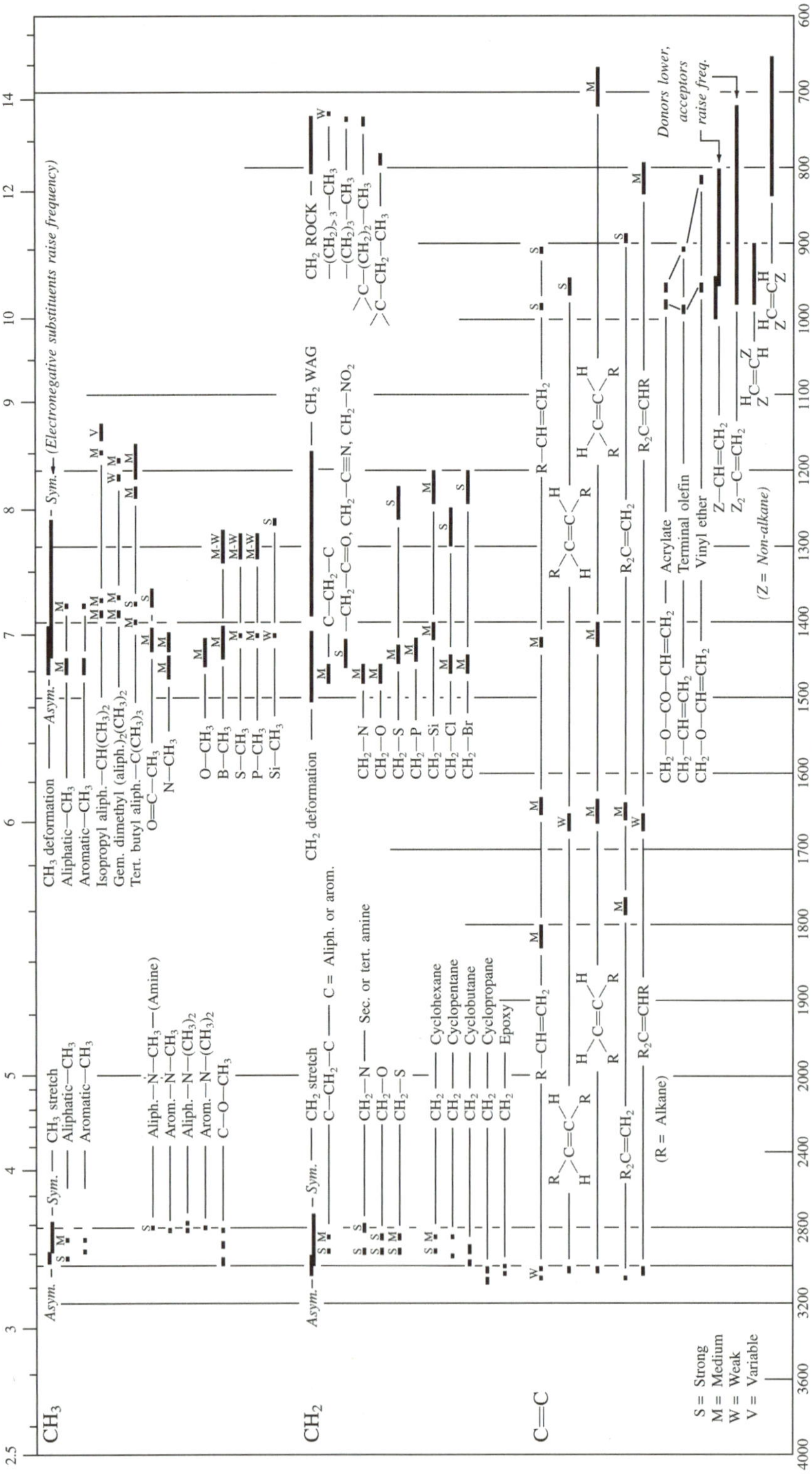

Colthup spectra–structure correlation charts for infrared frequencies in the 4000–600 cm^{-1} region from Lin-Vien, D., N. B. Colthup, W. G. Fateley, and J. G. Grasselli, *The Handbook of Infrared and Raman Characteristic Frequencies of Organic Molecules*, Academic Press, New York, 1991.

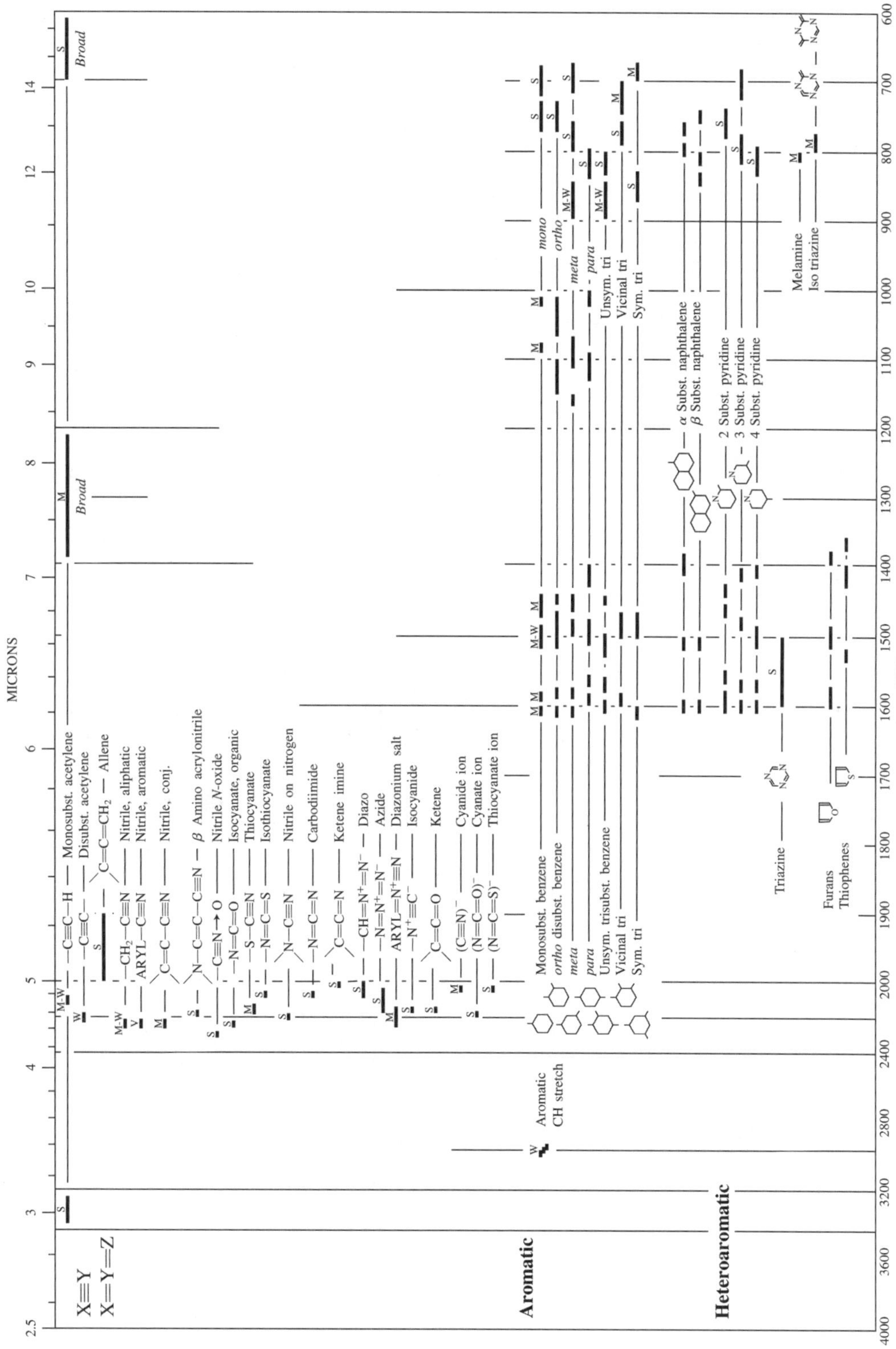

MICRONS
2.5 3 4 5 6 7 8 9 10 12 14
CM⁻¹
4000 3600 3200 2800 2400 2000 1900 1800 1700 1600 1500 1400 1300 1200 1100 1000 900 800 700 600
X≡Y
X=Y=Z
Broad
Broad
—C≡C—H — Monosubst. acetylene
—C≡C— — Disubst. acetylene
C=C=CH₂ — Allene
—CH₂—C≡N — Nitrile, aliphatic
ARYL—C≡N — Nitrile, aromatic
C=C—C≡N — Nitrile, conj.
N—C=C—C≡N — β Amino acrylonitrile
C=N→O — Nitrile N-oxide
—N=C=O — Isocyanate, organic
—S—C≡N — Thiocyanate
—N=C=S — Isothiocyanate
N—C≡N — Nitrile on nitrogen
—N=C=N — Carbodiimide
C=C=N — Ketene imine
—CH=N⁺=N⁻ — Diazo
—N=N⁺=N⁻ — Azide
ARYL—N⁺≡N — Diazonium salt
—N⁺≡C⁻ — Isocyanide
C=C=O — Ketene
(C≡N)⁻ — Cyanide ion
(N=C=O)⁻ — Cyanate ion
(N=C=S)⁻ — Thiocyanate ion
Aromatic
Aromatic CH stretch
Monosubst. benzene
ortho disubst. benzene
meta
para
Unsym. trisubst. benzene
Vicinal tri
Sym. tri
mono
ortho
meta
para
Unsym. tri
Vicinal tri
Sym. tri
Heteroaromatic
α Subst. naphthalene
β Subst. naphthalene
2 Subst. pyridine
3 Subst. pyridine
4 Subst. pyridine
Triazine
Furans
Thiophenes
Melamine
Iso triazine

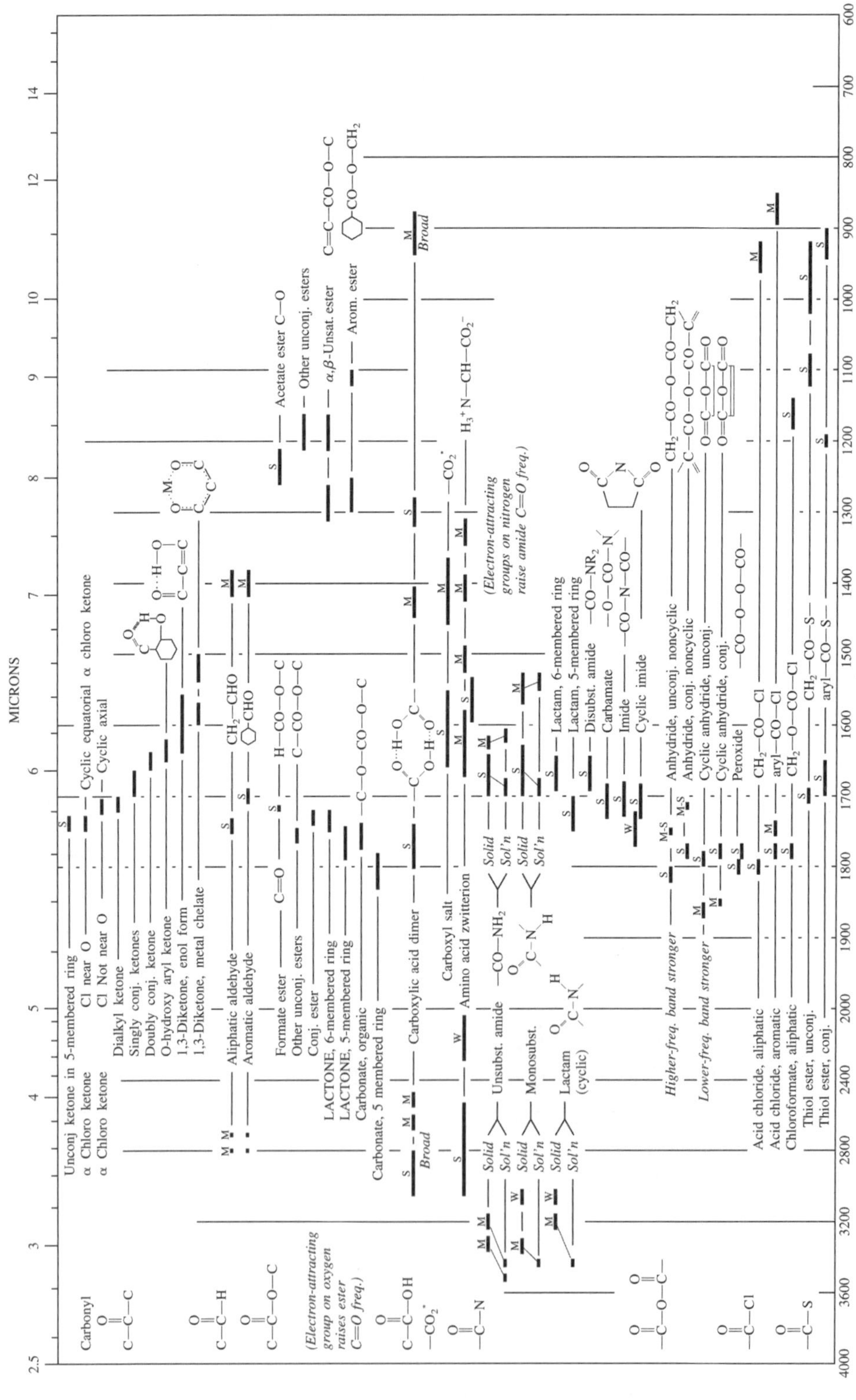
MICRONS
CM⁻¹
Carbonyl
Unconj ketone in 5-membered ring
α Chloro ketone Cl near O
α Chloro ketone Cl Not near O
Cyclic equatorial α chloro ketone
Cyclic axial
Dialkyl ketone
Singly conj. ketones
Doubly conj. ketone
O-hydroxy aryl ketone
1,3-Diketone, enol form
1,3-Diketone, metal chelate
Aliphatic aldehyde
Aromatic aldehyde
Formate ester
Other unconj. esters
Conj. ester
LACTONE, 6-membered ring
LACTONE, 5-membered ring
Carbonate, organic
Carbonate, 5 membered ring
(Electron-attracting group on oxygen raises ester C=O freq.)
Acetate ester C—O
Other unconj. esters
α,β-Unsat. ester
Arom. ester
Carboxylic acid dimer
Broad
Carboxyl salt
Amino acid zwitterion
Unsubst. amide
Monosubst.
Lactam (cyclic)
Solid
Sol'n
Lactam, 6-membered ring
Lactam, 5-membered ring
Disubst. amide
Carbamate
Imide
Cyclic imide
(Electron-attracting groups on nitrogen raise amide C=O freq.)
Higher-freq. band stronger
Lower-freq. band stronger
Anhydride, unconj. noncyclic
Anhydride, conj. noncyclic
Cyclic anhydride, unconj.
Cyclic anhydride, conj.
Peroxide
Acid chloride, aliphatic
Acid chloride, aromatic
Chloroformate, aliphatic
Thiol ester, unconj.
Thiol ester, conj.
S
M
W
M-S

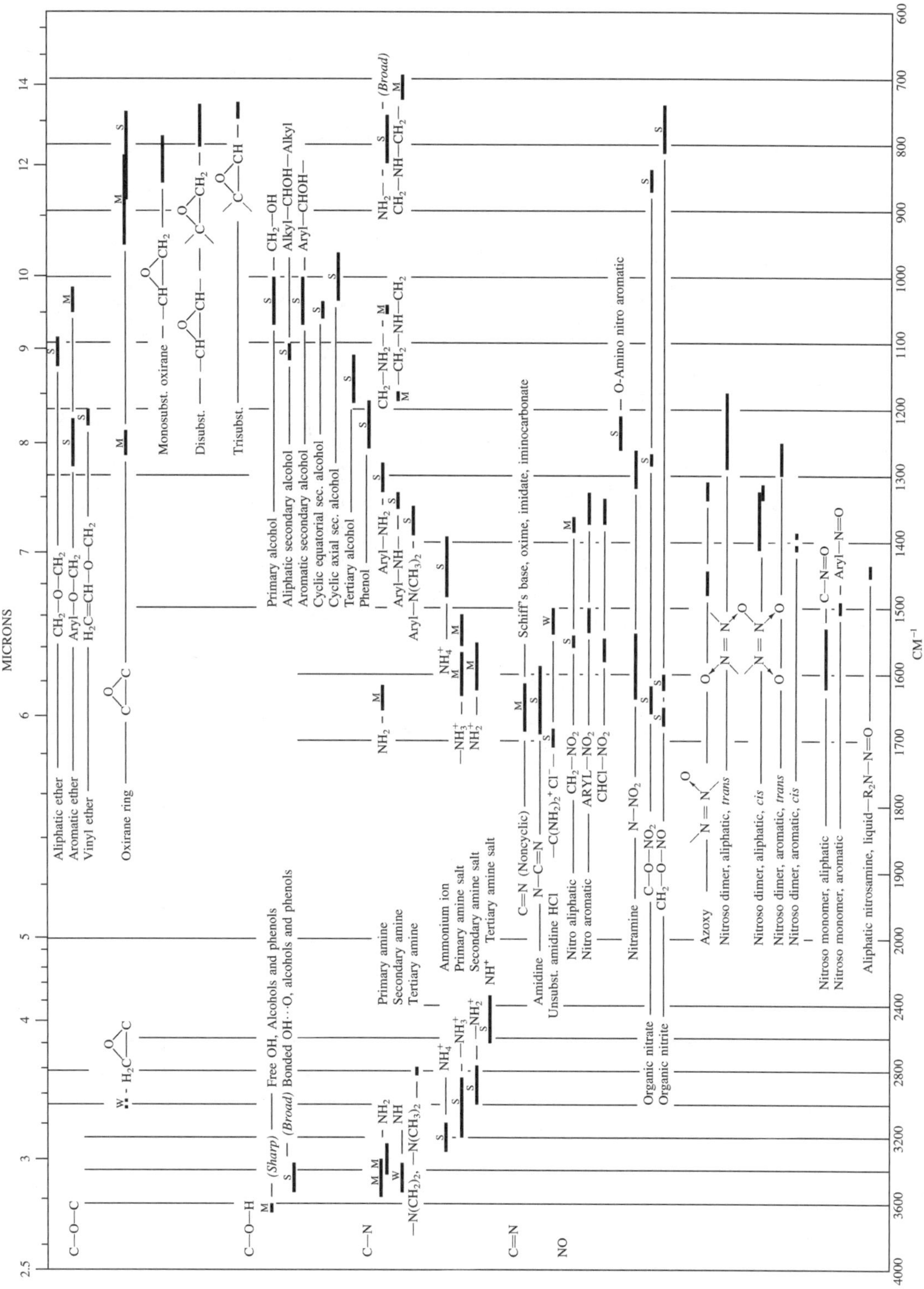
MICRONS
CM⁻¹
C—O—C
Aliphatic ether
Aromatic ether
Vinyl ether
CH₂—O—CH₂
Aryl—O—CH₂
H₂C=CH—O—CH₂
Oxirane ring
Monosubst. oxirane
Disubst.
Trisubst.
C—O—H
(Sharp) Free OH, Alcohols and phenols
(Broad) Bonded OH···O, alcohols and phenols
Primary alcohol
Aliphatic secondary alcohol
Aromatic secondary alcohol
Cyclic equatorial sec. alcohol
Cyclic axial sec. alcohol
Tertiary alcohol
Phenol
CH₂—OH
Alkyl—CHOH—Alkyl
Aryl—CHOH—
C—N
Primary amine
Secondary amine
Tertiary amine
—N(CH₃)₂, —N(CH₃)₂
Aryl—NH₂
Aryl—NH—
Aryl—N(CH₃)₂
CH₂—NH₂
CH₂—NH—CH₂
Ammonium ion
Primary amine salt
Secondary amine salt
Tertiary amine salt
NH⁺
C=N
C=N (Noncyclic)
Schiff's base, oxime, imidate, iminocarbonate
Amidine
Unsubst. amidine HCl
N—C=N
—C(NH₂)₂⁺Cl⁻
NO
Nitro aliphatic
Nitro aromatic
CH₂—NO₂
ARYL—NO₂
CHCl—NO₂
Nitramine
N—NO₂
O-Amino nitro aromatic
Organic nitrate
Organic nitrite
C—O—NO₂
CH₂—O—NO
Azoxy
Nitroso dimer, aliphatic, trans
Nitroso dimer, aliphatic, cis
Nitroso dimer, aromatic, trans
Nitroso dimer, aromatic, cis
Nitroso monomer, aliphatic
Nitroso monomer, aromatic
C—N=O
Aryl—N=O
Aliphatic nitrosamine, liquid—R₂N—N=O
2.5 3 4 5 6 7 8 9 10 12 14
4000 3600 3200 2800 2400 2000 1900 1800 1700 1600 1500 1400 1300 1200 1100 1000 900 800 700 600

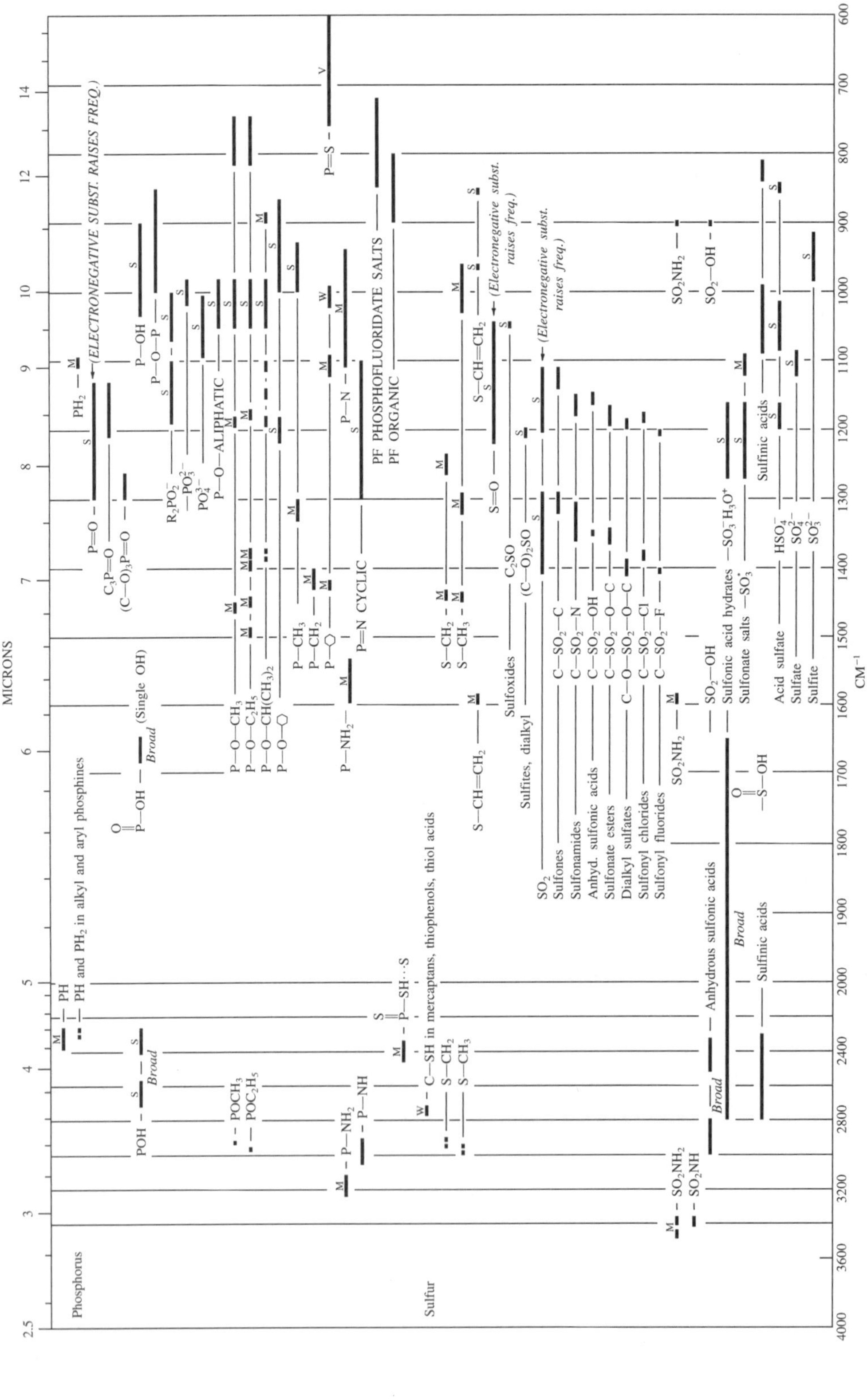
MICRONS
CM^{-1}
Phosphorus
Sulfur

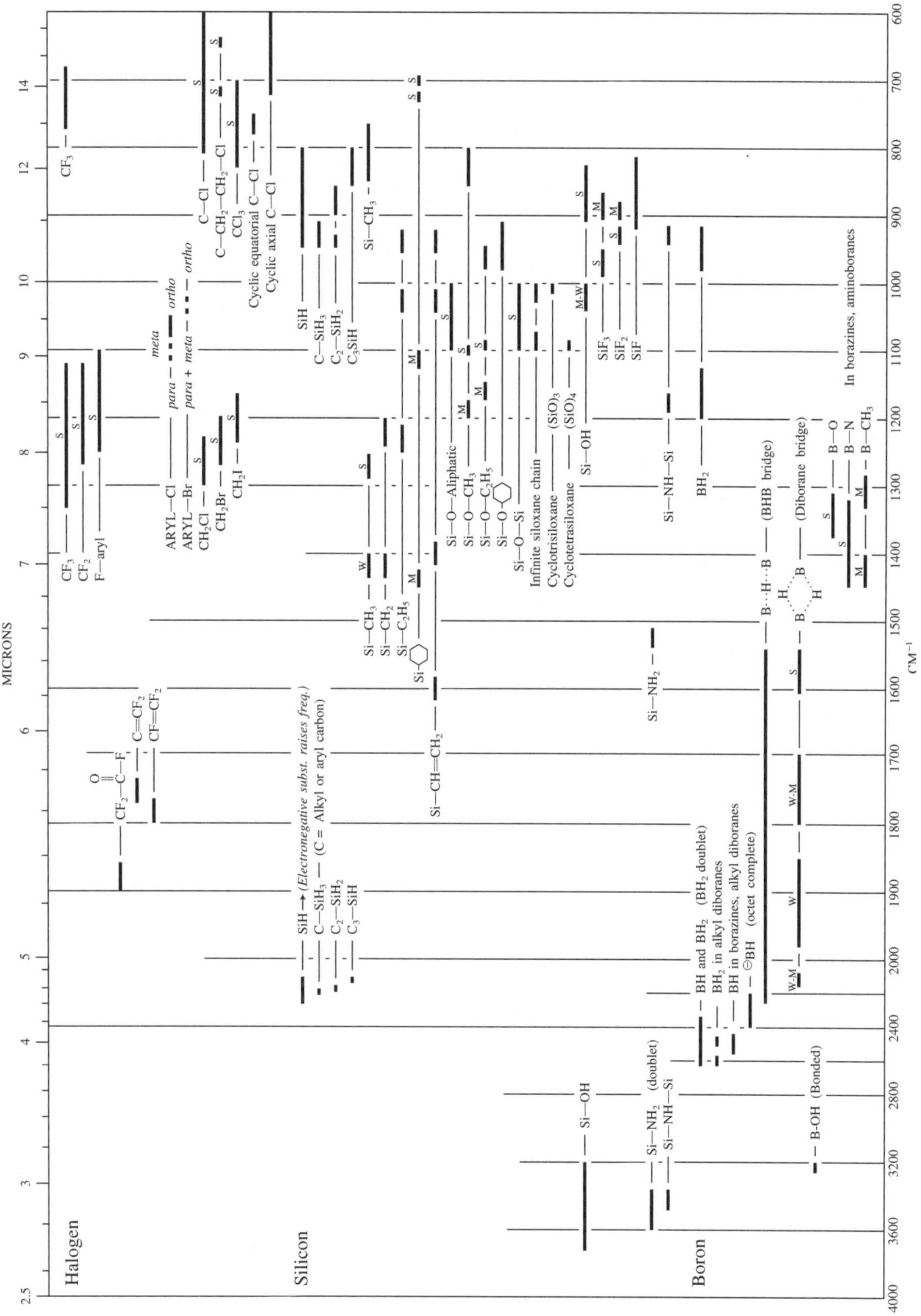

MICRONS
CM⁻¹
Halogen
CF3
CF2
F—aryl
ARYL—Cl
ARYL—Br
CH2Cl
CH2Br
CH2I
para
meta
ortho
C—Cl
C—CH2—CH2—Cl
CCl3
Cyclic equatorial C—Cl
Cyclic axial C—Cl
C=CF2
CF=CF2
Silicon
SiH → (Electronegative subst. raises freq.)
C—SiH3 — (C = Alkyl or aryl carbon)
C2—SiH2
C3—SiH
Si—CH3
Si—CH2
Si—C2H5
Si—CH=CH2
Si—O—Aliphatic
Si—O—CH3
Si—O—C2H5
Si—O—Si
Infinite siloxane chain
Cyclotrisiloxane
Cyclotetrasiloxane
(SiO)3
(SiO)4
Si—OH
SiF3
SiF2
SiF
Si—NH2
Si—NH—Si
Si—NH2 (doublet)
Boron
BH and BH2 (BH2 doublet)
BH2 in alkyl diboranes
BH in borazines, alkyl diboranes
BH (octet complete)
B-OH (Bonded)
BH2
(BHB bridge)
(Diborane bridge)
B—O
B—N
B—CH3
In borazines, aminoboranes

부록 2. 대표적인 유기화합물의 ^{1}H-NMR의 화학적이동 범위

수소의 환경		범위(ppm)
$R-CH_3$		0.7~1.3
$R-CH_2-R$		1.2~1.4
R_3CH		1.4~1.7
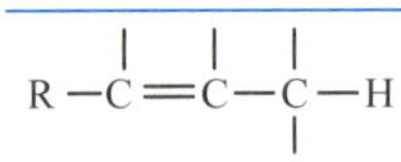		1.6~2.6
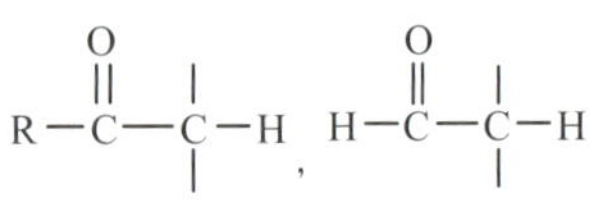		2.1~2.4
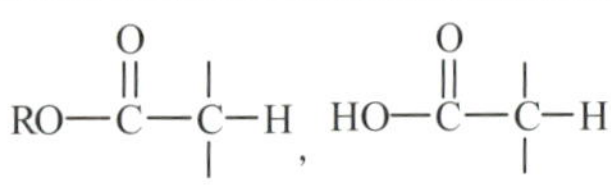		2.1~2.5
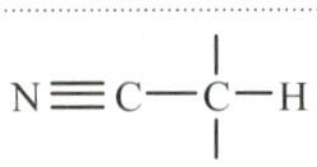		2.1~3.0
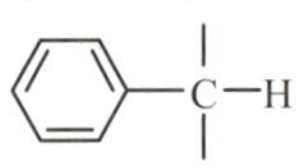		2.3~2.7
R−C≡C−H		1.7~2.7
R−S−H	var	1.0~4.0[b]
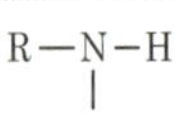	var	0.5~4.0[b]
R−O−H	var	0.4~5.0[b]
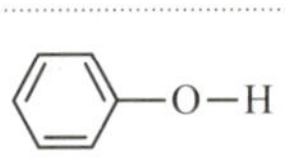	var	4.0~7.0[b]
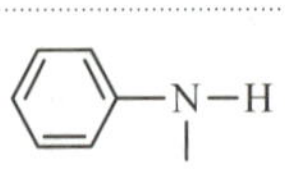	var	3.0~5.0[b]
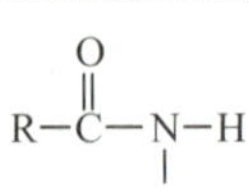	var	5.0~9.0[b]

수소의 환경	범위(ppm)
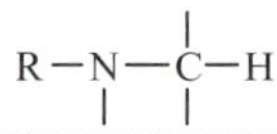	2.2~2.9
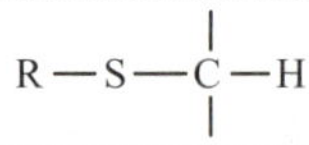	2.0~3.0
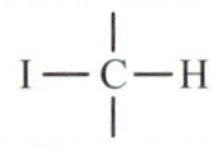	2.0~4.0
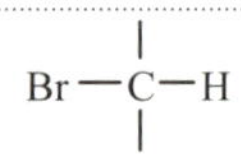	2.7~4.1
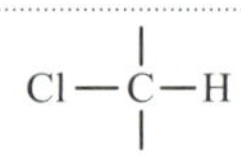	3.1~4.1
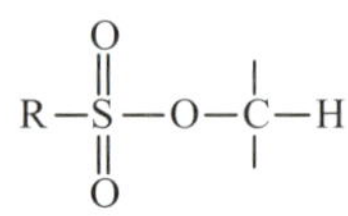	ca. 3.0
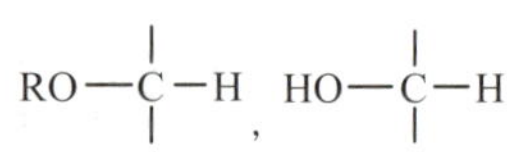	3.2~3.8
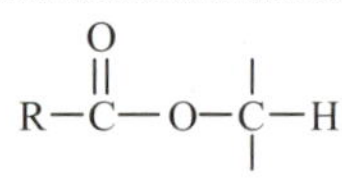	3.5~4.8
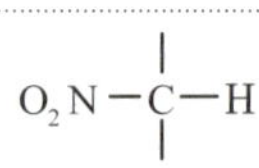	4.1~4.3
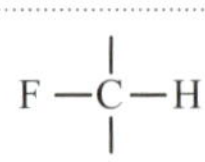	4.2~4.8
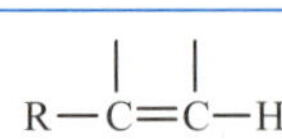	4.5~6.5
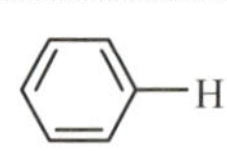	6.5~8.0
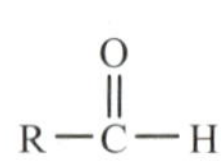	9.0~10.0
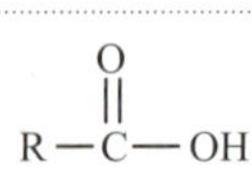	11.0~12.0

부록 3. 대표적인 유기화합물의 구조형태에 따른 짝지음상수 범위

Compound Type	Proton Coupling Represented	Coupling Constants(Hz)
Alkanes	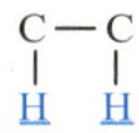	$^3J \sim 11-15$ $^4J \sim 0-7$ (usually 0)
	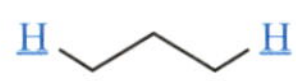	$^4J \sim 0-7$
Cycloalkanes	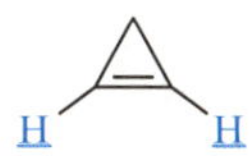	$^3J \sim 0-2$
	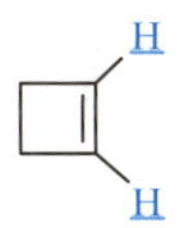	$^3J \sim 2-4$
	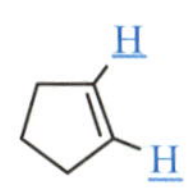	$^3J \sim 5-7$
	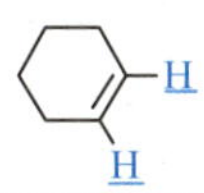	$^3J \sim 8-11$
Alkenes	H—C=C—H	$^3J_{trans} \sim 11-18$ $^3J_{cis} \sim 6-15$
	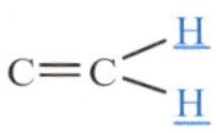	$^2J \sim 0-1$(geminal)
	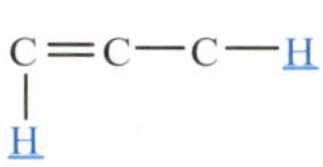	$^4J \sim 0-3$
	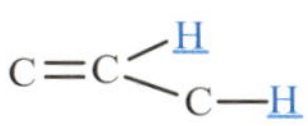	$^3J \sim 4-10$
Alkynes	H—C≡C—C—H	$^4J \sim 2-3$
Aromatics	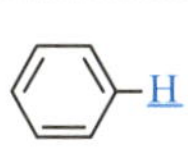	$^3J_{ortho} \sim 7-10$ $^3J_{meta} \sim 2-3$ $^3J_{para} \sim 0-1$
Alkyl Halides	H—C—F	$^2J \sim 44-81$
	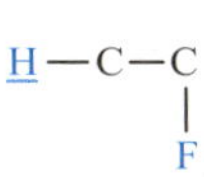	$^3J \sim 3-25$

Compound Type	Proton Coupling Represented	Coupling Constants(Hz)
Alcohols	C—O—H (with H on C)	usually no coupling due to rapid proton exchange $^{3}J \sim 4-10$
Amines	N—H N—C—H H—N—C—H	$^{1}J \sim 50$ $^{2}J \sim 0$ $^{3}J \sim 0$
Aldehydes	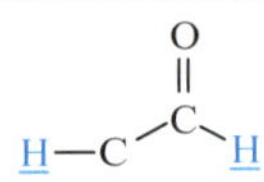 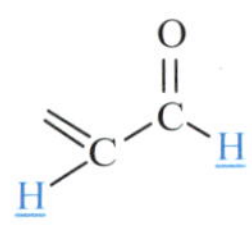	$^{3}J \sim 1-3$ $^{3}J \sim 5-8$
Amides	N—H N—C—H H—N—C—H	$^{1}J \sim 50$ (rare) $^{2}J \sim 0$ $^{2}J \sim 0$ $^{3}J \sim 0$

부록 4. 대표적인 유기화합물의 ^{13}C-NMR의 화학적이동 범위

탄소의 환경	범위(ppm)
$R-CH_3$	8~30
R_2CH_2	15~55
R_3CH	20~60
C－I	0~40
C－Br	25~65
C－N	30~65
C－Cl	35~80
C－O	40~80

탄소의 환경	범위(ppm)
C=C	65~90
C=C	100~150
C≡N	110~140
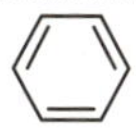	110~175
R－C(=O)－OR, R－C(=O)－OH	155~185
$R-C(=O)-NH_2$	155~185
R－C(=O)－Cl	160~170
R－C(=O)－R, R－C(=O)－H	185~220

부록 5. 분자이온의 동위원소비율

	Precise Mass	$M+1$	$M+2$
16			
CH_4	16.0313	1.15	
17			
NH_3	17.0266	0.43	
18			
H_2O	18.0106	0.07	0.20
26			
C_2H_2	26.0157	2.19	0.01
27			
CHN	27.0109	1.48	
28			
N_2	28.0062	0.76	
CO	27.9949	1.12	
C_2H_4	28.0313	2.23	0.01
29			
CH_3N	29.0266	1.51	
30			
CH_2O	30.0106	1.15	0.20
C_2H_6	30.0470	2.26	0.01
31			
CH_5N	31.0422	1.54	
32			
O_2	031.9898	0.08	0.40
M_2H_4	32.0375	0.83	
CH_4O	32.0262	1.18	0.20
40			
C_3H_4	40.0313	3.31	0.04
41			
C_2H_3N	41.0266	2.59	0.02
42			
CH_2N_2	42.0218	1.88	0.01
C_2H_2O	42.0106	2.23	0.21
C_3H_6	42.0470	3.34	0.04
43			
CH_3N_2	43.0297	1.89	0.01
C_2H_5N	43.0422	2.62	0.02

Adapted with permission from Beynon. J.H. *Mass Spectrometry Its Application to Organic Chemistry*. Elsevier. Amsterdam, 1960. The precise masses are calculated on the basis of the most abundant isotope of carbon having a mass of 12.0000.

	Precise Mass	$M+1$	$M+2$
44			
N_2O	44.0011	0.80	0.20
CO_2	43.9898	1.16	0.40
CH_4N_2	44.0375	1.91	0.01
C_2H_4O	44.0262	2.26	0.21
C_3H_8	44.0626	3.37	0.04
45			
CH_3NO	45.0215	1.55	0.21
C_2H_7N	45.0579	2.66	0.02
46			
NO_2	45.9929	0.46	0.40
CH_2O_2	46.2254	1.19	0.40
CH_4NO	46.2593	1.57	0.21
CH_6N_2	46.0532	1.94	0.01
C_2H_6O	46.0419	2.30	0.22
47			
CH_5NO	47.0371	1.58	0.21
48			
O_3	47.9847	0.12	0.60
CH_4H_2	48.0211	1.22	0.40
52			
C_4H_4	52.0313	4.39	0.07
53			
C_3H_3N	53.0266	3.67	0.05
54			
$C_2H_2N_2$	54.0218	2.96	0.03
C_3H_2O	54.0106	3.31	0.24
C_4H_6	54.0470	4.42	0.07
55			
CH_2NO	55.0058	2.60	0.22
C_3H_5N	55.0422	3.70	0.05
56			
$C_2H_4N_2$	56.0375	2.99	0.03
C_3H_4O	56.0262	3.35	0.24
C_4H_8	56.0626	4.45	0.08
57			
CH_3N_3	57.0328	2.27	0.02
C_2H_3NO	57.0215	2.63	0.22
C_3H_7N	57.0579	3.74	0.05
58			
CH_2N_2O	58.0167	1.92	0.21
$C_2H_2O_2$	58.0054	2.27	0.42
$C_2H_6N_2$	58.0532	3.02	0.03
C_3H_6O	58.0419	3.38	0.24
C_4H_{10}	58.0783	4.48	0.08

	Precise Mass	$M+1$	$M+2$
59			
$CHNO_3$	59.0007	1.56	0.41
CH_2N_3	59.0484	2.31	0.02
C_2H_5NO	59.0371	2.66	0.22
C_3H_9N	59.0736	3.77	0.05
60			
CH_4N_2O	60.0324	1.95	0.21
$C_2H_4O_2$	60.0211	2.30	0.04
$C_2H_8N_2$	60.0688	3.05	0.03
C_3H_8O	60.0575	3.41	0.24
61			
CH_3NO_2	61.0164	1.59	0.41
CH_7N_3	61.0641		
C_2H_7NO	61.0528	2.69	0.22
62			
CH_2O_3	62.0003	1.23	0.60
CH_6N_2O	62.0480	1.98	0.21
$C_2H_6O_2$	62.0368	2.34	0.42
63			
CH_5NO_2	63.0320	1.62	0.41
64			
CH_4O_3	64.0160	1.26	0.60
66			
C_5H_6	66.0470	5.50	0.12
67			
C_4H_5N	67.0422	4.78	0.09
68			
$C_4H_4N_2$	68.0375	4.07	0.06
C_4H_4O	68.0262	4.43	0.28
C_5H_8	68.0626	5.53	0.12
69			
$C_2H_3N_3$	69.0325	3.35	0.04
C_3H_3NO	69.0215	3.71	0.25
C_4H_7N	69.0579	4.82	0.09
70			
$C_2H_2N_2O$	70.0167	3.00	0.23
$C_3H_2O_2$	70.0054	3.35	0.44
$C_3H_6N_2$	70.0532	4.10	0.07
C_4H_6O	70.0419	4.46	0.28
C_5H_{10}	70.0783	5.56	0.13
71			
C_2HNO_2	71.0007	2.64	0.42
$C_2H_5N_3$	71.0484	3.39	0.04
C_3H_5NO	71.0371	3.74	0.25
C_4H_9N	71.0736	4.85	0.09

	Precise Mass	$M+1$	$M+1$
72			
$C_2H_4N_2O$	72.0324	3.03	0.23
$C_3H_4O_2$	72.0211	3.38	0.44
$C_3H_8N_2$	72.0688	4.13	0.07
C_4H_8O	72.0575	4.49	0.28
C_5H_{12}	72.0939	5.60	0.13
73			
$C_2H_3NO_2$	73.0164	2.67	0.42
$C_2H_7N_3$	73.0641	3.42	0.04
C_3H_7NO	73.0528	3.77	0.25
$C_4H_{14}N$	73.0892	4.88	0.10
74			
$C_2H_2O_3$	74.0003	2.31	0.62
$C_2H_6N_2O$	74.0480	3.06	0.23
$C_3H_6O_2$	74.0368	3.42	0.44
$C_3H_{10}N_2$	74.0845	4.17	0.07
$C_4H_{10}O$	74.0732	4.52	0.28
75			
$CHNO_3$	74.9956	1.60	0.61
$C_2H_5NO_2$	75.0320	2.70	0.43
$C_2H_9N_3$	75.0798	3.45	0.05
C_3H_9NO	75.0684	3.81	0.25
76			
$C_2H_4O_3$	76.0160	2.34	0.62
$C_2H_8N_2O$	76.0637	3.09	0.24
$C_3H_8O_2$	76.0524	3.45	0.44
77			
CH_3NO_3	77.0113	1.63	0.61
$C_2H_7NO_2$	77.0477	2.73	0.43
78			
$C_2H_6O_3$	78.0317	2.38	0.62
C_6H_6	78.0470	6.58	0.18
79			
CH_5NO_3	79.0269	1.66	0.61
C_5H_5N	79.0422	5.87	0.14
80			
C_6H_8	80.0626	6.61	0.18
81			
C_5H_7N	81.0579	5.90	0.14
82			
$C_4H_6N_2$	82.0532	4.18	0.11
C_5H_6O	82.0419	5.54	0.32
C_6H_{10}	82.0783	6.64	0.19
83			
$C_3H_5N_3$	83.0484	4.47	0.08
C_4H_5NO	83.0371	4.82	0.29
C_5H_0N	83.0736	5.93	0.15

	Precise Mass	$M+1$	$M+2$
84			
$C_3H_4N_2O$	84.0324	4.11	0.27
$C_4H_4O_2$	84.0211	4.47	0.48
$C_4H_8N_2$	84.0688	5.21	0.11
C_5H_8O	84.0575	5.57	0.33
C_6H_{12}	84.0939	6.68	0.19
85			
$C_3H_3NO_2$	85.0164	3.75	0.45
C_3H7N_3	85.0641	4.50	0.08
C_4H_7NO	85.0528	4.86	0.29
$C_5H_{11}N$	85.0892	5.96	0.15
86			
$C_3H_2O_3$	86.0003	3.39	0.64
$C_3H_6N_2O$	86.0480	4.14	0.27
$C_4H_6O_2$	86.0368	4.50	0.48
$C_4H_{10}N_2$	86.0845	5.25	0.11
$C_5H_{10}O$	86.0732	5.60	0.33
C_6H_{14}	86.1096	6.71	0.19
87			
C_2HNO_3	86.9956	2.68	0.62
$C_3H_5NO_2$	87.0320	3.78	0.45
$C_3H_9N_3$	87.0798	4.53	0.08
C_4H_9NO	87.0684	4.89	0.30
$C_5H_{13}N$	87.1049	5.99	0.15
88			
$C_3H_4O_3$	88.0160	3.42	0.64
$C_3H_8N_2O$	88.0637	4.17	0.27
$C_4H_8O_2$	88.0524	4.53	0.48
$C_4H_{12}N_2$	88.1001	5.28	0.11
$C_5H_{12}O$	88.0888	5.63	0.33
89			
$C_2H_3NO_3$	89.0113	2.71	0.63
$C_3H_7NO_2$	89.0477	3.81	0.46
$C_3H_{11}N_3$	89.0954	4.56	0.84
$C_3H_{11}NO$	89.0841	4.92	0.30
90			
$C_3H_6O_3$	90.0317	3.46	0.64
$C_3H_{10}N_2O$	90.0794	4.20	0.27
$C_4H_{10}O_2$	90.0681	4.56	0.48
91			
$C_2H_5NO_3$	91.0269	2.74	0.63
$C_2H_9N_3O$	91.0746	3.49	0.25
$C_3H_9NO_2$	91.0634	3.85	0.46
92			
$C_3H_8O_3$	92.0473	3.49	0.64
C_7H_8	92.0626	7.69	0.26

	Precise Mass	$M+1$	$M+2$
93			
$C_2H_7NO_3$	93.0426	2.77	0.63
C_6H_7N	93.0579	6.98	0.21
94			
$C_5H_6N_2$	94.0532	6.26	0.17
C_6H_6O	94.0419	6.62	0.38
C_7H_{10}	94.0783	7.72	0.26
95			
$C_4H_5N_3$	95.0484	5.55	0.13
C_5H_5NO	95.0371	5.90	0.34
C_6H_9N	95.0736	7.01	0.21
96			
$C_4H_4N_2O$	96.0324	5.19	0.31
$C_5H_4O_2$	96.0211	5.55	0.53
$C_5H_8N_2$	96.0688	6.29	0.17
C_6H_8O	96.0575	6.65	0.39
$C_7H_{11}N$	96.0939	7.76	0.26
97			
$C_4H_3NO_2$	97.0164	4.83	0.49
$C_4H_7N_3$	97.0641	5.58	0.13
C_5H_7NO	97.0528	5.94	0.35
$C_6H_{11}N$	97.0892	7.04	0.21
98			
$C_4H_6N_2O$	98.0480	5.22	0.31
$C_5H_6O_2$	98.0368	5.58	0.53
$C_5H_{10}N_2$	98.0845	6.33	0.17
$C_6H_{10}O$	98.0732	6.68	0.39
C_7H_{14}	98.1096	7.79	0.26
99			
$C_4H_5NO_2$	99.0320	4.86	0.50
$C_4H_9N_3$	99.0798	5.61	0.13
C_5H_9NO	99.0684	5.97	0.35
$C_6H_{13}N$	99.1049	7.07	0.21
100			
$C_4H_8N_2O$	100.0637	5.25	0.31
$C_5H_8O_2$	100.0524	5.61	0.53
$C_5H_{12}N_2$	100.1001	6.36	0.17
$C_6H_{12}O$	100.0888	6.72	0.39
C_7H_{16}	100.1253	7.82	0.26

부록 6. 일반적인 유기조각이온

m/z	Ions[a]
14	CH_2
15	CH_3
16	O
17	OH
18	H_2O, NH_4
19	F, H_3O
26	$C{\equiv}N$, C_2H_2
27	C_2H_3
28	C_2H_4, CO, N_2 (air), CH=NH
29	C_2H_5, CHO
30	CH_2NH_2, NO
31	CH_2OH, OCH_3
32	O_2 (air)
33	SH, CH_2F
34	H_2S
35	^{35}Cl[b]
36	$H^{35}Cl$[b]
39	C_3H_3
40	$CH_2C{=}N$, Ar (air)
41	C_3H_5, $CH_2C{=}N$ + H, C_2H_2NH
42	C_3H_6, C_2H_2O
43	C_3H_7, $CH_3C{=}O$, C_2H_5N
44	$CH_2C({=}O)H$ + H, CH_3CHNH_2, CO_2 (air), $NH_2C{=}O$, $(CH_3)_2N$
45	$CH_3CH(OH)$, CH_2CH_2OH, CH_2OCH_3, $C({=}O)OH$
46	NO_2
47	CH_2SH, CH_3S
48	CH_3S + H
49	$CH_2{}^{35}Cl$[b]
51	CH_2F_2, C_4H_3
53	C_4H_5
54	$CH_2CH_2C{\equiv}N$
55	C_4H_7, $CH_2{=}CHC{=}O$
56	C_4H_8
57	C_4H_9, $C_2H_5C{=}O$
58	$CH_3C({=}O)CH_2$ + H, $C_2H_5CHNH_2$, $(CH_3)_2NCH_2$, $C_2H_5NHCH_2$, C_2H_5S
59	$(CH_3)_2COH$, $CH_2OC_2H_5$, CO_2CH_3, $NH_2C({=}O)CH_2$ + H, CH_3OCHCH_3, CH_3CHCH_2OH, C_2H_5CHOH
60	CH_2CO_2H + H, CH_2ONO
61	CH_3CO_2 + 2H, CH_2CH_2SH, CH_2SCH_3
65	C_5H_5
66	H_2S_2, 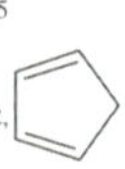 $\equiv C_5H_6$
67	C_5H_7
68	$CH_2CH_2CH_2C{\equiv}N$
69	C_5H_9, CF_3, $CH_3CH{=}CHC{=}O$, $CH_2{=}C(CH_3)C{=}O$
70	C_5H_{10}
71	C_5H_{11}, $C_3H_7C{=}O$
72	$C_2H_5C({=}O)CH_2$ + H, $C_3H_7CHNH_2$, $(CH_3)_2N{=}C{=}O$, $C_2H_5NHCHCH_3$ and isomers
73	Homologs of 59, $(CH_3)_3Si$
74	$CH_2CO_2CH_3$ + H
75	$CO_2C_2H_5$ + 2H, $C_2H_5CO_2$ + 2H, $CH_2SC_2H_5$, $(CH_3)_2CSH$, $(CH_3O)_2CH$, $(CH_3)_2SiOH$
76	C_6H_4 (C_6H_4XY)
77	C_6H_5 (C_6H_5X)
78	C_6H_5 + H
79	C_6H_5 + 2H, ^{79}Br[b]
80	CH_3SS + H, $H^{79}Br$[b], 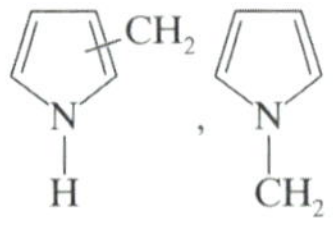
81	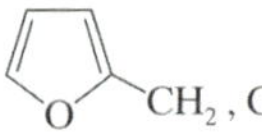 , C_6H_9
82	$(CH_2)_4C{\equiv}N$, C_6H_{10}, $C^{35}Cl_2$[b]
83	C_6H_{11}, $CH^{35}Cl_2$[b], 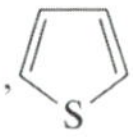
85	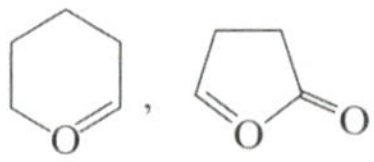 , C_6H_{13}, $C_4H_9C{=}O$, $Cl^{35}ClF_2$[b]
86	$C_3H_7C({=}O)CH_2$ + H, $C_4H_9CHNH_2$ and isomers
87	$C_3H_7CO_2$, Homologs of 73, $CH_2CH_2CO_2CH_3$
88	$CH_2CO_2C_2H_5$ + H
89	$CO_2C_3H_7$ + 2H, 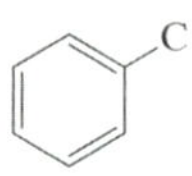
90	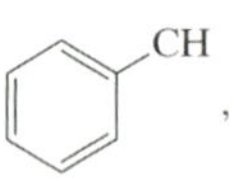 , CH_3CHONO_2
91	$(C_6H_5)CH_2$, $(C_6H_5)CH$ + H, $(C_6H_5)C$ + 2H, $(CH_2)_4{}^{35}Cl$[b], $(C_6H_5)N$
92	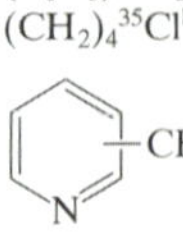 , $(C_6H_5)CH_2$ + H

m/z	**Ions**[a]
93	$CH_2{}^{79}Br^{b}$, C_7H_9, $(C_6H_5)O$, 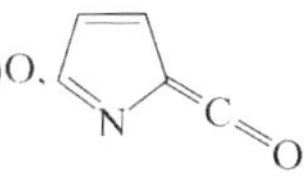
94	$(C_6H_5)O + H$, 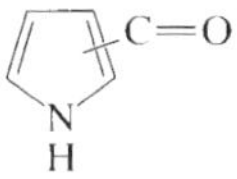
95	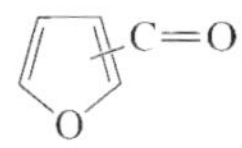
96	$(CH_2)_5C{\equiv}N$
97	C_7H_{13}, 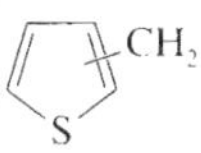
98	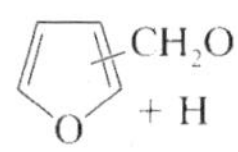 + H
99	C_7H_{15}, $C_6H_{11}O$, 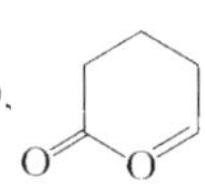
100	$C_4H_9C({=}O)CH_2 + H$, $C_5H_{11}CHNH_2$
101	$CO_2C_4H_9$
102	$CH_2CO_2C_2H_7 + H$
103	$CO_2C_4H_9 + 2H$, $C_5H_{11}S$, $CH(OCH_2CH_3)_2$
104	$C_2H_5CHONO_2$
105	$C_6H_5C{=}O$, $C_6H_5CH_2CH_2$, $C_6H_5CHCH_3$
106	$C_6H_5NHCH_2$
107	$C_6H_5CH_2O$, $HO(C_6H_4)CH_2$, $C_2H_4{}^{79}Br^{b}$
108	$C_6H_5CH_2O + H$, 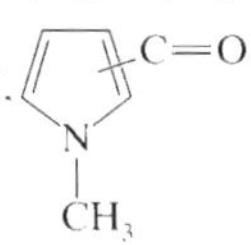
109	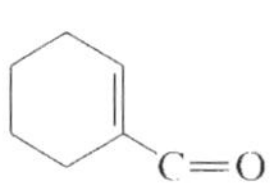
111	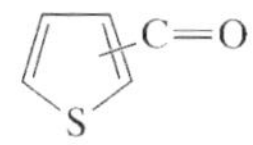
119	CF_3CF_2, $(C_6H_5)C(CH_3)_2$, $CH_3CH(C_6H_4)CH_3$, $CO(C_6H_4)CH_3$
120	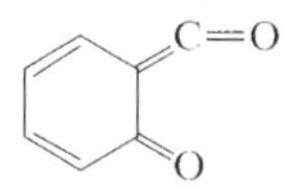
121	C_9H_{13}, 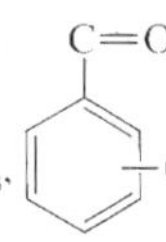, 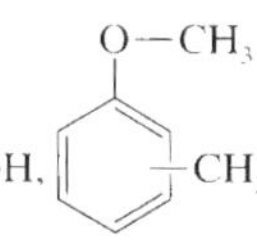, 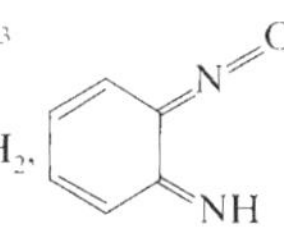
122	$C_6H_5CO_2 + H$
123	$F(C_6H_4)C{=}O$, $C_6H_5CO_2 + 2H$
125	C_6H_5SO
127	I
128	HI
130	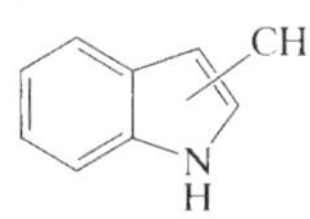
131	C_3F_5, $C_6H_5CH{=}CHC{=}O$
135	$(CH_2)_4{}^{79}B_r{}^{b}$
138	$CO_2(C_6H_4)OH + H$
139	$^{35}Cl(C_6H_4)C{=}O^{b}$
141	CH_2I
147	$(CH_3)_2Si{=}O{-}Si(CH_3)_3$
149	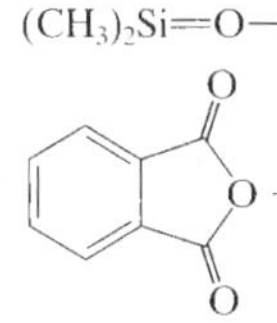 + H
154	$(C_6H_5)_2$

색인

ㅅ

ㅇ

ㅈ

C

D

E

Q

R

S

T

U

V

W

X